간호실무를 위한

보완대체 통합요법

Complementary & Integrative
Therapies for Nursing Practice

Fifth Edition

간호실무를 위한 **보완대체 통합요법**

Complementary & Integrative Therapies for Nursing Practice Fifth Edition

2021년 8월 10일 1판 1쇄 인쇄
2021년 8월 20일 1판 1쇄 발행

지은이 | Karen Lee Fontaine
옮긴이 | 이혜영 · 박효정 · 이재온 · 이순희 · 김경원 · 박금주 · 양정하

펴낸이 | 김진환
펴낸곳 | 학지사메디컬
04031 서울특별시 마포구 양화로 15길 20 마인드월드빌딩
대표전화_ 02-330-5188 팩스_ 02-326-0338
등 록 | 2010년 2월 8일 제313-2010-36호
메 일 | hakjisamd@hakjisamd.co.kr
홈페이지 | http://www.hakjisamd.co.kr

ISBN 978-89-6069-903-8 93510

가 격 | 28,000원

· 역자와의 협약으로 인지는 생략합니다.

간호실무를 위한

보완대체 통합요법

Karen Lee Fontaine 저

이혜영 · 박효정 · 이재온 · 이순희 · 김경원 · 박금주 · 양정하 공역

Complementary & Integrative Therapies for Nursing Practice

Fifth Edition

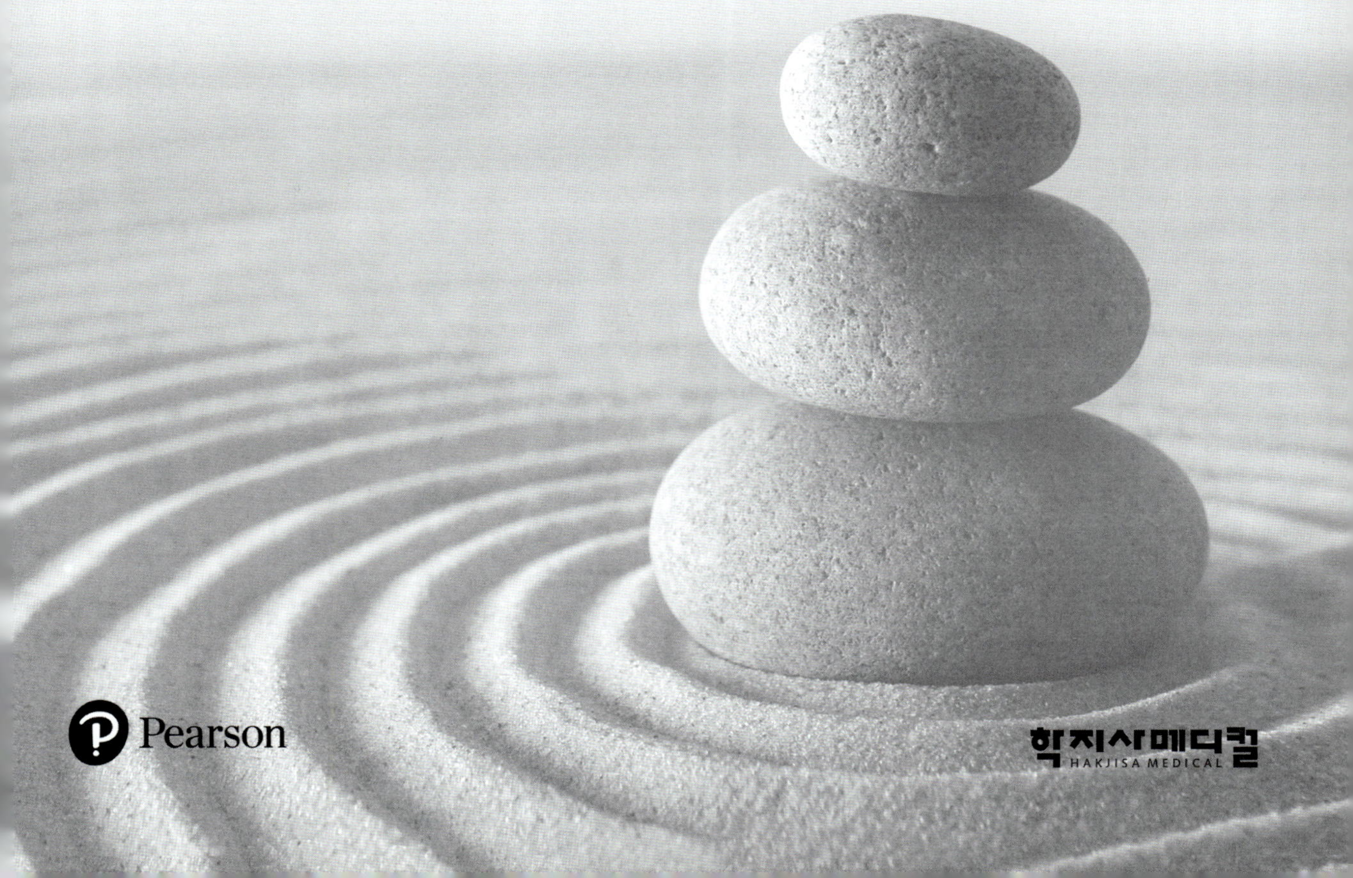

Pearson

학지사메디컬 HAKJISA MEDICAL

역자 소개

이혜영 두원공과대학교 간호학과

박효정 이화여자대학교 간호대학

이재온 한중자연치유능력협회 회장

이순희 한국교통대학교 간호학과

김경원 대구한의대학교 간호학과

박금주 수원대학교 간호학과

양정하 인천재능대학교 간호학과

저자 서문

간호 분야는 서양의 생물의학 모델을 넘어 아시아, 라틴아메리카, 아메리카 원주민, 아프리카 및 유럽의 선조들이 사용했던 많은 치유 도구를 통합했다. 우리는 이러한 고대의 원칙과 실무들이 상당한 치료적 가치를 지니고 있음을 재발견하고 있다. 일부는 이러한 움직임을 “우리 뿌리로의 회귀”라고 생각한다. 다른 이들은 이러한 움직임이 비싼 의료 비용, 첨단 의료에 대한 불만, 기타 치료와 약물의 부작용 및 오용에 대한 반응이라고 생각한다. 또한 대상자들의 권리 성장이 이러한 움직임을 가속화하고 있다.

당신은 간호사로서 수천 년의 치유 지식을 어떻게 흡수하기 시작했는가? 당신은 자신의 삶에서 통합실무의 여정을 어떻게 시작했는가? 당신은 전문적인 실무 안에서 건강한 삶을 어떻게 모델링했는가? 당신은 대상자들이 스스로 치유 과정을 선택하도록 어떻게 도와주는가? 당신은 기존요법, 보완요법 및 통합요법 사이의 장벽을 어떻게 제거할 것인가? 다른 경우와 마찬가지로, 이러한 실무에 대해 배우는 것은 지식이라는 일관된 패턴을 형성하는 정보와 기술의 꾸준한 축적을 수반하는 느린 과정이다. 읽고 생각하고 질문을 통해 치유 행위에 대해 많은 것을 배울 수 있지만, 여러분은 직접적인 참여를 통하여 치유에 대해 배워야 한다. 직접적인 경험이 없어도 좋은 학생은 될 수 있지만, 훌륭한 간호사가 되려면 직접적인 경험이 필요하다.

이 책은 치료법을 권장하기보다는 대체요법의 배경 및 주장, 실무자의 준비, 개념, 진단 방법, 치료, 연구의 근거에 대해 설명하고 있다. ‘통합된 간호실무’는 모든 장에서 중요하게 다루는 부분으로, 간호사에게 구체적인 정보와 제안을 제공하여 간호실무 영역의 확장을 도와주기 위해 구성되었다.

간호사는 서양 건강관리 시스템에 보완적인 치료법을 통합하는 데 있어 리더십 역할을 할 수 있는 위치에 있다. 간호사는 전통적인 방법의 치유를 위해 그들의 손, 심장 및 머리를 사용하며, 대상자들이 자신의 치료과정은 물론 삶과 죽음의 경험의 질을 스스로 선택할 수 있도록 도울 수 있다.

Dolores M. Huffman, RN, PhD
Professor Emeritus, College of Nursing
Purdue University Northwest, IN

역자 서문

보완대체 통합요법은 항상 우리 곁에서 시행되고 있다. 우리는 건강을 회복, 증진하기 위해 건강과 질병의 생물학적 · 심리적 · 정서적 · 정신적 및 환경적 접근을 시도한다. 각자의 건강문제를 해결하기 위해 웰빙을 추구하고 삶의 질을 높이려 한다. 그 중심에 보완대체 통합요법이 있고, 이는 건강을 균형 있게 유지시키고 증진시켜 준다. 이러한 보완대체 통합요법은 새로운 치료법이 아닌, 내가 살고 있는 문화 속에서 자연스러운 회복을 위해 활용되고 있는 접근법이다.

서양 의학에서 비롯된 제도권 의학과 간호는 의료기관 중심에서 환자의 치료와 질환간호를 중심으로 이루어지고 있으나 최근 백세시대에 진입하면서 지역사회와 가족 중심의 간호를 위해 질병 치료보다 건강유지 및 예방을 우위에 두는 경향이 있다. 제도권 의학에서 치료하기 쉽지 않은 만성 질환자들에게 보완대체 통합요법의 적용은 매우 중요하다. 왜냐하면 보완대체 통합요법은 건강관리와 증진을 위한 통합적인 접근이기 때문이다. 간호사는 환자를 위해 치유의 환경을 마련하고, 사랑으로 간호하고, 영적으로 지지하며, 전체성과 통합에 기반하는 간호를 제공한다. 세계보건기구(WHO)는 2008년에 이미 통합의학의 중요성을 강조하고 보완통합요법을 생의학적 보건교육에 포함시켰다.

4판 원저 『Complementary & Alternative Therapies for Nursing Practice(간호실무를 위한 보완 · 대체요법)』는 5판을 통해 통합요법 관점에서 보완요법과 서양 간호실무를 결합하여 『Complementary & Integrative Therapies for Nursing Practice(간호실무를 위한 보완대체 통합요법)』로 수정되었다. 이 책은 간호사를 위한 실무 안내서로서 독자 여러분이 이러한 접근들을 탐구하고 건강과 질병에 기여하는 요인에 대한 지식을 쌓고 전문적인 간호실무 영역을 확장하도록 동기를 부여하는 데 있다. 원저에서 11장 지압요법에 이압요법과 수지요법을 추가하였고, 12장 테이핑요법, 16장 단전호흡과 18장 웃음요법을 추가하였다.

보완대체 통합요법은 더 이상 근거기반을 소홀히 하지 않는다. 코크란 연합에서는 체계적인 문헌고찰을 통해 보완 · 대체의료 분야에 대한 작업을 하고 있다. 앞으로 다양한 보완대체 통합요법들의 과학적인 근거를 축적하는 노력이 뒷받침되어야 한다. 이 책을 통해 의료계 종사자, 학생뿐만 아니라 건강에 관심을 갖고 있는 모든 사람들이 보완통합요법에 대해 조금이라도 더 많은 이해와 관심을 가질 수 있게 되기를 바라며 통합중재요법으로 유용하게 적용되길 바라는 바이다.

마지막으로, 본 원고를 위해 자료 제공을 도와주신 한국보완 · 대체요법 간호사회에 감사드리고, 출판을 위해 힘써 주신 학지사메디컬 임직원 여러분께 감사드린다.

2021년 8월

대표역자 **이혜영, 박효정**

차례

UNIT 05 심신요법

UNIT 06 에너지요법

UNIT 1
보완·통합요법의 개념

Healing Practices: Complementary and Integrative Therapies for Nurses

Chapter 1

통합요법

Integrative Healing

시간은 최고의 의사이다.

- 오비드(OVID)

미국, 캐나다, 영국, 유럽, 오스트레일리아 등 서양에서의 간호 교육은 대부분 생의학의 영향 아래 있었다. 그렇기 때문에 서양의 간호사들은 생의학의 이념, 이론, 실습, 강점과 제한점을 잘 숙지하고 있고 익숙하게 생각한다. 그러나 대체요법에 대한 정보가 부족하거나 잘못된 정보로 대체요법의 이론이나 실습을 배우는 간호사들이 많지 않다. 하지만 간호직은 의료직과 다르게 전통적으로 대체요법에 입각하여 전체주의(holism)와 인본주의(humanism)라는 두 가지 근본적인 개념으로 환자를 대해 왔다. 간호사들은 건강과 질병을 대할 때 치료(healing)와 간호(caring)는 전인적으로 접근해야 하며, 건강과 질병의 생물학적 · 심리적 · 정서적 · 정신적 · 환경적 요인 접근도 중요하다고 믿어 왔다. 이런 인본주의적 관점에서 보면 정신과 육체는 불가분의 관계에 있듯이, 사람들은 각자의 문제를 해결할 능력과 각자의 생활 패턴에 책임이 있다. 또한 웰빙(well-being)이라는 것은 개인적인 만족뿐 아니라 더 큰 지역사회에 기여하는 것을 포함한다. 이런 이론적인 기반은 간호사들에게 생의학과 대체요법이라는 분야의 기초를 단단히 하였고, 두 분야를 잇는 특별한 위치에 설 수 있게 도와준다(Buchan, Shakeel, Trinidade, Buchan, & Ah-See, 2012; Dossey & Keegan, 2016; Peplau, 1952; Quinn, 2000).

01 배경 *Background*

세계적으로 다양한 치료요법을 일컫는 적절한 용어에 대해 수많은 토론을 해 왔다. 몇몇 사람들은 특정한 용어에 제한되어 언어적 제약을 넘어서는 데 어려움을 느낀다. 예를 들어, 많은 사람들은 대체요법이라는 용어가 지나치게 제한적이거나 오해의 소지가 있다고 보며 전통적인 치료요법에 대한 이해가 결여되어 있다고 우려한다. 이러한 제약이 없는 공용어가 생겨난다면 좋겠지만 언어가 발달함에 따라 오늘날 쓰이는 용어는 20년 후에 쓰일 용어와 비교했을 때 상당한 차이가 있을 수 있다. 이 책에서는 일관성을 유지하기 위해 서양의학요법을 설명할 때는 **제도권 의학(conventional medicine)** 또는 **생의학(biomedicine)**으로 그 외의 치료요법을 설명할 때는 **대체의학(alternative medicine)** 또는 **보완의학(complementary medicine)**이란 용어로 통일하여 사용하기로 한다. **전통의학(traditional medicine)**은 중국전통의학(traditional chinese medicine: TCM)과 같은 토착의료 체계(indigenous medical systems)를 가리킨다. **통합의학**은 제도권 의학과 보완 · 대체요법을 포함한다. 그러나 보편적으로 받아들여진 공용어는 없다.

다음의 목록은 흔하게 쓰이는 용어와 그에 대응하는 용어이다.

제도권(Mainstream)	보완(Complementary)/대체(Alternative)
현대	고대
서양	동양
대중	동종
제도권	비제도권
정통	전통
생의학	자연 의학
과학적 방법	토착 치료 방법

제도권 의학과 보완 · 대체요법 사이의 경계는 모호하며 계속 변화하고 있다. 예를 들어, 질병 치료를 위해 종합 비타민과 식이요법을 사용하는 것은 의료일까, 생활방식의 변화일까, 아니면 둘 다일까? 마사지를 통해서 고통을 완화하는 것은 의학요법일까? 또 가장 오래되고 널리 쓰이지만 잘 연구되지 않은 전통적 접근 중 하나인 정신적 치유와 기도는 어떻게 분류해야 할까? 대체와 보완이라는 용어가 빈번하게 사용되지만, 경우에 따라 이러한 방법들이 한 개인의 일차적 치료 양식을 대표하기도 한다. 따라서 제도권 의학은 이차적인 역할을 맡아 일차적 치료 양식을 보완하게 된다.

제도권 의학

생의학 또는 서양 의학은 생긴 지 200년 정도밖에 안 되었다. 이는 정신과 육체가 분리되어 있다는 르네 데카르트Rene Descartes(1596~1650)의 철학적 믿음과 우주는 모든 것이 선형(linear)과 차지형(sequential)으로 작동하는 큰 기계 시계와 같다는 아이작 뉴턴Isaac Neutons(1642~1727)의 물리 원칙에 기초하여 만들어졌다. 이러한 관점은 인간의 신체를 부분의 연속으로 본다. 이것은 곧 환원주의적 접근으로 인간을 기관, 조직, 세포, 생화학제 등 점점 더 작은 구성 요소로 나누는 것이다. 사람들은 환자로 축소되고, 환자는 몸으로 축소되며, 몸은 기계로 축소된다. 건강은 질병의 부재, 즉 현재 아무것도 손상되지 않은 상태로 간주되며, 질병 관리는 기능장애의 증상에 초점을 맞춘다. 의료진들은 약물이나 방사선 치료, 수술 또는 신체 부분의 대체를 통해 손상된 부분을 고치거나 복구하도록 훈련 받아 왔으며, 이 방법은 공격적이고 전투적이다. 의료진들은 질병과의 전쟁 중에 있으며 단호한 태도(take-no-prisoners attitude)를 가지고 있다.

대상자와 생의학 의사들은

- 단순히 기다리며 몸의 자연 과정이 문제를 해결하는지 지켜보는 것보다 무언가를 하는 것이 낫다고 본다.
- 질병을 극복할 수 있는 저항력을 기르려고 하기보다 약물이나 수술을 통해 직접 질병을 극복하는 것이 더 낫다고 생각한다.

생의학은 주로 사람을 신체적으로만 접근하고, 정신과 영혼은 별개이거나 이차적이며 때로는 무관한 것으로 여긴다. 생의학은 천연두와 소아마비 같은 전염병을 실질적으로 없앴다는 점에서 뛰어난 의학이다. 또한 생의학은 과학과 기술에 기반을 두고 산업화된 사회를 드러내고 있다. '구조(rescue)' 의학으로써 생의학의 접근방법은 유용하다. 응급상황, 외상성 손상, 박테리아 감염이나 정교한 수술 등에서는 생의학이 대단히 효과적이다. 이러한 경우, 치료는 신속하고 공격적이며 목표 중심적이고, 치료의 책임은 의료진에게 돌아간다.

중재의 우선순위는 질병의 증상에 대항하고 증상을 억제하는 데 있다. 이 접근은 진통제(analgesics), 마취제(anesthetics), 소염제(anti-inflammatories), 해열제(antipyretics)와 같은 다양한 약물에서 사용되는 an 또는 anti 등의 접두사를 통해 알 수 있다. 생의학은 대부분의 사람들이 똑같은 영향을 받는다는 믿음하에 각 질병을 작용 메커니즘에 따라 특징짓는다. 질병이 사람에게 미치는 영향 또는 사람이 질병에게 미치는 영향에 대해 최소한으로만 고려한다(Maitland, 2016). 따라서 치료는 대부분의 사람들에게 똑같이 적용된다.

제도권 의학(conventional medicine)은 물질, 에너지, 생각이나 감정의 전체적인 시스템(whole working system)이 아닌 부분적인 요소들과 증상에 초점을 맞추고 있기 때문에 관절염, 심장질환, 고혈압과 같은 만성 질환에는 취약하다. 미국은 1인당 의료비 지출이 다른 어떤 나라보다 높은데도 불구하고, 2013년에 연구된 국가들 중 평균 수명률 37위, 유아 사망률은 225개국 중 56위를 기록하였다(World Factbook, 2013~2014; World Health Rankings, 2016). 19개 선진국에 비해 미국은 조산율이 가장 높았다. 안타깝게도 미국은 보다 건강하고 질 높은 삶을 제공하는 세계적 리더가 되는 데 실패한 것이다(Raheim, 2015).

보완 · 대체요법

보완 · 대체요법(complementary and alternative medicine: CAM)은 세계적으로 실시되고 있는 1,800가지의 치료법을 일컫는 포괄적인 용어이다. 많은 방법들이 수천 년의 시간 동안 기록이나 구두로 전해 내려왔다. 이런 치료법은 이집트인, 중국인, 인도인, 그리스인, 북미 원주민 등 고대 사람들의 의료체계에 기초하고 있다. 지난 두 세기 동안 정골요법(osteopathy), 자연요법(naturopathy)과 같은 치료법은 미국에서 발달되었다. 심신(mind-body)이나 생체전기학적 접근 등의 치료법은 현재 과학적 지식과 이해의 변방(frontier)에 있는 것들이다. 미국국립보건원(National Institutes of Health: NIH)에 속한 미국국립보완통합건강센터(National Center for Complementary and Integrative Health: NCCIH)에서는 보완 · 대체요법을 제도권 의학에서 일반적으로 쓰지 않고, 인정받지 못하고, 연구하거나 이해되지 않는 광범위한 치료철학, 접근 방식 또는 치료요법이라고 정의한다(National Center for Complementary and Integrative Health, 2016).

보완 · 대체요법은 다양하게 접근하지만 특정한 특징을 공유하고 있다. 전체 시스템(whole system)이라는 패러다임으로 사람들이 치유와 대체가 가능한 신체 이상의 존재라는 믿음에 기반을 둔다는 점이다. 웰빙(well-being)의 정신적 · 정서적 · 영적 · 환경적 요소들이 개인의 건강 상태에 있어서 중요하고 동등한 역할을 한다고 믿는다. 중재는 개인의 삶의 전체적인 맥락에 맞게 개별화된다(Micozzi, 2015). 서양 의학의 아버지인 히포크라테스Hippocrates조차도 의료인들에게 환자의 생활환경, 감정 상태, 스트레스, 환경, 유전적 체질, 질병에 대한 주관적인 경험을 관찰하라고 가르치며 전체론적 방향(holistic orientation)을 옹호했다. 소크라테스 또한 "영혼을 치유하는 것, 그것이 가장 먼저이다."라고 주장했다. 대체요법에서 증상이란 스스로 질병이나 불균형을 고치려는 몸의 지혜로운 표현이다.

대부분의 대체요법에서 받아들여지는 통념은 다음과 같다.

- 내부 자기치유 과정(internal self-healing process)은 개인마다 존재한다.
- 사람들은 각자의 건강관리와 관련된 결정에 대해 책임이 있다.
- 자연, 시간 그리고 인내심은 명약이다.

알베르트 아인슈타인Albert Einstein이 1905년에 상대성 원리를 소개했을 당시, 우주를 바라보는 사람들의 사고방식은 완전히 달라졌다. 아인슈타인은 질량과 에너지는 서로 동등하고 호환성이 있으며, 모든 물질은 아원자(subatomic) 수준에서 연결되어 있다고 주장했다. 어느 한 개체도 그것을 구성하고 있는 부분들의 영향을 받지 않을 수 없다는 것이다. 인간의 몸은 생명력(life force)이라는 통합된 에너지로부터 생기를 부여받는다. 이 생명력은 신체를 유지시키지만 신성한 무언가(higher being) 또는 무한한 에너지 근원과 연결시켜 주는 영적 개체이기도 하다. 생명력이 몸 안에서 자유롭게 돌아다닐 때 인간은 최상의 건강과 활력을 경험한다. 만약 생명력이 막히거나 약해진다면, 몸속의 기관, 조직, 세포는 최고의 잠재력을 발휘할 에너지를 잃게 되고, 이는 결국 질병을 초래한다.

대체요법은 제도권 의학이 치료하기 어려운 만성 질환(chronic debilitating illnesses)을 앓고 있는 사람들에게 특히 효과적이다. 대체요법은 건강 증진과 질병 예방에 있어서 많은 도움을 줄 수 있다. 제도권 의학의 치료비가 오르고 사람들이 만성 질환과 퇴행성 질환에 계속 고통스러워함에 따라 대체요법은 점점 대세에 가까워지고 있다. 미국에서는 제3의 지불인(third-party payer)에게 배상 받을 자격이 주어지는 보완요법과 대체요법의 수가 점점 증가하고 있다. 가장 많이 배상 받는 치료는 카이로프랙틱, 바이오피드백, 침술, 최면요법과 자연요법이다. BOX 1-1은 제도권 의학과 대체요법에서의 패러다임의 개요이다.

BOX 1-1 의학의 패러다임

견해	제도권 의학	대체요법
정신/육체/영혼	분리된 것으로 생각함	하나로 생각함
인간의 몸	기계로 생각함	살아 있는 우주의 축소판으로 생각함
질병	부분이 손상되었을 때 발생하는 것으로 생각함	에너지/생명력의 균형이 깨졌을 때 발생하는 것으로 생각함
증상	기능장애이며 치료가 필요함	사람의 상태를 알려 주는 전달자임
의학의 목적	질병과 싸우기 위함임	정신/육체/영혼의 조화를 되찾기 위함임
접근법	증상을 치료하고 억제함	부조화나 불균형의 패턴을 찾음
초점	부분과 물질에 맞춤	전체와 에너지에 맞춤
치료	손상된 부분을 치료함; 특정 질병에 맞게	자기치유를 지지해 줌; 개개인에 맞게
초기 중재	약물, 수술, 식이, 방사선 치료	운동, 약초, 스트레스 관리, 사회적 지지
시스템	질병 치료	건강관리

통합의학

통합의학(integrative medicine)은 제도권 의학과 보완 · 대체요법을 모두 포함하고 있으며 이 두 가지 치료 접근 중 이용 가능한 최상의 근거를 제공하고 있다. 이는 다분야적 · 협력적 · 전체론적 접근으로써 정신, 육체, 영혼을 모두 아우른다. 통합의학은 환자와 의료인 사이의 관계는 물론 인간의 치유능력을 중시한다. 치료의 초점은 "가장 저침윤적인, 가장 저독성인, 가장 값싼 방법으로 건강을 증진시키는 것이다(Willison, 2006)." 통합의학의 목적은 건강관리 문제의 예방과 치료에 대한 새로운 해결방안을 찾는 것이다.

앤드루 웨일Andrew Weil 박사는 미국의 통합의학을 이끄는 주역이다. 그는 우리가 건강과 질병을 바라보는 방식을 바꾸고 의료인들의 교육을 변경함으로써 의료전달 체계 전체를 바꾸고 싶어한다. 애리조나 대학교 의과대학의 애리조나 통합의학센터에서 그의 프로그램은 새로운 교과과정을 채택한 첫 번째 프로그램이다. 현재 60개 이상의 의과대학에서 이 통합 접근법을 채택하고 있다. 세계보건기구(World Health Organization: WHO)는 2008년에 통합의학의 중요성을 강조했고, 생의학적 보건교육에 보완 · 대체요법을 포함시키는 것을 지지했다. 간호학 역시 진정한 통합치료의 목표를 달성하기 위해 변화할 수 있는 자세를 가져야 한다. 총체적 간호는 건강과 안녕에 중점을 두고 치료과정을 도우며, 개인을 지원하고 고통을 완화시키는 전문직 실무이다. 간호대학이 변화하는 건강 간호 시스템에 발 맞추기 위해서는 모든 수준의 간호교육과정에서 간호의 원칙과 기술을 통합해야 한다.

02 가정 *Assumptions*

보완 · 대체요법을 이해하는 데 있어서 이론, 실습 그리고 연구에 기본이 되는 몇 가지의 가정을 아는 것은 도움이 된다. 이러한 가정에는 질병의 기원, 건강의 의미, 치유 과정, 건강 증진 등이 있다.

질병의 기원

생의학과 대체요법은 질병의 기원(origin of disease)에 있어서 확연하게 다른 가정을 하고 있다. 생의학은 박테리아가 질병과 병리적 손상(pathologic damage)을 일으키는 원인이라는 것과 항독소와 백신이 병원체의 영향을 막는 능력을 향상시켜 준다는 생각 아래 형성되었다. 이러한 지식을 갖고 있는 의료인들은 수많은 치명적인 전염병들을 정복하기 시작했다. 과학이 발전함에 따라 의료인들은 세균과 유전자가 질병을 발생시킨다고 믿게 되었고, 문제가 되는 병원체, 신진대사 문제 또는 화학적 불균형을 찾은 후에는 모든 질병이 결국 적절한 백신, 항생제나 화합물에 굴복할 것이라고 믿었다.

또한 제도권 의학은 다윈의 적자생존 법칙의 영향을 받았다. 즉, 모든 생물은 끊임없이 경쟁을 하고 있으며, 가장 강한 자만이 살아남는다는 것이다. 의학에 적용되었을 때, 이 개념은 사람들이 질병의 주된 원인인 수천 가지 미생물의 공격을 받고 있다는 것을 의미한다. 따라서 사람들은 자기 자신을 방어해야 하며, 적을 죽이는 치료로 반격해야 한다. 이 가정에 따르면, 증상은 해로운 징후로 여겨지며 억제되어야 한다. 예를 들어, 두통은 없어져야 될 증상이며, 열은 약을 통해 내려야 한다.

보완 · 대체요법은 생명력이나 에너지가 개개인 안에 흐르고 있으며, 이것이 삶을 유지시킨다는 믿음에 기반을 두고 있다. 균형이란 몸속 기관 사이와 신체 시스템 사이의 조화 그리고 다른 사람들, 사회, 환경과의 조화를 뜻한다. 균형 잡힌 생물체는 박테리아, 바이러스나 외상과 같은 외부 공격에 강한 방어를 보인다. 하지만 생명력이나 에너지가 막히거나 약해진다면, 기관과 조직의 활력은 줄어들고 산소는 감소하며 노폐물이 쌓이고 기관과 조직이 약화된다.

이때 증상이란 몸의 생명력이 막히거나 약해져서 면역체계가 위태로워졌다는 것을 알리기 위한 일종의 통신수단이라고 할 수 있다. 박테리아와 바이러스는 어디에나 존재하기 때문에 질병이 반드시 이들과의 예상치 못한 만남 때문에 생기는 것만은 아니다. 오히려 질병은 생명력의 파괴로 시작된 연속적인 사건의 최종 결과이다. 이 가정에 따르면, 동맥류로 인한 두통이나 40℃ 이상의 열도 생명을 위협하지만 않는다면 억제되지 않는다. 오히려, 증상은 몸이 직접 질병을 치유하기 위한 반응을 보여 주는 것으로 그와 협력해야 한다. 예를 들어, 두통은 전체적인 시스템에 재정비가 필요하다는 신호이며, 열은 세균 단백질이나 독소를 분해하면서 생기는 것일 수 있다. 이러한 증상을 억제하는 것은 근본적으로 문제를 해결하지 않고 단지 일시적으로 중지시키는 것으로, 새롭게 표출할 힘을 모으는 것이다. 전 세계적으로 질병의 원인은 문화적 · 영적 · 종교적 차원에서 다양하게 설명되고 있다. 이러한 설명이 생명의학, 전통적 치료, 통합적 건강 간호 등의 치료를 선택하는 데 영향을 준다.

건강의 의미

만약 중국, 인도 또는 북미 원주민 문화에서 온 치유자에게 건강의 의미를 물어본다면 서양의 의료인에게서 들은 답변과 상당히 다른 답변을 듣게 될 것이다. 과거, 건강의 생의학적인 견해는 보통 질병이나 다른 비정상적 조건이 없는 상태를 말한다. 이런 정의는 곧 확장되어 건강은 정적인 상태(static condition)가 아니라는 견해를 포함하게 되었다. 즉, 몸은 끊임없이 바뀌며 내부적 · 외부적 환경 변화에 적응한다는 견해이다. 대부분의 제도권 의학 의료진은 건강을 웰빙의 상태라고 정의할 것이다. 하지만 누가 웰빙을 결정하는지에 대하여 의료 전문인과 개인을 두고 의견이 나뉠 수 있다. 몇몇 예외를 제외하고는, 건강과 건강 증진은 일반적으로 개인의 계획에 달려 있다.

보완 · 대체요법 또는 통합의학을 행하는 이들은 건강을 심신, 감정, 영혼의 완전함, 균형 그리고 조화의 상태라고 설명한다. 건강은 달성해야 될 구체적인 목표가 아니다. 즉, 건강이란 일생의 과정으로 잠재력의 성장과 내면의 살아 있음을 의미한다. 건강의 신체적 요인은 모든 신체 시스템이 최적으로 작동하는 것이며, 정서적 요인은 모든 범위의 감정을 느끼고 표현할 수 있는 능력을 뜻한다. 정신적 요인은 자아존중감, 긍정적 정체성, 성취감 그리고 무언가를 이해하고 만들 수 있는 능력을 말하며, 환경적 요인은 물리적 · 생물학적 · 경제적 · 사회적 · 정치적 상태 등을 포함하고 있다. 영적 요인으로는 자기 자신, 타인 그리고 사회가 있다. 자아 구성(self components)은 도덕적 가치를 개발하고 의미 있는 삶의 목적을 찾는 것이다. 타인과 연관된 영적 요소로는 관계를 통한 의미, 다른 사람들과의 유대감 그리고 신이나 신성한 존재와 같은 외부 세력과의 연결 등을 들 수 있다. 영적 건강의 사회적 요인은 공통된 인간성 또는 모든 삶이 가진 근본적인 신성함과 화합으로 이해할 수 있다. 이러한 믿음은 사람들이 진실로 향하는 동기가 되고, 모든 사회구성원이 공평함과 정의를 추구하도록 만들어 준다.

치유 과정

치유 과정(curative process)은 다양한 관점이 존재하는 또 하나의 영역이다. 제도권 의학은 약물, 수술, 방사선 치료와 같은 외면적인 치료(external treatment)가 사람들을 치유한다는 입장을 지지하고, 의료인들은 손상된 부분들을 치료하거나 복구하는 훈련을 받는다. 제도권 의학에서의 초점은 질병 과정이나 비정상적 상태에 있다. 대체요법 의료인들은 생명력이 체내에서 자유롭게 움직이는 것을 방해하는 문제를 주의 깊게 보며, 치유는 몸의 균형과 조화가 회복되었을 때 이루어진다. 대체요법에서의 초점은 질병 문제가 아닌 개인의 잠재적 건강에 있다. 치료 모델(cure model)과 치유 모델(healing model)은 제2장에 보다 자세히 설명되어 있다.

건강 증진

제도권 의료체계와 보완 · 대체의료체계는 건강 증진(health promotion)에 대한 관점이 조금씩 다르다. 제도권 의학은 질병 예방에 주력한다. 대상자들은 어떻게 하면 암, 심장질환, 비만 등과 같이 생명을 위협하고 서양에서 많은 사람들을 조기사망에 이르게 하는 질병들의 발병률을 낮출 수 있을지를 배운다. 이런 자세는 중요하지만, 질병 예방은 단지 건강 증진의 일부분이다. 보완 · 대체요법 관점에서 건강 증진이란 일생의 과정으로 사람들의 신체적 · 정서적 · 정신적 · 영적 · 환경적 조건을 최상의 상태로 발전시키는 데 주력한다. 개인의 세계관, 가치, 생활방식 그리고 건강 신념 등은 매우 중요하다. 대상자들은 보다 건강한 생활양식을 선택하고, 본인의 웰빙을 책임지고, 자립심을 키워 공통된 건강문제를 혼자 해결하는 법을 배우게 된다. Healthy People 2020 보고서에서 볼 수 있듯이(U.S. Department of Health and Human Service, 2010a), 미래의 건강관리 전달체계에서는 이용 가능한 최고의 근거와 지식을 사용하여 효과적으로 최상의 건강을 촉진하는 모든 방법을 사용해야 한다.

BOX 1-2는 NCCIH의 2016년도 전략 계획이다. 미국의 「환자 보호 및 부담적정 보험법(Patient Protection and Affordable Care Act: PPACA)」은 버락 오바마 대통령에 의해 2010년 법안으로 통과되었다. 이 법안의 목표 중 하나는 모든 미국인에게 부담 가능한 적정 금액의 의료 서비스를 제공하자는 것이다(U.S. Department of Health and Human Service, 2010b).

2015년 오바마 대통령은 2016년 예산으로 자금을 조달하는 정밀의학 이니셔티브를 발표했다. 대부분의 생의학 치료는 '평균' 환자를 위해 고안되었으며, 이는 개인에게 효과적이거나 효과적이지 않을 수 있다. 정밀의학은 어떤 치료법이 가장 효과적인지 예측할 때 유전자, 환경, 생활양식을 고려한다. 현재 정밀의학의 한 예는 의사가 건강을 개선하고 부작용을 최소화하기 위해 치료법을 선택할 수 있게 하는 다양한 암의 분자 테스트이다. 잠재적으로 정밀의학은 개별적 간호를 개선하고 새로운 치료법을 더 신속하게 개발할 것이다(Fact Sheet: President Obama's Precision Medicine Initiative, n.d.).

BOX 1-2 NCCIH 전략 계획 2016

- 기본 과학 및 방법 개발
- 관리하기 어려운 증상에 대한 간호 개선
- 건강 증진 및 질병 예방

출처: National Center for Complementary and Integrative Health (2016).

03 연구 *Research*

과학적 신념은 사실뿐만 아니라 패러다임(이 사실들이 어떻게 연관되고 정리되어 있는지에 대한 넓은 관점)에 기초하고 있다. 여러 간호나 의학 연구원 집단 간 관점의 차이는 서로 다른 2개의 과학적 패러다임, 즉 양적 연구와 질적 연구를 반영한다는 것이다. 비록 각각의 방법이 다른 종류의 지식을 제시한다 해도, 두 방법 모두 연구원들과 대상자들에게 정보를 제공한다. 근거기반의 실습은 제3장에서 다루고 있다.

양적 연구는 가설을 설정하고 실험한 후 그것이 검증되면 이를 받아들이거나 배제하는 서양의 과학적 방법을 대표한다. 모든 질문은 가능한 가장 작은 부분으로 축소된다. 결과는 동일하게 반복되고 일반화될 수 있으며, 예측과 통제가 가능하다. 양적 연구는 관찰자가 관찰되는 대상과 분리되어 있다는 점에서 객관적이라고 할 수 있다. 이 객관적 패러다임의 또 다른 특징은 바로 모든 정보가 물리적으로 측정 가능한 데이터에서 온다는 점이다. 이런 종류의 연구는 질병의 원인적 요인을 분리해 내고 치료법을 개발하는 데 매우 효과적이다. 하지만 사람을 하나의 통합된 단위로 설명하지는 못한다.

질적 연구는 현상을 특정한 상황 안에서 이해하려고 한다. 전후 사정은 물론 전체를 반영하는 규칙을 보여 주는 상호적인 변수의 의미를 연구한다. 연구자들은 이런 변수들 사이의 상호적인 관계를 관찰하고, 기록하고, 분석하고, 평가한다. 물리학의 경우, 객관성이란 결국 불가능한 것이라고 생각한다.

하이젠베르크Heisenberg의 불확정성 원리에 따르면 어떤 현상을 관찰하는 행위 자체가 관찰당하는 현상에 영향을 끼칠 수밖에 없다. 이 패러다임의 또 다른 부분은 살아 있는 생물과 환경 간의 상호작용은 다각적이고, 시너지 효과를 보이며 축소될 수 없다는 것이다. 이 전체론적 접근(전체가 부분들의 합보다 크다)은 질적 연구의 기본이 된다.

제도권 의학 의사들은 절차와 물질의 효과를 입증하기 위해 무작위 실험연구(RCT)를 통과해야 한다고 믿는다. 실험 방법으로서의 RCT는 하나의 절차나 물질 을 통제된 환경에서 검사한 후 그 결과를 현재 이용 가능한 다른 치료요법이나 최상의 치료법과 비교한다. 이 접근은 하나의 원인이 질병을 일으키거나 뒤바꾸며, 이런 요소들은 분리된 채 연구될 수 있다는 가정에 입각해 있다. 이와 반대로, 보완 · 통합요법 전문가들은 어느 한 원인이 단독으로 질병을 초래하는 것이 아니며, 또 놀라울 정도로 질병을 잘 치유할 수 있다고 믿는다. 질병에는 여러 가지 원인이 있고, 이 원인들이 함께 작용하여 치유한다는 것이다. 무작위 실험연구(RCT)는 이런 복잡성과 다양성의 정도를 조정할 수 없다.

비록 주요 보완 · 대체 의료체계는 양적 연구에 많이 의존하지 않았을 수 있으나, 일반적인 실험적 요법은 아니다. 이들은 설명 모델을 통해 생긴 발달된 임상적 관찰 능력과 경험에 의존한다. 이와 같이, 많은 생의학적 치료법 역시 관찰과 경험을 통해 발달되었고 양적으로 검증을 거치지 않았다. 새로운 약은 임상에 사용되기 전에 철저하게 유효성과 안전성을 검증받아야 한다. 그러나 실험, 절차와 치료는 똑같이 통제되지 않는다. 서양 의료인들은 대체 의료인들과 똑같이 생의학적 실험 모델을 통해 얻은 발달된 임상적 관찰 기술과 경험을 사용한다. 이 중 일부 차이점(discrepancies)은 사라지고 있으며, 근거기반의 치료요법과 보완 · 대체요법 연구의 고속 성장이 강조되고 있다.

이 책은 다양한 치료에 대한 많은 정보를 제공하고 있지 않다. 미국국립보건원(NIH)에 속한 미국국립보완통합건강센터(NCCIH)는 보완 · 대체 치료요법을 철저한 과학적 맥락 안에서 탐구하고, 연구원들을 훈련시키고, 대중에게 당국의 정보를 제공할 수 있는 권한이 주어졌다. NCCIH는 광범위한 치료요법의 안전성과 유효성을 연구하기 위해 16개의 연구센터를 설립했을 뿐만 아니라, 매년 수백 개의 연구 프로젝트의 보조금을 지원하고 있다. 현재 국립보건원의 식품보조제 연구실(Office of Dietary Supplements)에서는 건강관리 향상에서 식이 보조제의 역할과 관련된 과학적 연구를 진행하고 있다. 이러한 연구를 포함한 여러 국제적인 노력의 결과로, 대체치료의 근거기반이 크게 성장했다.

과학적 연구의 결과는 2개의 웹 사이트에서 살펴볼 수 있다. NCCIH와 국립의학

도서관(National Library of Medicine: NLM)은 합동하여 보완 · 대체요법을 PubMed (nccam.nih.gov/research/camonpubmed)에 만들었다. 이 사이트는 MEDLINE 데이터베이스에서 따온 인용과 저널 웹 사이트에 링크된 다양한 기사에 접근할 수 있다. 코크란 도서관(https://www.cochranelibrary.com)에서는 국제적인 노력과 함께, 코크란 세계적 문헌고찰(cochrane database of systematic reviews)과 같이 정기적으로 업데이트되는 근거기반의 의학 데이터베이스의 모음을 구성하고 있다. 이 사이트에는 다양한 대체요법을 위한 수천 개의 무작위 연구가 나열되어 있다. 이 정보는 의료 서비스의 대상자와 제공자 모두에게 매우 유익하다. 최신 연구 결과에 대한 정보를 찾기 위해 이 사이트들을 사용할 것을 권장한다. 제3장은 근거기반의 간호실습을 좀 더 자세히 다루고 있다.

04 대상자들 *Consumers*

많은 미국인은 제도권 의학을 넘어서서 질병 감소와 건강의 개선 방법을 찾고 있다. 몇몇 무작위 설문조사에 따르면, 미국 성인의 2/3는 BOX 1-3에 나열된 것과 같은 만성 의료문제를 치료하기 위해 하나 이상의 대체요법을 사용하고 있다. 이 대상자들 중 대다수는 두 가지 접근 방식을 동시에 사용하고 있음에도 불구하고 대체요법의 사용 여부를 그들의 주요 제도권 의학 의사와 상의하지 않고 있다(Raheim, 2015).

BOX 1-3 보완 · 대체요법을 이용하는 사람들에게 나타나는 흔한 증상

- 요통
- 코감기
- 경부통
- 관절 통증
- 관절염
- 불안/우울증
- 소화불량
- 두통
- 만성 통증
- 불면증

출처: National Center for Complementary and Integrative Health (2012).

현재 주류의 의학은 더 이상 보완 · 대체요법을 무시할 수 없다. 대중의 관심은 점점 광범위해지고 커지고 있다. 건강 관련 책의 인기와 건강 관련 식료품점의 급증, 그리고 치료를 제공하는 진료소의 확산만 봐도 이러한 관심이 간과될 수 없다는 것을 쉽게 알 수 있다.

2000년 3월, 클린턴 대통령은 제도권 의학과 대체요법을 통합하고자 백악관 보완대체요법정책위원회(White House Commission on Complementary and Alternative Medicine)를 설립했다. 자문위원회의 임무는 보건 전문가들의 교육과 훈련에 관한 입법과 행정 관련 권고, 자문, 의료 서비스의 접근과 제공에 대해 제안하는 것이다.

대상자들은 대체요법에서 무엇을 찾는 것일까? 몇몇 사람들은 두 형태의 의학이 동일한 목적을 갖고 있다고 말한다. 예를 들면, 진통제와 침술로 만성 통증을 완화시키려는 것이 그 예이다. 다른 대상자들은 각각의 의학에 다른 기대를 하고 있을 수도 있다. 예를 들어, 제도권 의학 병원을 찾아가 감염을 제거해 줄 항생제를 받고, 보완 · 대체요법 전문가를 찾아가 건강한 생활방식을 통해 자연 면역력을 증가시키는 것이다. 화학요법을 받는 환자는 명상이나 시각화를 통해 항암제 사용에 따른 부작용을 제한할 수도 있다. 제도권과 보완 · 대체요법을 결합하는 사람들은 스스로 치료를 선택하는 것이며 자신의 건강을 책임지는 것이다.

간호사들은 대상자들이 대체요법 전문가를 선택하는 이유를 이해해야 할 필요가 있다. 몇몇 사람들은 생의학 치료의 경제적 · 지리적 · 문화적 장벽 때문에 대체요법 치료를 선택한다. 많은 사람이 제도권 의학에서 간과되었던 희망, 통제력, 개인적 관심, 신체적 접촉 그리고 온전한 사람으로 대우를 해 주는 것에 관심이 있는 보완 · 대체요법 치료를 받기 시작한다. 보완 · 대체요법 전문가를 찾는 공통된 이유는 **BOX 1-4**에 나타나 있다.

어디서 어떻게 최상의 의료 서비스를 받게 될지 대상자들이 찾아내기가 쉽지 않다. 때로는 의학 지식을 가진 것처럼 흉내 내는 사람들로부터 진짜 치료사를 가려낼 수 있는 신뢰할 만한 정보를 얻는 것조차 어려울 수 있다.

대상자들은 다음과 같은 유형의 치료사를 조심해야 한다.

- 모든 답을 알고 있다고 주장하는 자
- 오직 자신의 치료만이 효과적이라고 주장하는 자
- 하룻밤 만에 성공을 장담하는 자
- 다른 의료인을 치료팀에 포함하길 거부하는 자
- 사람들의 웰빙보다 돈에 더 관심 있어 보이는 자(Tiedje, 1998)

BOX 1-4 보완 · 대체요법을 선택하는 이유

- 치료적 이익을 얻기 위해
- 생의학에서는 얻을 수 없는 건강함을 추구하기 위해
- 삶의 질 문제를 해결하기 위해
- 의사결정을 내리는 데 있어서 많은 개인이 참여하기 원해서
- 제도권 의학은 근본적인 원인이 아닌 증상만을 치료한다고 생각해서
- 제도권 의학적 치료가 부족하거나 비효과적이라고 느껴서
- 제도권 의학적 중재의 독성과 침습성을 피하기 위해서
- 처방되거나 처방전 없이 살 수 있는 약의 사용을 줄이기 위해서
- 특정한 치유 시스템을 문화적 배경의 일부로 인식해서

출처: Alwhaibi & Sambamoorthi (2016); Ghildayal, Johnson, Evans, & Kreitzer (2016); Johnson, Jou, Rhee, Rockwood, & Upchurch (2016).

대체요법의 몇몇 분야는 다른 분야에 비해 규제도 많고 면허도 필요하지만, 모두 다 제도권 의학만큼의 수준이다. 대부분의 보완 · 대체요법은 입법, 주 면허법, 증명법 또는 등록법과 익숙한 의료인들의 국가 조직이 있다. 이러한 조직들은 이 책의 각 장 마지막에 있는 참고자료(resource) 부분에서 찾을 수 있다.

05 통합간호실무 *Integrated nursing practice*

간호는 "간호-돌봄-치유 모델"로 정의되고, 제시되었던 생의학적 개념에서 점점 멀어지고 있다. 왓슨[Watson](1997)은 이를 nursing qua medicine 패러다임(간호사들이 의사들이 의학을 실행하는 데 도움을 줌)에서 nursing qua nursing 패러다임(간호사는 독창적인 간호학만의 예술과 과학을 실행함)으로의 변화라고 설명한다. 이 움직임은 현대 간호사들을 직접 손과 마음과 머리를 써서 간호환경을 조성하는 나이팅게일[Nightingale]의 가장 훌륭한 전통과 재연결시켜 주었다. 현대의 간호사-치유사는 의학기술을 활용하고 돌봄 관계와 치유 과정에 집중함으로써 생의학적 모델과 돌봄-치유 모델을 따른다. 도시[Dossey], 키건[Keegan](2016)은 현대의 간호사-치유사를 과학적 기술과 영적 헌신의 혼합물이라고 묘사한다. 간호사는 과학적 원칙과 방법, 기술이 필요하기도 하지만, 동시에 돌봄 제공자에서 치유사로 바뀌면서 사람들에게 더 큰 자립

심을 가질 수 있는 방법을 가르쳐 주어야 한다.

1979년 왓슨은 전통적인 생의학적 테두리 안에서의 간호경험을 담은 책 『간호: 돌봄의 철학과 과학(Nursing: The Philosophy and Science of Caring)』을 출판했다. 왓슨은 돌봄-치유와 건강의 간호 패러다임에 새로운 의미를 갖고자 했다. 왓슨의 카리타스 과정은 서양 의학의 '치유' 입장과 균형을 맞추기 위해 만들어졌다. 왓슨의 이론은 그 이후 '임상 카리타스 과정'으로 진화해 왔다. 이 관점은 영성, 사랑, 돌봄, 치유 환경, 존재의 전체성과 통합에 기반을 둔 간호사-환자 관계를 설명하고 있다(Watson, 2007).

간호학의 예술은 돌봄의 분위기 속에서 다른 사람 또는 사람들과 같이 있어 주는 것이다. **돌봄**은 개개인을 그의 삶 전체라는 맥락 속에서 동정심과 섬세함으로 대하는 것이다. 과거 생의학적 모델은 간호사들이 너무 많은 관심을 주거나 지나치게 관여하는 것을 지양했다. 하지만 배려가 많고 우수한 간호사일수록 간호를 단순한 직업이 아니라 하나의 예술로 여기고 환자들을 대한다. 돌봄은 간호사들이 간호를 실천하는 데 있어서의 철학이나 맥락이다. 그들의 실습은 그들이 사용하는 도구가 아닌 그들이 가진 태도나 관점을 통해서 보살핌으로 탄생된다. 대체요법의 도구들을 생의학의 환원주의적 방법에 사용하는 것은 가능하다. 예를 들어, 두통에 상응하는 지압점을 알고 단순히 통증을 해소하기 위해서만 사용한다면, 이것은 치유적이라고 볼 수 없다. 두통의 증상은 해결되었지만, 두통의 의미와 그 통증을 겪은 경험은 완전히 무시된다.

많은 수의 질병 관리, 건강관리 시스템은 이런 시스템의 가장 큰 강점 중 하나이다. 바로 다양한 인구의 다양한 욕구를 충족시켜 주기 때문이다. 문제는 제도권 간호실습과 보완 · 대체요법의 아이디어를 어떻게 결합할 것인가이다. 먼저, 교육이 필요하다. 기본적인 단계에서의 간호 교과과정에는 돌봄과 보완 · 대체요법에 대한 강의가 있어야 한다. 모든 간호사들은 치료적 터치(therapeutic touch), 건강한 식이 계획, 기본 약초의 사용과 치유 과정에서의 시각화를 배울 수 있다. 2004년부터 기본적인 대체요법의 내용이 NCLEX-RN 시험에 포함되기 시작했다. 미국간호사시험주관기관협의회(state boards of nursing)의 보완 · 대체요법 및 간호실습의 기준과 그 세부사항은 주마다 차이가 있기 때문에 자신이 해당하는 주의 「간호실습법(nursing practice act)」을 확인하는 것이 필수적이다.

백악관 보완대체요법정책위원회(White House Commission on Comple-mentary and Alternative Medicine)는 "대중이 제도권 의료 서비스와 보완 · 대체요법을 다 활용하고 있기 때문에, 위원회는 이 현실이 모든 의료 종사자의 교육과 훈련에 반영되어야 한다고 생각한다."고 표명했다(National Institutes of Health, 2002, p. 51). 또한 위원회는 "비록 최근 몇 년 사이에 보완 · 대체요법을 의학, 간호학을 비롯한 제도권 보건 교육에 도입하는 면에서 주목할 만한 발전이 있었지만, 아직 갈 길이 멀다."라고 덧붙였다. 우리는 지식을 기초적인 수준에서 더욱 향상시키기 위해 계속되는 교육과정에 참여해야 한다. 추가적인 교육과 함께 우리는 기본적인 마사지나 반사요법, 명상, 요가와 같은 치료요법을 배울 수 있다. 어떤 간호사들은 전체적 간호에 비중을 둔 간호학 학위나 전문 간호사를 위한 자격 프로그램을 선택할 것이다. 다른 간호사들은 자연요법, 아유르베다, 동종요법, 카이로프랙틱 또는 최면요법 등의 대체요법을 배우는 공식 프로그램을 선택할 것이다. 전문 임상 간호사들은 대체요법 치료의 연구와 교육에 있어서 리더십을 발휘해야 한다.

미국에 건강불균형은 계속 존재한다. 건강관리의 질적인 차이는 인종, 민족, 성별, 성정체성, 연령, 장애, 언어적 어려움, 사회경제적 지위, 지리적 위치, 인프라에 근거한다. 간호사로서 우리는 지역 및 국가 차원에서 건강관리에 대한 이러한 장벽을 해결해야 한다.

다음으로 사람들이 건강에 대해 알도록 지역사회 교육을 실시해야 한다. 사람들이 삶에 대한 건강한 결정을 내리고 의료 서비스 시스템 안에서 잘 협상해 나갈 수 있도록 정보, 도구, 기술과 도움을 제공해야 한다. 우리는 간호사로서 보완 · 대체요법에 대한 대화를 할 수 있는 기회가 있다. 증가하는 이민자 인구는 더욱 다양해진 건강에 대한 기대, 요구와 선호도를 의미한다. 우리는 이민자들이 가져오는 보완 · 대체요법에 대해서도 익숙해질 필요가 있다. 근거기반의 치료요법에서 고려해야 할 사항은 바로 환자의 취향이다. 또한 사례를 포함한 교육은 강력한 영향을 끼치기 때문에 우리는 각자 모범적인 건강한 모습을 유지하기 위해 노력해야 한다. 우리는 급성기 간호시설, 장기 간호시설, 지역사회 간호사가 운영하는 센터, 전문 간호사가 있는 곳 등 치료가 필요한 그 어느 곳에서나 교육할 수 있다. 마지막으로 연구 결과를 기록하고, 간호연구를 활용하고 그에 참여하며, 근거기반의 치료요법을 따르고, 다양한 치료요법의 효과성을 파악할 수 있는 새로운 연구를 계획해야 한다.

자기 돌봄

간호사가 환자를 돌보기 이전에 먼저 스스로를 돌보고 가치 있게 다루는 법을 배워야 한다. 이 책의 목적 중 하나는 자기 자신을 어떻게 더 효과적으로 관리하고 돌볼 수 있는지를 찾는 것이다. 그래야만 환자들을 잘 돌볼 수 있는 에너지가 생기기 때문이다. 자기를 돌본다는 것은 불필요한 스트레스를 줄이고, 갈등을 효과적으로 관리하고, 가족 및 친구들과 원활한 의사소통을 하며, 자신을 위한 시간을 마련하는 것이다. 자기를 돌본다는 것은 이완, 명상, 기도, 요가, 자연과의 소통 그리고 다른 형태의 사색을 포함한다. 왓슨은 "만약 당신이 돌봄-치유 패러다임으로 일한다면, 당신은 그것을 일상생활에서도 실천해야 할 것이다."라고 하였다(Watson, 1997, p. 51).

다음은 자기 돌봄(self-care) 실천을 위한 지침이다(Jahnke, 1997).

- 자기 돌봄 활동 중 자신이 끌리는 것과 자신의 생활양식에 맞는 것을 고른다.
- 하나 이상의 자기 돌봄 활동을 매일 실천한다. 그것들을 음식과 수면처럼 중요하게 여긴다.
- 필요할 경우 적절한 스승이나 의료인에게 조언이나 도움을 구한다.
- 자기 돌봄을 실천할 수 있고 육체적 · 정신적으로 안정되는 좋은 장소를 찾는다.
- 천천히 자기 돌봄을 쌓는다. 성공은 과격하거나 충동적인 실천으로 이루어지지 않는다.
- 다른 사람들과 실천할 수 있는 기회를 찾는다.
- 긴장을 푸는 데 집중한다. 모든 자기치유, 건강 증진, 스트레스 해소, 내면 강화의 기본은 완전한 이완 상태이다.

참고문헌

Alwhaibi, M., & Sambamoorthi, U. (2016). Sex differences in the use of complementary and alternative medicine among adults with multiple chronic conditions. *Evidence-Based Complementary and Alternative Medicine.* doi:10.1155/2016/2067095

Amiel, H.-F. (1882, December). *Amiel's Journal.*

Buchan, S., Shakeel, M., Trinidade, A., Buchan, D., & Ah-See, K. (2012). The use of complementary and alternative medicine by nurses. *British Journal of Nursing,* 21(11): 672-675.

Conklin, J. M. (1883). *Bek's first corner and how she turned it.* John F. Shaw & Company.

Dossey, B. M., Keegan, L. G., & Guzzetta, C. E. (2005). *Holistic Nursing: A Handbook for Practice* (4th ed.). Sudbury, MA: Jones & Bartlett.

Fact Sheet: President Obama's Precision Medicine Initiative. (n.d.). Retrieved from www.whitehouse.gov/thepress-office/2015/01/30/fact-sheet resident-obamas-precision-medicine-initiative

Ghildayal, N., Johnson, P. J., Evans, R. L., & Kreitzer, M. J. (2016). Complementary and alternative medicine use in the US adult low back pain population. Global Advances in Health and Medicine. doi:10.7453/gahmj.2015.104

Jahnke, R. (1997). *The Healer Within.* San Francisco, CA: Harper.

Johnson, P. J., Jou, J., Rhee, T. G., Rockwood, T. H., & Upchurch, D. M. (2016). Complementary health approaches for health and wellness in midlife and older US adults. *Maturitas.* doi:10.1016/j.maturitas.2016.04.012

Jowett, B. (Trans.) (1875). *The Dialogues of Plato: Charmides. Lysis. Laches. Protagoras. Euthydemus. Cratylus. Phaedrus. Ion. Symposium.* Macmillan.

Maitland, J. (2016). *Embodied Being.* Berkeley, CA: North Atlantic Books.

Micozzi, M. S. (2015). *Translation from conventional medicine.* In M. S. Micozzi (Ed.), Fundamentals of Complementary and Alternative Medicine (5th ed., pp. 3-21). St. Louis, MO: Saunders.

National Center for Complementary and Integrative Health. (2012). What complementary and integrative approaches do Americans use? Retrieved from http://nccih.nih.gov/research/statistics/NHIS/2012/key-findings

National Center for Complementary and Integrative Health. (2016). The 2016 strategic plan. Retrieved from www.nccih.nih.gov/about/strategic-plans/2016

National Institutes of Health. (2002). *White House Commission on Complementary and Alternative Medicine Policy, Final Report.* Washington, DC: U.S. Government Printing Office. Retrieved from www.whccamp.hhs.gov

Peplau, H. E. (1952). *Interpersonal Relations in Nursing.* New York, NY: Putnam.

Quinn, J. F. (2000). The self as healer: Reflections from a nurse's journey. *AACN Clinical Issues,* 11(1): 17-26.

Raheim, S. (2015). CAM and the community. In M. S. Micozzi (Ed.), *Fundamentals of Complementary and Alternative Medicine* (5th ed., pp. 35-40). St. Louis, MO: Saunders.

Tiedje, L. B. (1998). Alternative health care: An overview. *Journal of Obstetric, Gynecologic, and Neonatal Nursing*, 27(5): 557-562.

U.S. Department of Health and Human Services. (2010a). *Healthy People 2020*. Washington, DC: U.S. Government Printing Office.

U.S. Department of Health and Human Services. (2010b). Patient Protection and Affordable Care Act. Retrieved from http://www.hhs.gov/healthcare/rights/law/index.html

Watson, J. (1997). The theory of human caring: Retrospective and prospective. *Nursing Science Quarterly,* 10(1): 49-52.

Watson, J. (2007). Caring theory defined. University of Colorado Denver, College of Nursing. Retrieved from www. nursing.ucdenver.edu/faculty/theory_caring.htm

Willison, K. D. (2006). Integrating Swedish massage therapy with primary health care initiatives as part of a holistic nursing approach. *Complementary Therapies in Medicine*, 14: 254-260.

World Factbook. (2013-2014). Washington, DC: Central Intelligence Agency.

World Health Rankings. (2016). Retrieved from www.worldlifeexpectancy.com

참고자료

American Holistic Health Association
P.O. Box 17400
Anaheim, CA 92817-7400
714.779.6152
www.ahha.org

American Association of Integrative Medicine
2750 E. Sunshine St.
Springfield, MO 65804
877.718.3053
www.aaimedicine.com

Australian National Institute of Complementary Medicine www.nicm.edu.au

National Center for Complementary and Alternative Medicine
National Institutes of Health
9000 Rockville Pike
Bethesda, MD 20892
888.644.6226
www.nccam.nih.gov

Chapter 2

통합요법의 기본 개념

Basic Concepts Guiding Integrative Therapies

숨은 생명이기에, 숨을 잘 쉰다면 오래 살 것이다.

- 산스크리트 속담

전 생애를 걸 만한 영혼의 입맞춤이 있을 것이다.

- 루미(RUMI)

이 책에서는 보완요법과 대체요법에서 가장 널리 이용되는 방법들을 위주로 설명하고 있다. 이 방법들은 서로 많은 원칙들을 공유하고 있기 때문에 다양한 종류의 보완요법과 대체요법이 중복되는 경우가 생긴다. 치료는 그룹별로 묶이지만, 대다수의 경우는 여러 그룹에 속할 수 있다. 따라서 각 치료를 구체적으로 살펴보기 전에 모든 치료요법에 공통적으로 해당되는 몇 가지 개념인 균형, 영성, 에너지와 호흡(숨)을 소개하는 것이 도움이 될 것이다.

01 균형 *Balance*

북미 원주민 문화에 있는 표현 중 하나인 '균형 있게 걷기'는 삶의 모든 요소와의 평화로운 공존과 조화의 철학을 묘사하고 있다. 이 균형의 개념은 시대를 불문하고 모든 문화에서 찾아볼 수 있다. 균형이란 변동 없는 상태라기보다는 하나의 길이라고 여기며, 우리는 인생을 살아가면서 각각 하나뿐인 길을 걸어간다고 믿는다. 최상의 건강에 있어서, 균형이란 개념은 정신적 · 신체적 · 정서적 · 영적 그리고 환경적 요소들로 이루어져 있다. 각 요소가 균형적이어야 할 뿐만 아니라, 요소들 간의 균형도 이루어져야 한다. 신체적 측면은 모든 신체 시스템이 최적으로 작동하는 능력이다. 정서적 측면은 모든 범위의 인간 감정을 느끼고 표현할 수 있는 능력을 예로 들 수 있다. 정신적 측면은 자아존중감, 긍정적 정체성, 성취감 그리고 무언가를 이해하고 창조할 수 있는 능력이다. 영적 측면은 도덕적 가치, 의미 있는 삶의 목적, 다른 사람들과 신성한 존재와의 유대감과 소속 관계가 있다. 환경적 측면은 신체적 · 생물학적 · 경제적 · 사회적 · 정치적 여건을 포함하고 있다. 균형 있게 걷기란 습득된 기술이며 건강하게 사는 과정에 참여하기 위해서는 정기적으로 실천되어야 한다. 균형에 대한 이 개념은 다양한 대체요법에서 반복적으로 등장한다.

순환 리듬

살아 있는 모든 생물체의 일상생활은 순환 패턴 안에서 일어나는 다양한 변화로 가득 차 있다. **서캐디언 리듬(circadian rhythms)**은 24시간에 걸쳐 나타나는 다양한 생리적 요소들의 규칙적인 변화이다. 가장 흔한 예는 24시간 주기의 체온과 수면 패턴이다. 이는 부신, 갑상샘, 성장호르몬 분비 패턴은 물론, 체온, 수면, 흥분, 에너지, 식욕과 운동 활동 패턴 등을 포함한다. **울트라디언 리듬(ultradian rhythms)**은 하루 24시간 동안 반복되는 규칙적인 변화이다. 초일주기리듬의 예로는 90분짜리 렘(REM)수면과 비렘(Non-REM)수면주기가 있다. **인프라디언 리듬(infradian rhythms)**은 월경주기와 같이 24시간보다 긴 주기를 가진 규칙적인 변화이다. 이와 같이 끊임없이 리드미컬한 과정은 역동적이고 건강한 몸의 균형을 가져다준다.

리듬은 외부적 혹은 내부적 요인으로 인해 비동기화될 수 있다. 외부적 비동기화의 한 예로 시차증(jet lag)을 들 수 있는데, 이것은 급격한 표준시간대의 변동으로 인해 에너지와 집중력이 떨어지고 기분 변화가 생기는 현상이다. 일부 개인들은 내부적 비동기화로 인해 우울증을 앓을 수 있다. 내부적 비동기화가 생기는 것은 유전적 요인일 확률이 높지만, 스트레스나 생활양식, 일반적인 노화로 인해 영향을 받을 수도 있다. 자기 자신의 리듬적 본성에 대한 관심은 주변 자연계의 리듬과 긴밀한 관계를 나타낸다.

음악적 리듬

건강은 몸, 마음, 영혼 사이의 균형과 조화에 관한 것이다. 최상의 건강 상태에서는 모든 주파수가 마치 정교하게 튜닝된 피아노처럼 조화를 이루고 있다. 사실, 드럼과 방울과 뼈피리를 비롯한 원시적인 악기의 사용이 돋보인 고대부터 건강을 위한 처방으로 음악이 쓰이는 현대까지, 음악은 치유라는 목적으로 자주 쓰여 왔다. 몇 가지 간호연구에서 정신장애, 자폐증, 치매, 인지장애, 신경학적 문제를 앓는 사람들을 상대로 한 음악 치료요법의 효과를 입증했다. 제20장은 음악과 그에 대한 연구를 상세하게 다루고 있다.

통합의학 분야의 선두주자인 앤드루 웨일Andrew Weil 박사는 사람들이 자기치유기술을 활용하는 것을 돕기 위해 심신도구키트(Mindbody Tool Kit, 2005)를 만들었다. 소리치료요법은 클래식 음악에 치유 음향주파수가 결합된 치료이다. 이 소리의 조합은 뇌로 하여금 세타(theta)와 델타(delta) 뇌파를 방출하여, 몸과 마음이 스스로 치유할 수 있는 깊은 이완 상태로 들어서게 한다. 소리치료의 효과는 광범위하다. 소리치료로 효과를 본 사람들은 다음과 같다.

- 질병을 앓고 있는 사람
- 수술 절차를 받았거나 받고 있는 사람

- 항암요법을 받았거나 받고 있는 사람
- 집중치료를 받고 있는 중환자
- 진통이나 분만 중인 산모
- 불안감이나 우울증, 불면증에 시달리는 사람
- 높은 수준의 건강을 유지하고 싶은 사람

드럼 연주와 노래(chanting)는 자기 자신, 타인, 세상과 균형을 이룰 수 있는 최고의 방법들이다. 드럼 비트는 집중력을 위한 기반으로 작용하며 시끄러운 머릿속을 잠재운다. 또 드럼 비트의 속도는 세타 뇌파의 생성을 증가시킨다. 한 연구에서 드럼 연주 세션에 참여한 중년의 사람들은 스트레스-불안 지수 점수가 의미 있게 감소한 것을 경험했다(Smith, Viljoen, & McGeachie, 2014).

02 영성 *Spirituality*

영적 치료 기법과 영적 기반을 둔 건강체계는 가장 오래된 치료요법 중 하나이다. 영혼이란 개인의 삶의 활기, 풍요로움과 아름다움이다. 영혼은 자신이 누구인지, 또 이 세상에서 어떻게 존재하고 있는지 알려 준다. 영성은 개인이 되고자 하는 것을 이룰 수 있는 원동력이며, 직감, 창의력, 동기부여로 규정된다. 영성은 곧 자기 자신과의 관계, 남들과의 관계, 신적 존재와의 관계를 다루는 차원이고, 사람들에게 삶의 의미와 목적을 알려 준다. 질병과 죽음을 포함한 삶의 전반에 있어 중요한 의미를 발견하게 한다(Dossey & Keegan, 2016; Kreitzer & Wagner, 2014).

많은 사람은 자신의 삶에서 전체성을 찾고, 내면 깊숙이 있는 자아를 키우고 성장시킬 수 있는 방법을 찾고자 노력한다. 영적 치료요법은 사람들을 기도, 묵상, 명상, 드럼 연주, 스토리텔링, 신화와 같이 아주 오래된 기법들을 통해 그들이 미처 존재하는지도 몰랐던 곳으로 인도한다. 의식적으로 영혼의 기운을 깨우는 과정에서 사람들은 치유 장소와 그들 삶에 있어서의 신성한 순간으로 이동할 수 있게 된다.

스트레스나 질병, 위기가 온 기간 동안 사람들은 그들이 겪고 있는 고통의 의미와 목적을 찾고 싶어 한다. 그들은 “나는 왜 아픈가요?” 또는 “왜 이런 나쁜 일이 일어난 거죠?”와 같은 질문을 한다. 이런 의미에 대한 영적 탐구는 통찰력과 치유로 이어질 수도 있지만 반대로 두려움과 고립으로 이어질 수도 있다.

켄 윌버Ken Wilber는 다음과 같이 말했다.

> 삶의 고통을 느끼기 시작하는 자는 그와 동시에 더 깊고 진실된 현실에 눈뜨기 시작한다. 고통은 현실에 대한 우리의 일반적인 허상을 산산조각 깨부수고, 우리를 특별한 의미에서 살아 있게 만들어 주기 때문이다. 지금까지 한 번도 시도하지 않았던 방법으로 우리 자신과 주변 세상을 유심히 보고, 깊게 느끼며, 만지게끔 말이다. 따라서 나는 고통은 첫 번째 은혜라는 이 말에 진심으로 공감하는 바이다(Borysenko & Borysenko, 1994, p. 191에서 인용).

영성은 종교성과 자주 혼동되는데, 이러한 이유는 두 요소가 서로 밀접하게 연관되어 있기 때문이다. **종교**는 신성한 존재, 집단 정체성, 소속감을 찾기 위한 여정이다. **영성**은 훨씬 더 포괄적인 개념으로써, 전체성과 세계 종교의 기저를 이루는 목적을 찾기 위한 여정이다. 세계 어느 종교에서나 신조, 정치, 문화적 영향을 제거한다면 똑같은 질문, 똑같은 탐색, 똑같은 답을 발견할 수 있을 것이다. 영성이란 개념은 종교를 과소평가하지 않는다. 오히려 다양한 종교의 공통성과 모든 사람들의 통합에 빛을 비추면서 모든 종교를 개선시킨다고 할 수 있다. 영성은 사람들 사이의 차이점보다 공통점을 훨씬 더 많이 드러낸다.

많은 전통에서는 영적 안내자에 대해서도 언급한다. 일부 사람들은 그들을 수호천사라고 생각하고, 다른 이들은 그들을 근사체험한 사람들을 인도해 주는 빛의 존재들(beings of light)이라고 믿는다. 불교 신자들은 그들을 사천왕(Devas)이라고 부른다. 체로키 인디언들은 그들을 네 방향의 위대한 보호자를 뜻하는 아다위스(Adawees)라고 부른다. 마라크(Malakh) 또는 '메신저'는 히브리어로 천사라는 뜻이다. 먼저 케루빔(cherubim)과 세라핌(seraphim)이 있고, 그다음 4명의 대천사 유리엘Uriel, 라파엘Raphael, 미카엘Michael, 가브리엘Gabriel이 있다.

이란의 천사인 보후 마나Vohu Manah는 2500년 전쯤에 신의 메시지를 조로아스터Zoroaster에게 전한 것으로 알려져 있다. 이와 비슷하게, 대천사 가브리엘이 1000년 후 무함마드Muhammad에게 쿠란을 알려 준 것이라고 전해지고 있다. 유대인, 기독교인, 무슬림 모두에게 존경받는 가브리엘은 영혼이 몸속으로 내려오는 신적인 영역과 인간의 의식 사이의 중재인으로서 특별한 역할을 맡고 있다. 비록 천사의 존재를 입증하는 서양의 과학적인 근거는 없지만, 현상학적 근거를 들 수 있다. 실제로 근사체험을 한 사람들의 이야기를 들어보면 연령과 문화권, 개인적 · 종교적 신념이 확연히 다름에도 불구하고 모두 천사를 본 경험을 묘사하고 있다(Borysenko & Dveirin, 2007).

03 에너지 *Energy*

에너지라는 개념은 수 세기 동안 대부분의 문화에서 사용되어 왔다. 고대 및 현대 문화는 미묘하고 보이지 않지만 이것이 인생을 움직이는 힘을 지닌다는 것에 큰 경외심을 가지고 있다. 대부분의 영적 전통에서는 에너지가 영혼과 신체를 이어 주는 다리라고 믿고 있다. 명상과 기도는 미세한 에너지 현상으로 영적인 존재와의 소통을 의미한다고 생각했다.

중국 도교 학자들은 물질이 아닌 에너지가 우주의 기본 구성 성분이라고 믿었다. 아인슈타인과 일부 물리학자들은 물질과 에너지는 동일한 것이며, 에너지는 우주의 원료일 뿐만 아니라 우주를 하나로 유지시켜 주는 접착제 같은 역할을 한다고 주장했다. 현대 과학자들은 우주를 미세한 물질 입자보다는 힘의 관점에서 바라본다. 그들의 실험 결과는 고대 중국 학자들의 직감적 관찰과 비슷하다. 생물이든 무생물이든 지구상의 모든 것은 에너지로 만들어져 있다. 사람들도 에너지로 만들어졌으며, 에너지로 만들어진 우주 속에서 살아가고 있다.

서양 과학자들은 이 이론에 동의하지만, 뚜렷한 에너지 시스템이 인체 내에 존재한다는 믿음에는 완전히 동의하지 않는다. 에너지가 '사실'이라고 입증되기 위해서는 과학적 도구로 측정 가능해야 한다. 이 논리에 따르면, 뇌파는 뇌파 전위 기록 장치 발명 전에는 존재하지 않았다. 현재 기술로 체내에 있는 모든 에너지 장을 잴 수 없기 때문에, 제도권 의학에서 에너지에 대한 언급은 상대적으로 찾아보기 힘들다.

전 세계적의 수많은 의료인은 2000년이 넘는 시간 동안 사람은 단순히 신체를 넘어서는 더 큰 존재라고 주장해 왔다. 이 치유사들에 의하면, 미묘한 에너지를 가진 '생명력'은 모든 인간을 둘러싸고 스며든다. 에너지는 몸과 마음과 영혼을 통합하는 힘으로 여겨진다. 모든 것을 잇는 세력인 것이다. 일본인들은 이것을 '기(ki)'라고 한다. 티베트인들은 이것을 'lung'이라고 하고, 폴리네시아인은 'mana'라고 불렀다. 북미 원주민들은 이것을 'oki', 'orenda' 또는 'ton'이라고 불렀고, 미국인들은 이것을 '민감한 에너지(subtle energy)' 또는 '바이오에너지(bioenergy)'라고 부른다. 그리스인들은 이것을 'pneuma'라고 부르고, 힌두인들은 이를 'Prana'라고 부른다. 'Prana'는 가끔 산스크리트어로 '주된 에너지', '호흡' 또는 '생명력'이라고 번역된다. 중국인들은 이 에너지를 'qi' 또는 'chi'('치'라고 발음한다)라고 부르며, 2개의 상반되지만 보완적인 '음(yin)'과 '양(yang)'의 형태를 띤다고 믿는다. '음(yin)'은 지구, 달, 밤, 가을과 겨울, 추위, 습기, 어두움, 발, 왼쪽, 여성 그리고 소극성을 나타낸다. '음(yin)'은 조직 성장과 연관되어 있다. '양(yang)'은 태양, 낮, 봄과 여름, 더위, 건조함, 빛, 머리, 오른쪽, 남성 그리고 적극성을 나타낸다. '양(yang)'은 조직 분해와 연관되어 있다. 개인마다 보완적인 에너지 음과 양의 특유의 조합을 가지고 있다고 본다. 이 상반된 요소의 합체는 전체성을 완성한다. **그림 2-1**의 태극권 문양은 중국식 사고에서의 음과 양을 보여 주고 있다. 검은색 부분에 찍힌 하얀색 점과 하얀색 부분에 찍힌 검은색 점은 각각의 특성이 반대되는 특징도 어느 정도 포함하고 있다는 것을 상기시켜 주기 위함이다. 음과 양에 대한 더 구체적인 설명은 제4장에서 찾을 수 있다.

기(qi)는 기(qi)를 만든다고 받아들여진다. 다시 말해, 먹고 일하고 쉬는 육체적 활동은 물론 의지, 동기, 감정, 욕구, 삶의 목적 의식과 같은 비육체적인 삶의 부분까지 모두 기(qi) 덕분에 가능한 것이라고 할 수 있다. 이와 같은 활동과 방면은 또다시 더 많은 기(qi)를 만들어 낸다. 대부분의 학설은 에너지와 관련된 다음 사항에 대하여 기본적으로 동의한다.

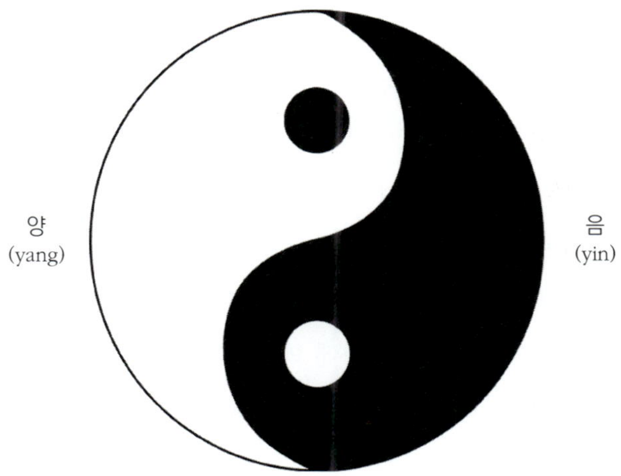

그림 2-1 ◆ 태극권 문양

- 에너지는 단 하나의 우주 원천에서부터 온다.
- 에너지의 움직임은 모든 생명의 근원이다.
- 물질은 에너지의 표현이며 에너지는 물질의 표현이다.
- 모든 것은 에너지의 발현이다.
- 지구 전체는 에너지와 신진대사 관련 특성을 가지고 있다.
- 사람들은 상호작용하며 주변 환경으로 확장된 수많은 에너지장으로 구성되어 있다.
- 사람들의 관계는 그들의 에너지 간의 소통으로 결정된다.
- Qi, Ki, Prana는 제도권 의학에서 정확한 대응 상대는 찾을 수 없으나, 현재 물리적 생체 에너지 시스템의 개념이 연구 중이다. 이것은 항상성(homeodynamics)을 통제하는 데 필요한 전자기의 생물 정보를 포함하는, 약하지만 복잡한 전자기장이라고 묘사되고 있다(Dossey & Keegan, 2016; McRae, 2015).

차크라

차크라(chakras, '물레'라는 산스크리트 단어)의 힌두 개념은 신체에 존재하는 일곱 가지의 주요 에너지 센터를 설명한다. 차크라는 대부분의 동양 문화권과 마야 문명 같은 일부 남아메리카 문화권에서 전해져 내려왔다. **차크라**는 전자기적 활동이나 생명 에너지의 순환을 담당하는 주요 센터이다. 보통 영구히 회전하고 있는 에너지가 담긴 깔때기를 연상하기도 하며, 에너지가 몸에 들어왔다 나갔다 할 수 있는 출입구로 여겨진다. 각각의 차크라는 사람의 신체적 · 정서적 · 정신적 · 영적 측면과 연관된 생명력의 원천으로 여겨지며, 몸과 마음과 영혼이 상호작용하며 하나의 전체적 시스템이 되는 네트워크이다. **그림 2-2**는 몸의 차크라 위치를 나타낸 것이다.

차크라의 개념은 서양의 과학적인 시각에서는 다소 낯설게 느껴질 수 있다. 하지만 유대교와 그리스도교의 문화에 익숙하다면, 특히 긴 세월 동안 전수된 그들의 예술품과 조각상에 대해 알고 있다면, 차크라가 그렇게 새롭지는 않을 것이다. 수 세기 동안, 신성한 존재에 대한 의식을 상징하는 왕관 차크라는 삶 속에서 항상 신성한 존재를 의식하고 있는 사람의 머리 위에 후광으로 그려졌다.

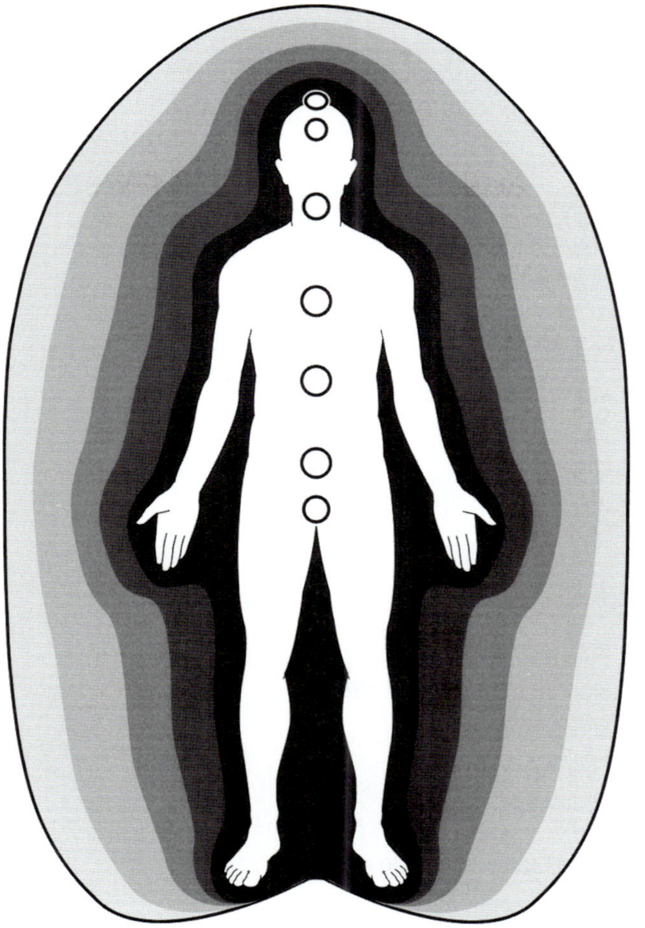

그림 2-2 ◆ 차크라와 아우라 장

7개의 주요 차크라는 몸의 중앙에 위치하고 있으며, 맨 밑 골반에서부터 맨 위 머리까지 수직으로 정렬되어 있다. 각 차크라마다 고유의 특성과 기능을 가지고 있고, 내분비샘 중 하나라든지, 무지개의 일곱 가지 분광색 중 하나와 같이 몸의 다양한 기관과 구조에 상응하는 관계를 가지고 있다. 7개의 주요 차크라의 특징에 관해서는 BOX 2-1에 설명되어 있다. 상대적으로 작은 수많은 차크라 중에서 가장 중요한 것은 손바닥에 있다. 손 차크라는 심장 차크라의 연장선이라고 여겨지고, 그렇기 때문에 치유와 안정의 에너지를 뿜어낸다고 한다. 안수를 연습하는 영적 치유사들은 에너지를 자신들의 손 차크라에 집중시킨다.

BOX 2-1 차크라

1. 뿌리 차크라(root chakra)

- 위치: 척추 맨 아랫부분
- 담당: 신체적 활력, 생존욕구
- 분비샘: 부신
- 기관/구조: 신장, 방광, 척추
- 색깔: 빨간색

2. 성적 또는 배꼽 차크라(sexual or navel chakra)

- 위치: 배꼽 살짝 밑, 엉치뼈(천골) 앞
- 담당: 성적 기운, 자아, 초능력
- 분비샘: 생식샘
- 기관/구조: 생식 기관, 다리
- 색깔: 주황색

3. 태양 신경총 차크라(solar plexus chakra)

- 위치: 배꼽 살짝 위
- 담당: 정제되지 않은 감정, 권세 욕구
- 분비샘: 췌장
- 기관/구조: 위장, 간, 담낭
- 색깔: 노란색

4. 심장 차크라(heart chakra)

- 위치: 심장 위치 가슴의 중앙
- 담당: 무조건적 애정, 동정심, 헌신, 사랑, 영적 성장
- 분비샘: 흉선
- 기관/구조: 심장, 간, 폐, 순환계
- 색깔: 에메랄드색

5. 목 차크라(throat chakra)

- 위치: 목구멍 부위
- 담당: 의사소통, 자기표현, 창의력
- 분비샘: 갑상샘
- 기관/구조: 목, 폐상부, 소화관, 팔
- 색깔: 파란색

6. 제3의 눈 차크라(third -eye chakra)

- 위치: 이마의 중앙, 눈썹보다 조금 위
- 담당: 의지, 지적 능력, 영혼, 영적 깨달음, 시각화
- 분비샘: 뇌하수체
- 기관/구조: 척추, 뇌하부, 왼쪽 눈, 코
- 색깔: 보라색

BOX 2-1 차크라(계속)

7. 왕관 차크라(crown chakra)

- 위치: 머리의 가장 윗부분, 천문
- 담당: 가장 높은 수준의 의식 또는 깨우침, 직감, 직접적 영적 시야
- 분비샘: 송과샘
- 기관/구조: 뇌상부, 오른쪽 눈
- 색깔: 금빛 흰색

각각의 차크라는 다음과 같은 목적과 기능이 있다.

- 인간 에너지 시스템을 통제하고 건강의 균형을 유지한다(목적).
- 몸과 마음과 영혼을 연결하고 에너지를 교환한다(기능).

또한 차크라는 각자에게 최적화된 주파수에 맞게 작동한다. 일반적으로 차크라가 몸 아랫부분에 있을수록 주파수가 낮다. 하나의 주파수가 맞지 않는다면 나머지도 모두 그럴 것이다.

차크라를 이해하고 작동하는 주된 목적은 바로 개인 안에서 통합과 전체성을 만들기 위해서이다. 차크라는 일종의 '출입문'으로 안이나 밖에서 들어온 에너지가 세포, 조직, 기관으로 분배되는 것이다. 만약 차크라가 똑바로 작동하지 않는다면 에너지의 흡수가 방해받고, 그 차크라가 담당하고 있는 신체 기관은 필요한 에너지를 공급받지 못할 것이다. 결국, 기관 기능이 무너져 약화된 면역체계를 가진 기관으로 이어질 것이다. 이러한 과정이 계속된다면 마지막 결과는 기능장애와 질병일 것이다. 식단, 운동, 지지그룹과 명상을 통해 수술이나 약물 없이 관상동맥 질병을 치료하는 프로그램으로 잘 알려진 딘 오니시Dean Ornish 박사(1999)는 닫힌 심장 차크라(풀리지 않은 분노와 두려움)가 관상동맥 협착과 연관이 있다고 믿는다. 따라서 그가 프로그램에서 사용하는 명상 기법은 심장 차크라를 여는 것이다. 그의 전체적 접근 방식은 현재 전국적으로 실시되며 인정받는 프로그램이 되었다.

아우라

차크라와 밀접한 관련이 있는 것이 바로 아우라의 개념이다. **아우라(aura)**는 한 개인의 머리부터 발끝까지 그리고 쭉 뻗은 팔까지 에워싸고 있는 에너지 장을 말한다. 이 에너지 장은 내·외부적 환경으로부터 메시지를 받고 보낼 수 있는 정보 센터이기도

하면서 동시에 아주 민감한 지각 시스템이다. 각각의 일곱 층의 아우라 장은 차크라와 하나씩 연관되어 있다. 첫 번째 층은 첫 번째 차크라와 연결되는 식이다. 각 층은 신체적 · 정신적 · 정서적 · 영적인 측면과 목적이 있으며, 에너지의 전달을 통해 각 층들이 같이 작동한다. BOX 2-2는 아우라 장의 특징을 나열하고 있고, 그림 2-2는 아우라 장을 그림 형태로 나타낸 것이다. 사실상 모든 대체요법은 몸의 미묘한 에너지를 해석하는 방법이 있으며, 이 책에서 그 방법들을 소개한다.

경락

사람의 활력은 단순히 밖으로 뿜어져 나오는 것이 아니라 몸속에서 순환하는 패턴이 있는데, 이것을 경락(meridian system)이라고 한다. **경락**은 몸에서 수직으로 흐르는 에너지 순환로 또는 역선의 네트워크로 모든 부분을 연결해 준다. 경락은 출구램프와 합류부, 합류하는 도로, 연결되는 일반 표면 도로 등 대도시의 고속도로 시스템에 비유하여 설명하면 이해하기 쉽다. 만약 홍수가 나서 출구램프가 막힌다면, 이 램프와 이어지는 도로는 이용할 수 없게 되고, 그에 따라 그 도로에서 일하고 생활하는 사람들에게도 영향을 미치게 된다. 또한 차들이 그 램프가 다시 열리기를 기다리면서 교통체증이 생길 수 있다. 경락은 이와 비슷하게 몸에서 작동한다. 예를 들어, 어떤 종류의 장애물이 골반에 영향을 끼치고 있다고 가정하면, 그 장애물로 인해 골반까지 가는 에너지의 이동 통로가 막힐 수 있다. 고통이나 불편함이 골반의 움직임을 제약하고, 발의 자세에 영향을 끼쳐, 곧 다른 근육에 무리를 줄 수 있다. 이런 신체의 일반적인 자세의 변화는 내부 기관에 영향을 주고, 기관으로 가는 영양분을 제한하고, 기관 기능을 변화시키며, 결국 몸의 균형을 바꾸게 한다. 몸과 마음 모두 영향을 받으므로 개인은 생각하고 느끼는 것도 달라지고, 이것은 더 큰 긴장감과 변화로 이어질 것이다(Cohen, 2015).

BOX 2-2 일곱 층의 아우라 장

1층. 에테르 몸(etheric body)

- 위치: 신체에서부터 약 0.6~5cm 밖
- 담당: 신체적 기능과 신체적 인지
- 색깔: 연한 파란색에서 회색

2층. 정서적 몸(emotional body)

- 위치: 신체에서부터 약 2.5~7.5cm 밖; 대략 신체의 아웃라인을 따름
- 담당: 인간의 정서적 측면
- 색깔: 무지개색

3층. 정신적 몸(mental body)

- 위치: 신체에서부터 약 7.5~20cm 밖
- 담당: 본능, 지적 능력, 직감
- 색깔: 밝은 노란색에 추가 색상이 겹쳐진 색

4층. 영체(astral body)

- 위치: 신체에서부터 약 15~40cm 밖
- 담당: 사랑
- 색깔: 3층과 같은 색이지만 사랑의 장밋빛이 추가된 색

5층. 에테르 템플릿 몸(etheric template body)

- 위치: 신체에서부터 약 45~60cm 밖
- 담당: 신성한 의지와 연결된 고차원적 의지, 말하기, 듣기, 일하기, 행동에 대한 책임지기
- 색깔: 암청색 배경에 선명한 줄

6층. 천체(celestial body)

- 위치: 신체에서부터 약 60~84cm 밖
- 담당: 천체의 사랑, 영적 황홀감, 모든 생명의 보호와 양육
- 색깔: 은은하게 빛나는 파스텔색

7층. 인과적 몸(causal body)

- 위치: 신체에서부터 약 76~106cm 밖; 몸 주위에 달걀 모양 형성
- 담당: 고차원적 정신; 영혼과 신체의 통합
- 색깔: 반짝이는 금색

각 경락은 피부 표면에서 가까운 '쉐히(hsueh)'라고 불리는 곳을 지나는데, 이 단어는 '동굴' 또는 '속이 빈'이라는 뜻으로, 번역하자면 혈 또는 혈점이다. 각 경락이 몸의 내부 기관과 연관이 있기 때문에, 이 혈점은 내부 기관계로의 접근을 표면에서 허용해 주는 것이다. 기(qi)의 흐름은 이런 특정한 혈을 조종하면서 강해질 수도 약해

질 수도 있다.

캘리포니아 인체과학기구(California Institute of Human Science; www.cihs.edu)는 경락확인기기(Apparatus for Meridian Identification: AMI)라는 장치를 연구하는 곳이다. 이 기기는 몸속에 흐르는 이온의 흐름을 측정하며, 10분 안에 한 사람의 경락 체계와 그 혈점과 관련된 내장 상태에 대한 완전한 진단을 내릴 수 있다. 이온의 흐름은 활력이나 기(qi) 그 자체가 아니다.

그것보다 기(qi)의 이차적인 전자기적 결과, 즉 어떻게 보면 신체적 영역에 남기는 표시라고 할 수 있다. AMI는 현재 보완 · 통합요법에서 진단기기로 사용된다.

에너지 집중

정신의 에너지, 즉 의지력은 놀라운 수준으로 신체의 에너지 시스템을 통제하기 위해 발달한다. 치유사들은 자신의 에너지를 사용해서 환자의 전자기장을 정렬시키고 균형을 맞추며 놀랄 만한 방식들로 에너지를 집중시키고 조종한다. 이런 치유사들의 에너지의 근원을 추적하는 과정에서 몇몇 연구는 이 에너지가 명치와 아랫배 사이에 위치한 중심체에서 온다고 보여 준다. 중국인들은 이 지점을 '텐진(tan dien)' 또는 기(qi)의 집이라고 부르고, 힌두교인들은 이것을 '태양신경총(solar plexus)' 또는 '프라나(prana)의 자리'라고 일컫는다(Cohen, 2015).

그라운딩과 센터링

에너지, 균형과 연관 있으며 다양한 치료요법에서 공통으로 사용되는 두 가지 용어는 바로 그라운딩과 센터링이다. **그라운딩(grounding)**은 이름에서 유추할 수 있듯이 개인이 땅과 가지고 있는 연결을 뜻하고, 더 넓은 의미에서는 한 개인의 현실과의 연결 전체를 나타낸다. 그라운딩되어 있다는 것은 안전성, 보안성, 독립성, 단단한 기반이 있다는 것 그리고 상상으로 도망치기보다는 현실에 살고 있다는 것을 말한다. 이것은 곧 자기 자신에 대한 성숙한 책임감을 의미한다. 대부분 그라운딩은 몸의 하반부, 즉 비교적 의식하지 않고 본능적인 움직임의 기능이 더 많은 부분과의 동질감에서부터 온다. 예를 들어, 복식호흡하는 법을 배우는 것은 그라운딩에서 매우 중요하다. 숨이 얕다면 감정과 현실과의 연결이 제한되기 때문이다. 바이오필드 치료, 심신 기법, 영적 치료 등 이 책에서 소개하는 상당수의 치료요법은 개인의 기초체력(groundedness)을 증가시키는 데 도움을 준다.

센터링(centering)이란 자신을 중심이나 가운데로 모으는 과정을 일컫는다. 사람들은 센터링되었을 때, 자신의 모든 에너지가 모이는 신체의 부분과 완전히 연결된다. 센터링은 자신의 정신을 에너지의 중심으로 집중시키는 과정으로, 이는 주로 배꼽(navel) 또는 태양 신경총 차크라(solar plexus chakra)에 해당된다. 몸의 모든 움직임은 이 중심에서부터 비롯되며, 이 움직임은 신체와 정신이 만나는 지점을 마련해 준다. 이것은 일반적으로 '지구' 중심으로 여겨지는데, 이는 지구(earth)가 다리 사이로 솟아오르면서 에너지를 모으기 때문이다.

센터링은 타이치와 같이 움직임을 통해 이루거나, 혹은 명상에서와 같이 정적 속에서 찾을 수 있다. 센터링된 상태는 자각심을 가지고 직감적으로 움직이는 것과 몸 속 에너지를 모으는 것(channel)을 가능하게 한다. 균형과 안녕에 관해 표현하고 있는 **그림 2-3**을 참조한다.

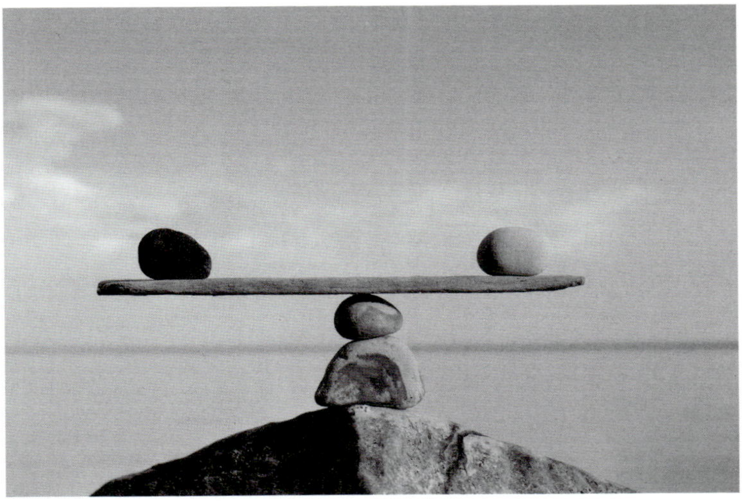

그림 2-3 ◆ 균형 상태는 건강과 안녕을 지지한다.

출처: Anatoli Styf/Shutterstock.

04 숨 *Breath*

숨은 모든 영적·종교적 전통의 중심에 있다. 많은 언어에서 영혼과 숨을 가리키는 단어는 동일하다. 산스크리트어로 프라나(prana), 히브리어로 루아치(ruach), 그리스어로 뉴마(pneuma), 라틴어로 스피리투스(spiritus)이다. 기독교에서 성령은 '생명의 숨'이라고 불린다. 영혼을 받아들인다라는 의미의 영어 단어인 'inspire'는 숨을 들이쉰다는 뜻 외에도 힘을 북돋아 주다, 동기 부여하다, 희망을 주다 등의 뜻을 가지고 있다. 그에 반해, 영혼을 잃는다는 의미의 'expire'는 숨을 내쉰다는 뜻 외에도 죽다, 존재하는 것을 멈추다, 끝나다, 파괴되다 등의 뜻을 가진다.

이와 반대로, 서양 문화에서 숨은 단순히 기계적이고 대사적인 몸의 기능이라고 치부되어 왔다. 현재 과학자들은 숨이 치료하는 데 쓰일 수 있으며, 몸의 자기 치유 과정을 향상시키고 질병으로부터 보호하는 데 영향을 미친다는 사실을 인정하기 시작했다. 산소는 몸속 바이러스, 박테리아, 효모균 그리고 기생충에게 유독하고, 암세포 또한 산소가 풍부한 환경에서 살아남기 어렵다. 앤드루 웨일Andrew Weil 박사(1995a)는 "숨은 건강과 웰빙으로 가는 만능열쇠이며, 우리가 신체적 · 정신적 · 영적 웰빙을 개선시키기 위해 통제하고 발달시키는 법을 배울 수 있는 기능"이라고 믿었다(p. 86).

숨은 주어진 상황에 맞게 끊임없이 변화하며 적응한다. 사람들이 폭식을 하거나 급격한 운동을 할 때, 코가 막히거나 말랐을 때 또는 주변 환경이 향기나 악취로 가득 찼을 때마다 그들의 숨은 변화한다. 모든 자세의 변화는 숨쉬기에 사용되는 근육의 조합에 영향을 끼친다. 누워 있을 때 쉬는 숨은 서 있을 때나 앉았을 때와는 또 다른 느낌을 준다. 또한, 숨쉬기는 스트레스를 받을 때 변한다. 예를 들어, 긴장한 사람들은 얕은 '흉부 숨을 쉬며, 복부가 아닌 흉부 근육만을 사용하여 숨을 들이마신다. 그 결과, 폐의 윗부분만 공기가 차면서 몸에게 필요한 최적의 산소량을 공급하지 못하게 된다.

대부분의 사람은 긴장이 풀린 상태에서도 숨을 얕게 들이마시기 때문에 항상 산소부족 상태에 있으며, 이는 낮은 에너지 레벨이나 질병에 대한 높은 취약성을 초래한다. 전형적인 얕은 흉부호흡은 약 270ml 정도의 공기를 움직이지만, 완전한 복식호흡은 이 양의 8~10배가량의 공기를 움직일 수 있다. 건강한 숨쉬기 습관을 들이는 것은 긍정적인 결과를 가져온다. 아마 사람들이 시도할 수 있는 한 단계 방법 중에서 이처럼 긍정적으로 몸과 마음과 영혼에 영향을 주는 것은 없을 것이다. 깊은 호흡은 스트레스를 물리칠 수 있다. 세 번의 깊은 복식호흡만으로도 사람들은 산소 흡수를 증가함으로써 그들을 공황 상태에서 안정 상태로 바꿀 수 있다. 우리가 인지하는 스트레스 대부분은 미래나 과거를 걱정하는 데서 비롯된다. 깊은 숨쉬기는 현재로 돌아올 수 있는 좋은 방법이다. 매일 20분가량의 깊은 숨쉬기 운동은 산소 흡수를 증가시켜 혈압을 낮추고, 이것은 심장혈관계의 과부하를 감소시킨다(Dossey & Keegan, 2016).

05 통합간호실무 *Integrated nursing practice*

보완 · 대체요법에서 건강 회복의 중점은 각 개인에게 맞춰져 있으며, 의사가 환자에게 정해 주는 것이 아니다. 약물, 허브, 처치, 수술 또는 심신 기법은 유용하거나 필요할 수는 있지만 그것들 자체로 질병을 치료하지는 못한다. 사람들은 자기 자신을 고치고 균형을 찾아야 한다. 간호학은 나이팅게일Nightinggale(1860)의 기본 전제, 즉 치료는 개인에게서부터 오는 자연의 기능이라는 삶에 대한 철학과 관점을 기반으로 세워졌다. 나이팅게일은 간호사의 역할을 "자연이 제 역할을 할 수 있도록 환자를 최상의 컨디션으로 만드는 것"이라고 보았다.

이와 반대로, 생의학은 사람들에게 외부 관계자의 말을 듣고 그들 자신을 힘 없는 질병의 희생자로 보게끔 가르쳤다. 제도권 의학은 치료의 개념에 입각해 있고, 이것은 주로 질병의 신호나 증상을 없애는 것을 의미한다. 하지만 이 '치료'는 환자 수의 15~20%에게만 효과적이다. 80~85%의 응급상황에서는 다음 세 가지 중 하나가 의학적 중재의 유무와 관계없이 일어난다. 환자가 완치되거나, 치료법이 없는 만성 질환으로 이어지거나, 죽게 되는 것이다. 치료에 중점을 두었을 때, 죽음은 실패로 여겨진다. 물론 서양 의학의 치료적 측면은 많은 사람들로 하여금 건강하고 생산적인 삶을 살 수 있도록 했다. 하지만 수많은 다른 사람들에게는 단순히 몸을 고치는 것으로는 충분하지 않다. 사람들이 자신들의 질병과 삶에서 의미를 찾고 다른 사람들과의 유대감을 찾으면서 치유의 과정이 시작된다. BOX 2-3은 의학적 치료 모델과 간호학적 치유 모델의 철학과 신념을 비교하고 있다.

수많은 아픈 사람들은 치료의 종류나 유무에 상관없이 결국에는 상태가 호전된다. 만약 이들에게 '무엇이든' 준다면, **플라세보 효과(placebo effect)** 덕분에 회복의 가능성은 더욱 높아지게 된다. 플라세보 효과의 개념은 생의학에서 부정하는 자기치유의 힘을 직접적으로 따르는 것이다. 서양 연구에서 플라세보는 모의의 생의학적 치료로 별다른 내재된 의학적 가치를 지니고 있지 않다. 플라세보 효과는 연구자들의 실험을 더 복잡하게 만든다. 잇따른 연구 결과에서 플라세보는 적어도 30~35%의 경우에서 효과를 입증했고, 그 수치는 70%까지 올라간다.

BOX 2-3 치료(Cure) 대 치유(Heal) 모델

의학적 치료 모델(medical-curing model)	간호학적 치유 모델(nursing-healing model)
질병이 치료된다.	사람이 치유된다.
진단에 중점을 둔다.	의미에 중점을 둔다.
환자는 의존적이다.	사람은 자율적이다.
전체 인구의 15~20%에게만 효과적이다; 치료(cure)는 가능하거나 가능하지 않을 수 있다.	모든 사람에게 효과적이다; 치유는 항상 가능하다.
몸은 기계로 여겨진다; 질병은 몸의 부분들이 손상되었을 때 나타난다.	몸은 우주의 살아 있는 축소판이다; 질병은 불균형에 의해 생긴다.
의학의 역할은 질병을 물리치기 위함이다; 의사들은 전쟁터의 군인들과 같다.	의학의 역할은 조화를 되찾기 위함이다; 의사들은 교육과 성장을 주도하는 평화 봉사단과 같다.
몸은 치료의 소극적 수령인이다.	몸은 자기치유를 할 수 있다.
주된 치료는 약물, 수술, 방사선 치료이다.	주된 치료는 식이요법, 허브, 스트레스 관리, 그리고 사회적 지지이다.
통증에 중점을 둔다.	사람이 고통받는 경험에 중점을 둔다.
간호는 목적을 달성하기 위한 수단으로 여겨진다.	간호 자체가 목적이다.

출처: Dossey & Keegan (2005, 2016); Quinn (1989); Watson (2007).

일반적으로 환자의 40%는 최상(excellent)의 결과를 보고하고, 나머지 30%는 좋은(good) 결과를 보고한다(Benson, 1997; Bishop, Adams, Kaptchuk, & Lewith, 2012; Carlino, Piedimonte, & Benedetti, 2017).

『질병의 해부학(Anatomy of an Illness』(1991)과 『마음치유(The Healing Heart)』(1985)의 저자인 노먼 커진스Norman Cousins는 플라세보 효과를 "몸속에 내재된 의사"라고 설명한다. 사실 서양의 과학적 문학에서의 플라세보 효과는 심신의 통합을 나타내고 인간의 자기 치유능력에 대한 훌륭한 증거를 제공한다. 전체론적 간호의 리더인 재닛 퀸Janet Quinn(1989)은 모든 치유의 근원은 개인에게 있다고 믿으며, "더 이상 '진짜' 또는 '플라세보' 치료와 효과가 없다. 치유 과정을 위한 자극뿐이다."라고 하였다(p. 554). 앤드루 웨일(1995b)은 플라세보 효과를 "정신을 통한 치료의 순수한 예이며, "전혀 해롭지 않고 질병을 완화하고자 하는 훌륭한 의사이다"(p. 52).

반면 믿음은 사람들에게 악으로 작용할 수도 있다. **노세보(nocebo)** 효과는 플라세보의 정반대 개념이다. 이것은 파괴적인 사고로 질병과 심지어는 죽음까지 부를 수 있다. 몸은 치유를 잘하지만, 때로는 개인이 질병을 이겨낼 수 있는 자신의 능력

을 걱정하거나 의심하게 되면서 이 과정을 방해한다. 간호사들은 주기적으로 환자들의 믿음과 건강에 대한 기대를 평가하고 이것을 치유 과정에 조직적으로 활용해야 한다. 목표는 현실을 부정하는 것이 아니라 사람들이 건강한 사고를 할 수 있게 돕는 것이다. 개인이 원하는 현실이 마치 사실인 것처럼 행동할 때, 몸은 반응하며, 개선된 건강 상태로 이어진다(Frisaldi, Piedimonte, & Benedetti, 2015).

'치유하다(heal)'라는 단어는 '완전한 전체가 되다'라는 뜻을 가진 그리스어 할로스(halos)와 앵글로 · 색슨어 haelan에서 유래된다(흥미롭게도 '성스러운'을 의미하는 holy도 같은 어원에서 비롯되었다). 그러므로 '치유(healing)'는 '완전한 전체를 만들다'를 의미한다. 즉, 균형과 조화를 되찾는 것이다. 그것은 전체성과 완전함을 향한 움직임이다. 치유는 분노와 절망, 기쁨과 평화로움에 이르는 모든 감정을 수용하고, 있는 그대로의 삶에 순응하는 데서 온다. 있는 그대로의 삶을 받아들이는 과정에서의 아이러니는 대부분의 사람들이 전보다 더 살아 있음을 느끼며 삶을 더 알차게 살아간다는 것이다. 심지어 죽음을 앞둔 상황에서도 그러하다. 초점이 치유에 맞추어져 있을 경우, 성공은 개인이 사느냐에 달려 있지 않다. 치유는 몸이 쇠약해지는 과정에서도 일어날 수 있다. 치유를 통해서 사람들은 이미 가지고 있는 자신의 모습을 모두 실현하고 그들의 경험이 가진 더 큰 의미를 향해 나아가게 된다. 질병의 예후를 바꾸기 위해 물리적으로 아무것도 할 수 없는 상황에서도 치유의 관점에서 봤을 때 인간의 경험을 더 의미 있고 이해하기 쉽게 도와줄 수 있는 방안은 여전히 많다(Dossey & Keegan, 2016; Quinn, 1997). 조엘렌 괴르츠 코에르너Joellen Goertz Koerner(2011)가 말했듯이 "간호사의 역할 중 'Being' 영역은 간호사들이 무얼 하느냐가 아니라 어떻게 하느냐에 관한 것이다……. 'Being'은 간호사를 서서히 만들어 주며, 환자와 치유와 깊고 진실된 연결을 할 수 있는 자리를 마련해 준다"(p. xiv).

간호사들은 항상 그들에게 맡겨진 이들의 **치유 환경**을 조성하는 데 집중했다. 간호사는 손과 마음 그리고 정신을 이용해 전체적인 간호를 제공하면서 치유 환경을 만든다. 또 간호사는 지식, 기술 그리고 지지를 제공하여 다른 사람들이 내면의 지혜를 찾고 자신을 위한 건강한 결정을 할 수 있도록 도와줄 때 치유 환경을 만든다. 치유 환경은 의학적 치료 접근방법과 간호학적 치유 접근방법의 통합이다. 간호사에게는 기술과 동정심 간의 올바른 균형이 필요하다. 시간을 내어 환자들과 있으며 관심을 표하면서 치유 환경을 만든다.

간호사는 다른 것을 멈추고 집중하여 다른 사람의 주관적인 세계로 들어갈 때 비로소 그 사람을 위해 헌신할 수 있다. 이 영적인 연결의 순간은 환자와 간호사 모두에게 행복감을 준다. 캐릴리 쉐임스Karilee Shames(1993)는 신성한 치유 순간을 "자신의 목표가 영감을 주고, 다정함을 나누고, 살고 싶은 의지를 불어넣어 주거나, 필요할 경우 죽음의 부름에 평화롭게 순응하기를 도와주는 것이 되었을 때"라고 설명했다. "내가 최선으로 이해한 관점에서는 이것이 간호에 대한 모든 것이었다"(p. 131).

환자들은 삶에서 가장 나약하고 불안정한 시기에 간호사를 찾아온다. 많은 이는 심각한 질병, 갑작스러운 사별, 답이 없는 질문들을 이해하려고 노력하며 심한 고통을 받는다. 영혼의 고통을 치유하는 것은 물리적 질병을 치료하는 것만큼이나 중요하다. 영성은 죽어 가는 사람이 삶의 마지막 과제인 자신을 초월할 수 있는 능력에 있어서 매우 중요하다. 최근까지만 해도 많은 간호사는 환자들의 영적 건강에 대해 관심이 미미했다. 영적인 사정에 있어서 간호사들은 대부분 종교적 신앙만을 기록했다. 간호사는 환자가 누구인지 그리고 어떻게 질병에 대처하는지를 알기 위해서는 먼저 그들의 영적인 신념을 물어야 한다. 영성을 사정하기 위한 몇 가지 수단은 다음과 같다.

하우덴[Howden]의 영성사정도구(Spirituality Assessment Scale: SAS; Burkhardt & Nagai-Jacobson, 2002), JAREL 영성웰빙도구(Spiritual Well-Being Scale; Hunglemann, Kenkel-Rossi, Klassen, & Strollenwerk, 1997) 영성신념도구(Spiritual Involvement and Beliefs Scale: SIBS; Hatch, Burg, Naberhaus, & Hellmich, 1998) 그리고 영성사정도구(Spiritual Assessment Tool; Dossey & Keegan, 2016)는 간호사가 영적 평가의 영역에 있어서 능숙함을 훈련하는 데 도움을 준다. 이러한 도구들은 관계, 균형과 평화, 삶의 의미와 목적, 힘과 한계, 신 또는 초월적 존재, 명상이나 기도에 대한 질문을 한다.

또한 간호사는 간호사 자신을 위한 치유 환경을 조성해야 한다. 사람들과 일하는 것은 힘든 일이 될 수 있다. 간호사로서 우리는 에너지를 되찾고 보충하는 방법을 배워야 한다. 사람들을 간호하는 우리의 능력을 맑은 치유의 물이 가득 찬 우물에 비유할 수 있다. 우물을 사용하지 않으면 그 안의 물은 고이고 불쾌한 맛을 띠게 된다. 반대로, 우물 안의 물이 보충되지 않은 채 끊임없이 사용되고 사람들에게 나누어지게 되면 얼마 안 가서 물이 동나게 될 것이다. 진정으로 남을 위하지 않거나 자신들을 위한 시간을 갖지 않는 간호사들에게 어떤 일이 일어날까? 이런 간호사들이 소진되었다는 것은 그들의 행동을 통해서 곧 분명해진다. 그들은 참을성이 부족해지고, 관용이 부족해지며, 쉽게 짜증을 내고 행복해하지 않는다. 이러한 '소진' 상태는 그들의 직업과 개인적 삶의 모든 면을 해치게 된다.

간호사가 타인을 간호하고, 자신을 간호하고, 타인이 간호사를 간호할 수 있게 허용할 때, 치유의 우물은 끊임없이 다시 채워진다. 이 책에는 일상생활 속에서 실천할 수 있는 많은 기술이 나온다. 간호사가 하루 10분만이라도 자신을 위한 시간을 내는 것이 중요하다. 자신을 간호하는 걸 배우는 것은 자멸적인 행동이나 태도를 버리는 것을 의미한다. 간호사는 죄책감이나 이기심을 느끼지 않으며 휴식을 취하는 법을 배워야 한다. 간호사는 다른 이들이 필요로 할 때 그들 곁에서 간호하기 위해 먼저 자신의 건강을 돌볼 줄 알아야 한다. 우리가 균형 있게 살아갈 때 비로소 다른 사람들에게 균형 있는 삶을 사는 법을 가르쳐 줄 수 있다.

Try this 에너지

아우라 보기

형광등이 아닌 빛이나 자연광이 드는 흰색 배경의 방을 찾는다. 빛은 너무 밝아서는 안 되며 사람이나 물체에 직접 내리쬐서는 안 된다. 안경을 쓰고 있다면, 이 실험은 안경을 쓴 상태와 벗은 상태에서 각각 진행해 본다. 한 사람에게 흰 벽에서 45cm 정도 떨어진 곳에 서게 하고 긴장을 풀고 숨을 깊게 들이마시도록 한다. 그 사람에게서 3m 떨어져서 그의 심장과 어깨 너머로 벽에 집중한다. 마치 그 사람 뒤에서 비치는 빛처럼 몸 주위에 같은 흐릿한 흰색 또는 회색의 장을 보게 될 수도 있다. 계속해서 벽을 주시하고 사람은 바라보지 않는다. 색깔이나 날카로운 광선을 보게 될 수도 있으며, 이것은 시간이 꽤 걸릴 수 있다. 다른 사람들을 대상으로 반복해 본다.

자신의 손을 이용해서 실험을 할 수 있다. 같은 배경에서 손을 팔 길이만큼 뻗어서 손바닥을 서로 마주한 채로 얼굴 앞으로 든다. 양손의 손가락 끝이 서로 2.5cm 정도만큼 떨어지게 한다. 눈에 힘을 풀고 손가락 너머를 본다. 회색이나 흰색 또는 다른 색의 아우라를 찾아본다.

참고문헌

Benson, H. (1997). *Timeless Healing*. New York, NY: Fireside Books.

Bishop, F. L., Adams, A. E., Kaptchuk, T. J., & Lewith, G. T. (2012). Informed consent and placebo effects. *PLoS One*. doi: 10.1371/journal.pone.0039661

Borysenko, J., & Borysenko, M. (1994). *The Power of the Mind to Heal*. Carlsbad, CA: Hay House.

Borysenko, J., & Dveirin, G. (2007). *Your Soul's Compass: What Is Spiritual Guidance?* Carlsbad, CA: Hay House.

Brule, D. (2017). *Just Breathe: Mastering Breathwork for Success in Life, Love, Business, and Beyond*. Simon & Schuster.

Burkhardt, M. A., & Nagai-Jacobson, M. (2002). *Spirituality: Living Our Connectedness*. Albany, NY: Delmar.

Carlino, E., Piedimonte, A., & Benedetti, F. (2017). Nature of the placebo and nocebo effect in relation to functional neurologic disorders. *Handbook of Clinical Neurology*. doi: 10.1016/B9780-12-801772-2.00048-5

Cohen, M. R. (2015). *The New Chinese Medicine Handbook*. Beverly, MA: Quarto Publishing Group.

Coleman, B. (2010). *The Soul of Rumi: A New Collection of Ecstatic Poems*. Harper Collins.

Cousins, N. (1985). *The Healing Heart*. New York, NY: W.W. Norton.

Cousins, N. (1991). *Anatomy of an Illness*. New York, NY: Bantam.

Dossey, B. M., & Keegan, L. G. (2005). *Holistic Nursing: A Handbook for Practice* (4th ed.). Rockville, MD: Aspen.

Dossey, B. M., & Keegan, L. G. (2016). *Holistic Nursing: A Handbook for Practice* (7th ed.). Burlington, MA: Jones & Bartlett Learning.

Frisaldi, E., Piedimonte, A., & Benedetti, F. (2015). Placebo and nocebo effects: A complex interplay between psychological factors and neurochemical networks. *The American Journal of Clinical Hypnosis*. doi: 10.1080/00029157. 2014.976785

Hatch, R. L., Burg , M. A., N aberhaus, D. S., & Hellmich, L. K. (1998). The spiritual involvement and beliefs scale. *Journal of Family Practice*, 46: 476-486.

Hunglemann, J., Kenkel-Rossi, E., Klassen, L., & S trollenwerk, R. (1997). Focus on spiritual well-being: Harmonious interconnectedness of mind-body-spirit—Use of the JAREL spiritual well-being scale. *Geriatric Nursing, 17*: 262-266.

Koerner, J. G. (2011). *Healing Presence: The Essence of Nursing* (2nd ed.). New York, NY: Springer.

Kreitzer, M. J., & Wagner, J. E. (2014). The role of spirituality. In D. I. Abrams and A. T. Weil (Eds.), *Integrative Oncology* (2nd ed., pp. 487–503). New York, NY: Oxford University Press.

McRae, S. (2015). *The Healing Effects of Energy Medicine*. Wheaton, IL: Quest Books.

Nightingale, F. (1860). *Notes on Nursing*. New York, NY: D. Appleton.

Ornish, D. (1999). *Love and Survival: The Scientific Basis for the Healing Power of Intimacy*. New York, NY: HarperCollins.

Quinn, J. F. (1989). On healing, wholeness, and the haelan effect. *Nursing and Health Care,* 10(10): 553–556.

Quinn, J . F. (1997). Healing: A model for an integrative health care system. *Advanced Practice Nursing Quarterly,* 3(1): 1–7.

Shames, K. H. (1993). *The Nightingale Conspiracy*. Montclair, NJ: Enlightenment Press.

Smith, C., Viljoen, J. T., & McGeachie, L. (2014). African drumming: A holistic approach to reducing stress and improving health? *Journal of Cardiovascular Medicine*. doi:10.2459/JCM. 0000000000000046

Watson, J. (2007). Theoretical questions and concerns: Response from a caring science framework. *Nursing Science Quarterly*, 20(1): 13–15.

Weil, A. (1995a). *Natural Health, Natural Medicine*. Boston, MA: Houghton Mifflin.

Weil, A. (1995b). *Spontaneous Healing*. New York, NY: Knopf.

Weil, A. (2005). *Mindbody Tool Kit*. Boulder, CO: Sounds True.

참고자료

American Holistic Medical Association
27629 Chagrin Blvd, Suite 213
Woodmore, OH 44122
www.holisticmedicine.org

American Holistic Nurses Association
323 N. San Francisco St., Suite 201
Flagstaff, AZ 86001
800.278.2462
www.ahna.org

British Complementary Medical Association
P.O. Box 5122
Bournemouth BH8 OWG
0845.345.5977
www.bcma.co.uk

Canadian Holistic Nurses Association
www.chna.ca

Chapter 3

보완·통합요법의 근거기반 역할

The Role of Evidence-Based Health Care in Complementary and Integrative Therapies

근거기반의 실무는 가능한 한 환자를 최상으로 이끌기 위한 가장 바른 방법이다.

- 뮤어 그레이(MUIR-GRAY)

01 배경 Background

근거기반 의료서비스는 의학, 간호 및 건강 관련 모든 의료전문직을 포함한다(Joanna Briggs Institute, n.d.). 근거기반의 간호에 앞서 근거기반 의학은 새킷David Sackett과 코크란A. L. Cochrance 등의 학자들에 의해 영향을 받았다. 코크란 연합(Cochran Collaboration)은 창시자인 코크란의 주도적 역할로 근거기반 실무가 발전되었다. 건강관리 실무의 성과에 대한 정보가 거의 없었기 때문에 이에 관한 관심으로부터 시작되었다. 코크란 연합은 무작위 실험연구(RCT)의 체계적인 문헌고찰을 강조하였다. 보완통합의학과 코크란의 관계는 다시 논의될 것이다. 학제간, 비영리의 국제연구개발기관인 조안나 브릭스 연구소(Joanna Briggs Institute: JBI)는 체계적인 고찰 연구방법론의 설계 및 적용에 영향을 미쳤다. 그러나 JBI는 임상에서 의사결정에 정보를 제공하며 가치가 있다고 생각하는 다양한 근거로 종합연구를 포함하면서 보다 더 다원적으로 접근하였다. 철학적으로 근거기반의 실무란 환자로 하여금 최상의 결과를 이끌기 위한 가장 적절한 방법을 의미한다(Muir-Gray, 1997).

정의

근거기반 의학은 새킷 등Sackett, Rosenberg, Gray, Haynes, & Richardson(1996)에 의해 개별적인 대상자들의 간호를 위한 의사결정에서 가장 좋은 근거로 사용된다고 고전적인 정의를 제공하였다. 또한 근거기반 의학은 체계적인 문헌고찰과 더불어 이용 가능한 최고의 외적 임상적 근거와 개별적 임상 전문지식을 통합하였다. 이 정의는 전체적인 패러다임을 명확하게 하지는 않지만 과학은 지난 20년 동안 진화되어 근거기반 실무의 이해를 넓혔다.

근거기반 간호의 정의는 문헌에서 많이 찾아볼 수 있다. 일반적으로 근거기반 간호는 다양한 자료에서 현재 사용 가능한 최선의 근거를 발견하고 긍정적으로 건강을 촉진하거나 정책을 알리기 위해 임상 의사결정을 내리는 데 근거를 적용하기 위한 도구, 자원 및 절차라는 것을 강조하고 있다. 이 과정은 상황, 문화적 배경, 자원, 임상적인 경험과 판단력 그리고 상식을 고려한다. 간호 분야에서 탁월한 학문적 성취와 지도성을 인정받은 사람들의 명예로운 모임인 시그마데타타우(Sigma Theta Tau International)는 간호 전문가, 개인, 가족, 지역사회의 가치관과 선호도에 따라 간호가 제공되는 이용 가능한 최고의 근거 통합으로 근거기반 간호를 정의한다. 또한 "임상 의사결정을 용이하게 하기 위해 임상적인 전문성을 갖춘 최고의 근거, 환자 가치의 통합"으로 근거기반 간호를 정의한다(DiCenso et al., 2005).

조안나 브릭스 연구소(JBI) 학제 비영리 국제 연구 · 개발 기관은 종합적인 근거기반 실무의 이해와 근거기반 간호와의 관계를 제공한다.

> 단순히 정의하면 근거기반 실무는 대상자 또는 환자를 위한 긍정적인 결과로 이어질 가능성이 가장 높은 실무가 되는 최적의 외적 근거와 함께 개별 임상적 판단과 전문지식의 혼합이다. 근거기반 간호는 이러한 특성을 지닌 간호실무이다. 근거기반 임상실무는 고객의 선호도와 의료 전문가의 임상 판단 및 이용 가능한 최적의 근거 간호가 이루어지는 맥락을 고려한다(Joanna Briggs Institute, n.d.).

여러분은 이러한 모든 정의, 즉 이용 가능한 최적의 근거, 임상 전문지식, 환자의 취향과 상황의 맥락으로 몇 가지 유사점을 공유하여 볼 수 있도록 해야 한다. 여기서 정의를 깊이 논의하는 것은 조금 과하다고 할 수 있지만, 정의는 모든 부분에서 동일하게 중요하다. 상세한 내용을 위해 다음(Hopp & Rittenmeyer, 2012)을 참조할 수 있다.

근거기반 실무의 정의에서 나타나는 개념 중 하나는 '환자 선호'의 개념이다. 환자 선호는 개인이 자신의 건강관리에 대한 결정을 내리는 데 얼마나 관여하는지를 말한다. 환자가 CAM 중재의 사용을 하고자 하는 경우가 종종 있는데, 그들은 의사와 함께 접근하는 방법을 잘 모른다. 환자가 의사와 다른 생각을 하게 되면, 그 관계는 의사소통의 차이로 나빠질 수 있다. **공동 의사결정 모델**을 사용하면 치료관계에 영향을 미치지 않는다. 의료 연구 및 품질청에 따르면, 공동 의사결정은 환자 중심 치료의 모델이고 이는 사람들이 자신의 건강에 영향을 미치는 의학적 결정을 수행할 수 있도록 한다. 이것은 두 가지 전제로 운영된다. 첫째, 좋은 정보가 많은 소비자는 정보에 입각한 질문을 하고 자신의 상태 및 치료 옵션에 대해 개인적인 가치와 의견을 표현함으로써 의사결정 과정에 참여할 수 있으며 참여할 것이다. 둘째, 의사는 환자의 목표와 선호를 존중하고 이를 바탕으로 권장사항과 치료법을 안내한다. 공동 의사결정은 환자 중심의 접근 방식으로 CAM을 적용할 때 매우 잘 작동됨으로써 환자는 편안하게 질문을 하고 지식을 바탕으로 올바른 결정을 내릴 수 있다.

체계적인 문헌고찰

연구자들은 연구를 통해서 근거기반 실무를 구별한다(DiCenso et al., 2005; Ingersoll, 2000; Melnyk & Fineout-Overholt, 2005; Rycroft-Malone, 2004). 일반적으로 연구는 환자를 위한 간호를 구현하고 계획하기 위하여 개별적인 연구를 수행하는 것에 초점을 맞추어 활용되지만, 근거기반 실무는 체계적인 검토라고 하는 체계 연구과정과 투명성에 의한 최상의 국제적인 근거와 환자의 선호도, 임상 전문성 및 상황과 같은 요인을 통합한다.

체계적인 문헌고찰은 비판적인 평가를 위하여 투명하고, 명시적이고, 과학적으로 엄격한 연구방법을 사용하며, 하나의 연구보다 여러 연구의 데이터를 통합한다. 체계적인 문헌고찰의 프로토콜은 과학적 엄격성을 확보하기 위한 것으로, 잠재적인 편견을 최소화한다. 체계적인 문헌고찰 프로토콜을 위해 JBI의 단계를 살펴보면 다음과 같다(BOX 3-1).

근거기반 간호는 근거기반 의학에 부합하지만 전체론적 패러다임으로 스스로를 차별화하고 있다. 이러한 차이는 양적 연구를 메타분석으로, 근거기반 간호를 위한 질적 연구를 메타응집으로 인식하게 만들었다(Jensen & Allen, 1996; Sandelowski & Barroso, 2003; Walsh & Downe, 2005). 간호학은 인간 과학이며, 실무를 가르치는 질적 연구이기 때문에 매우 중요하다. 때때로, 특정 주제에 대한 연구가 거의 또는 전혀 없기 때문에 '가장 유용한 증거', 예를 들어 주목할 만한 전문가의 의견에 근거한 증거를 찾아야 한다. 여기서 명심해야 할 중요한 점은 좋은 증거란 투명하고 선험적인 프로토콜에서 생성되고 프로세스가 체계적이며 모니터링될 수 있다는 것이다. 가장 유용한 증거를 종합하여 그것을 바탕으로 실무에서 권장할 수 있는 사항을 연구 보고서로 최종 작성한다. 근거기반 실무를 사용하는 주된 근거는 의료 및 간호가 더 나은 결과로 이어질 것이라는 간호사의 확신을 높이는 것이다. 보완 · 통합요법의 경우, 이를 적용하였을 때 해를 끼치지 않는다는 개념을 포함한다.

BOX 3-1 체계적인 문헌고찰의 프로토콜을 위한 JBI 단계

1. 배경

연구 문헌의 초기 탐색을 통해 체계적인 문헌고찰을 위한 이론적 근거를 제공한다.

2. 검토 질문/목표, PICO 문장 또는 PICO 질문의 문장

양적 평가에서 질문은 환자의 문제나 인구(P), 중재(I), 비교 중재(C)와 결과(O) (PICO 질문)에 대해 세밀하게 조사해야 한다. 예를 들면, 비타민 C는 비타민 D와 비교하여 골관절염 환자의 통증을 감소시키는 데 얼마나 효과가 있는가? 중재 효과와는 대조적으로 체계적인 문헌고찰을 위한 질문의 다른 유형으로 경험의 의미에 초점을 맞춘다. 초점은 관심 현상(PI)과 맥락(CO) (PICO 질문)이다. 이러한 유형의 질문은 때때로 의미 있는 질문이라고 부르고, 이 연구는 일반적으로 질적 연구라고 부른다. 예를 들어, '화학요법 치료 후에 경험한 메시지는 무엇인가?'이다.

3. 참가 기준

질적 평가에서 관심 현상, 결과 또는 맥락의 현상과 양적 평가에서 대상자와 중재 유형의 개입을 포함한다.

4. 연구 유형

무작위 실험 연구, 다른 양적 연구, 질적 연구

5. 전략 검색

전략이 투명해야 한다. 검색된 전략과 데이터베이스를 식별한다.

6. 방법론적 질 평가

연구의 질을 분별하기 위한 평가 도구를 식별한다.

7. 데이터 수집

연구에서 데이터를 추출하는 데 사용되는 추출 도구를 식별한다.

8. 데이터의 합성

상태 데이터를 합성하는 방법, 예를 들어 메타분석 또는 메타응집

9. 이해관계의 충돌 서술

출처: JBI(Joanna Briggs Institute).

실무 모델

근거기반 실무를 위한 많은 모델들이 문헌에 기재되어 있다. 텍사스 대학교의 학술센터 근거기반 간호 스타 모델(Academic Center for Evidence Based Nursing: ACE), 아이오와 대학교의 아이오와 모델(근거기반 실천의 아이오와 모델)은 이러한 예이

다. 이 실무 모델들은 사이트에서 쉽게 찾을 수 있다. 여기서는 근거기반 실천을 위한 조안나 브릭스 연구소(JBI) 모델에 초점을 맞춘다.

근거기반 보건 의료의 JBI 모델은 "임상치료가 전달되는 상황에서 가능한 최선의 근거를 고려한 의사결정, 고객의 취향과 의료 종사자의 전문적인 판단"이라고 근거기반 실무를 개념화한다(Pearson, Wiechula, Court, & Lockwood, 2007). 근거기반 건강관리 과정의 네 가지 주요 구성 요소, 즉 의료 근거 생성, 근거 합성, 근거(지식) 전송 및 근거 활용이 모델에 포함된다(Pearson et al., 2007).

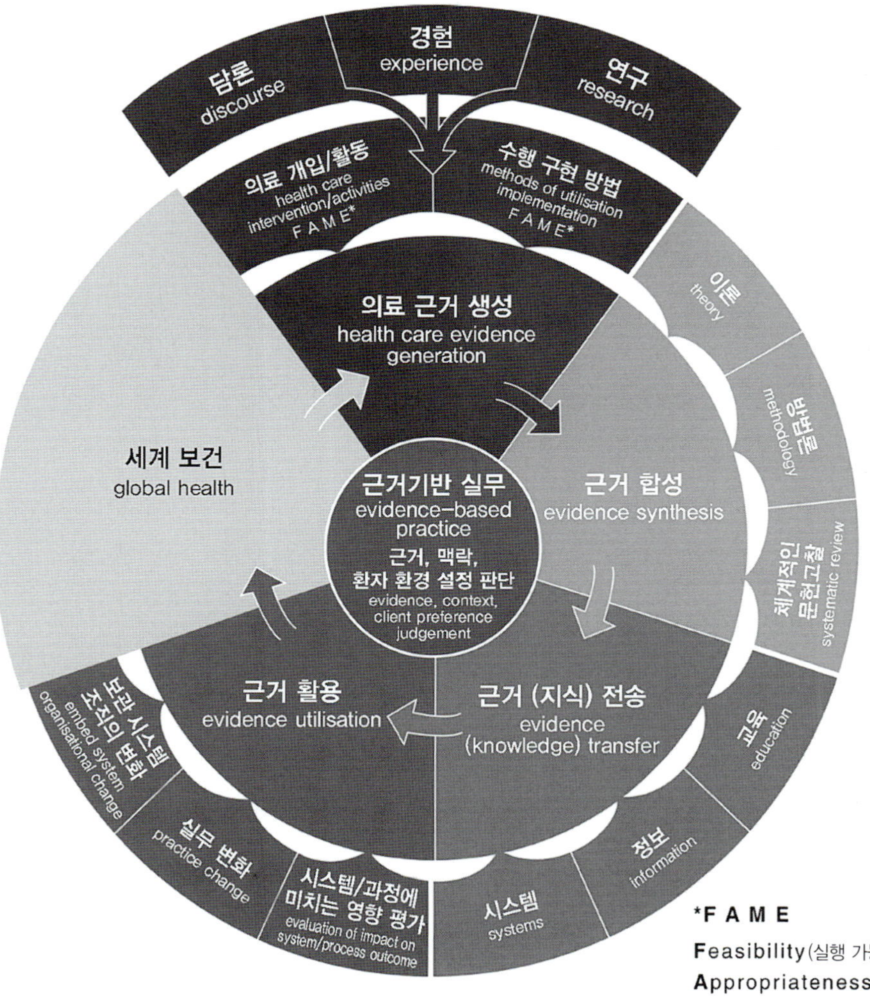

*F A M E
Feasibility(실행 가능성)
Appropriateness(적합성)
Meaningfulness(의미 심장성)
Effectiveness(유효성)

그림 3-1 ◆ 근거기반 실천의 조안나 브릭스 연구소

출처: Pearson, Wiechula, Court, & Lockwood (2005).

JBI 모델은 건강관리는 임상의, 환자 또는 소비자들의 글로벌 건강관리 요구의 식별에서 초점을 도출하고, 효과적이고 적절하게 그 요구를 충족시키기 위해 지식과 증거를 생성하여 이러한 요구를 "가능한 특정 인구, 문화 및 장소에 의미 있고 실행 가능한 방법"으로 해결하는 순환 과정으로 설명한다(Pearson et al., 2007, p. 85). 마지막으로 근거는 건강 결과를 평가하고 활용하는 임상의와 의료 전달 시스템에 평가, 합성 및 전송된다(Pearson et al., 2007). **그림 3-1**은 JBI 모델이다.

02 근거기반 실무와 보완·통합요법

보완 · 통합요법이 점점 더 널리 사용되고 있다. 보완요법이 생의학과 결합되었을 때 이러한 통합 접근법은 효과를 향상시키고 부작용을 감소시킬 수 있다. 그러나 대체요법은 안전성 및 효능의 증거가 없기 때문에 치료를 지연시키거나 방해할 수 있다. 그래서 의료 전문가는 초기 평가 시에 이러한 요법의 사용에 대해 정기적으로 문의할 것을 강력히 권장한다.

사람들은 삶의 질, 신념, 해결되지 못한 통증, 문화적 가치 또는 단순히 생물, 의학치료의 범람을 피하기 위하는 등 많은 이유로 보완 · 통합요법을 선택했다. 일부 환자는 기존의 서양 의료 서비스에 불만이 있기 때문에 보완 · 통합요법의 사용이 증가했다고 주장했다. 일부는 사실일 수도 있지만 미국의 조사에 의하면 꼭 그렇지만은 않다. 성인들은 보완요법을 자주 사용하며 모두 유용하게 보고 있다. 의사에게 치료를 받으면서 지난 12개월 동안 보완요법을 병행한 831명의 응답자 중 79%는 치료효과가 어느 한쪽만 선택하는 것보다 우수하다고 하였다(Eisenberg et al., 2001).

국립보건연구소(NIH) 소속 미국국립보완대체의학센터(NCCAM)는 「2007년 미국보완 · 대체요법(CAM) 비용과 CAM 실무자의 방문 빈도」라는 제목으로 2007년 국민 건강 면접 조사(NHIS) 보고서를 발표했다(Nahin, Barnes, Stussman, & Bloom, 2009). 이전 조사와 비교해 보면 다음과 같다(**BOX 3-2**). 침을 제외하고 CAM 제공자를 방문하는 것은 감소했지만, 자기 관리 CAM 전략의 사용은 증가한 것으로 보인다.

BOX 3-2 CAM 비용과 CAM 실무자의 방문빈도: 미국, 2007

- 2007년에는 성인을 대상으로 CAM 수행과 CAM 제품 구입을 위해 330억 9천만 달러를 지출했다.
- 총 소비의 약 2/3가 CAM 자가 관리 제품의 구입을 위해서 지출했다.
- CAM 전문가를 찾는 것에 약 1/3을 지출했다.
- 성인을 대상으로 약 3,810만 명이 3억 5,420만 번 CAM의 전문가를 방문한다.
- CAM의 수행과 CAM 전문가 방문에 소요된 비용의 3/4은 수기요법과 신체 기반 요법을 사용했다.
- 약 148억 달러를 비비타민, 비광물 천연제품 구입에 사용했다.

이 그룹의 임무는 임상 의사결정과 보완적인 보건 의료 분야의 미래 연구 계획에 도움이 되는 정보를 제공하기 위해 기존의 무작위 실험연구(RCT)의 체계적인 검토를 촉진한다는 것이다. 그룹은 또한 CAM의 무작위 실험연구에 관한 데이터베이스를 지속적으로 관리한다. 보완 중재 분야에서 체계적인 검토가 증가하는 것은 다른 자료에서도 찾을 수 있다. 뿐만 아니라 보완 · 통합요법의 체계적인 검토에 의해 지식을 생성하기 위해 건강관리 실무자의 수요도 증가해야 된다고 제시한다.

참고문헌

Academic Center for Evidence-Based Nursing. (n.d.). Explanation of the ACE Star Model of Knowledge Transformation. Retrieved from www.acestar.uthscsa.edu

Agency for Healthcare Research and Quality (AHRQ). (2015). Shared decisionmaking.

Deng, G. E., Frenkel, M., Cohen, L., Cassileth, B. R., Abrams, D. I., Capodice, J. L., … Wardell, D. W. (2009). Evidencebased clinical practice guidelines for integrative oncology: Complementary therapies and botanicals. *Journal of the Society of Integrative Oncology*, 7(3): 85-120.

DiCenso, A., Guyatt, G., & Ciliska, D. (2005). Introduction to evidence-based nursing. In A. DiCenso, D. Ciliska, & G. Guyatt (Eds.), *Evidence-Based Nursing: A Guide to Clinical Practice* (pp. 3-19). St. Louis, MO: Elsevier.

Eisenberg, D. M., Kessler, R., Van Rompay, M. I., Kaptchuk, T. J., Wilkey, S. A., Appeal, S., & Davis, C. G. (2001). Perceptions about complementary therapies relative to conventional therapies among adults who use both: Results from a national survey. *Annals of Internal Medicine.* 135(5): 344-351.

Hopp, L., & Rittenmeyer, L. (2012). *Introduction to Evidence-Based Practice: A Practical Guide for Nursing*. Philadelphia, PA: FA Davis.

Ingersoll, G. L. (2000). Evidence-based nursing: What it is and what it isn't. *Nursing Outlook*, 48: 151-152.

Iowa Model of Evidence-Based Practice. (n.d.). Explanation of the model. Retrieved from www.uihealthcare.com/depts/nursing/rqom/evidencebasedpractice/iowamodel.html

Jensen, L., & Allen, M. (1996). *Metasynthesis of qualitative findings. Qualitative Health Research*, 6(4): 553-560.

Joanna Briggs Institute. (n.d.). Definition of evidence-based practice andnursing. Retrieved from www.joannabriggs.edu.au/

Melnyk, B. M., & Fineout-Overholt, E. (2005). Making the case for evidencebased practice. In B. M. Melnyk & E. Fineout-Overhold (Eds.), *Evidence-Based Practice in Nursing and Healthcare: A Guide to Best Practice* (pp. 3-24). Philadelphia, PA: Lippincott Williams & Wilkins.

Muir-Gray, J. A. (1997). *Evidence-Based Health Care: How to Make Health Policy and Management Decisions.* New York, NY: Churchill Livingstone.

Nahin, R., Barnes, P., Stussman, B., & Bloom, B. (2009). *Costs of Complementary and Alternative Medicine (CAM) and Frequency of Visits to CAM Practitioners: United States, 2007.* National Health Statistics Report No. 18.

Hyattsville, MD: National Center for Health Statistics. Pearson, A., Wiechula, R., Court, A., & Lockwood, C. (2005). The JBI Model of Evidence-Based Healthcare. *International Journal of Evidence-Based Healthcare*, 3(8): 209.

Pearson, A., Wiechula, R., Court, A., & Lockwood, C. (2007). A re-construction of what constitutes "evidence" in the healthcare professions. *Nursing Science Quarterly*, 20(1): 85-88.

Rycroft-Malone, J. (2004). The PARIHS framework: A framework for guiding the implementation of evidence-based practice. *Journal of Nursing Care Quarterly*, 19(4): 297-304.

Sackett, L., Rosenberg, C., Gray, M., Haynes, B., & Richardson, S. (1996). Evidence-based medicine: What it is and what it is not. *British Medical Journal*, 312: 71-72.

Sandelowski, M., & Barroso, J. (2003). Creating metasummaries of qualitative findings. *Nursing Research*, 52(4): 226-233.

Sigma Theta Tau International. (n.d.). Position statement on evidence-based nursing. Retrieved from www.nursingsociety.org

Walsh, D., & Downe, S. (2005). Metasynthesis method for qualitative research: A literature review. *Journal of Advanced Nursing*, 50(2): 204-211.

참고자료

About the Cochrane Library
www.cochrane.org

Cochrane complementary medicine field
About the Cochrane Collaboration (fields). Cochrane Collaboration (2): CE000052.

Joanna Briggs Institute
www.joannabriggs.edu

The Society for Integrative Oncology
www.integrativeoncology.gov

Agency for Healthcare Research and Quality (AHRQ)
www.AHRQ.org

National Center for Complementary and Integrative Health
https://nccih.nih.gov

Natural Standards
www.naturalstandard.com

Holistic Nursing and Complementary Integrative Care: www.mass.gov

UNIT 2

전통·보완요법

Systematized Health－Care Practices

Chapter 4

중국전통의학

Traditional Chinese Medicine

사랑과 연민은 사치품이 아니라 필수품이다. 이것들이 없으면 인류는 생존할 수 없다.

– 달라이 라마(DALAI LAMA)

중국전통의학(Traditional Chinese Medicine: TCM)은 3000년보다 더 오래전부터 중국 문화에서 유래되어 일본, 한국, 티베트, 베트남 등과 같은 다른 아시아 국가에 변형되어 전파되었다. 중국전통의학은 포괄적인 건강체계로 예방적인 건강관리에서부터 급·만성 질환의 진단과 치료에까지 적용된다.

01 배경 *Background*

중국전통의학의 역사는 길다. 중국 허브요법의 창시자는 기원전 2698년부터 2598년까지 생존했다고 알려진 국조 신농Sehn Nong, 神農이다. 2500년 이상의 역사를 가졌고, 서양 의학의 아버지인 히포크라테스Hippocrates의 탄생 이전에 쓰인『황제내경(黃帝內經)』은 음양오행(陰陽五行), 계절의 영향, 침술과 뜸 같은 치료법의 원리를 다루고 있다.

중국전통의학은 식물과 동물 그리고 우주 전체에 걸쳐 에너지가 존재한다고 믿는 초기 도교 및 불교와 관련이 있다. 우주의 자연 질서, 인체와 우주 사이의 상호관계에 대한 믿음을 기반으로 하였고, 끊임 없이 변화하는 자연에서 조화와 균형을 추구하는 데 중점을 두었다. 한(漢) 시대 말(서기 220년), 중국은 병리학, 예방의학, 응급처치, 식이요법에 대해 명확히 이해하였고, 장수를 위한 호흡 수련법을 고안해 냈다. 5~6세기에 중국의 영향이 아시아 전체에 퍼졌으며, 도교와 불교가 건강에 대한 개념에 막대한 영향을 끼쳤다. 중국의 저명한 의사인 손사막孫思邈은 그 스스로를 중국의 첫 번째 의료 윤리학자로 명명하였으며, 의사는 뛰어난 의술과 환자를 향한 열정, 높은 도덕적 규범을 가져야 한다고 주장했다. 11세기에 중국전통의학은 인간관계와 도덕적 행동과 같은 사회적 현상에 더욱 초점을 맞추기 시작하였다. 초반에 이러한 성향은 과학적인 의학 연구와 출판물의 증가를 야기했고, 중국전통의학이 더욱 발달된 후에는 결국 인간 실존의 모든 문제를 해결할 수 있는 돌파구로 당연시되기 시작했다(일부 사람들은 서양에서처럼 기술의 진보가 인간의 모든 문제들을 해결할 수 있다고 가정했다). 결국 사회학적 방법들이 의학적 문제들을 해결하는 데 사용되었고, 임상적이고 실증적인 연구들은 쇠퇴하였다. 하지만 다행히 과학적 체계의 핵심은 절대 사라지지 않았고, 과거 50년 동안 중국전통의학은 전 세계적으로 재부흥을 일으켰다(Ergil, 2015). 현재 중국에서 중국전통의학은 제도권 의학과 함께 병원에서 사용되고 있다. 의사들은 해부학, 조직학, 생화학, 세균학 및 외과학의 원리뿐만 아니라 침술, 지압 및 허브요법에 관해서도 연구한다. 환자들은 자신들의 의학적인 문제를 해결하기 위해 중국전통의학, 제도권 의학 또는 중국전통의학과 제도권 의학을 동시에 적용하는 복합적인 치료 방법 중 원하는 치료 방법을 선택할 수 있다. 입원환자와 외래환자 치료는 크고 잘 갖추어진 병원뿐만 아니라 개인 진료소와 약국에서도 제공된다.

02 준비 *Preparation*

2013년 전미한의과대학연맹(Council of Colleges of Acupuncture and Oriental Medicine)은 한의과대학인증위원회(Accreditation Commission for Acupuncture and Oriental Medicine: ACAOM)로부터 인증받거나 인증 후보인 53개의 한의과대학으로 구성되어 있다. 인증된 대학원 프로그램은 2,625시간 또는 146개의 한의학, 침술 이론, 한약, 생의학 이론을 다루는 수업으로 구성되어 있고, 1,330시간의 임상 실습이 요구된다. 이미 침술 석사학위를 가지고 있는 의사는 450시간 교육과 210시간의 한약을 사용하는 임상 실습으로 이루어진 자격증 교육 프로그램을 수강할 수 있는 자격이 주어진다. 43개의 주(州)와 워싱턴 D.C.에서는 한의사 면허를 취득하기 앞서 국가 시험을 통과해야 하며, 각각의 주는 그 주에 맞는 자격 요건들을 가지고 있다.

03 개념 *Concepts*

중국전통의학은 질병보다는 환자들에 더 초점을 맞추고 있으며, 건강 증진과 삶의 질 향상을 목표로 한다. 중국전통의학의 기본적인 이해는 중국전통의학의 오래된 전통과 다양한 철학의 인식을 필요로 한다. 완전한 이론적 체계의 맥락으로부터 각각의 개념들과 특정한 치료적 접근법들을 분리하여 생각하는 것은 불가능하다. 질병의 예방, 진단, 치료는 기(氣), 음양오행(陰陽五行), 오계(五季), 삼보(三寶)의 개념에 기초를 두고 있다.

기(氣)

중국전통의학에서 가장 중심에 있는 개념은 에너지라고도 해석되는 기(氣)이다. **기(qi)**는 식물, 동물, 사람뿐만 아니라 지구와 하늘을 순환하는 보이지 않는 에너지의 흐름을 나타내며, 개인의 생리적인 기능과 건강, 웰빙(well-being)을 유지한다. 중국전통의학 이론에 따르면 에너지는 신체의 모든 부분들과 연결되어 있는 에너지 회로망과 경락(經絡)을 따라 신체 전반에 걸쳐 분포되어 있다. 신체에 존재하는 다양한 기들은 그들의 근원, 위치, 기능에 따라 묘사된다. 음기(陰氣)는 신체를 지지해 주고 영양분을 공급하고, 위기(衛氣)는 신체를 보호하고 따뜻하게 해 주며, 진기(眞氣)는 경락을 흐르고 있으며, 장기(腸氣)는 장기(臟器)에 흐르는 기운이며, 종기(宗氣)는 호흡과 순환을 주관한다. 인체에서 기의 흐름이 막히면 사회적 어려움에서 질병에까지 이르는 문제를 유발할 수 있다. 기의 영향은 개인에 따라 병에 걸리거나 업무에 문제를 일으키거나 가족 간의 불화를 유발하는 등 특이하게 나타난다. 명상, 운동, 침술과 같은 중국전통의학의 치료법들은 기의 흐름을 북돋아 주거나 바로잡아 준다(Cohen, 2015).

음양(陰陽)

도교 철학에서 총체성(wholeness)은 어둠과 밝음, 부드러움과 딱딱함, 여성과 남성, 느림과 빠름 등과 같이 상반되는 조합으로 구성된다. 이렇듯 상반되지만 상호보완적인 측면은 음(陰)과 양(陽)으로 불린다. 본래 이 용어는 산의 그늘진 곳과 밝은 곳 또는 강둑의 남쪽과 북쪽 같은 지리적 측면을 지정하는 용어였다. 현재 음과 양은 모든 것들에 존재하고 물질적인 세계를 구성하는 서로 완전히 반대되는 것들을 특징짓기 위해 사용된다.

건강과 관련된 관점에서 웰빙의 기초는 음과 양이 신체에서 서로 상호작용함으로써 적절한 균형을 이루는 것이다. 음과 양의 불균형은 질병을 일으키는 것으로 간주된다. **음(yin)**은 수동성을 대표하는 일반적인 범주로 물, 차가움과 무거움의 성향을 나타낸다. 음은 신체를 촉촉하고 차갑게 하기 위해 유체(流體)를 사용한다. 음은 사람을 느긋하게 하고 수면을 취하게 함으로써 편안함을 제공한다. 음은 에너지보다는 물질적인 것과 관련이 있으며, 지면(地面) 또는 흙과 밀접하다. 음은 냉증, 창백함, 저혈압 및 만성적인 상태와 관련이 있다. 음이 과다한 사람은 쉽게 감기에 걸리고 잘 움직이지 않으며 졸음이 많은 경향이 있다. **양(yang)**은 활동적이고 정력적인 것을 대표하는 일반적인 범주이다. 양은 불과 같으며 따뜻하게 하고 순환시키는 특성을 지닌다. 양은 직접적인 움직임과 물질을 지원해 주는 에너지이다. 얼굴의 홍조, 발열, 고혈압, 급성 상태와 관련이 있고, 양이 과다한 사람은 예민하고 불안해하며 더위를 참지 못하는 경향이 있다(Ergil, 2015). 음과 양은 서로 독립적으로 존재할 수 없다는 것을 이해해야 한다. 제2장의 **그림 2-1**은 음과 양의 태극권 문양을 보여 준다. 모두 다 음이거나 모두 다 양도 아니다. 음과 양은 밤이 없이는 낮이 없고, 촉촉함이 없이는 건조함이 없으며, 추위가 없이는 따뜻함이 존재하지 않는 것처럼 상호보완적이며 서로의 존재에 의존한다. 여름 뒤에는 겨울이 오고, 밤이 지나면 낮이 오는 것과 같이 음과 양의 상호작용은 변화를 만들어 내고 움직임 속의 세계를 유지한다. 음과 양은 질병의 진단과 치료에 사용된다. 예를 들어, 과도한 스트레스를 경험하면(보통은 양이 과다한 것으로 이해된다) 명상과 이완 같은 음의 활동 증가가 적절한 치료가 된다.

오행(五行)

중국인들은 그 세계를 연구함으로써 자연의 중요한 힘과 신체 내부의 특정 장기계통들 간의 관련성을 인식하였다. 자연적인 요소들과 인체가 유사하다는 관점에서 초기 의사들은 자연적인 요소들과 신체 장기 모두를 아우르는 건강관리의 개념을 발전시켰다. 이 이론은 **오행론**(五行論)으로 알려져 있다. 화(火), 토(土), 금(金), 수(水), 목(木)의 다섯 요소들은 역동적인 관계와 탄생, 삶 그리고 죽음의 연속적인 사이클에서 서로를 잇는 움직임 또는 에너지를 나타낸다. 심지어 산과 강도 시간에 따라 끊임없이 변화하기 때문에 이 요소들은 정적인 물체를 나타내는 것이 아니다. 이 요소들이 오행론에서 중요한 물질 자체는 아니지만 이 요소들의 상호작용이 필수적인 생명력 또는 기(氣)를 이룬다(Ergil, 2015).

사건 발생의 리듬은 **창조 사이클**(creation cycle)이라고 알려진 원과 유사하다. 이 사이클에서 불타는 나무는 불의 먹이가 되고, 재로부터 불은 흙을 만들고, 흙은 광석으로 변해 금속을 만들고, 금속의 표면에서 응결되어 물을 발생시키고, 물은 초목에 영양분을 주고 나무를 발생시킨다. 각각의 요소는 한 쌍의 장기(臟器)와 관련이 있다. 간과 같이 음의 장기는 딱딱하고 밀도 높은 장기인 반면, 간과 짝을 이루는 장기는 담낭같이 속이 비거나 주머니 형태의 양의 장기이다. 쌍을 이루는 장기의 적절한 상호작용은 전체 신체 기능에 영향을 미친다. 화(火)는 혈액, 호르몬과 음식의 순환과 연관되어 있으며, 짝을 이루는 장기는 심장(음)과 소장(양)이다. 토(土)는 소화와 관련되어 있고, 비장/췌장(음)과 위장(양)으로 구성되어 있다. 금(金)은 호흡과 배설과 관련되어 있고 폐(음)와 대장(양)으로 구성되어 있다. 수(水)도 배설과 관련되어 있고 신장(음)과 방광(양)으로 구성되어 있으며, 목(木)은 해독과 관련되어 간(음), 담낭(양)으로 구성되어 있다. 또한 각 장기는 하루의 시간과 관련하여 최적의 기능을 나타낸다. 만약 한 장기가 가장 취약한 시간에 문제가 발생하면, 그 시점에 의사들은 그 장기계통의 불균형을 상기해야 한다(Cohen, 2015).

오계(五季)

나침반의 네 방향인 남(南), 서(西), 북(北), 동(東)은 다섯 요소들 중 화(火), 금(金), 수(水), 목(木)의 네 가지 요소와 관련이 있다. 다섯 번째 요소인 토(土)인 땅(地)은 그 중심에 있다. 중국에서는 남쪽을 매우 중요시하여, 서양에서 북쪽을 이용하여 방향을 찾는 것처럼 남쪽을 지도에서 맨 위에 두고 방향을 찾는다. 남쪽을 나침반의 윗부분에 두는 것과 같이, 남쪽은 1년 중에 가장 '정점(high noon)'을 대표하는 여름을 나타내고 화(火)와 연관이 있다. 태양의 방향을 설정하는 서쪽은 가을과 추수하기 위한 도구를 만들 때 사용되는 금(金)과 관련된다. 북쪽의 방향은 남쪽 방향의 화(火)와 대비되는, 겨울과 수(水)의 개념과 연결되며 이는 휴면의 기간으로 상징된다. 해가 떠오르는 방향인 동쪽은 만물이 소생하는 의미를 지닌 봄과 목(木)과 관련된다. 다섯 번째로 중간에 위치한 요소인 토(土)는 늦여름을 의미하는 동시에 원숙의 시기를 상징한다. **그림 4-1**에서는 5개의 방향, 계절, 요소가 어떻게 상호연계되는지를 제시한다.

중국전통의학에서 질병의 병인은 다섯 가지 요소(오행, 五行), 계절(오계, 五季), 방향(오방, 五方)과 관련되어 있다. 중국전통의학에서는 다섯 가지 요소 중 하나라도 너무 과하면 다른 하나가 약해지고 저하된다고 본다. 이러한 관점은 견제와 균형 측면에서 볼 때 매우 복잡하므로 서양 의학의 관점에서는 쉽게 받아들이기 어렵다. 질병의 진단과 치료는 다섯 가지 요소, 계절, 방향을 이해한 후에 그들이 어떻게 상호작용하는지를 아는 것에 달려 있다.

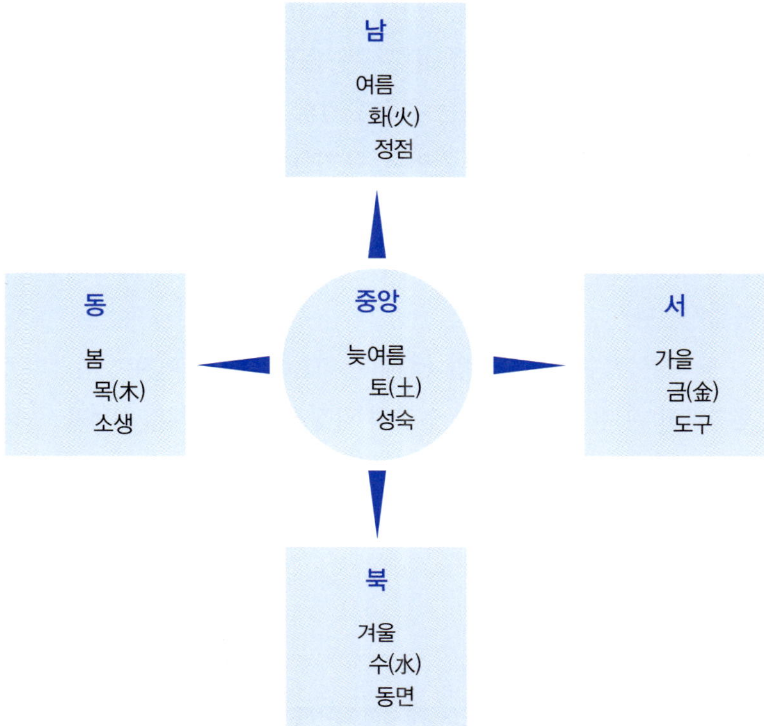

그림 4-1 ◆ 오방(五方)/오계(五季)/오행(五行)

삼보(三寶)

중국인들은 생명력을 구성하는 요소들이 신체, 마음, 영혼을 구성하며, 이 세 요소는 모두 하나이며, 동일하다고 본다. 이 방식을 이해하는 한 가지 방법은 물과 그 축축함, 유동성을 생각해 보면 알 수 있다. 상온의 물과 얼음을 비교해 보면 외형뿐만 아니라 느낌과 차가움에서도 차이가 난다. 또한 증기를 생각해 보면 그 뜨거운 온도와 기체의 모습을 볼 수 있다. 세 물체의 외형은 모두 다르지만 그를 이루고 있는 성분은 모두 같다. 이와 같이 신체, 마음, 영혼은 동일한 개인에게서 각기 다르게 표현되는 모습인 것이다(Ergil, 2015).

도교에서는 신체, 마음 그리고 영혼을 '필수적인 보물들(vital treasures)'이라고 부른다. 그들은 본질을 의미하는 정(精, jing), 에너지와 생명력을 의미하는 기(氣, qi), 영혼과 마음을 의미하는 신(神, shen)을 말한다. 각 요소들의 풍부함과 부족함에 따른 균형 정도는 건강에 영향을 준다. 정(精, jing)은 사람의 탄생 본질과 직접 연관된다. 이 개념은 서양의 유전자, DNA, 유전성과 비슷하다. 그 본질은 부모로부터 선천적으로 물려받으며 세포의 기능을 결정하는 유전적 물질의 기초가 된다. 이는 음식과 휴식에 의해 회복되어야 하며 생명을 유지하는 데 매우 중요한 부분이다.

기(氣)는 정(精)으로부터 정해지는 유전적인 기, 음식으로부터 얻어지는 영양적인 기, 호흡을 하며 얻어지는 우주의 기와 같이 여러 유형으로 나뉜다. 위기(衛氣)는 면역체계와 관련된 특정한 기이다. 위기는 인간의 체표면을 순환하고 외부에서 신체 내부로 세균이나 바이러스가 침투하려고 할 때 최우선적으로 방어하는 기능을 한다. 만일 순환하는 위기의 기능이 너무 약하다면 병원균이 신체 내부로 침입하여 질병을 유발시킨다.

또 다른 필수적인 보물인 신(神)은 하늘로부터 주어지며 인간의 영혼과 정신을 대변한다고 본다. 신(神)은 한 인간의 감정적 상태, 생각, 신념을 구성한다. 이는 얼굴빛, 즉 안색을 통해 타인에게 보여진다. 건강한 상태를 유지하기 위해서는 그들의 육체, 감정, 정신, 영혼의 부분들이 모두 균형 잡힌 상태여야 한다.

04 건강 및 질병을 보는 관점 *View of health and illness*

중국전통의학에서 건강한 신체를 유지하기 위해서는 음과 양이 균형 잡혀야 한다고 본다. 한 개인의 신체 각 부분들이 적절히 기능을 하기 위해서는 각자만의 음과 양의 균형이 요구된다는 관점 또한 존재한다. 두통은 머리에서만 나타나는 현상이 아니며, 단순한 통증 그 이상이다. 중국전통의학에서 두통은 환자의 신체 전반을 조절하는 기운이 방해될 때, 또한 순환계와 생활방식이 원만하지 않을 때 나타난다고 본다. 또한 균형 잡힌 신체는 질병에 저항하고 대처하는 자연적인 능력이 존재한다고 가정한다. 질병의 징후는 신체 일부에서 음양의 균형이 이루어지지 않음으로써 발생하고, 질병은 이러한 불균형이 일정 시간 지속되었을 때 발생한다. 그러므로 건강은 질병이 발생하기 이전에 음양의 불균형을 인지함으로써 지킬 수 있다. 건강을 유지하기 위한 모든 조건은 이미 사방에 존재하기 때문에, 개개인이 건강 전문가의 도움을 받거나 그렇지 않는다면 식이요법, 허브, 침술, 기타 음양 치료를 통해 음양의 균형을 잡을 수 있다(Cohen, 2015; Ergil, 2015).

중국전통의학에서는 인간 · 지구 · 우주 등 생명을 가진 것들은 모두 우주 에너지에 의해 연결되어 있다고 믿는다. 그러므로 개인의 기(氣)는 자연과 조화를 이루며, 그 영향은 한 개인의 몸 안에서의 힘과 동일한 정도로 외부에도 존재하게 된다. 즉,

아무 이유 없이 어떤 상황이 발생하는 경우는 없다고 보는 것이다. 균형과 조화에 대한 관심은 중국전통의학이 인간을 다룰 때만 고려되는 것이 아닌, 자연에 존재하는 모든 것들의 균형과 웰빙을 다루는 관점에서도 사용되며, 지구에서 살아가는 존재의 건강 전반에 있어 사회는 큰 부분을 차지한다. 중국전통의학 전문가들은 인간, 공동체, 사회, 자연 간의 다층적인 관계를 복합적으로 다루기 위해 심혈을 기울인다.

인간의 몸은 우주의 축소판이기 때문에, 극심한 기후로 인해 몸에 이상이 올 수 있다. 때때로 사람들은 신체에 찬 기운이 과다하면, '차가운(cold)' 또는 음(陰)의 성향을 띠는 질병을 앓게 된다. 예를 들면, '냉(冷, cold)'의 성향을 나타내는 독감은 발한이 동반되지 않고 저열, 두통, 근육통, 콧물 흐름, 가래를 동반한 기침 등의 증상이 나타난다. 또한 일부 독감은 '뜨거운(hot)' 또는 양(陽)의 성향을 띠는데 이는 몸에서 열을 나게 한다. 이러한 독감은 고열, 발한, 두통, 인후통, 목마름, 끈적끈적하고 노란 콧물을 동반한 비충혈 등의 증세를 보인다. 심한 저열의 경우는 몸을 '덥히는' 치료를, 반대로 심한 고열의 경우는 몸을 '식히는' 치료를 해야 한다(Cohen, 2015).

05 진단 방법 *Diagnostic methods*

중국전통의학 전문가들은 망진(望診, inspection), 문진(聞診, auscultation and olfaction), 문진(問診, inquiry), 절진(切診, palpation)의 네 가지 진단 방법(사진, 四診)을 이용한다. 이러한 진단 방법들은 오행과 이와 연계된 신체계통에 대한 정보를 수집한다. 의사는 환자가 어떻게 먹고, 자고, 생각하고, 일하고, 쉬고, 꿈을 꾸고 상상하는지에 대해 조사한다. 이는 환자가 불균형한 신체 상태에 처했을 때 중립적인 자아를 가질 수 없기 때문이다.

망진(望診)

망진(inspection)은 환자의 정신과 육체를 시각적으로 사정하는 것이다. 정신 검사 또는 정신 관찰은 환자의 전반적인 외양, 특히 눈, 안색과 음색을 사정하는 것이다. 건강한 정신은 심각한 질병 상태에 있을지라도 긍정적인 예후를 나타낸다. 설진(舌診)은 육체를 검사하는 매우 체계적인 방법이다. 혀는 신체 내부를 시각적으로 평가하도록 해 주는 입구와도 같다. 신체 전반은 혀에 모두 나타난다고 볼 수 있다. **그림 4-2**에 나타난 것처럼 혀 각각의 영역들은 오행과 상응하며 장기들과도 관련된다. 혀의 정 중앙은 비장/췌장과 위와 관련되어 있고, 가장 뒷부분은 신장과 방광을 반영하며 혀의 옆 부분은 간과 담낭을 나타낸다. 혀의 가장 앞부분은 심장과 상응하고 혀의 1/3에 해당하는 앞부분 중 심장 주변을 둘러싸고 있는 부분은 폐와 상응한다. 의사는 인체의 균형 상태에 대한 정보를 얻기 위해 혀의 색깔, 모양, 무늬, 설태 등을 검사한다. 예를 들면, 얇게 백태가 낀 촉촉한 혀는 '차가운(cold)' 또는 음(陰)의 성향을 나타내는 질병의 신호일 수 있으며, 반면에 건조하고 노랗거나 어두운 색의 혀는 '뜨거운(hot)' 또는 양(陽)의 성향을 나타내는 질환의 신호이다(Ergil, 2015).

문진(聞診)

두 번째 진단법은 문진(聞診)으로, 환자의 언어 구사능력, 숨소리 및 기타 신체 소리를 듣고 숨, 신체, 배설물의 냄새를 맡는 방법이다. 소리의 유형은 오행과 장기계통과 연관되어 있다. 환자의 호흡 양상은 장기들의 상태를 나타내 주는 좋은 지표가 된

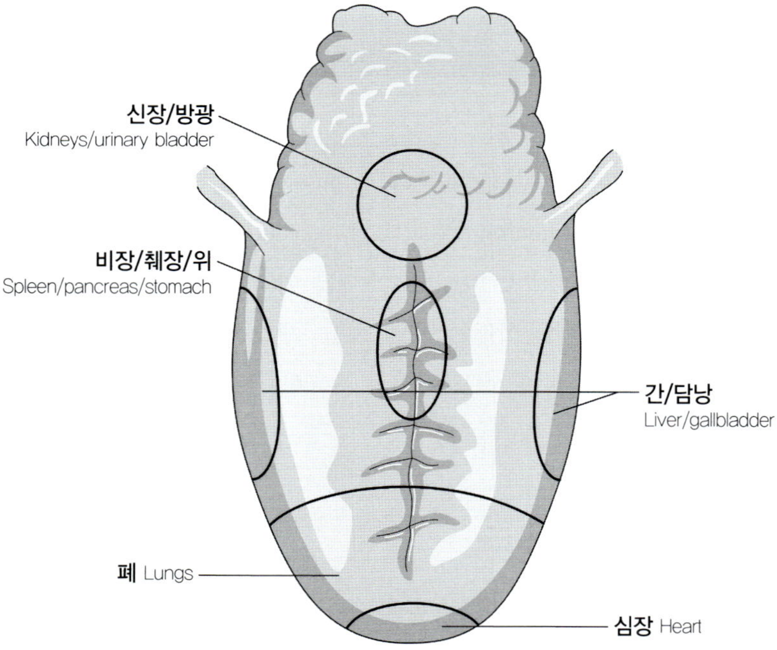

그림 4-2 ◆ 혀와 신체의 연관 지도

다. 오행과 장기계통들은 심한 단내, 부패한 냄새, 악취, 상한 음식과 같은 냄새, 탄내 등의 특정한 냄새와 연관이 있다. 채취는 피부 자체에서 또는 귀, 코, 생식기, 소변, 분비물 등에서 유발될 수 있다. 호흡에서도 특정 냄새가 날 수 있다. 일반적으로 냄새가 강할수록 병이 더 악화될 수 있는 것으로 본다.

문진(問診)

세 번째 진단법으로 문진(問診)은 환자의 건강, 사회, 감정, 정신을 포괄하는 부문에서의 내력을 알아내는 과정이다. 의사는 환자에게 어떤 통증이 나타나는지 물어볼 뿐만 아니라 그 외의 요소들, 예를 들면 냉온 감각, 땀, 배설, 청각, 목마름, 수면, 소화, 감정, 성적 욕망, 기력 정도 등을 물어보기도 한다.

절진(切診)

네 번째 진단법인 절진(切診)은 맥박 검사, 신체의 일반적 촉진, 혈위(穴位)의 촉진을 포함한다. 진맥은 환자 상태에 대해 중요한 정보를 제공한다. 예를 들어, 빠른 맥박은 심장이나 간의 지나친 활동을 의미하며 너무 느린 맥박은 소화계의 부진을 나타낸다. 만일 맥박이 너무 넓으며 얕고 부드러우면 비장에 문제가 있음을 나타내며, 맥박이 좁고, 너무 강하면 간에 문제가 있음을 나타낸다. 요골맥박은 양팔의 각각 세 지점에서 두 층으로 나누어 잴 수 있다. 각 팔의 표면층에서 잴 수 있는 맥박은 양(陽)의 성향을 나타내는 장기와 관련되며, 더 깊은 층에서 느껴지는 맥박은 음(陰)의 성향을 나타내는 장기와 관련되어 있다. 진맥에 사용되는 주요 혈자리는 **그림 4-3**에 표시되어 있다. 의사들은 이러한 맥박을 통해 몸의 각기 다른 지점에서 기(氣)와 혈(血)의 질을 파악할 수 있다. 크기, 빈도, 심도, 강도, 용적에 따라 29개의 맥박으로 분류된다(Ergil, 2015).

이러한 모든 진단 정보는 궁극적으로 '부조화의 패턴', 즉 변증(辨證, bian zheng)에 도달하기 위함이다. 하나의 생체의학 질병은 중국전통의학 진단 방식의 다방면에 연관되어 있을 수 있다. 예를 들어, 약한 정도의 요로 감염증을 가진 환자는 4개의 진단 유형 중 하나와 관련된다. 각각의 유형들은 각기 다른 방법으로 치료되어야 하며, 이는 '하나의 질병에 대한 다른 치료법'으로 언급되기도 한다. 또한, 다양한 생의학적 질병들이 하나의 유형으로 수렴되는 현상도 있으며 이는 '다른 질병, 하나의 치료법'으로 일컬어진다.

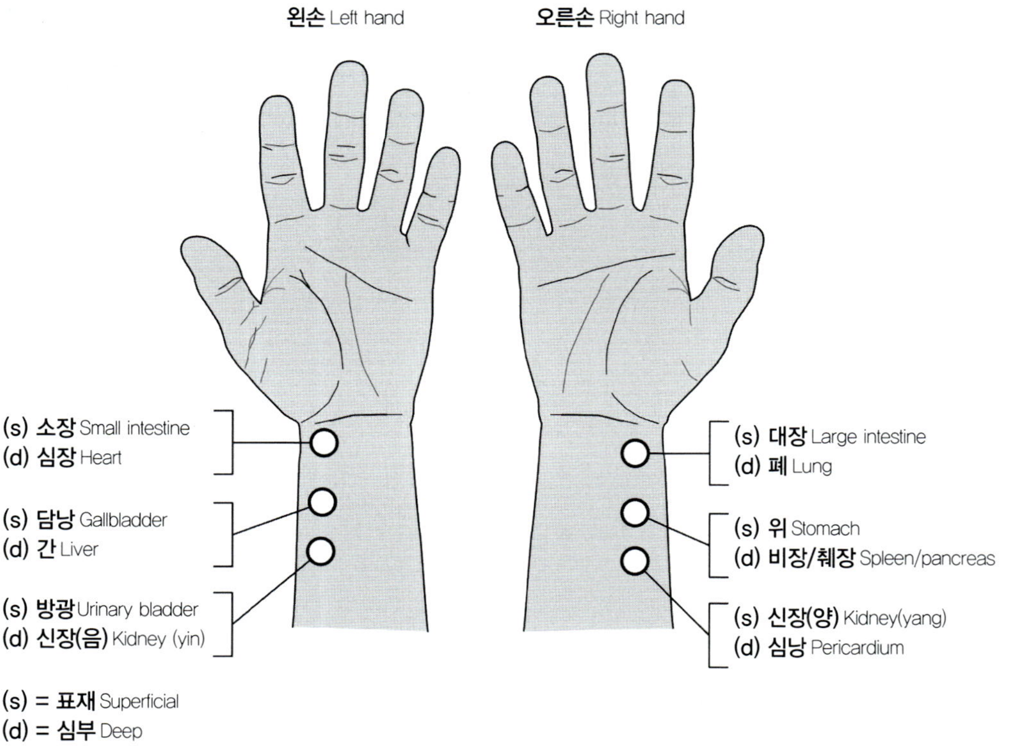

그림 4-3 ◆ 진맥에 사용되는 주요 혈자리 위치

06 치료 *Treatment*

개개인으로부터의 음양의 조화는 유일하기 때문에 중국전통의학 전문가들은 그들의 치료법을 각 환자에게 맞춰 다듬어야 한다. 중국전통의학의 치료 목적은 식이요법, 허브요법, 마사지, 침술, 기공(氣功), 과사(刮痧, gua sha) 등을 통해 환자에게 음양의 조화를 찾아주는 것이다. 풍수(風水, Feng Shui)는 환자에 대한 직접적인 치료법은 아니지만 그들의 건강과 안녕에 큰 영향을 미치는 요인이다.

식이요법

가장 간단하고 쉬운 치료법은 식이요법이다. 식이의 개입은 환자의 개별적 부조화 유형에 기초하여 정해진다. 음식은 신체의 내부 '기후'를 재조정하는데, 이 과정에서 체온에 따라 몸의 기운을 높이기도 하고 낮추기도 한다. 음식의 열적 특성은 인체 내에서 소화된 후 사람이 느끼는 방식에 따라 묘사된다. 예를 들어, 수박이나 아스파라거스와 같은 찬 음식을 먹고 난 사람은 몸과 정신이 시원해짐을 느낀다. 연어, 양고기, 고구마와 같은 따뜻한 기운의 음식을 먹은 후에는 체내가 따뜻해지는 느낌을 받는다. 중성식품은 특정한 체온의 변화를 가져오지 않으므로 좋은 식이 균형 군이 될 수 있다. 건강을 유지하기 위한 식이는 다양해야 하며 하루에 적어도 일곱 가지의 각기 다른 과일, 채소를 섭취해야 신체의 온도가 올라가거나 내려가는 불균형을 막을 수 있다. 만약 어떤 사람이 아프고 체온이 올라간다면, 시원한 음식을 통해 식이요법을 해야 하며 그 반대의 경우도 마찬가지이다. 전반적인 일상 식이요법에 더해, 특정 음식들은 체온의 상승과 하강 같은 불균형을 치료해 주는 약으로 사용되기도 한다(Cohen, 2015). BOX 4-1에 몇몇 음식들과 그들의 신체에 대한 효과를 제시한다.

BOX 4-1 식품 열성 정도

차가움

돼지고기, 오리고기, 달걀, 조개, 꽃게, 수수, 보리, 밀, 상추, 브로콜리, 시금치, 토마토, 바나나, 수박, 아스파라거스, 아이스크림, 간장

중성

쇠고기, 소 간, 토끼고기, 정어리, 마, 쌀, 옥수수, 호밀, 감자, 근대, 순무, 당근, 레몬

따뜻함

참치, 칠면조고기, 연어, 양고기, 사슴고기, 닭고기, 닭 간, 새우, 숭어, 오트밀, 양배추, 호박, 케일, 파, 셀러리, 생강, 설탕, 마늘, 후추

음식은 여섯 가지 맛에 따라 분류되며 신체에 대해 각기 다른 효과를 갖는다. '단' 음식은 소화와 기(氣)에 도움을 주며 비장과 위장의 활동에 영향을 미친다. '짠' 음식은 신장과 방광에 영향을 미치며 종종 낭종과 종양을 유연하게 하며 수술 전에 시도되기도 한다. 레몬이나 토마토와 같은 '신' 음식은 장, 비뇨기, 생식기, 호흡기 등의 점막을 건조하게 하기 위해 사용된다. 마늘, 양파와 같은 '자극적인' 음식은 소화를 돕고 혈액순환을 원활히 하며 땀의 분비를 촉진한다. 푸른 채소, 탄산수와 같이 '쓴' 음식들 또한 소화를 돕고 장을 조절한다. 콩, 감자 등 '떫은' 음식은 눈물, 침, 땀 등의 분비를 줄인다

각 음식들은 모두 양과 음의 기운을 갖지만 특별히 강한 기운을 갖고 있다. 찬 음식, 쓰고 짠 음식은 음의 기운을 갖는다. 뜨거운 음식, 자극적인 음식, 단 음식은 양

의 기운을 갖는다. 너무 많은 음기 음식을 먹으면 느릿해지고, 긴장이 풀리며 차분해지고 몸무게가 증가하며 감정적으로 예민해진다. 이러한 음의 기운에 대해서는 양기 음식을 섭취하는 식이요법을 통해 신진대사를 활발히 하고 몸에 에너지를 넣어 주어야 한다. 과도한 양기 음식을 섭취한 사람은 긴장, 시끄러움, 과도한 행동, 공격성을 보이기도 한다. 음기 음식은 내적 긴장을 풀어 준다.

중국전통의학 전문가들은 신체 균형을 위해 그리고 다양한 신체 조건을 향상시키기 위하여 특정한 음식들을 추천한다. 음식은 심신에 미치는 영향이 강력한 치료 제이며, 특히 일시적 질병 치료에 효과적이다. 하지만 음식만을 통해 중증 및 만성 질병을 치료할 수는 없다.

허브요법

허브요법은 중국전통의학의 통합적인 부분이다. 진단과 치료의 복잡함에 있어서는 서양의 내과 의학과 유사하다. 허브는 차의 형식으로 섭취되며, 이는 가루, 알약, 반죽, 팅크 형태로 제조되어 내과와 외과에서 사용된다. 음식과 마찬가지로 허브 또한 계피처럼 몸을 따뜻하게 해 주거나 민트처럼 몸을 식혀 주는 효능을 갖는다.

수술이 요구되는 몇몇 상태를 제외하고, 허브는 중국전통의학 현장에서 대부분의 질병을 치료하기 위해 사용된다. 허브는 추출된 그 자체의 성분을 사용하기보다는 여러 허브가 복합적으로 처방된다. 중국전통의학 전문가들은 허브의 치료 효능이 식물 구성 성분들의 복합적인 작용을 통한 시너지 효과에 의해 발효된다고 본다. 하나의 허브가 다양한 질병을 치료하는 데에 사용되기도 한다. 마찬가지로 같은 질병을 앓는다고 해도 이는 개인의 건강 상태가 다르기 때문에 환자마다 다른 허브가 처방될 수 있다. 허브는 항바이러스제, 항균제, 항진균제, 항암제로 이용된다. 또한 허브는 통증 치료, 소화 촉진, 콜레스테롤 수치 저하, 질병 저항력 증진, 면역기능 강화, 혈액순환 촉진, 규칙적인 월경, 기력 보충에 사용되기도 한다(Cohen, 2015). BOX 4-2에는 중국전통의학에서 강화제로 사용되는 허브가 나열되었다. 허브의 사용에 대한 더 자세한 내용은 제6장에서 다룬다.

BOX 4-2 중국전통의학에서 자주 사용되는 강장 허브들

허브	용도
자운영	백혈구의 활동 증가를 통한 면역 기능 강화; 항체 및 인터페론 생성 증가
동차이	혈액순환 향상을 통한 혈액 강장, 자궁 강화, 여성 호르몬 균형 유지
마늘	혈압 하강, 콜레스테롤과 중성지방 수치 감소; 살균 및 항균
생강	체온 상승 효과, 소화 촉진, 메스꺼움 감소, 아픔과 통증 완화
은행	알레르기와 천식성 감염 방지; 아스피린 및 기타 항응고제에서 얻을 수 없음; 수술 전의 혈액 출혈을 막음
인삼	식욕 증강 및 소화 도움, 피부 및 근육 강화, 성욕 감퇴 억제
가시오가피	면역체계 강화, 기력 증가
녹차	콜레스테롤 저하, 항암 효과, 항균 효과
하수오	혈액 정화, 머리카락과 치아 영양 공급, 기력 보충; 성적 능력 강화
감초	기관지염과 천식의 거담제로 활용; 항염증 역할, 진해제
당귀	기관지를 통한 기관지 경련 방지
마황	경미한 천식에 효과; 에페드린 함유로 인해 고혈압, 심계 항진, 두통, 초조함, 불면증 유발 가능성이 있음. 에페드린을 사용하는 것은 메탐페타민 제조에 사용되기 때문에 많은 나라에서 금지되고 있음
양파(케르세틴)	천식 환자의 혈소판 활성화 방지

마사지

책의 앞에서 언급했듯이 중국의 전통 마사지 방식은 기원전 200년에 언급되었던 추나(推拿, Tuina)이며, 이는 현재 존재하는 모든 마사지 치료법의 선구자로 자리 잡고 있다. 추나는 일반적인 마사지와는 달리, 근골격계 질병뿐만 아니라 내과 질병 치료도 가능하다. 추나 전문가들은 중국전통의학이 치료를 시작하기 전에 진단을 행한다는 것을 알고 있다. 추나는 주로 기공과 결합되어 일반적인 건강, 힘, 스태미나를 키우는 데 활용된다. 힘을 주고 진정을 시켜 주는 두 기술은 다양한 의학적 상황에서 활용된다. 아래는 주로 활용되는 주요 기술들이다(Pritchard, 2015).

- Ma: 손바닥이나 손가락 끝을 문지른다.
- Pai: 손바닥이나 손가락 끝을 가볍게 두드린다.
- Tao: 엄지나 손가락 끝으로 강하게 꼬집는다.

- An: 엄지, 손바닥, 손등으로 빠르고 리듬감 있게 누른다.
- Nie: 엄지와 검지를 사용하여 치료할 부위 주변을 꼬집는다.
- Ning: 일정한 부분을 비틀고 올린다.
- Na: 일정한 박자로 에너지 경로를 따라 누른다.
- Tui: 누르고, 가끔 약한 떨림을 준다.

마사지는 피부에서 근육 아래까지 혈액과 림프의 순환을 증가시키고, 영양소를 더해 주며 통증을 경감시킨다. 또한 마사지는 상해를 입은 팔다리의 움직임을 회복하는 데 도움을 주고 균형감각을 되찾는 데 긍정적인 효과를 준다. 마사지는 스트레스와 긴장을 줄여 주는 효과적인 방법이다. 마사지는 어린이들을 위한 치료에 있어 가장 우선적으로 사용되는 방식이다. 제10장에서 마사지에 대해 자세히 다루고 있다.

침술

침술(acupuncture)은 피부 표면 가까이에 지나가는 경락에 각각 위치하는 쉐(hsueh)라고 불리는 특정 해부점을 자극하는 것이다. 일반적으로는 가는 바늘로 피부를 찌르는 방식이지만 의사들은 종종 지압(shiatsu), 마찰, 흡입, 열, 전자기적 에너지를 활용하여 해부점을 자극하기도 한다. 침술의 근본적인 목적은 중국전통의학 의사들의 철저한 평가에 따라 환자의 기운 흐름을 조정하는 것이다. 이에 따라 치료법은 한 사람의 전체적인 상태를 파악한 후 내려지며 건강을 되찾기 위한 기의 흐름을 바로잡는 데에 목적이 있다. 침술에 대해 연구하고 시행하는 서양 의료 전문가들 중 몇몇은 침술의 전반적인 문맥을 놓친 채로 환자의 상처 부분 또는 질병에만 초점을 맞추는 실수를 한다.

침술은 극심하고 만성적인 고통, 운동장애의 치료에 효과적이다. 또한 호흡기와 심혈관질환(천식, 만성 폐색성 폐질환, 심계항진, 고혈압), 눈, 귀, 코, 목 관련 질환(결막염, 이명, 메니에르증후군, 비염, 인후염), 위장질환(위염, 위궤양, 대장염, 변비, 과민성 대장 증후군), 비뇨생식기질환(월경전 증후군, 자궁내막증, 폐경기 증상, 전립선염, 요실금, 발기부전증), 피부염(습진, 대상포진, 두드러기), 정신질환(불안, 우울, 조현병), 기타 중독 증세 및 금단증후군과 같은 질병의 치료를 위해 사용된다. 이 침요법은 그 자체로도 완전한 체계를 갖추며 호르몬계의 균형을 잡고 신체 전반의 기력을 회복하는 데 아주 유용하다. 유아, 임산부, 혈우병 환자, 심혈관계 장애를 가진 자는 침술의 사용을 금해야 한다(Ergil & Ergil, 2015). 침술에 대한 더 자세한 내용은 제11장에서 다루었다.

뜸(moxibustion)은 신체의 혈자리에 특정 물질을 태워 열을 발생시키는 치료법이다. 체계적 문헌고찰 논문에서 골반위 분만을 바로잡기 위해 사용되는 뜸치료는 임신 33~35주에 시행하는 것이 가장 효과적이라고 보고하고 있다. 스페인 보건복지부는 무작위 다기관 공동실험을 통해 뜸치료와 골반위 분만의 관계를 연구하기 시작했다(Ergil & Ergil, 2015).

부항(cupping)은 피부에 흡입용 컵을 올려놓는 치료법이다. 흡입용 컵은 피부 위에서 진공 상태가 되며 피부 안쪽의 축적된 독성물질을 빨아들인다. 처음 몇 번 부항을 시행하면 홍반 또는 반상 형태의 동그란 점이 나타나지만 아프지는 않다. 추후 독성물질이 몸에서 모두 제거되면 부항을 해도 동그란 점은 생기지 않는다(Ergil & Ergil, 2015).

기공(氣功)

기공(qigong)은 생명의 필수 요소인 기력과 혈액의 청결하고 건강하고 원활한 순환을 위한 호흡, 움직임, 자가 마사지, 명상을 사용하는 예술 · 과학이다. 인도의 요가와 비교되기도 한다. 기공과 요가의 전통적인 자가 치유법은 '움직임을 동반하는 명상'이라고 일컬어진다. 미국인들에게 널리 알려진 타이치(T'ai chi)는 기공의 좀 더 역동적인 모습을 띤 방식이다. 중국에서는 어린이부터 직장인, 노인 심지어 병원에 입원한 환자들도 매일 기공을 한다. 건강하거나 병이 있는 사람이거나 상관없이, 기공은 사람들이 직접 배워 실천하기 쉬운 기술이다. 기공은 피로와 기억력 감퇴를 줄여 주고 몸의 기능을 강화시켜 기력을 발생시킨다.

깊은 호흡을 하는 것은 일종의 이완감과 같은 효과를 보인다. 의도적으로 이완의 효과를 얻기 위해 호흡을 하면 그 효과는 더욱 높아진다. 어느 정도의 움직임과 자가 마사지와 함께 깊은 호흡을 하면 자가 치유능력은 증가하게 된다. 숨을 쉴 때 깊고 의도적으로 이완하는 것은 감정적 스트레스의 해소, 안정적 감정, 자연적인 영성의 향상에 큰 도움이 된다.

과사(괄사, 刮痧)

과사(gua sa)는 중국전통의학기술로, 피부에 오일을 바른 뒤에 납작한 옥, 수저, 기타 가장자리가 둥근 도구를 이용해 문지르며 몸속에 있는 독성물질을 빼내는 방식이다

(**그림 4-4**). 과(刮, gua)는 중국어로 '문지르거나 긁어내다'는 의미를 지니고, 사(痧, sha)는 빨간 반점을 의미하는데 이는 피부를 투과해서 밖으로 나온 독성을 나타낸다. 환자의 몸에 경혈이 존재하는 부위 중 팔, 등, 가슴 등을 의료 전문가들은 과사를 통해 치료하고자 한다. 섬유근육통, 고혈압, 관절염, 근육통, 감기와 독감의 조기 발견과 같은 경우에 과사가 활용된다.

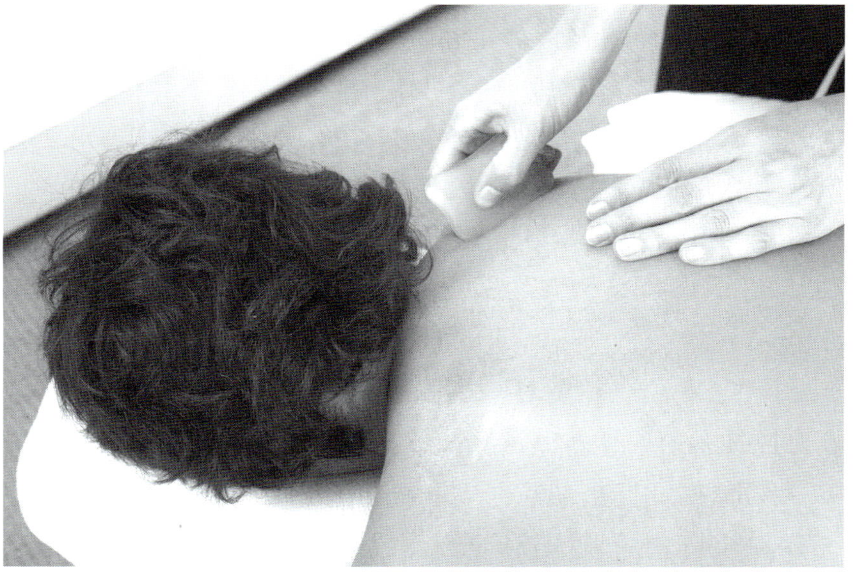

그림 4-4 ◆ 납작한 돌을 이용한 과사 치료

출처: Tyler Olson/Shutterstock.

풍수

풍수(feng shui)는 인간이 사는 주변 지역과 그의 삶이 조화를 이루도록 하는 고대 중국전통이다. 풍수는 중국과 인도에서 수천 년 전에 무덤을 장식하는 것을 시작으로 지금은 전 세계적으로 명성을 얻고 있다. 현대의 의학 전문가들은 사람이 사는 집과 환경을 거치는 에너지의 흐름을 바탕으로 풍수가 설계된다고 본다. 최우선 목적은 행복, 번영, 건강을 가져다 줄 수 있는 주변 환경을 통제하고 균형 있게 하는 데에 있다. 풍수는 기와 음양오행과 오계, 숫자의 원리와 연결되어 있으며 소위 다른 질병 치료법들에 연계된다고 일컬어진다.

다수의 사람은 주위의 환경이 그들에게 미치는 영향을 알 수 있고 풍수를 통해 그들의 삶의 질을 향상시키고자 한다. 의료 전문가들은 집의 기운과 그곳에 거주하는 사람들 사이의 상호작용에 대해 조사한다. 사람들이 병에 걸리는 것을 볼 때, 상호작용 과정에서 나타나는 기운에서 왜, 어떻게 발생했는지를 찾을 수 있으며, 그 기운은 사람들의 건강이 나아지는 쪽으로 바뀔 수도 있다. 풍수 전문가들은 사람들이 가구를 배치할 때 어떤 위치, 색깔, 디자인이 그들에게 편안함, 건강, 안녕을 가져다 줄지를 알려 준다. 예를 들어, 현관에서 집안으로 들어갈 때는 휴식 공간으로 이어져야 한다. 집에서의 현관은 좋은 기를 받아들이는 곳이므로, 문 주위의 방해물들은 좋은 기, 번영, 행운이 집으로 들어오는 것을 막을 수도 있다고 본다. 풍수에서는 계단 배치, 현관문과 뒷문 배치, 침실 배치, 전기 제품 배치, 안방과 식사 공간 및 부엌과 화장실의 배치, 벽난로 장소, 심지어 예술품의 선택도 제시하고 있다. 거울은 많은 치유적 의미를 갖는데, 어두운 통로를 밝히거나, 기의 흐름을 느리게 한다든가, 원하지 않는 기운을 반사하는 등의 의미를 갖는다.

색은 사람이 의식적으로나 무의식적으로 반응하는 것에 대한 진동의 의미를 갖는다. 빨간색은 흥분과 지배를 뜻하며 온기와 번영을 나타낸다. 노란색은 지성, 결단력, 낙관을 나타낸다. 초록색은 성장, 생식, 조화를 상징하는 반면 파란색은 평화와 진정을 상징한다. 보라색은 위엄과 영성을, 갈색은 안정과 안전을, 분홍색은 행복과 사랑을, 주황색은 소통을 의미한다. 흰색은 새로운 시작과 순수함을 상징한다. 검정색은 기이함과 독립을 나타낸다. 풍수의 목적은 인간 주위에 존재하는 좋은 기의 흐름과 균형 · 조화를 증가시키는 데 있다. 풍수 음악은 육체와 정신 기력의 자연스러운 균형을 통해 육체와 정신의 건강을 향상시키기 위해 고안되었다(Liang, 2016).

07 연구 *Research*

중국전통의학 기관을 통한 중국에서의 많은 연구에도 불구하고 많은 의학 연구는 다양한 치료법의 결과 측정 보고서에 그쳤다. 이러한 형식의 자료는 서양의 언어로 번역되는 것이 어려운 것은 물론이고 일반적이고 분석적인 생의학 모델의 형식을 따르도록 번역되기도 어렵다. 전 세계적으로 연구의 표준은 문화의 영향을 받게 된다. 모든 나라에서 의학 전문가들이 무작위 이중 맹검의 임상적 시험을 해야 된다고 생각하지 않는다. 조사를 통한 자료들은 연구 지역의 영향을 받을 수밖에 없다. 중국과 일본의 과학계에서 의미를 갖는 연구일지라도 그 영향력이 유럽과 북미의 생의학계에 동일하게 나타나지는 않는다.

많은 연구는 약리학에서 진행되었으며, 전통 허브들 중 독성이 있다는 연구도 다수 진행되었다. 중국과 일본 연구에서는 만성 간염, 류마티스 관절염, 고혈압, 아토피성 피부염, 에이즈 등 각종 면역체계 장애, 특정 암 분야에서 허브의 효과를 증명하였다. 허브는 화학요법과 방사선 치료의 부작용을 치료할 수도 있다. 이러한 결과는 생의학 조사 표준을 사용하여 활용되기 유용하다. 침술은 중국전통의학에서 가장 철저하게 조사되고 연구되었던 요소 중의 하나이다. 조사 연구는 구체적인 의학실무를 다루는 여러 장에 걸쳐 설명되었다. 앞으로의 연구 전망을 보면 건강한 신체를 유지하기 위한 수기요법, 생체전기, 자기장 치료, 심신 중재의 사용이 포함될 것이다.

몇몇 작은 규모의 연구가 다음의 결과를 포함한다.

- 전통중국의학의 체계적 문헌고찰과 메타분석에서 침술, 경락, 부항은 경부통과 요통을 가진 대상자에게 효과적인 것으로 나타났다(Yuan, Guo, Liu, Sun, & Zhang, 2015).
- 부항의 무작위 통제 연구는 만성 경부통과 어깨 통증에 효과가 있는 것으로 나타났다(Chi et al., 2016).

08 연계 시스템 *Related systems*

티베트

티베트 불교에서는 종교와 의학이 밀접하게 연결되어 있다. 불교의 영적 목적은 한 인간의 특성과 고통이 무엇인지를 이해하고 그들의 삶에 자비를 베풀도록 하는 데에 있다. 한층 더 정교한 티베트 의학에서는 일반 의학과 철학적 가정뿐만 아니라 한 개인의 감정, 태도, 삶의 양식, 영적 신념도 고려한다. 한 인간의 긍정적인 행동은 행복을, 부정적인 행동은 고통을 가져온다고 본다. 이러한 인과관계는 **카르마(karma)** 라고 일컬어진다.

티베트 의학에서는 두 가지 원인에 의해 질병이 발생한다. 하나는 과거의 카르마에서 비롯된 영적 원인이다. 영적 질병은 심 · 신 · 령이 균형을 잡도록 해 주는 명상과 요가를 활용하는 전문가에 의해 치료가 진행된다. 한 인간이 그의 마음을 균형 잡힌 상태로 잘 유지하기 위한 과정을 학습하는 것을 **진리법(dharma)**이라고 한다.

질병의 두 번째 원인은 계절 변화, 취미, 행동, 직위, 부정적 심리 상황 등을 포함하는 현세로부터 온다. 질병은 내적 조화나 균형의 부족 또는 거대한 외부 환경과의 부조화로 인해 발생한다고 본다. 티베트에서의 진단법은 중국전통의학에서 제시된 방식과 유사하다. 환자가 자가 치유를 위한 요소들을 활성화시키기 위한 근본적인 요소들을 보살핌과 자비라고 본다. 포드[Forde](2008)는 "티베트에서 가장 중요한 치유법은 자비이다."라고 하였다. 생의학계 학자들은 이러한 철학을 잘 알고 있어야 한다.

다른 치료법으로는 식이 변화, 마사지, 운동, 요가, 명상, 호흡, 뜸, 침술이 있다. 수술은 정말 필요할 때만 행해진다. 허브학은 허브, 미네랄, 과일, 나뭇가지, 뿌리, 동물 등을 활용한다. 미국전통의학에서는 의료 전문가의 마음 상태와 약물 수집 방법이 약의 치료 효과에 큰 영향력을 갖는다고 여긴다. 모든 약물의 준비 과정은 진심으로 행해져야 한다고 보는 것이다.

한국

중국 의학은 기원전 200년경 한국에 들어왔다. 한국과 중국의 밀접한 관계는 수백 년간 사상의 교류를 증가시켰다. 서기 10세기, 한국은 중국으로부터 정치적으로 독립했지만 문화와 의학의 교류는 지속시켰다. 근대 1971년 한국에서 개발된 수지침을 포함한다. 신체 전부가 손바닥에 축소된 형태로 위치하며, 짧고 가는 바늘과 자석 등을 활용하여 손바닥을 자극한다. 수지침은 전 세계적으로 알려지게 되었다(Ergil & Ergil, 2015).

일본

국가 간 의학 정보 교류는 서기 1세기로 거슬러 올라간다. 중국 의학 서적들이 일본에서 사용되기 위해 8개국에서 번역되었다. 몇몇 부분들은 중국 의학의 독특한 의학 방식으로 나타났다. 당시 일본에서는 허브가 귀했기 때문에 드물게 처방전에 제시되었다. 진단 과정의 한 부분으로서의 촉진은 복부 에너지 경로의 촉진을 포함한다. 일본의 특정 지역에서는 침술, 마사지, 허브 등의 치료법을 독립적인 허가를 받은 의사들만 치료할 수 있도록 제한하기도 한다. 일본 의학에서는 침술을 시행할 때, 중국식 침술에 사용되는 도구와 흡착기를 사용하지 않고, 손가락 크기의 바늘을 활용한다. 지압(指壓, Shiatsu)은 환자의 안녕을 도모하고 질병을 예방하기 위한 기력 기술을 사용하는 전체적 건강 치료 모델이다. 이 치료는 환자와 의사 간의 관계를 기반으로 하며 이때 의사는 환자의 기력 부조화를 치료하기 위해 해부점을 누른다.

산림욕(forest bathing)은 최근 일본 의학에서 이루어지는 중재이다. 사람들에게 숲으로 가서 80분 동안 걸으라고 한다. 깨끗하고 맑은 공기와 조용한 분위기는 이완을 증가시키고, 인간의 자연살해세포의 작용을 향상시키고 교감신경계의 활동과 부정적인 감정을 줄이고 부교감신경계의 활동을 증가시킨다. 산림욕은 건강을 증진시키고 질병을 예방하는 방법으로 추천된다(Li et al., 2016).

유럽

유럽에서 중국 의학의 역사가 시작된 것은 16세기 중반으로 거슬러 올라가며, 이 시기는 유럽 의사들이 중국에 여행하고 연구하러 가기도 하였으며 일본에서는 침술에 대한 서적을 쓴 시기이다. 1950년, 1960년은 두 유명한 영국계 침술가인 플릭스만Flix Mann과 시드니 로즈 네일Sidney Rose-Neil이 영어권 국가들에 침술을 소개한 시기이다(Ergil, 2015).

미국

1826년 프랭클린 바흐Franklin Bach는 치료과정에서 침술을 도입한 첫 미국 의사 중 1명으로 손꼽힌다. 당시 미국에 이주간 노동자들은 중국전통의학 의사들과 허브 상인들과도 동반했다. 중국인 아퐁척Ah Fong Chuck은 1901년 미국에서 처음으로 중국전통의학 허가를 받은 의사이며, 당시 그는 미국 아이다호에서 의사 면허를 취득하였다. 그러나 제2차 세계 대전의 발발과 중국으로부터의 허브 유입 중단으로 그들은 실직하거나 차이나타운으로 들어가게 된다. 1970년 미국의 닉슨 대통령은 중국과의 교류를 재개하며 중국전통의학 방식을 미국 전역에 다시 시행하도록 하였다. 현재 많은 북미 원주민 사이에서 침술, 허브, 기공이 많은 관심을 끌고 있다(Ergil, 2015).

09 통합간호실무 Integrated nursing practice

중국 이주민들에게 서양 의학을 통한 치료는 극심하거나 생명에 지장이 되는 상황에 이용된다. 중국전통의학을 통해 중국인들은 그들의 건강을 유지한다. 이주 생활 도중에 그들의 건강과 질병을 관리하는 것은 단순한 개인적 차원의 문제를 넘어 가족의 일로 간주된다. 가족구성원과 친구들은 의사결정 과정에서 건강에 대한 정보를 공유 · 제공한다. 이러한 배경 지식을 토대로 간호사들은 그들을 문화적으로 어떻게 다루어야 하는지 알 수 있다(Kong & Hsieh, 2012).

간호사들은 중국전통의학 의사들과 완벽히 동일한 교육을 받지는 않았지만 어느 정도의 원리는 공유한다. 그들은 사람들이 마음, 신체, 감정, 정신으로 이루어지며, 스트레스를 받을 때 몸의 기운이 균형을 잃고 그 기운은 끊임없이 흐르며, 사람들은 스스로를 치유하고 환자와 의사의 관계가 동반자의 관계와 다름없다고 본다.

관심과 공감은 간호사들과 중국전통의학 의사들이 치료할 때 환자들에게 자가치유력을 키우게 하는 데 도움을 주는 근본적인 요소이다. 지극정성으로 환자를 돌보는 간호사의 태도는 환자를 돕고 편하게 하고자 하는 의도이다. 의사를 통한 치료 효과가 금방 나타나지 않더라도 간호사는 최선을 다해 환자에게 관심과 공감을 주어야 한다. 즉, 환자가 다른 사람과의 치유관계를 맺는 단계 이전에 스스로에 대해 집중하고 아는 것이 중요하다는 것이다. 이는 다른 사람에 집중하는 것이 스스로 내면과 대화를 하면서 방해받는 것보다 낫다는 것을 의미하기도 한다. 모든 단계의 간호실무는 간호 개입을 위한 지침서 등과 같은 내용을 포함한다. 일부 간호사들은 중국전통의학의 원리와 실무에 대해 심층 연구하며 자신의 학업을 지속시키고자 한다. 연구 관련 자료와 프로그램은 '침술 및 한의학 교육을 위한 교실 및 대학에 대한 국립인증위원회'에서 얻을 수 있으며 이 위원회의 주소는 참고자료에 명시했다.

환자를 돌보기 전에 우리는 우리의 가치를 정확히 알고 스스로를 돌볼 줄 알아야 한다. 중국전통의학에서는 자가 치유를 설명할 때 우리 삶의 균형과 조화를 유지하며 스스로 방식을 찾는 것이라고 한다. 운동 프로그램은 에어로빅, 달리기, 수영과 같은 활발한 운동을 포함하며 또한 기공, 태극권(t'ai chi), 요가와 같은 부드러운 움직임도 있다. 접촉은 우리의 감각이 원활하게 활동하는 데 매우 중요하다. 자가 마사지, 파트너 마사지, 전문 의사를 통한 마사지 등은 균형감각에 도움을 주며 타인과의 연계를 제공한다. 명상, 기도, 숭배 등은 영적 자가 치유에 속한다. 호흡은 육체적인 긴장을 풀어 주고, 우주와 정신을 연결시키는 과정을 통해 정신적인 스트레스를 감소시켜 준다.

식이요법은 중국전통의학의 또 다른 부분이며 현실 지침서를 제공한다. 북미 원주민들의 습관을 보면 균형의 원리를 무시하다시피 과식과 굶음을 반복한다. 과일 몇 종류만 먹는 식이요법은 햄버거만 먹는 식단과 비슷할 정도의 위험성을 갖는다. 중국전통의학에서는 식이요법을 할 때 가능한 한 다양한 음식을 먹는 것이 질병을 예방할 수 있다고 한다. 예를 들어, 온 · 냉 부조화는 하루에 최소 일곱 가지의 과일과 채소를 섭취함으로써 치료될 수 있다.

가볍고 일시적인 질병은 몇 가지 식이요법을 통해 치료될 수 있다. 일반적인 유형의 찬 감기는 저열, 식은땀, 두통, 근육통, 콧물 흐름, 흰 가래가 섞인 기침의 증상을 보이며, 마늘, 생강, 쪽파, 후추, 호박, 사과, 양파, 양고기 등을 통해 치료할 수 있다. 열 감기의 경우에는 고열, 땀, 두통, 목 건조함과 목 아픔, 목마름, 비충혈, 끈적거리고 노란 콧물의 증상을 보이며, 수박, 가지, 바나나, 자두, 토마토, 두부와 같은 찬 음식으로 치료할 수 있다. 찬 유형의 요통은 눕는다고 아프지는 않지만 비가 오는 날에는 통증이 느껴지는데 이는 마늘, 닭, 사과, 참마, 셀러리, 양파, 복숭아, 겨자 잎과 같은 따뜻한 기운의 음식으로 다룬다. 더운 유형의 요통은 눕기만 해도 통증이 느껴지며 다리가 약해지고 재발의 빈도가 잦은데, 이는 땅콩, 참깨, 대두, 파인애플, 포도 등 찬 기운의 음식으로 달랜다.

다른 대체 치료법들의 형태와 같이, 중국전통의학에서는 호흡을 삶의 기능에 있어 가장 중요하게 고려한다. 호흡의 방해는 신체 기능 능력을 떨어뜨리고 질병을 유발한다. 건강한 호흡 습관을 갖는 것은 스트레스를 통제하고 심신과 감정, 정신의 균형을 유지시킨다.

참고문헌

Chi, L. M., Lin, L. M., Chen, C. L., Wang, S. F., Lai, H. L., & Peng, T. C. (2016). The effectiveness of cupping therapy on relieving chronic neck and shoulder pain: A randomized controlled trial. *Evidence-Based Complementary and Alternative Medicine*. doi: 10.1155/2016/7358918

Cohen, M. R. (2015). *The New Chinese Medicine Handbook*. Beverly, MA: Quarto Publishing.

Ergil, K. V. (2015). China's traditional medicine. In M. S. Micozzi (Ed.), *Fundamentals of Complementary and Alternative Medicine* (5th ed., pp. 477-507). St. Louis, MO: Elsevier Saunders.

Ergil, K. V., & Ergil, M. C. (2015). Classical acupuncture. In M. S. Micozzi (Ed.), *Fundamentals of Complementary and Alternative Medicine* (5th ed., pp. 508-543). St. Louis, MO: Elsevier Saunders.

Forde, R. Q. (2008). *The Book of Tibetan Medicine*. New York, NY: Sterling.

Kong, H., & Hsieh, E. (2012). The social meaning of Traditional Chinese Medicine: Elderly Chinese immigrants' health practice in the United States. *Journal of Immigrant Minority Health*, 14(5): 841-849. doi:10.1007/s10903-011-9558-2

Li, Q., Kobayashi, M., Kumeda, S., Ochiai, T., Miura, T., Kagawa, T., … Kawada, T. (2016). Effects of forest bathing on cardiovascular and metabolic parameters in middle-aged males. *Evidence-Based Complementary and Alternative Medicine*. doi: 10.1155/2016/2587381

Liang, S. (2016). *Feng Shui On a Dime*. Los Angeles, CA: Transformind Books.

Pritchard, S. (2015). *Tui Na: A Manual of Chinese Massage Therapy* (2nd ed.). London: Jessica Kingsley Publishers.

Quintasket, C. (1990). The dutiful wife. *The Salishan Autobiography* by Mourning Dove.

Rinpoche, C. N., & Shlim, D. R. (2015). *Medicine & Compassion*. Somerville, MA: Wisdom Publications, Inc.

Silver, T. (2011). *Outrageous Openness: Letting the Divine Take the Lead*. Urban Kali Production.

Yuan, Q. L., Guo, T. M., Liu, L., Sun, F., & Zhang, Y. G. (2015). Traditional Chinese Medicine for neck pain and low back pain: A systematic review and meta-analysis. *Public Library of Science*. doi: 10.1371/journal.pone.0117146

참고자료

Academy of Chinese Culture and Health
Sciences 1601 Clay Street
Oakland, CA 94612
510.763.7787
www.acchs.edu

American Academy of Medical
Acupuncture 1970 E. Grand Ave., Suite 330
El Segundo, CA 90245
310.364.0193
www.medicalacupuncture.org

American Association of Acupuncture
and Oriental Medicine
P.O. Box 162340
Sacramento, CA 95816
866.455.7999
www.aaaomonline.org

Australian Chinese Medical Association
P.O. Box 2328
Carlingford Court
NSW 2118
61.2.9873.6222
www.acma.org.au

Chinese Medicine and Acupuncture
Association of Canada
154 Wellington Street
London, ON N6B 2K8
519.642.1970
www.cmaac.ca

Council of Colleges of Acupuncture and
Oriental Medicine
600 Wyndhurst Ave, Suite 112
Baltimore, MD 21210
410.464.6040
www.ccaom.org

Chapter 5

아유르베다의학

Ayurvedic Medicine

마음과 육체의 건강 비결은 과거를 애석해하거나 미래를 걱정하지 않고 현재를 현명하고 충실하게 사는 것이다.

- 석가모니(SIDDHARTHA GAUTAMA BUDDHA)

01 배경 Background

아유르베다(ayurveda)는 세계에서 가장 오래된 의학체계 중 하나로 인도에서 5000년 이상 이어져 내려왔다. 아유르베다의학은 총체적이고 정교한 체계로 신체, 정신, 영혼의 균형뿐만 아니라 인간과 그들을 둘러싼 환경 그리고 더 큰 우주 사이의 균형을 아우른다. 아유르베다는 산스크리트어로 '생명'을 뜻하는 아유르(ayur)와 '지식'을 뜻하는 베다(veda)로부터 파생되었으며, 생명의 과학을 뜻하는 단어이다. 아유르베다는 힌두교, 불교 및 다른 종교 단체에서 활용되며, 인도와 서양 전반에서도 르네상스를 겪었다. 유사한 의학체계는 남인도의 시다(sdha) 의학과 인도와 아시아의 우나니(unani)의학이다.

아유르베다는 다른 시스템들로부터 유용한 내용을 통합한 복잡한 체계이다. 이 고대 방식은 의생명과학과 양자물리학을 포함하는 현대 과학과 기술에 적용되었다. 아유르베다와 전통의학의 융합은 매우 경쟁력이 있는 것으로 입증되었다(Micozzi, 2015).

02 개념 Concepts

아유르베다는 소우주와 대우주 관계의 근본적 연계를 주장한다. 사람들은 신에 의해 창조되었고, 또한 우주의 시간을 지나며 세계를 구성하는 모든 것을 지니고 있다. 인간을 이해하기 위해서는 세계를 알아야 하고 반대로 세계의 현상을 이해하기 위해서는 인간을 알아야 한다. 아유르베다는 개인의 건강과 삶의 질은 연계되어 있음을 강조한다. 그러므로 오염 관리, 적절한 삶의 조건 등을 통한 사회 전반의 환경 관리를 중시한다. 중국전통의학에서처럼 아유르베다는 질병보다는 사람 자체에 초점을 맞춘다(Shunya, 2017).

다섯 가지 요소

아유르베다는 자연과 사람이 다섯 가지 요소와 질적인 측면으로 구성된다고 본다.

이 다섯 요소는 흙(earth), 물(water), 불(fire), 공기(air), 허공(space)이며 물질과 에너지를 포함한다. 이들은 상호작용하며 존재하는 모든 것들에 존재한다. 흙(earth)은 질음, 무거움, 강함을 뜻한다. 신체의 모든 고체의 형태를 띤 것과 조밀한 세포 조직들은 흙으로부터 온다. 물(water)은 액체와 부드러움을 뜻하며, 혈장, 세포질, 침, 콧물, 눈물, 뇌척수액과 같은 다양한 형태로 신체에서 발현된다. 불(fire)은 뜨거움과 밝음을 뜻하며, 체온을 조절할 뿐만 아니라 소화, 흡수, 동화를 돕는다. 복강 신경총은 신체에서 불이 자리하는 공간이다. 불은 인간이 세계를 인지하고 인식하며 이해하도록 뇌의 회백질을 담당한다. 공기(air)는 찬 성질, 이동, 거침을 뜻하며 우주에서 땅, 바람, 물이 이동할 수 있도록 하는 자기장의 형태를 의미한다. 인체에서 공기는 세포 기능, 뇌의 활동, 장의 활동을 통제한다. 생각, 열망과 의지가 공기에 의해 결정되기도 한다. 허공(space)은 깨끗하고 미묘하며 우리 몸의 대부분을 차지한다. 소리가 전달되기 위해서는 이동할 수 있는 적절한 공간이 필요한 데 허공이 그 유일한 역할을 한다. 소리는 음악과 같은 들을 수 있는 소리뿐만 아니라 신체 안에서 전달되는 진동 또한 포함한다(Fondin, 2015; Rhyner, 2017).

사람은 이 다섯 가지 요소로 구성되어 있고, 이 요소들은 다양한 방식으로 결합되어 심신과 정신을 지배한다. 아유르베다의학에서는 신체를 도샤(doshas, 필수 에너지), 다투(dhatus, 조직), 말라(malas, 노폐물)의 결합체로 바라본다. 도샤는 다양한 신체 조직의 생성을 돕고 신체에서 발생하는 불필요한 노폐물을 제거하는 역할을 한다.

도샤

도샤(doshas) 또는 트리도샤(tridosha)는 구조와 에너지를 뜻하며 신체 조직, 노폐물과 환경의 매개체이며 모든 생리적 · 정신적 과정을 담당한다. 산스크리트어에서는 세 종류의 도샤를 각각 바타(Vata), 피타(Pitta), 카파(Kapha)라고 명명하였다. 바타(Vata)는 도샤 중 가장 중요하며, 신체 전반의 주동자 역할을 한다. 이는 공기와 허공으로 구성되고, 모든 배설을 담당하며, 육체 · 정신활동, 신경 기능을 조절한다. 바타가 불균형해지면 나머지 두 도샤까지 균형을 잃게 된다. 피타(Pitta)는 불과 물로 이루어지며 효소와 호르몬을 담당하고 소화, 체온, 배고픔, 목마름, 시각, 안색, 용기, 정신활동을 담당한다. 카파(Kapha)는 흙과 물로 이루어졌으며 트리도샤 중에 가장 무겁다. 신체를 지탱하기 위한 구조, 힘, 안정을 제공하는 역할을 한다. 윤활 작용, 성적 능력, 생식 능력을 담당한다. **그림 5-1**은 각 요소들과 도샤의 관계를 보여 준다.

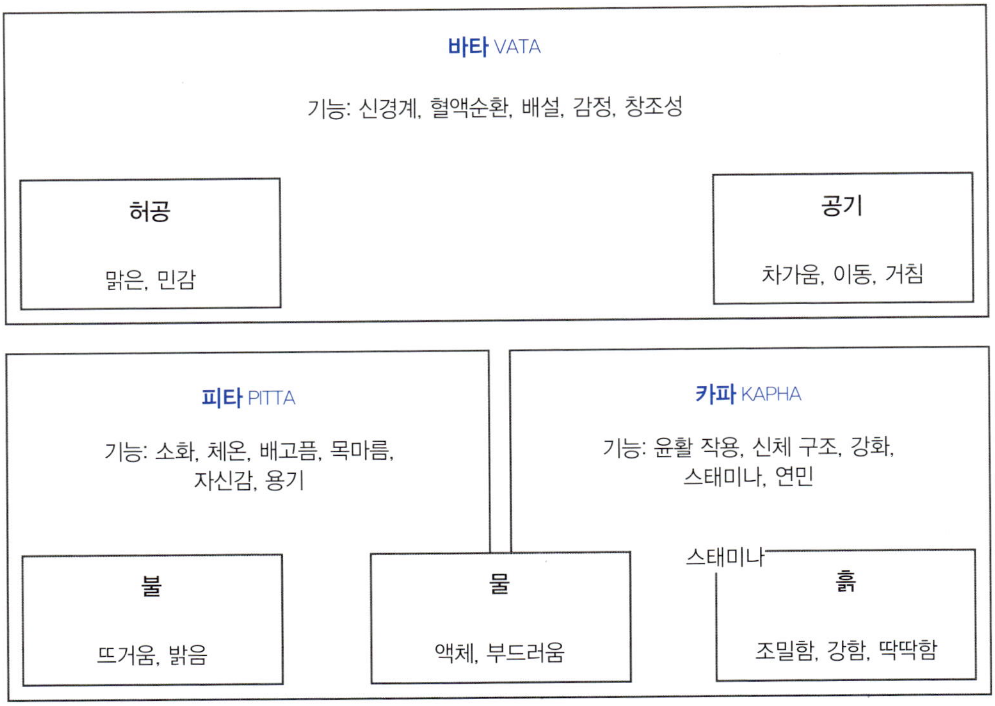

그림 5-1 ◆ 다섯 가지 요소와 도샤

체질

바타(Vata), 피타(Pitta), 카파(Kapha)는 모든 세포, 조직, 기관에서 나타나지만 사람마다 비율은 다르게 나타난다. 유전적 요소, 식이, 생활방식, 감정에 의해 개인마다 그 형태가 다르게 나타나기 때문이다. 각각의 도샤는 육체적 힘과 한계를 나타낸다. 아유르베다의학에서는 열 가지의 체질을 제시한다.

- 단일 도샤 유형(single-dosha types). 한 형태의 도샤만이 우세한 것
  바타(Vata)
  피타(Pitta)
  카파(Kapha)
- 양 도샤 유형(two-dosha types). 한 형태의 도샤가 우세하고 그다음으로 우세한 형태의 도샤가 존재하는 것
  바타(Vata)-피타(Pitta), 피타(Pitta)-바타(Vata)
  피타(Pitta)-카파(Kapha), 카파(Kapha)-피타(Pitta)
  카파(Kapha)-바타(Vata), 바타(Vata)-카파(Kapha)

- 트리도샤 유형(three-dosha types). 모든 유형의 도샤가 동일한 정도로 존재하는 것
  바타(Vata)-피타(Pitta)-카파(Kapha)

한 사람의 체질을 알면 자연스럽게 의도한 방식으로 그 사람의 삶에 균형을 찾을 수 있는 핵심을 알 수 있다. 이러한 균형은 육체와 정신의 건강뿐만 아니라, 대인관계, 업무 성과, 정신 성장, 사회 조화를 포함한다. 일반적으로 사람의 체질에서 가장 강한 도샤는 계속 강해지려는 경향이 있고, 이 과정에서 사람은 증가하는 도샤와 관련한 질병에 대해 굉장히 예민해진다(Rhyner, 2017).

바타(Vata)는 공기 및 허공과 관련되므로 건조하거나 시원한 바람, 빠르고 다양한 움직임, 생각의 형태와 비슷하다. 바타의 기본 패턴은 '변화'이다. 바타형 인간은 예측 불가능하며 종종 한 가지 일을 끝내기 전에 다른 일을 시작하는 경향이 있다. 스트레스는 바타형 인간을 불안하게 하고 걱정을 하도록 만든다. 바타형 인간은 소리와 접촉에 즉각적으로 반응하며 소음을 싫어하는 성향이 있고 기쁘고, 열정적이며 에너지가 넘친다. 바타형 인간은 균형이 깨졌을 때 충동적으로 변하는 경향이 있다. BOX 5-1에 바타형 인간의 특성이 있다.

피타(Pitta)의 요소는 불이며 강렬한 의지의 모습을 보인다. 피타의 기본 형태는 '강렬함'이다. 피타형 인간은 야망이 있고 노골적이며, 대담하고 논리정연하며, 효율성을 추구한다. 그들은 세상에 대해 시각적으로 반응하며 정제된 사물 주위에 있는 것을 즐긴다. 안정된 상태의 피타형 인간은 애정이 넘치며 재밌고 자신감이 넘친다. BOX 5-1에 피타형 인간의 특성이 있다.

카파(Kapha)는 흙과 물의 결합이므로 천천히 그리고 부드럽게 움직인다. 카파의 기본 패턴은 '진정'이다. 카파형 인간은 안정감 있고 꾸준하며 세상에 대해 기쁘고 평온한 시각을 갖는다. 그들은 우아한 인간형으로 약간 늦게 일어나고 식사를 천천히 하며 대화도 천천히 한다. 그들은 맛과 향으로 세상과 교류하며 음식에 대한 중요성을 강조한다. BOX 5-1에 카파형 인간의 특성이 있다.

단일 도샤 유형의 인간은 거의 없다. 대부분 양도샤 유형이기 때문에 한 가지 도샤가 우세하지만 극단적이지는 않다. 우세한 도샤는 그 사람에게 세상에 대한 우선적인 반응을 하도록 하며, 그러고 나서 두 번째 우세한 도샤가 반응하도록 한다.

BOX 5-1 도샤 유형 자가 진단

바타 유형

- 가볍고 마른 체격
- 얇고 건조한 피부
- 어둡고 굵고 곱슬인 머리카락
- 불규칙한 배고픔과 소화작용
- 살이 잘 찌지 않는 성격
- 수면이 얕고 불규칙함
- 변비를 종종 겪음
- 추위를 싫어하고 따뜻한 것을 좋아함
- 강력한 정신적 · 육체적 에너지
- 행동이 빠름
- 정보 습득력이 뛰어나지만 금방 잊어버림
- 걱정, 불안, 두려움의 경향
- 민감하고 잦은 기분 변화
- 열정적, 활발함
- 빠른 언변

피타 유형

- 중간 체격
- 중성, 부드럽고 따뜻한 피부
- 건강하고 부드럽고 갈색 빛을 띠는 밝은 갈색 또는 빨간 빛의 머리카락
- 배고픔과 목마름을 예민하게 느끼고 소화력이 좋음
- 끼니를 거르지 않음
- 체중 조절에 문제가 없음
- 더운 날씨를 싫어하고 시원한 날씨를 좋아함
- 적당한 힘과 인내력
- 깊지만 짧은 수면시간
- 날카롭고 명료하며, 간결한 언변
- 총명하고 암기력이 좋음
- 유쾌하며 도전적임
- 바쁜 생활방식, 성취적
- 화를 잘 내고 스트레스 상황에서 신경질적이고 비판적임

카파 유형

- 건장하고 강한 체격
- 두껍고 창백하며 찬 피부
- 두껍고 웨이브를 띤 윤기 있는 머릿결
- 비만의 경향이 있고 살을 빼기 어려움
- 느린 소화력, 보통 수준의 배고픔
- 깊고 오랜 수면시간

BOX 5-1 도샤 유형 자가 진단(계속)

- 지성, 부드러운 피부
- 춥고 습한 날씨 기피
- 안정적인 기력, 힘이 좋고 지구력이 있음
- 우아한 품위
- 정보 습득이 뛰어나진 않지만 우수한 기억력을 가짐
- 조직력이 좋음
- 애정적, 참을성 있고 용서하는 성향이 있음
- 탐욕스럽고 욕심이 많음
- 현실 안주 경향이 있음
- 신중해서 말을 느리게 하는 경향이 있음

바타-피타 유형의 두 도샤를 가진 사람은 행동이 빠르고, 상냥하고, 수다스러우며 총명하다. 그들은 단일 바타 유형만큼 예측 불가능하고 불규칙적인 모습을 보인다. 또한 도전적이지만 스트레스가 그들로 하여금 긴장하고 일의 진행을 어렵게 한다. 피타-카파 유형의 사람은 안정적인 성격을 갖지만 화를 잘 내고 비판적인 경향을 보이기도 한다. 그들은 일정 수준의 에너지와 좋은 스태미나를 갖지만 행동을 취하는 데에는 동기부여가 잘 되지 않는다. 카파-바타 유형의 사람은 본인 스스로를 인지하는 데에 어려움을 겪는데, 이는 카파와 파타가 각각 반대의 성질을 갖기 때문이다. 종종 그들은 날씬한 체형을 갖지만 휴식을 좋아하고 편한 삶을 지향하기도 한다. 또한 카파-바타 유형의 사람은 일을 뒤로 미루는 경향이 있지만 필요하면 빠르고 효율적으로 일을 처리한다. 트리도샤 유형의 인간은 면역력이 좋고, 일생 동안 건강하며, 수명이 긴 경향을 보인다(Rhyner, 2017).

신체 조직/다투

일곱 종류의 **다투(dhatus)** 또는 신체 조직은 영양분과 연관된 신체를 구성하고 건강에 필수적인 부분이다. 다투는 라사(rasa, 혈장), 락타(rakta, 세포), 맘사(mamsa, 근육), 메이다(meda, 지방조직), 에티(asthi, 골조직), 마이야(majja, 골수), 슈크라(shukra, 생식조직)로 이루어져 있다. 일반적으로 아유르베다 전문가들은 이러한 조직들을 온전하고 건강하게 유지하기 위해 치료한다(Shunya, 2017).

체내 노폐물/말라

말라(**malas**, 신체 노폐물)는 신체 내부에 남아 있을 수 없는 물질이다. 예를 들어, 소변, 대변, 땀 등은 신체 자체에서 독성으로 간주되어 분비되고 제거된다. 말라의 배출은 신체의 자연스러운 기능을 막지 않기 위해 재채기, 하품, 트림, 소변, 대변, 가스 배출 등의 형태로 이루어진다. 바타는 이러한 작용을 촉진하는데, 이를 억압하면 바타의 균형이 깨진다. 아유르베다는 이러한 현상이 다른 사람들에게 결코 해가 되지 않음을 언급한다(Micozzi, 2015).

에너지/프라나

중국에서 기(氣)로 일컬어지는 **프라나**(**prana**)는 산스크리트어에서는 '1차 에너지'로 해석되며 가끔 '호흡', '생명력'의 의미도 갖는다. 프라나는 기본 생명력인 동시에 근본적인 창조력이기도 하다. 프라나는 육체적 호흡에서부터 의식의 에너지까지 다양한 의미를 가진다. 움직임, 방향, 신체 부위 등에 따라 프라나는 다섯 가지로 분류된다. 배꼽은 육체에 있는 힘의 중심으로 고려된다. 프라나 바유(prana vayu, 전방으로 향하는 기의 흐름)는 신체 내부로 향하며, 체내로 들어오는 물질을 통제한다. 이는 머리 부근의 에너지를 배꼽 쪽으로 이동시킨다. 이는 인간이 삶을 살아가는 데 기본적인 에너지이다. 아페나 바유(apana vayu, 퍼지는 기의 흐름)는 아래로 향하며, 제거(배출)와 생산의 모든 형태를 의미한다. 이 프라나는 배꼽 부근에서 척추 아래에 있는 차크라(chakra)의 근원으로 에너지가 이동하는 것을 조절한다. 유다나 바유(udana vayu, 위로 향하는 기의 흐름)는 생활 에너지의 형태를 바꾼다. 이는 신체의 성장을 다루며 긍정적인 에너지를 방출하도록 한다. 또한 이는 배꼽 부근에서 머리 방향으로 에너지를 움직이도록 한다. 사마나 바유(samana vayu, 균형 잡힌 기의 흐름)는 말초에 위치한 에너지를 중앙으로 흐르게 하며, 에너지를 등에서 배꼽 쪽으로 옮긴다. 이는 음식, 공기, 감정, 정신 경험 등 모든 유형의 움직임을 돕는다. 브야나 바유(vyana vayu, 밖으로 향하는 기의 흐름)는 신체 중심에서 말초로 퍼지며, 에너지가 배꼽에서 몸 전체로 퍼지도록 관리한다. 이는 신체 전반의 영양의 순환과 연관된다(Fondin, 2015).

03 건강 및 질병을 보는 관점 *View of health and illness*

도샤가 균형 상태에 있을 때, 개인들은 정신적 · 감정적 · 육체적 · 영적 · 환경적 수준에서 건강을 유지한다. 건강은 단순히 병에 걸리지 않았다는 의미 그 이상이다. 정신적으로 건강한 사람은 기억력, 이해력, 지적 능력, 추론 능력이 좋다. 감정적으로 건강한 사람은 정서, 기쁨과 편안한 감각이 균형 잡힌 상태를 경험한다. 육체적으로 건강한 사람은 감각, 소화, 배설 등의 기능이 적절히 유지되며 충분한 에너지를 갖는다. 영적인 관점에서 보는 건강한 사람은 삶이 생동감 있고 풍부하다고 느끼며, 그들의 잠재력을 최대한 활용하고 스스로에 대해 긍정적으로 인지하고 타인과의 관계도 좋으며 우주와도 그러하다. 환경적인 관점에서 건강한 사람은 경제, 사회, 정치적인 압박이 최소임을 의미한다.

한 사람의 도샤가 균형 상태에 있다는 것은 바타, 피타, 카파가 동일한 비율을 차지한다는 것이 아니다. 인간은 자신이 지닌 도샤의 비율을 변화시킬 수 없다. 건강하다는 것은 개인에게 주어진 특정한 도샤의 형태를 올바르게 유지한다는 것을 의미한다. 그러나 도샤는 인간의 식성, 운동, 일상생활과 연계되며 이에 따라 도샤를 증가 또는 감소시킬 수 있다. 도샤가 어떠한 형태로든 균형이 깨지면 건강이 좋아지지 않거나 병에 걸리게 되지만, 도샤가 증가하는 것이 감소하는 상황보다 더 많은 문제를 발생시킨다.

도샤의 불균형 상태는 심신과 정신이 완벽하게 조화를 이루지 못하고 있다는 첫 번째 신호이다. '자연적인 부조화'라고 일컬어지는 첫 번째 유형은 시간과 연령에 의해 발생한다. '자연적인 부조화'는 일반적으로는 가벼운 형태이고 보통은 어떠한 문제도 일으키지 않는다. 각 도샤는 하루 24시간 중에 4시간을 주기로 특정 시간에 각각 우세해지는데, 바타는 낮과 밤의 2~6시 사이에 우세하고, 카파는 6~10시, 피타는 10~12시까지 우세하다. 또한 각 도샤는 특정 계절과 특정 삶의 단계에서 우세해진다. 카파는 봄과 유년기에, 피타는 여름과 중년기에, 바타는 가을과 노년기에 그러하다.

도샤의 '비정상적인 부조화'는 다양한 요인에 의해 나타나는 데, 각 요소들은 광범위하게 3개의 질병의 범주로 분류된다. 아디아트미카(adhyatmika)는 신체 내부에서 시작되는데 유전적이고 선천적인 질병을 포함한다. 아디아우티카(adhibhautika)는 신체 외부에서 기인하며 외상, 세균, 바이러스 등에 의한 질병을 포함한다. 아디아우티카(adhidaivika)는 초자연적인 요소에 의해 나타나며, 계절적 변화, 신적 요인, 우주적 영향, 저주 등의 설명하기 어려운 상황에 따른 질병을 의미한다. 이러한 원인들 중 몇 가지는 개인이 통제할 수 없는 부분이지만 생활방식과 식이요법은 개인이 스스로 조절할 수 있는 부분이다. 질병을 예방하고 전반적인 건강을 증진시키는 것은 도샤의 불균형을 인지하고 각 도샤를 향상시키거나 저해시키는 요소들을 이해하는 것에 달려 있다(Payyappallimana & Venkatasubramanian, 2016).

바타의 불균형은 거친 피부, 체중 감소, 불안, 불안정, 불면, 기력 감소, 변비, 관절염, 고혈압, 류마티스성 질환, 심부정맥 등의 증상을 보이게 된다. 피타의 불균형은 누런 안색, 과한 체열, 불충분한 수면, 소화기능 약화, 염증, 염증성 장질환, 피부질환, 속쓰림, 위궤양 등의 증상을 보인다. 카파의 불균형은 창백한 안색, 냉증, 무기력, 과도한 수면, 우울, 축농증, 호흡기 질환, 천식, 과도한 체중 증가의 증상을 보인다(Fondin, 2015).

각 도샤를 악화시키거나 증가시키는 요소가 있다. 바타를 증가시키는 요소들로는 과도한 운동, 각성, 낙하, 추위, 늦가을, 겨울, 공포 또는 슬픔, 불안 또는 분노, 빠름, 톡 쏘는 맛이나 쓴 음식 등이 있다. 피타를 증가시키는 요소들로는 분노, 빠름, 강한 햇빛, 한여름, 초가을, 톡 쏘는 맛, 신 음식, 짠 음식 등이 있다. 카파를 증가시키는 요소들로는 낮잠, 봄, 초여름, 느끼한 음식, 유제품, 설탕, 단 음식, 신 음식, 짠 음식 등이 있다(Rhyner, 2017).

04 진단 방법 *Diagnostic methods*

의사가 환자에게 해야 할 첫 번째 질문은 "이 사람이 가진 질병이 무엇인가?"가 아닌 "이 사람은 누구인가?"이다. 진단의 완전한 과정은 환자가 살고 있는 사회, 환경과 육체적 · 정신적 · 영적 요소들이 통합적으로 고려되어야 한다. 아유르베다 전문가들은 X선 검사 또는 다른 생의학적 진단 도구들을 사용하는 것과 더불어 환자를 관찰하고 만져보고 맥박을 확인하며 인터뷰를 통해 환자를 진단한다.

진맥

진맥(pulse diagnosis)은 아주 민감함을 요구하는 전문화된 기술이다. **그림 5-2**에서 보듯이 남자는 오른손의 검지, 중지, 약지를 오른팔의 요골동맥 위에, 여자는 왼팔의 요골동맥 위에 놓아 맥박을 확인하는 과정이다. 일반적인 맥박의 형태는 체질과 관련이 있다. 검지에서 느껴지는 바타 맥박은 불규칙적이거나 흔들리며, 뱀의 움직임과 유사하게 느껴진다. 중지에서 느껴지는 피타 맥박은 강력하고 고동치며, 개구리의 움직임과 비슷하게 느껴진다. 약지에서 느껴지는 카파 맥박은 미끄러지는 느낌이며 백조의 모습과 같다고 한다. 트리도샤의 맥박이 합쳐지면 딱따구리와 비슷하다. 아유르베다 의사는 몸의 다른 지점에서도 진맥할 수 있다. 이러한 지점에는 팔꿈치 위에 위치한 상완동맥과 대퇴동맥이 있고, 관자놀이와 발목, 발등 위에도 맥박을 촉지할 수 있는 지점이 있다. 이렇듯 기본적인 형식의 진맥을 통해 의사는 환자의 체질에 대한 중요한 정보를 얻을 수 있다. 진맥은 매우 포괄적으로 활용된다. 숙련된 의사들은 현재 앓고 있는 질병뿐만 아니라 과거에 환자가 어떤 질병을 앓았었는지, 앞으로 어떤 질병으로 발전될지 알 수 있다(Micozzi, 2015).

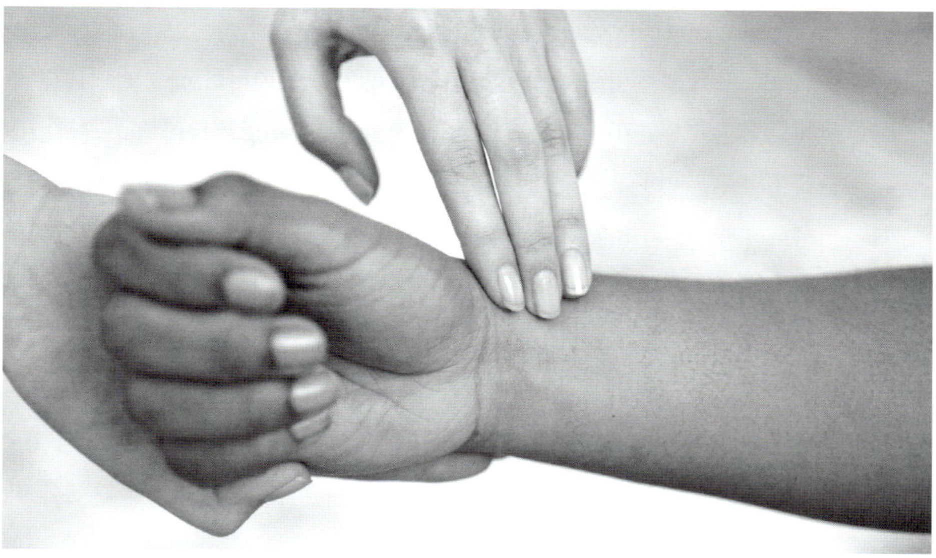

그림 5-2 ◆ 아유르베다 전문가가 검지, 중지, 약지를 신체의 프라나 흐름과 트리도샤와 관련된 세 진맥 지점에 위치시키고 있다.

출처: Gerard Brown/DK Images.

혀 진단법

혀 진단법 또한 내부 장기의 기능적인 상태를 살펴보기 위해 활용된다. 건강한 혀는 분홍색을 띠고 깨끗하며, 윤이 난다. 변색되었거나 특정 부분이 민감하거나 두 증상 모두 나타내는 혀는 도샤가 제 기능을 하지 못한다는 것을 알려 준다. 카파 불균형은 백설의 상태를 통해, 피타 불균형은 황록색의 빛을 띤 혀를 통해, 바타 불균형은 갈색에서 검은빛을 띠는 혀 상태를 통해 확인할 수 있다(Fondin, 2015).

소변 진단법

아유르베다 전문가들은 도샤 불균형을 확인하기 위한 또 다른 방법으로 소변 검사를 실시한다. 아침에 가장 처음 보는 소변의 중간뇨를 채집한다. 건강한 사람의 소변은 거품 없이 깨끗하다. 카파 불균형 환자의 소변은 탁하고, 피타 불균형 환자는 어두운 황색을 띠며, 바타 불균형 환자의 소변은 옅은 노란색이거나 기름기가 있다. 전문가는 소변에 참기름을 몇 방울 떨어뜨린 뒤 햇빛이 있는 곳에서 확인한다. 참기름이 떨어진 모양으로 도샤 불균형의 유형을 확인할 수 있다. 파동이 나타나고 뱀 형태를 띠면 바타에, 여러 빛깔을 띠는 우산 모양은 피타에, 진주 모양을 띠면 카파에 불균형이 있는 것이다. 소변에 떨어진 참기름의 움직임은 질병의 예후를 나타내 준다. 참기름 방울이 즉시 퍼진다면 치료가 쉬운 질병이다. 만약 소변의 중간에 참기름이 모인다면 이는 그 질병이 고치기 어려울 것임을 암시한다. 만약 참기름이 소변 아래로 가라앉는다면, 그 질병은 치료 불가능한 것일 수 있다고 판단한다(Micozzi, 2015).

신체 관찰

아유르베다 전문가들은 피부, 손톱, 입술을 신중하게 살펴본다. 차거나 뜨겁거나 거칠거나 건조한 피부는 신체 불균형을 나타낸다. 이러한 불균형은 손톱에 세로선, 울퉁불퉁한 표면 또는 손톱 끝이 앵무새의 부리처럼 구부러지는 양상으로 나타날 수 있다. 건조하고 거친 입술이나 염증이 있는 입술 또한 불균형의 또 다른 현상이다. 입술이 차거나 건조하거나 거칠거나 갈라지는 것은 바타의 불균형을 나타낸다. 열이 나거나 붉어진 입술은 피타 불균형을 나타낸다. 축축하거나 흰빛을 띠고 차가운 입술은 카파 불균형을 나타낸다(Micozzi, 2015).

05 치료 Treatment

아유르베다의학의 특정 생활방식에 대한 개입은 주요 질병 예방과 치료상의 접근 법이다. 개개인의 환자들은 자신의 도샤 유형과 현재 겪는 도샤 불균형의 특징에 근거하여 각자만의 식이요법과 운동 프로그램을 처방받는다. 치료는 현재의 증상을 억제함으로써 새로운 증상의 유발을 막는다. 제품화된 허브는 예방과 재생 목적으로 식이에 추가될 뿐만 아니라, 특정한 질병을 치료하기 위해서도 사용된다. 아유르베다 전문가들은 환자에게 요가, 호흡 운동, 명상 기술 등을 처방하기도 한다(Murray, 2012).

식이요법

아유르베다의학에서 균형 잡힌 식이는 서양의 균형 잡힌 식이와는 다르다. 서양 에서는 육류, 유제품, 과일, 곡물, 채소류로 구성된 기본적인 식품군을 통해 식이요 법을 진행한다. 한편 아유르베다의학에서는 단맛, 신맛, 짠맛, 톡 쏘는 맛, 쓴맛, 떫 은 맛을 중요시한다. 균형 잡힌 아유르베다 식단은 매 끼니마다 이 여섯 가지 맛이 포함되어야 하며, 이때 도샤 유형에 따라 환자에게 제공되는 음식에 각각 맛의 비율이 달라져야 한다. '맛'이라는 단어는 혀에서 인지하는 것뿐만 아니라 신체 내에서 나타나는 음식의 즉각적 효과를 포함한다. 여섯 가지 맛은 다섯 요소 중 두 요소로부터 나온다. 신맛, 짠맛, 톡 쏘는 맛은 불(fire)의 요소를 모두 포함하기 때문에 체온을 올리고 신체 통로를 확장시켜 독소와 에너지가 몸 밖으로 나갈 수 있도록 해 준다. 단맛, 쓴맛, 떫은맛은 불의 요소가 없기 때문에 몸을 식히고 이완시켜 준다. 단맛, 신맛, 짠맛은 물의 기운을 갖기 때문에 신체 조직을 유연하게 해 주고 점막에 윤활제 역할을 하며, 수분 유지를 증가시킨다(Payyappallimana & Venkatasubramanian, 2016).

아유르베다의학에서 맛의 효과는 다음과 같다. 단맛은 신체 조직을 활성화하 고, 오감을 진정시키며, 몸을 크고 견고하게 만든다. 하지만 과하게 섭취할 경우 비 만, 소화기능 약화, 과도한 수면, 거구 등의 상황을 초래한다. 신맛은 입맛을 돋우며 소화를 촉진하고 마음을 열리게 한다. 하지만 과하게 섭취할 경우 근육을 낭비하고 혈액에 독성이 쌓이게 한다. 짠맛은 소화를 돕고 신체에 수분을 공급하고 모든 장기를 유연하게 하며 완화제와 진정제 역할을 한다. 하지만 과할 경우 혈액순환 방해, 근육의 과도한 사용, 주름진 피부, 위산 과다 등의 부작용이 나타난다. 톡 쏘는 맛은 입안을 상쾌하게 하고 혈관을 넓히며 혈액순환을 촉진하고 신체의 과도한 체액을 치료한다. 과도할 경우 피로, 여윔, 어지러움, 목마름을 유발한다. 쓴맛은 그 자체의 맛은 좋지 않지만 입맛을 돋우며 해독작용, 갈증 해소, 항균작용, 살균작용, 해열작용을 한다. 과도할 경우 세포 조직의 과도한 사용, 쇠약함, 건조함 등의 부작용이 나타난다. 떫은맛은 건조함, 단단함, 진정을 나타낸다. 출혈을 멈추고 상처 치유에 도움을 준다. 과도할 경우 노화, 변비, 노폐물 축적, 발작, 경련, 활기 저하 등의 부작용이 나타난다(Payyappallimana & Venkatasubramanian, 2016).

무겁거나 가벼움, 기름지거나 건조함, 뜨겁거나 차가움과 같은 세 쌍의 성질(guna) 또는 음식의 성질은 음식에 항상 속해 있다. 다음의 예를 살펴보자.

- 무거움: 밀가루, 소고기, 치즈
- 가벼움: 보리, 닭고기, 탈지 우유
- 기름짐: 우유, 콩, 코코넛
- 건조함: 꿀, 렌틸콩, 양배추
- 뜨거움: 후추, 꿀, 달걀
- 차가움: 박하, 설탕, 우유

각 도샤, 맛, 성질(guna)에 해당하는 음식을 나열한 책이 많이 있기 때문에 어떤 음식이 어떤 도샤를 줄이는지 외울 필요는 없다. 많은 사람들이 자신의 몸의 균형을 위해서는 어떤 음식을 섭취해야 하는지를 자연스럽게 알고 있다. BOX 5-2를 보면 도샤, 맛, 성질(guna)의 관계를 알 수 있다. 과도한 바타 불균형을 치료하기 위한 식이요법에는 따뜻한 음식과 어느 정도의 무거운 음식을 먹어야 하고, 짠맛, 신맛, 단맛을 섭취하며 기름진 음식을 추가해야 한다. 이에 해당하는 음식은 아스파라거스, 당근, 콩, 아보카도, 바나나, 메론, 쌀, 밀, 닭고기, 해산물, 병아리콩, 두부가 있다. 과도한 피타 불균형을 치료하기 위해서는 시원하거나 따뜻한 음식(뜨거운 음식은 금지)을 어느 정도 무거운 음식과 함께 섭취하며 쓴맛, 단맛, 떫은맛의 음식도 함께 섭취한다. 이에 해당하는 음식에는 브로콜리, 양배추, 상추, 사과, 포도, 건포도, 보리, 오트밀, 아이스크림, 닭고기, 새우, 병아리콩, 두부가 있다. 코코넛, 올리브, 콩기름을 섭취해도 무방하다. 과도한 카파 불균형에 대해서는 따뜻하고 가벼운 음식, 수분이 적은 음식, 톡 쏘는 맛, 쓴맛, 떫은맛, 버터와 기름이 최소한으로 사용된 음식을 섭취한다. 꽃양배추, 셀러리, 초록잎 채소, 살구, 배, 시중의 건과일, 보리, 옥수수, 호밀, 탈지 우유, 양고기, 새우, 해바라기씨, 걸러지지 않은 꿀이 이에 해당된다(Payyappallimana & Venkatasubramanian, 2016).

BOX 5-2 음식 맛과 도샤 관계

바타			
균형		강화	
짠맛	뜨거움	톡 쏘는 맛	가벼움
신맛	기름짐	쓴맛	마름
단맛	무거움	떫은맛	차가움
피타			
균형		강화	
쓴맛	무거움	톡 쏘는 맛	뜨거움
단맛	차가움	신맛	가벼움
떫은맛	건조함	짠맛	기름짐
카파			
균형		강화	
톡 쏘는 맛	가벼움	단맛	무거움
쓴맛	건조함	신맛	기름짐
떫은맛	뜨거움	짠맛	차가움

출처: Mclntyre (2012); Murray (2012); Pole (2012).

모든 음식은 맛과 성질에 따라 분류할 수 있다. 지방, 탄수화물, 단백질에 기초한 식이요법에 더해 사람들은 짜고, 시고, 달고, 톡 쏘고, 쓰고, 떫은 음식을 다양하게 섭취할 수 있다. 식이요법의 목적은 도샤의 과도한 활성화를 막고 평정과 균형을 유지하기 위함이다.

허브요법

아유르베다의학에서 천연 약품은 일차원적으로는 허브를 뜻하지만 동물이나 광물 자원 심지어는 보석가루도 포함된다. 전문가들은 수천 가지의 허브를 처방한다. 음식처럼 허브도 여섯 가지 맛으로 나뉜다. 하지만 허브는 음식보다 더 잠재적이고 구체적인 효능을 나타낸다. 몇몇 허브들은 예방과 재생 목적으로 처방된다. 질병 치료를 목적으로 처방되는 허브는 반드시 의학적인 지도가 필요하다. 중국전통의학에서는 모든 식물들이 사용된다. 이러한 식물에는 완충작용을 하는 다른 화학물질들이 들어 있어 부작용을 감소시킨다.

음식처럼 허브도 도샤의 균형을 돕는다. 바타를 균형 잡는 허브는 인삼, 감초, 인도 피막이풀(indian pennywort), 발라(bala), 사이토팔라디(sitopaladi) 등이 있다. 피타를 균형 잡는 허브에는 알로에베라, 컴프리 뿌리, 인도 구스베리, 샤프론 등이 있다. 카파를 균형 잡는 허브에는 목향, 꿀, 사이토팔라디 등이 있다. 일반적으로 허브는 서양 의학에서 처방되는 약보다 약효를 나타내기 위해 더 장기간 복용해야 한다. 역사적으로 아유르베다 허브는 인도 밖의 나라에는 잘 알려지지 않았었지만, 현대에는 북미에서 허브요법에 대한 관심이 급속하게 증가해 더욱 친숙해졌다. 다음 소개하는 허브들은 건강식품점에서 쉽게 찾을 수 있는 것들이다. 사이토팔라디는 감기와 독감에 매우 좋은 약효가 있다. 인도 피막이풀의 한 종류인 브라미(brahmi)는 집중력을 키워 주고 새로운 것을 습득하는 능력을 향상시킨다. 국구루(guggulu)는 강력한 정화 물질로, 혈액 내 콜레스테롤 수치를 낮춰 준다고 잘 알려져 있다. 실라짓(shilajit)은 진정 효과를 가지며, 급성 및 만성 호흡기 질환에 효과가 있다. 발라(인도식 아욱)는 모든 유형의 신경계 장애와 특정 유형의 심장질환에 효능이 있다. 이러한 몇 가지 허브들은 자연적인 질병 치료제로서 어떻게 사용될 수 있는지를 알려 준다(Shukla, Bhatnagar, & Khurana, 2012). 한 예로 납, 수은, 비소 등의 중금속도 아유르베다의학에서는 약효의 기능을 갖는다고 보기도 한다. 그렇기 때문에 해외에서 또는 인터넷 등을 통해 허브를 주문하는 사람들은 주의를 기울여야 한다(Meiman, Thiboldeaux, & Anderson, 2015). 허브에 대한 자세한 내용은 제6장에서 다룬다.

운동요법

아유르베다의학에 따르면 운동은 한 개인의 도샤 유형에 따라 행해져야 한다. 카파 유형의 사람은 에어로빅, 달리기, 춤추기, 웨이트트레이닝과 같은 적당히 힘든 운동을 해야 한다. 이 유형의 사람은 육체적으로 강하기 때문에 인내력이 필요한 운동에 뛰어나다. 피타 유형의 사람들은 인내력과 정신적으로 경쟁하려는 경향보다는 이동하는 경향이 있어서, 중간 정도의 운동을 하도록 해야 한다. 빠르게 걷기나 조깅, 등산, 수영, 스키가 적당하다. 바타 유형의 사람은 조깅을 즐겨하지만 스트레칭, 요가, 태극권 등의 운동이 더 적합하다. 이러한 유형의 사람은 에너지가 넘치지만 빨리 지치고 스스로의 한계를 넘어서까지 몰아붙이는 경향이 있다. 걷기는 모든 유형의 도샤에게 적합하기 때문에 모든 사람들에게 가장 좋은 운동이다. 아유르베다의학에서는 매일 30분 정도 빠르게 걷는 것을 제안한다(Shunya, 2017).

80세 이상 또는 10세 미만의 사람 그리고 극심한 바타 불균형 또는 피타 불균형을 겪는 사람들은 부드러운 운동을 하는 것이 좋다. 운동은 항상 모든 사람이 일을 할 수 있도록 준비하게 하는 것이지 운동 그 자체가 일이 되어서는 안 된다. 운동 시 주의할 점 몇 가지는 숙지하고 있어야 한다. 한 가지는 식사하기 30분 전이나 식사 후 한두 시간 이내에 운동하는 것은 좋지 않다. 취침 전에는 운동을 하는 것보다는 몸을 편안히 하고 잠에 들 준비를 하는 것이 좋다. 바람이 불거나 추울 때 운동을 하면 호흡기에 차고 습한 공기가 들어가 호흡순환에 좋지 않은 영향을 미치기 때문에 자제하도록 한다. 너무 더운 날에도 자연적 더위가 체온을 더욱 상승시킬 수 있기 때문에 자제하는 것이 바람직하다.

적당하고 규칙적으로 운동하는 것이 중요하다. 아유르베다의학에서는 자신이 가능한 운동량의 절반만 하는 것을 추천한다. 이마, 팔 안쪽, 등에 땀이 맺힐 때까지만 하는 것을 추천하는 것이다. 이 정도의 운동은 소화를 돕고, 변비를 예방하고, 혈액순환 및 신진대사를 촉진하며, 체온 조절, 체중 유지에 도움을 준다. 운동은 심신을 깨워 줄 뿐만 아니라 휴식과 수면에도 효과적인 도움을 준다. 가슴이 두근거리고 과한 땀이 나는 정도의 심한 운동은 탈수 현상, 근육통, 호흡곤란, 심지어는 흉통까지 유발한다. 과한 운동은 결국 관절염, 좌골 신경통, 심장병으로 이어질 수 있다(Shunya, 2017).

요가

아유르베다 전통의학에서 발전된 요가는 신체 운동에 가장 효과가 뛰어난 운동 중 하나이며, 심신과 정신에도 풍부한 도움을 준다. 북미에서 가장 친숙하게 알려진 하타 요가는 신체 선열, 호흡 운동, 현재에 정신을 집중하는 것을 복합한 요가이다. 스트레칭은 근긴장을 이완시켜 주고, 혈액순환을 촉진하고, 집중력을 강화하며 기력을 얻는 데에 도움을 준다. 요가는 점차 일반적인 건강을 유지하는 것뿐만 아니라 두통, 불면증, 고혈압, 우울증과 같은 만성 질병의 관리에도 도움을 준다고 알려져 있다. 요가에 대한 더욱 자세한 내용은 제13장에서 다룬다.

호흡요법

호흡을 조절하는 것은 더 건강한 삶을 위한 가치 있는 기술이다. 이때 몇몇 기술이 심신을 편안하게 하는 데에 활용될 수 있다. 단순한 호흡은 그들이 숨을 쉰다는 자체를 인지하는 데 도움을 주고, 주로 긴장을 완화시킨다. 단순한 호흡은 눈을 감고 숨을 관찰하는 과정에서 자신의 호흡 패턴과 변화를 인지하게 된다. 느리고 쉬운 호흡은 그들이 평안을 찾을 때까지 수분간 지속된다. 대체 코 호흡인 프라나야마(pranayama)는 호흡에 어려움이 있는 사람이 이를 완화시키기 위해 사용할 수 있는 또 다른 방법으로, 호흡 리듬을 더욱 일정하게 하고 전체 신경계를 안정시킨다. 프라나야마는 명상을 하기 전 자신에게 집중하는 데 유용한 방법으로 앉은 자세에서 눈을 감고 시행한다. 이 자세는 **그림 5-3**에 묘사되어 있다. 오른손의 중지를 왼쪽 코 옆에 올려놓는다. 엄지로 오른쪽 코를 막고 왼쪽 코로 호흡을 한다. 그후 왼쪽 코를 약지로 막은 다음, 오른쪽 코를 열고 날숨 다음 들숨을 한다. 그다음 오른쪽 코를 막고 왼쪽 코로 날숨을 한다. 몇 회 반복하면 호흡은 자연스럽게 깊고 부드러워진다.

명상

아유르베다의학에서 명상(meditation)은 일상의 중요한 부분으로 건강 유지에 도움을 주는 강력한 도구이다. 명상은 순간순간 심신과 정신을 맑게 하는 것으로 고요한 마음에서 발견된다. 마음이 침묵 속에 있고 수용 상태에 있을 때 새로운 에너지가 들어오고, 이는 건강과 평화를 가능하게 한다. 명상에 대해서는 제14장에서 더욱 자세히 다룬다.

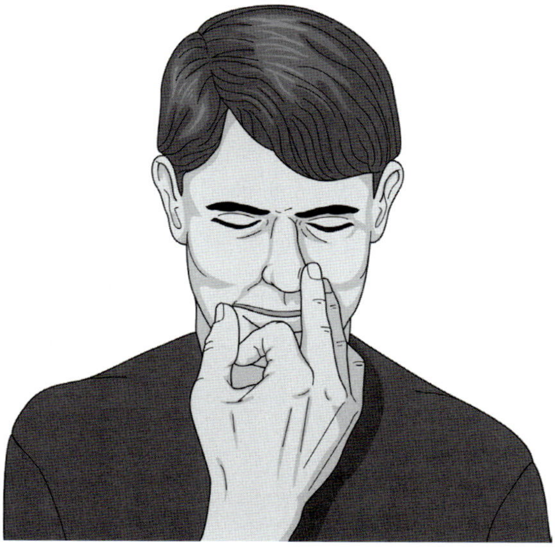

그림 5-3 ◆ 프라나야마/호흡요법

마사지

마르마요법(marma therapy)은 피부에 위치한 107개의 민감한 지점을 마르마라고 하는데 이 마르마를 누르는 마사지 기술이다. 이 지점들은 중국전통의학의 쉐(hsueh)라 불리는 혈자리와 유사하다. 마르마요법은 중국보다 앞서 나타났으며 침술과 지압의 아버지와 같다고 볼 수 있다. 마르마요법은 다양한 방식으로 행해진다. 하나는 요가 동작을 하며 특정 마르마 지점을 당겨 주는 방식이다. 따뜻한 기름을 이마 중앙의 주요 마르마 지점(shirodhara)에 떨어뜨려 심신을 안정시킨다. 이는 집에서도 할 수 있다. 마사지에 대한 더 자세한 내용은 제10장에서 다룬다.

아로마요법

아로마요법(aromatherapy)은 도샤가 특정 신호에 반응하기 위한 균형을 돕기 위해 후각 자극에 기초한다. 특정 후각 세포는 뇌를 통해 즉각적으로 냄새를 구별한다. 시상하부는 신체 기능을 통제하고 대뇌 변연계는 감정을 다루며 해마는 기억을 담당하는데, 이들은 사람이 냄새를 생생하게 기억하도록 한다. 일반적으로 바타는 바질, 귤, 장미, 제라늄, 정향, 기타 향신료 등 따뜻하고 달고 신 향기에 의해 균형을 유지한다. 피타는 장미, 박하, 계피, 백단유, 재스민과 같은 달고 시원한 향기에 의해 균형을 유지한다. 카파는 향나무, 유칼립투스, 장뇌, 정향과 같은 맵고 따뜻한 향이 균형을 유지하도록 돕는다. 도샤의 균형이 깨진 사람에게는 특정 기름을 통한 치료를 진행한다. 아로마요법은 언제든지 사용 가능하지만 특히 밤에, 깊은 수면을 유도하기 위해 사용된다. 아로마요법은 제7장에서 더 자세히 설명한다.

음악요법

인도는 음악과 의학의 통합에 대해 오랜 전통을 갖고 있다. 서양 음악이 뚜렷한 음색을 갖는 것과 다르게, 인도 음악은 조화롭고 부드러움을 만들어 내며 합쳐지는 음을 갖는다. 맛, 냄새와 함께 도샤는 음색과 리듬으로도 균형에 이를 수 있다. 트리도샤는 하루의 각기 다른 시기에 정점을 찍는다. 10분간의 음악 청취는 아침에 기상과 식후 소화를 돕기 위해, 자기 전 깊은 숙면을 위해, 질병에서 회복되는 기간에 활용될 수 있다. 제20장에서 음악요법에 대해 설명한다.

해독 치료

판차카르마(panchakarma) 또는 해독 치료는 개인의 일반적인 컨디션, 계절, 질병의 속성을 기반으로 선택되는 다섯 가지 절차를 포함한다. 판차카르마의 다섯 가지 치료법은 일주일 이상 진행되며, 땀 배출, 구토제, 하제, 관장, 비강 흡입 등의 방법을 통해 신체 정화를 진행한다. 일반적으로 아유르베다 전문가와 그를 돕는 보조들에 의해 진행되며, 판차카르마는 오랜 시간 지속된 증상을 완화시키고 건강을 되찾으며 수명을 연장하는 데에 도움이 된다(Fondin, 2015).

06 연구 Research

많은 서양 의학 학자는 객관적인 방법을 통해 현실을 보고 있다고 여긴다. 반대로 아유르베다의학 학자들은 진공 상태에서는 아무것도 발생하지 않는다고 본다. 발생하는 모든 현상은 관계를 통해 발생하며 이는 무언가 주변에 존재하기 때문이다. 지식은 그 문맥에서 분리될 수 없다는 연구 원리를 갖는다.

중국전통의학과 더불어 많은 연구가 서양의 언어로 번역하는 것이 어렵고, 일반적이고 분석적인 생의학 모델의 전통적인 연구 방식과 접목시키는 것도 쉽지 않았다. 세계 전반에 걸친 연구 표준은 문화적 영향을 받는다. 모든 문화가 의학 전문가들에게 무작위의 이중 맹검 임상 연구를 시행하길 요구하지는 않는다. 그 결과 연구 자료들은 연구 지역의 영향을 받게 된다. 하지만 아유르베다의학계에서 의미를 갖는 연구는 서양의 생의학계에서도 동일한 의미를 갖는다고 볼 수는 없다.

다음의 연구들은 최근에 이루어진 작은 규모의 연구들이다.

- 아유르베다 마사지 무작위 통제 연구는 만성 요통을 가진 대상자에게 짧은 기간 동안 효과가 있는 것으로 나타났다(Kumar et al., 2016).
- 아유르베다 약물인 루말라야(Rumalaya)와 슌치-구두치(Shunthi-Guduchi)는 골관절염을 가진 대상자의 통증을 줄이는 데 효과적인 것으로 나타났다(Kessler, Pinders, Michalsen, & Cramer, 2015).
- 무작위 맹검 예비 연구에서 아유르베딕 오일을 떨어뜨리는 요법(Shirodhara)이

수면장애가 있는 대상자의 수면의 질을 향상시키는 것으로 나타났다(Tokinobu, Yorifuji, Tsuda, & Doi, 2016).

07 통합간호실무 Integrated nursing practice

대부분의 간호사들이 아유르베다의학을 교육받은 적은 없지만, 전문적인 실무에서 아유르베다의학의 원리 다수를 통합하여 사용하고 있다. 아유르베다의학은 자기 발견과 자기 이해를 가르치며, 인간이 어떻게, 언제 병에 걸리는지 그리고 어떻게 그들의 건강을 유지하는지를 일깨우며, 안녕과 복지의 극대화를 위해 생활양식의 개선을 지지한다.

도샤와 도샤 불균형의 진단은 전문가들에 의해 행해지는 정교한 과정이다. BOX 5-1을 활용하여 각자 해당하는 도샤와 체질에 대해 알 수 있다. 당신이 살아오면서 겪은 생활모습과 가장 근접한 항목 옆에 체크한다. 하나 이상에 해당할 경우 중복 체크하도록 한다.

- 신체 상태를 주의 깊게 살펴본다. 정답은 없으며, 본인의 현재 상태가 어떠한지를 정확히 대답하도록 하고 희망사항에 체크하지 않도록 한다.
- 어떤 유형이 지속되어 왔는지 생각해 본다. 예를 들어, 잠을 깊고 오래 자는 경향이 있었지만 현재 얕고 짧게 자면, 그 경향은 도샤 유형이기보다는 불균형을 뜻하는 변화일 가능성이 크다. 즉, 당신의 일반적인 패턴에 체크해야 한다.
- 각 도샤 유형이 어느 정도 체크되었는지 적는데, 이는 모든 사람이 바타, 피타, 카파 요소를 모두 하나씩은 갖고 있기 때문이다.
- 각 도샤 유형별로 체크한 항목의 수를 더한다. 가장 높은 점수로 나타난 두 도샤의 점수가 비슷하다면 당신은 양도샤 유형일 수 있다. 세 유형의 도샤 모두 점수가 비슷하다면 당신은 트리도샤 유형이다.

도샤의 독특한 조합을 보면 한 개인이 내부와 외부의 영향으로부터 건강에 어떤 영향을 받는지 알 수 있다. 개인이 자신의 몸에 더 친숙해짐으로써 자신이 하루 동안 먹고 하는 것들, 어떻게 생각하고 느끼는지, 신체의 대사, 소화, 배설작용의 상태, 대인관계, 직업, 그들 스스로 처한 환경에 대한 효과를 관찰하고 경험할 수 있게 된다. 이러한 모든 요소가 상호작용하기 때문에 한 영역에서의 문제는 다른 영역에서의 문제를 야기하게 될 수도 있다.

다양한 방식으로 인해 도샤의 균형이 깨질 수 있다. 도샤 유형에 부적절한 식이나 생활방식은 도샤를 점차적으로 과하게 만들거나 부족하게 만든다. 한 사람이 특정 트라우마를 겪고 있다면, 이때 도샤는 급격하게 변화한다. 도샤 불균형은 독성의 축적 또는 특정 유형의 도샤에 대한 과도한 노출로부터 발생할 수 있다. 본인에 대한 기본 도샤 유형을 알면 그들은 질병의 원인인 불균형에 적절히 대응할 수 있다. 간호사는 사람들에게 본인 체질에서의 강력한 도샤는 더 강해지려는 경향이 있음을 알려주어야 한다. 예를 들어, 카파 유형의 환자는 카파 성질을 따르려는 자연적인 경향이 있어 카파의 힘이 증가하게 된다. 사무직, 과식, 운동을 하지 않고 과다 수면을 하는 생활방식을 가진 사람들은 본인의 카파 도샤가 과다해진 경험이 있을 것이다. 이들은 의식적으로 카파 에너지를 진정시키고 균형을 잡기 위해 반대 성향을 더해 주어야 하며 이를 위해서는 음식 섭취를 줄이고, 톡 쏘고 쓴맛의 채소와 떫은 맛의 과일을 더 먹고, 운동량을 늘리도록 해야 한다.

도샤의 균형 상태 달성은 빠르게 나타나지 않으므로 인내를 갖고 행해야 한다. 직장에서의 생활방식을 바꾸는 것은 어려울 수도 있지만, 여가생활을 하는 경우의 생활방식은 쉽게 바꿀 수 있다. 일반적으로 사람들은 식이, 운동, 여가활동에 대한 생활방식의 변화는 쉽게 받아들인다. 예를 들어, 텔레비전을 시청하고 컴퓨터를 사용하면 눈과 귀를 자극하여 바타를 증가시키고, 이러한 수동적인 활동은 카파를 증가시키게 된다. 만약 텔레비전 프로그램이 보는 사람으로 하여금 화를 내게 하거나 컴퓨터 프로그램이 마음대로 작동되지 않는다면 피타를 자극할 수 있다. 텔레비전을 시청하는 시간을 줄이면 도샤 균형 유지에 도움이 되며 건강 유지가 가능해진다. 마찬가지로 컴퓨터를 너무 많이 사용한다면 자주 휴식을 취해 주고, 몸을 움직이고 스트레칭을 해야 하며, 눈을 쉬게 해 주어야 한다.

바타 유형의 사람은 규칙적인 식사, 규칙적인 잠자리, 느긋해짐, 생각할 시간 갖기 등을 통해 신체의 균형을 맞출 수 있다. 이 유형의 사람은 건조한 피부를 가지므로 피부에 적당한 오일을 규칙적으로 발라 주는 것이 중요하다. 또한 바타 유형의 사람은 활동, 속도, 행위에 반응하는 경향이 있기 때문에 시끄러운 음악과 컴퓨터 게임을 즐긴다. 건강의 균형을 유지하기 위해서 글쓰기, 사진 찍기, 그림 그리기 등의 조용하고 창조적인 활동을 하는 노력을 해야 한다. 마찬가지로 과격한 운동을 즐기기 때문에 매일 일정 정도의 차분한 운동을 하도록 한다. 아유르베다의학에서는 개인 능력의 절반 정도의 강도로 운동하는 것을 제안한다. 40분간의 에어로빅으로 체력을 소진하는 사람은 20분만 할 것을 권고한다. 바타 유형의 사람은 관광, 여행을 통한 휴가를 즐기고 하루 종일 많은 활동을 한 후 집에 돌아와서는 체력이 바닥나는 경향이 있다. 그들에게 더 적합한 휴가는 활동량을 줄이고 편히 쉴 수 있는 아름답고 밝고 따뜻한 장소에 머무는 것이다. 바타 유형의 사람은 어두운 색의 옷을 입는데 이는 그들의 기분을 반영한 것이다.

피타 유형의 사람은 현재를 즐기는 방법을 배우고 목표 설정 및 달성을 위해 자신에게 여유를 줄 필요가 있다. 그들은 스스로에 대한 압박 없이도 목표를 달성할 수 있는 방식을 배울 수 있다. 또한 무언가 계획대로 되지 않았을 때 쉽게 실망하는 경향이 있기 때문에, 다른 사람들처럼 스스로를 다스릴 필요가 있다. 피타 유형의 사람은 경쟁심이 강하고, 이기기 위해서 무언가를 결정하고 공격적 성향을 증가시키는 도전적 상황에 자극을 받는다. 그들은 무작정 대면하는 것보다는 구조적으로 비판하는 방식을 배워야 한다. 농작물 키우기와 같은 경쟁구도가 없는 여가는 그들의 과도한 피타적 성향을 예방할 수 있다. 시원한 계절에 즐기는 휴가와 물에서 하는 운동, 겨울 스포츠 등은 피타 유형인 사람의 뜨거운 기운을 식혀 준다. 피타 유형은 휴가를 과하게 계획하는 것을 피하고 '무엇이 일어나든 상관없다'는 마음가짐으로 휴가를 보내야 한다. 빨간 계열의 옷은 피타 유형을 자극하고 공격적 성향을 키울 수 있다. 시원하고 부드럽고 창백한 색은 피타 유형의 균형에 도움을 준다.

카파 유형의 사람은 한곳에만 있는 것을 피하기 위해 일상의 경험을 다양화시킬 필요가 있는데, 이를 위해서는 일상의 작은 변화를 만들고 일찍 일어나고 늦게 잠자리에 들어 장시간의 수면을 피하는 것이 좋다. 이 유형의 사람들은 가만히 앉아서 아무것도 하지 않는 경향이 있기 때문에 정신적으로나 육체적으로 자극이 되는 행동을 찾을 필요가 있다. 카파 유형은 과격한 운동을 함으로써 균형을 찾고, 스태미나가 좋기 때문에 다른 유형인 바타, 피타보다 장시간 운동이 가능하지만 자발적으로 운동하기가 쉬운 유형은 아니다. 그들은 휴가 동안 해변에 누워 햇빛을 받기만 할 뿐 아무것도 하지 않는다. 관광 등의 휴가가 그들에게 자극적이고 균형에도 도움이 될 것임을 알게 될 것이다. 초록색과 남색을 빼고 모든 색이 카파의 균형에 도움을 준다. 밝고 강한 색깔은 흥미로우며 균형적이다.

개인이 도샤 유형을 인지하도록 돕는 것은 계속 진행되고 있다. 자신의 심신과 정신, 대인관계를 관찰함으로써 그들이 매일 활동할 때 다른 유형에 어떻게 대응해야 할지를 배운다. 환자들이 도샤 유형을 확인한 후 아유르베다 전문가들은 식이, 업무, 여가활동, 운동, 일상, 혼자 있는 시간, 수면, 대인관계 등의 일상생활을 재검토해 보아야 한다. 아유르베다의학을 적용함으로써 사람은 그들의 삶에 적용되기 원하는 유형의 도샤를 선택하여 스스로를 만들어 가기 시작한다. 그들은 무엇을 그만해야 하는지 등의 부정적 측면보다는 앞으로 무엇을 해야 하는지의 긍정적 측면에 초점을 맞춘다. 그들은 본인이 원하지 않는 유형의 도샤에 노출되는 것을 줄이고, 행복해질 수 있는 도샤를 즐기게 된다. 작은 시도를 시작으로 그들은 점차 발전하고 변하게 된다. 일부 사람들은 아유르베다 전문가들의 조언을 통해 본인만의 생활양식 변화 프로그램을 요청하기도 한다. 의사와 간호사는 환자들에게 심신이 항상 건강을 향해 있어야 하며, 모든 개인은 시간, 영양, 일상, 유연한 훈련을 통해 한 단계 더 행복해질 수 있음을 상기시켜 주어야 한다.

Try this 마사지

참기름 마사지

중국식 참기름이 아닌 건강식품점에서 판매하는 정제된 참기름을 사용한다. 올리브 오일로 대체할 수도 있다. 1/4컵의 참기름을 과열되지 않도록 조심하여 전자레인지에서 10~15초간 데워 사용한다.

미니 마사지(1~2분)

따뜻한 오일 1테이블스푼을 두피에 문지른다. 손바닥을 사용하여 작은 원을 그리며 이마에서부터 옆으로 마사지하고, 마찬가지로 관자놀이에서 원을 그리며 부드럽게 마사지한다. 귀의 바깥 부위를 부드럽게 문지르고 목의 앞쪽과 뒤쪽을 마사지한다.

따뜻한 오일 1테이블스푼을 한 번 더 사용하여 손바닥으로 양발을 마사지한다. 손끝으로 각각의 발가락을 마사지하고 발바닥을 힘 있게 마사지한다. 몇 초간 평온하게 앉아 휴식을 취하고, 평소대로 샤워 또는 목욕을 한다.

전신 마사지(5~10분)

따뜻한 오일 1테이블스푼으로 두피, 귀, 목을 마사지하는 방법은 앞에서 설명하였다.

오일을 더 사용해 힘 있게 팔의 긴 부위는 길게 문지르고, 관절 부위는 원을 그리며 마사지한다.

필요한 만큼 오일을 추가하여 가슴, 상복부 및 하복부를 시계방향으로 원을 그리며 부드럽게 마사지한다. 등과 척추는 손이 닿는 만큼 마사지한다.

다리는 팔을 마사지한 것과 같은 방법으로 힘을 주어 마사지한다.

남아 있는 오일을 약간 사용하여 같은 방법으로 발을 마사지한 다음, 따뜻한 물과 순한 비누를 사용하여 목욕한다.

출처: Chopra (1991).

근거자료 검토

Pratte, M. A., Nanavati, K. B., Young, V., & Morley, C. P. (2014). An alternative treatment for anxiety: A systematic review of human trial results reported for the auryvedic herb ashwagandha (Withania somnifera). *Journal of Alternative and Complementary Medicine*, 20(2): 901–908.

연구의 유형은 무엇인가?

무작위 통제 연구의 체계적 고찰

보완통합요법과 관련된 연구의 목적은 무엇인가?

불안 치료제로 쓰이는 Withania somnifera(WS, 통칭으로 ashwagandha)의 연구로 보고된 것을 사정하기 위해서이다.

이 연구는 어떻게 수행되었는가?

Pubmed, SCOPUS, CINAHL, 구글 학술검색과 같은 데이터베이스에서 포괄적 검색으로 이루어졌고 발견된 연구의 참고문헌 리스트도 포함되었다. 5개의 국제적인 통제 연구가 발견되었다.

연구의 결과는 무엇인가?

5개의 연구는 WS 중재군이 플라세보 대조군과 심지치료군보다 불안과 스트레스 점수가 좋아진 것으로 나타났다. 그러나 연구자들은 연구설계가 다양하고 고찰에 확인된 잠재적 편견 때문에 결과 해석에 주의해야 한다.

어떤 추가 질문이 있을 수 있는가?

표본수가 크고 좋은 질의 추가적인 연구가 이 결과를 지지할 수 있을까요?
부작용은 없었나요?
잠재적인 허브-허브요법의 상호작용은 일어나지 않을까요?
허브요법을 하는 데 경제적인 요소는 무엇인가요?

이 연구의 임상적 중요성은 무엇인가?

체계적인 문헌고찰은 간호사가 불안을 가지고 있고 전통적인 서양 의학 치료를 사용하고 싶어 하지 않는 대상자에게 임상적 가치를 가진다. 간호사들은 아유르베다 허브가 불안장애를 가진 대상자들에게 적절한 중재일지 모른다. 그러나 추후 좋은 질의 연구가 이 허브와 관련된 증거를 더 강력하게 하고 이 중재의 확신을 증가시키는 데 필요하다.

참고문헌

Bukkyo Dendo Kyokai. (1900). *The Teachings of Buddha*.

Chopra, D. (1991). *Perfect Health*. New York, NY: Harmony Books.

Fondin, M. S. (2015). *The Wheel of Healing with Ayurveda*. Novato, CA: New World Library.

Kessler, C. S., Pinders, L., Michalsen, A., & Cramer, H. (2015). Ayurvedic interventions for osteoarthritis: A systematic review and meta-analysis. *Rheumatology International*. doi: 10.1007/s00296-014-3095-y

Kumar, S., Rampp, T., Kessler, C. S., Jeitler, M., Dobos, G. J., Ludtke, R., … Michalsen, A. (2016). Effectiveness of Ayurvedic massage (*Sahacharadi Taila*) in patients with chronic low back pain: A randomized controlled trial. *Journal of Alternative and Complementary Medicine*. doi: 10.1089/acm.2015.0272

McIntyre, A. (2012). *The Ayurveda Bible*. Richmond Hill, Ontario, Canada: Firefly Books.

Meiman, J., Thiboldeaux, R., & Anderson, H. (2015). Notes from the field: Lead Poisoning and Anemia Associated *with* Use of Ayurvedic Medications Purchased on the Internet. *Morbidity and Mortality Weekly Report*, 64(32): 883.

Micozzi, M. S. (2015). Traditional medicines of India: Ayurveda and Siddha. In M. S. Micozzi (Ed.), *Fundamentals of Complementary and Alternative Medicine* (5th ed., pp. 545-566). St. Louis, MO: Saunders.

Murray, A. H. (2012). *Ayurveda for Dummies*. Hoboken, NJ: For Dummies, Wiley.

Payyappallimana, U., & Venkatasubramanian, P. (2016). Exploring Ayurvedic knowledge on food and health for providing innovative solutions to contemporary healthcare. *Frontiers in Public Health*. doi: 10.3389/fpubh.2016.00057

Pole, S. (2012). *Ayurvedic Medicine: The Principles of Traditional Practice*. London, UK: Singing Dragon.

Rhyner, H. H. (2017). *Llewellyn's Complete Book of Ayurveda*. Woodbury, MN: Llewellyn Worldwide.

Shukla, S. D., Bhatnagar, M., & Khurana, S. (2012). Critical evaluation of Ayurvedic plants for stimulating intrinsic antioxidant *response*. *Frontiers in Neuroscience*. doi: 10.3389/fnins.2012.00112

Shunya, A. (2017). *Ayurveda Lifestyle Wisdom*. Louisville, CO: Sounds True.

Tokinobu, A., Yorifuji, T., Tsuda, T., & Doi, H. (2016). Effects of Ayurvedic oil-dripping treatment with sesame oil vs. with warm water on sleep: A randomized single-blinded crossover pilot study. *Journal of Alternative and Complementary Medicine*. doi: 10.1089/acm.2015.0018

참고자료

Ayurvedic Herbs—Circle of Health
P.O. Box 719
Ashland, OR 97520
541.944.7243
www.ayurveda-herbs.com

National Ayurvedic Medical Association
620 Cabrillo Avenue
Santa Cruz, CA 95065
800.669.8914
www.ayurveda-nama.org

UNIT 3

식물요법

Botanical Healing

Chapter 6

허브와 영양보조식품

Herbs and Nutritional Supplements

의사들은 자신들이 잘 알지도 못하는 약을, 자신들이 잘 알지도 못하는 병을 치료하기 위해서, 자신들이 전혀 알지도 못하는 인간에게 투여한다.

- 볼테르(VOLTAIRE)

위대한 성령은 우리의 아버지이고, 지구는 우리의 어머니이다. 지구는 우리에게 영양분을 제공한다. 우리가 땅에 심으면, 그것은 우리에게 돌아오고, 또한 우리에게 치유하는 식물을 제공한다.

- 빅 선더(BIG THUNDER)

식물의학(botanical medicine) 또는 피토세러피(phytotheraphy, phyto는 '식물'을 의미함)로 알려진 **허브요법(herbal medicine)**은 세계 인구의 80%에 의해 사용된다(Qureshi, Ghazanfar, Obied, Vasileva, & Tariq, 2016). 또한 허브는 미국에서 가장 대중적인 보완 · 대체요법(Complementary and Alternative Medicine: CAM)으로, 현재 750종 이상의 허브가 판매되고 있다. 미국국립보완대체의학센터(National Center for Comple-mentary and Alternative Medicine: NCCAM)에 따르면, 미국인들은 허브요법 및 식이 보조제에 연간 148억 달러 이상을 소비한다. 허브는 처방된 약과 비교해 순하고 부작용이 적기 때문에 다양한 상황에서 치료제로 선택된다. 비타민, 미네랄, 식이 보조제, 전문화된 식단은 이 책에서 다루지 않기 때문에 더 알기를 원하면, 이러한 각 주제에 대해서만 다루고 있는 책들을 참고하기 바란다.

01 배경 *Background*

역사적으로 볼 때 거의 모든 사회는 치료 목적을 위해 식물을 사용해 왔다. 예를 들어, 점토판에 새겨진 가장 오래된 마늘 처방은 B.C. 3000년경으로 거슬러 올라간 다. 수천 년 동안 의료 약전은 아시아에서부터 미주, 유럽, 아프리카까지 모든 문화에서 개발되었다. 오랜 기간 동안, 중국 한의사들은 7,000종 이상의 허브와 수천 개의 허브 조합의 치유 속성을 기록했다. 히포크라테스Hippocrates(기원전 460~377년)가 약으로 처방한 세인트 존스 워트(Saint John's wort)는 2500년 동안 안전하고 효과적으로 사용되어 왔다. 갈렌Galen(A.D. 129~200)은 130종의 허브 해독제 및 의약품을 기술했고, 디오스코리데스Dioscorides(A.D. 1세기)는 500종의 식물의 약효와 1,000종의 간단한 치료제를 만드는 방법을 기술하였다. 고대 이집트인은 소화 불량 치료에 페퍼민트와 스피어민트를 사용하였고, 중국과 아유르베다 의사는 감기, 기침 및 발열 치료에 민트를 사용했다(Castleman, 2017).

유럽인들이 아메리카 대륙에 왔을 때, 그들은 아메리카 원주민이 대대로 계승된 자작나무(birch), 블랙베리(blackberry), 국화(coneflower), 인삼(ginseng), 골든실(goldenseal), 생강(ginger) 등과 같은 약용 식물의 광대한 약전을 가지고 있는 것을 발견하였다. 캐나다 초기 예수회 선교사들은 1700년대 초에 미국 인삼(American ginseng)을 발견하고 아시아에 수출했는데, 아시아에서 인삼은 인기 있는 강장제로 사용되었다. 아메리카 인디언의 친구였던 셰이커 교도들은 최초로 대량의 약용 식물을 재배하였고, 미국 최초의 유명 제약업체가 되었다. 남북 전쟁에 의해 활동을 중단할 때까지, 셰이커 교도는 354종의 치료 허브를 판매했다. 항생제가 합성 가능하게 되기 전인 20세기 초반 동안에 에키네시아 정기제(tinture of echinacea)는 항생작용 때문에 매우 귀하게 여겨졌다. 신경계를 진정시키고 불안을 감소시키는 데 사용되는 카바(Kava)는 시어스, 로벅 앤드 컴퍼니(Sears, Roebuck and Company)에서 1920년대까지도 판매되었다. 고대에 사용되었던 대부분의 허브는 오늘날에도 전 세계적으로 사용된다. 허브요법은 일반적으로 미국 밖에서 더 널리 받아들여져 왔는데, 그곳에서는 의료인이 허브를 종종 기존의 치료법과 결합하여 사용한다(Castleman, 2017).

1960년대에 미국식품의약국(Food and Frug Administration: FDA)이 약물치료에 관한 현재의 규정을 개발하였다. 그 당시 허브요법은 그다지 대중적이지 않아서, 사실상 FDA에 의해 무시되었다. 허브는 건강보조식품으로 간주되어 1994년의 「건강보조식품 건강 교육법(Dietary Supplement Health and Education Act)」에 의해 통제된다. 이 법에 따라 건강보조식품은 처방 약품 및 일반의약품(OTC)과 달리 특정한 의료 기능을 주장할 수 없다. 허브는 FDA에 의해 승인되지 않았고, 질병의 진단, 치료 또는 예방을 위한 제품이 아니라는 면책조항이 있다면, '기억력 향상' 또는 '항상성 촉진'과 같은 일반적인 설명을 사용할 수 있다.

연구자들은 더 많은 천연제품에 대해 의약 속성을 수집하고 선별하기 위한 노력을 강화하고 있다. 국립암연구소(National Cancer Institute: NCI)의 암 치료와 진단 부문(Division of Cancer Treatment and Diagnosis) 천연제품 분과(Natural Products Branch: NPB)의 전 수석인 고든 크랙Gordon Cragg은 "어떤 화학자도 지금까지 실험실 의자 위에서는 상상조차 해 본 적 없는 화학물질을 자연이 만들어 낸다."고 말했다(Hallowell, 1997, p. 19). 가장 농축된 치료 허브 몇 종의 다양한 변종이 적도 주변에 넓은 띠 모양 지역에서 발견된다. 불행히도 이 천연 식물 서식지, 특히 열대 우림의 파괴에 의해 많은 종들이 발견되고 연구되기도 전에 멸종되고 있다.

FDA 승인을 받는 과정은 약품당 1억 달러 정도의 비용이 드므로 대부분의 허브 약품은 FDA 승인을 받을 것 같지 않다. 대형 제약회사는 특허로 등록되어서 높은 이익을 가져다주는 신약의 개발에 이 정도의 비용을 투자할 용의가 있다. 하지만 마늘이나 인삼과 같은 대부분의 허브에 대해 독점권 또는 특허를 획득하는 것은 거의 불가능하기 때문에, 허브를 약용으로 승인받는 것은 금전적인 이득이 없다. 허브의 효능 부족보다는 이익 부족 때문에 제약회사들은 허브의 FDA 승인을 지지하지 않는다.

허브에 대해 알려진 정보의 많은 부분이 독일에서 나오고 있는데, 독일에서는 1978년에 설립된 위원회 E(Commission E)라고 불리는 전문가 위원회가 650종의 약용 허브에 대해서 입수 가능한 모든 문헌을 검토하고, 사용법에 대한 권고사항을 발행하고 있다. NCCIH는 적극적으로 치료 허브의 연구에 참여하고 있다. 또한, NCCIH는 에이즈 바이러스와 9종의 주요 암에 대해 유효한 화합물을 얻을 수 있는 식물들을 선별하고 있다. 1986년부터 NCCIH는 전 세계의 식물학자들로부터 수천 종의 식물표본을 받아 왔다. 원주민들은 수천 년 동안 치료 식물들을 실험하고 사용해 왔지만, 서구 연구자들이 그들의 지식을 추구하기 시작한 것은 최근이다.

02 개념 *Concepts*

상승작용

허브의 활성 화학물질은 상승작용(synergism)에 의해 동작한다. 즉, 2개 이상의 물질의 조합작용은 단독으로 작용하는 개별 물질이 단독작용할 때의 효과를 합한 것보다 더 큰 효과를 만들어 낸다. 대부분의 허브는 치료를 위해 많은 화학물질의 복잡한 상호작용이 필요한데, 정제 및 분리를 하면 많은 경우 그 효능이 사라진다. 예를 들어, 티트리 오일(tea tree oil)에서는 다수의 항균 화합물이 발견되었지만, 연구 결과 오일의 뛰어난 항균작용은 그중 어느 한 종류의 화합물에 의해 나타나는 것이 아닌 것으로 밝혀졌다. 오히려 오일 중 적어도 8종류의 다른 화합물의 상호작용에 의해 효능이 발생하는 것으로 보인다. 이런 복잡성 때문에 감염성 미생물이 티트리 오일에 대한 내성을 갖는 것은 거의 불가능하다. 종래의 항생제의 주요한 문제 중 하나는 많은 미생물들이 내성을 만들어서 약들을 소용없게 만들 수 있다는 것이다. 항산화 방지제 방어도 상승작용에 의해 동작한다. 예를 들어, 함께 작용하는 다수의 카로티노이드(cartenoid)는 하나의 카로티노이드보다 더 높은 항암 특성을 갖는다. 따라서 베타 카로틴(beta-carotene) 보충제는 베타 카로틴이 풍부한 과일과 야채를 먹는 것과 같은 보호 기능을 제공하지 못할 수 있다. 식물에 들어 있는 다른 물질이 신체가 그 혜택을 활용하는 것을 돕고 부작용을 완화할 수도 있다. 최종 제품에 식물 전체를 넣는 것은 종종 어느 정도 자연의 '견제와 균형'이 유지되는 것을 보장한다(Castleman,

2017; Chevallier, 2016).

다양한 허브와 다른 물질도 서로 상승작용을 낼 수 있다. 이 작용의 예는 당뇨병을 치료하는 데 사용될 수 있는 화학물질을 가진 에콰도르 열대 우림의 식물 시료의 테스트 중에 관찰되었다. 식물의 잎을 이용해 알코올 추출 후 물 추출을 진행했다. 연구자들은 원주민 치료사가 했던 것처럼 추출물에 살아 있는 게를 넣어야 할지를 논의했다. 일부는 차이가 있을 것이라고 믿었고, 다른 사람들은 게는 단순히 의식적인 것이라고 믿었다. 놀랍게도, 치료 효과를 보여 준 유일한 추출물은 게를 넣은 것이었다. 게의 껍질에 있는 성분이 그 식물에서 활성 화합물을 추출하기 위해 필요하다는 것이 밝혀졌다(Cray, 1997).

식물 영양소

식물 영양소(phytonutrients)는 식물 내에 존재하는 화학물질로, 식물을 생물학적으로 활성화시키며 식물 고유의 색과 맛을 내며, 자연적 질병 저항성의 원인이 되는 물질이다. 식물 영양소는 광합성의 결과물 또는 곤충과 다른 포식자의 공격에 대한 방어체계로 작용하는 물질이다. 식물의 이러한 활성 성분은 일반적으로 서로의 보호 및 치유 효과를 보완하는 그룹 내에서 발생한다. 가장 중요한 식물 영양소 및 그 용도에 대한 설명이 **표 6-1**에 있다.

항산화제

항산화제(antioxidants)는 자연적으로 발생하는 홀전자(unpaired electron)를 포함하는 분자인 **유리기(free radical)**로부터 몸을 보호하는 데 도움이 되는 비타민, 미네랄, 효소, 허브의 그룹이다. 몸 안의 산소 및 질소의 유리기는 외부로부터 유입될 뿐만 아니라, 정상적인 대사 과정 중에도 생성된다. 유리기는 불안정하고 반응성이 강하다. 유리기는 다른 분자와 전자를 주고받아서 안정화되는데, 그 과정에서 더 많은 유리기가 생성된다. 유리기는 다른 화합물과 매우 쉽게 반응하기 때문에, 신체에 중대한 변화를 줄 수 있다. 많은 다른 요인에 의해서도 유리기가 만들어질 수 있다. 내부 요인은 대사 과정 이외에도 감정적인 스트레스와 격렬한 운동이 있다. 외부 요인은 대기오염, 담배 연기, 공장과 자동차 배기가스, 스모그, 살충제, 제초제, 식품 오염 물질, 화학요법, 방사선이 있다. 이러한 모든 것이 유리기의 과잉 생산을 유발한다. 예를 들어, 공기 중의 산소와 반응하여 갈색으로 변한 사과의 절단면은 눈으로 볼 수

표 6-1 ◈ 식물 영양소

이름	속성	용법/효과
알칼로이드 (Alkaloid)	질소 함유 화합물의 그룹으로 진통제, 국소 마취제, 진정 작용, 경련, 환각을 일으키고 다양한 수준의 독성	신경과 순환 시스템에 영향을 미친다. 일반적으로 알려진 것은 아트로핀(atropine), 카페인(caffeine), 코카인(cocaine), 모르핀(morphine), 니코틴(nicotine), 퀴닌(quinine)이 있다.
고미질(식물체 안의 쓴 성분, Bitter priciple)	매우 쓴맛의 화학물질 그룹	혀의 반사작용을 통해, 식욕과 소화액의 흐름, 간 활동 및 담즙의 흐름을 자극한다. 일부는 이뇨제와 같은 역할을 한다. 전반적으로 강장제로 간주된다.
탄수화물 (Carbonhydrate)	주 에너지원과 식물의 구조 지지물	머위(coltsfoot)와 마시멜로(marshmallow) 같은 일부 허브에서 셀룰로스(cellulose)는 다른 화학물질과 결합하여 고무 같은 물질의 점액을 형성하는데, 이것을 섭취하면 자극되거나 염증이 있는 내부 조직을 보호한다.
카로티노이드 (Carotenoid)	광합성 식물 내의 노란색, 오렌지색 또는 적색 안료 → 간에서 비타민 A로 전환	인간에게 가장 중요한 세 가지: • 베타 카로틴(beta-carotene)은 유리기를 중화하여 암 예방에 도움이 될 수 있다. 국소 일광 차단제와 함께 사용하면 일광 화상과 피부 손상 예방에 보다 효과적이다. • 리코펜(lycopene)은 전립선 암을 예방하고 심장 발작의 위험을 감소시킬 수 있다. • 루테인(lutein)은 노인 실명의 주요 원인인 황반 변성의 예방에 유용할 수 있다.
에센셜 오일 (Essential oil)	가열하면 증발 → 조합에 의해 각 식물의 특정한 향이 생김	마늘은 살균제, 타임(thyme)은 거담제로 사용한다. 캐모마일(chamomile)은 가스 팽만과 고통스러운 장 경련을 완화시킨다.
지방산 오일 (Fatty oil)	트리글리세라이드(triglyceride), 글리세린(glycerol), 지방산(fatty acid)의 혼합물	오메가-3 지방산은 심혈관질환 및 우울증에 사용된다. 인지를 개선한다.
배당체 (Glycoside)	복잡한 유기물질; 가장 강력한 허브 치료의 알려진 대부분의 유해물질 중 일부	• 심장 배당체(Cardiac glycoside)는 심장 수축에 영향을 미치는 디기탈리스(foxglove)와 은방울꽃(lily of the valley)을 포함한다. 부정맥을 해결하는 데 사용된다. • 겨자 배당체(Mustard glycoside)는 외복약으로 쓰이며 살균 및 진통 효과를 가지고 있다.

표 6-1 ◆ 식물 영양소(계속)

이름	속성	용법/효과
		• 사이아노겐 배당체(Cyanogenic glycoside)를 씹거나 소화할 때 사이안화수소가 발생하는데, 이것은 경련 억제, 하제, 진정제로 작용한다. 일부 견과류, 채소, 일부 과일의 씨앗에서 발견된다. 때때로 청산이라고 불리는 사이안화수소는 강한 독성을 가지고 있다. • 페놀 배당체(Phenolic glycoside)는 버드나무(willow)와 다른 식물에서 발견되는 살리실산 유도체를 포함한다. 살리실산 유도체는 아스피린의 주성분으로 방부, 진통, 소염 효과가 있다. • 쿠마린 배당체(Coumarin glycoside)는 모세혈관 벽을 강화하며 항응고제로 작용한다. • 안트라퀴논 배당체(Anthraquinone glycoside)는 완하제로 사용된다. • 바이오플라보노이드 또는 플라보노이드로 알려진 플라보노이드 배당체(Flavonoid glycoside)는 순환을 개선하고 담즙 생산을 자극하며 콜레스테롤 수준을 낮추고 간을 강화한다.
이소플라본(Isoflavone)	인간 에스트로겐과 유사한 화합물, 콩 제품에서 주로 발견됨	호르몬 관련 암을 방지할 수 있다. 콜레스테롤을 낮추고, 갱년기 증상을 완화하며, 골밀도를 증가시켜 골다공증을 예방한다.
탄닌(Tannin)	수축과 살균 특성을 가진 화학물질	피부와 점막에 보호 층을 형성하고 화상과 부분 염증의 치료에 유용하다. 눈과 입의 감염에 사용된다.

있는 산화적 손상이다. 그러나 체내에서 유리기에 의해 일어나는 손상은 눈으로 볼 수 없다. 과도한 유리기는 노화의 부분적인 원인이 되며, 암과 관절염 및 심질환을 포함한 다양한 만성 퇴행성 질환과 관련이 있다(Horne & Easley, 2017; Oschman, 2016).

일반적으로 위험한 유리기를 찾아서 중화시키는 청소부 역할을 하는 항산화 효소에 의해 유리기는 통제된다. 사람이 나이가 들면, 이런 효소들의 생산이 줄어드는데, 이것들은 비타민 C, 비타민 E, 카로티노이드, 미네랄 셀레늄 및 호르몬 멜라토닌 같은 식이 항산화제를 통해 보충할 수 있다. 항산화 특성이 있는 허브에는 빌베리(bilberry), 은행나무(ginko), 포도씨 추출물(grape seed extract), 녹차 및 플라보노이드(flavonoid)가 있다. 과일과 야채는 항산화제의 주요 원천이다.

식물 유래 제품

허브 의약품은 제약회사가 존재하기 전부터 사용되었다. 세계의 많은 지역에서 허브는 여전히 질병의 치료를 위해 사용할 수 있는 유일한 약이다. 비록 극소수의 식물만이 그 약효가 연구되어 왔지만, 제도권의 의사들도 자주 식물 유래 제품을 사용한다. 미국에서 판매되는 모든 처방 및 비처방 의약품의 50%는 식물에서 유래한 것이다. 현대 약품으로 합성된 허브 치료제의 예로 인도사목(indian snakeroot)에서 레서핀(reserpine), 디기탈리스(foxglove)에서 디곡신(digoxin), 기나피(peruvian bark)에서 퀴닌(quinine), 버드나무 껍질(willow tree bark)에서 아스피린, 아편에서 모르핀, 코카(coca) 잎에서 코카인, 벨라도나(deadly nightshade)에서 아트로핀(atropine)이 있다. 파클리탁셀[paclitaxel(taxol, abraxane)]은 태평양 주목나무 껍질(pacific yew bark)에서 발견되며, 현재 초기 및 진행된 유방암 및 난소 종양의 치료에 사용되고 있다. 빈크리스틴[vincristine(oncovin)] 약물은 매일초(madagascar periwinkle)에서 추출되었으며, 강력한 세포 분열을 저지하는 특성 때문에 급성 백혈병과 호지킨병을 치료하는 데 사용된다(Chevallier, 2016; Standish, Alschuler, Weaver, & Nezami, 2014).

안전

모든 식물이 유익한 것은 아니다. 대부분의 식물 관련 중독은 허브가 아닌 크라술라(jade), 호랑가시나무(holy), 포인세티아(poinsettia), 홍콩야자(schefflera), 필로덴드론(philodendron)과 디펜바키아(dieffenbachia) 같은 독성 관상용 식물의 우발적인 섭취에 의해 일어난다. 미국독극물통제협회에 의해 수집된 데이터를 보면 진통제, 진정제, 항정신병약, 항우울제, 감기/기침약 및 심혈관계 약물이 허브보다 부작용 및 사망을 일으킬 가능성이 훨씬 더 높을 수 있다는 것을 알 수 있다.

허브의 안전성이 근거 중심 접근법을 통해 완전하게 확립되지는 않았지만, 적절하게 사용할 경우 허브 약품의 대부분은 위험하지 않다고 생각된다. 그러나 일부 허브는 과량으로 섭취한 경우 또는 일부 개인이 장기간 섭취한 경우 심각한 부작용을 일으킬 수 있다. 예를 들어, (소화제로 사용되는) 컴프리(comfrey), (감기약으로 사용되는) 머위(coltsfoot)와 (불안치료에 사용되는) 카바(kava)는 다량으로 섭취할 경우 간 손상을 일으킬 수 있다. 베타 카로틴은 흡연자가 폐암에 걸릴 위험을 증가시킨다. 비타민 E 보충제는 건강한 남성의 전립선 암 발생을 증가시킨다. 요힘베(yohimbe)는 혈압을 낮추고 사망으로 이어질 수 있는 심장 전도 장애를 일으킬 수 있다. 버드나무

껍질은 어린이의 라이증후군의 원인이 될 수 있다. 마황(ephedra)은 혈압을 증가시키고, 발작, 심근경색 또는 뇌졸중을 일으킬 수 있다. 비터 오렌지(bitter orange)에는 마황과 유사한 시네프린(syndephrine)이 포함되어 있다. 카바(kava)는 심각한 간 손상과 관련이 있다(Horne & Easley, 2017).

또한 허브는 약물과 상호작용을 할 수 있어서, 처방 및 비처방 약물과 허브를 결합할 때 주의해야 한다(**표 6-2**).

허브를 사용하는 사람들의 대다수가 이런 사실을 자신을 치료하는 의료 공급자에게 알리지 않는다. 이러한 소통의 부족 때문에 그렇지 않으면 피할 수도 있었던 허브-약물 상호작용을 일으킬 수 있다. 가능하다면 항응고제로 작용하거나 마취를 강화하는 모든 허브는 수술 전에는 반드시 사용을 중단해야 한다.

표 6-2 ◆ 허브의 상호작용

허브/보충제	상호작용 대상	잠재적 영향
승마(Black cohosh)	호르몬 대체 약물	서로의 약효를 증가시킬 수 있음
고추(Capsicum)	항응고제, 아스피린	출혈 시간이 길어질 수 있음
	테오필린(Theophylline)	흡수를 증가시켜 독성을 유발할 수 있음
에키네시아 (Echinacea)	면역 억제제	면역 억제제의 효과를 감소시킴
	항진균제; 간 효소를 높이는 것으로 알려진 약물	간 손상을 일으킬 수 있음
달맞이꽃 기름 (Evening primrose oil)	페노티아진(Phenothiazine) 약물, 웰부트린(Wellbutrin)	발작의 위험을 증가시킬 수 있음
화란 국화 (Feverfew)	항응고제, 아스피린	항응고 효과를 증가시킬 수 있음
마늘(Garlic)	항응고제, 아스피린	항응고 효과를 증가시킬 수 있음
	혈당 강하제	저혈당을 일으킬 수 있음
	항고혈압제	항고혈압제의 복용량을 증가가 필요할 수 있음
	HIV 약물	약물 효과를 증가 또는 감소시킬 수 있음
생강(Ginger)	항응고제, 아스피린	항응고 효과를 증가시킬 수 있음
은행(Ginkgo)	항응고제, 아스피린	항응고 효과를 증가시킬 수 있음
	항경련제	항경련제 효과를 감소시킬 수 있음

표 6-2 ◆ 허브의 상호작용(계속)

허브/보충제	상호작용 대상	잠재적 영향
인삼(Ginseng)	경구 피임약	경구 피임약의 에스트로겐 효능을 증가시켜 체중 증가, 유방 통증, 질 출혈 같은 부작용을 유발함
	MAO 억제제	조급증을 일으킬 수 있음
	카페인	과민성을 일으킬 수 있음
	녹내장 약물	녹내장 약물의 효과를 감소시킬 수 있음
골든실 (Goldenseal)	항응고제, 아스피린	항응고제 효과를 감소시킴
	이뇨제	이뇨 효과를 증가시킴
	일반 마취제	마취제의 혈압 강하 효과를 증가시킬 수 있음
감초(Licorice)	혈당 강하제	혈당 조절을 방해할 수 있음
	디곡신, 라식스, 하이그로톤, 인다파미드, 부메타니드	감초는 칼륨을 고갈시켜 저칼륨혈증이 발생할 수 있음
	갑상샘 대체 약물	갑상샘 대체 약물의 복용량을 늘려야 할 수 있음
마황(ephedra)	대부분의 항고혈압제	혈압과 심장 부정맥의 위험을 증가시킬 수 있음
	항우울제	혈압과 심장 부정맥의 위험을 증가시킬 수 있음
	충혈 제거제	혈압과 심장 부정맥의 위험을 증가시킬 수 있음
	Lanoxin	심장 부정맥의 위험을 증가시킴
	혈당 강하제	혈당 조절을 방해할 수 있음
밀크시슬(Milk thistle)	경구 피임약	경구 피임약의 효과를 감소시킴
금불초(Psyllium)	변비약	효과를 높일 수 있음
성요한초 (Saint John's wort)	경구 피임약	경구 피임약의 효과를 감소시킴
	테트라사이클린, 술파제, 피록시캄, 오메프라졸, 란소프라졸	극단적인 광선과민증이 발생할 수 있음. 심한 일광 화상에 대한 위험 증가시킴
	항우울제	서로의 약효를 증가시켜서 심한 불안, 메스꺼움, 혼란과 심장 문제를 일으킬 수 있음
	항경련제	항경련제의 효과를 감소시킬 수 있음
	항응혈제	항응고 효과를 증가시킬 수 있음
	다이옥신, 면역 억제제, 단백질 분해 효소 억제제	이 약물들의 효과를 감소시킬 수 있음
	테오필린	혈청 테오필린 농도를 감소시킬 수 있음
	일반 마취제	마취 효과를 연장할 수 있음

표 6-2 ◆ 허브의 상호작용(계속)

허브/보충제	상호작용 대상	잠재적 영향
톱야자(Saw palmetto)	피나스테라이드	서로의 약효를 증가시켜서 과다복용 현상을 일으킬 수 있음
쥐오줌풀 (Valerian)	항불안제 약물, 디펜히드라민, 하이드록시진, 항경련제	진정 효과를 증가시킬 수 있음
	일반 마취제	마취 효과를 연장시킴
비타민 A	여드름 치료제인 이소트레티노인	독성 효과가 나타나서 심한 두통, 건조한 눈과 피부, 탈모와 간 손상이 나타날 수 있음
비타민 B_6	카르비도파, 레보도파	효과를 감소시켜서 떨림과 같은 돌발성 증상을 일으킬 수 있음

허브 제품의 처리 및 제조는 품질 보증 정도에서 각 국가별로 다르다. 중금속, 농약, 제초제, 곤충, 동물 및 동물 배설물에 의한 오염 때문에 안전하지 않은 허브 제품이 만들어질 수 있다. 미국에서 허브는 건강보조식품으로 판매되므로 처방 및 비처방 의약품에 비해 요구사항이 적다. 이 요구사항은 허브 재료의 공급 업체가 아닌, 최종 제품을 제조하는 부분에만 적용된다.

03 치료 *Treatment*

약효가 있는 허브는 식품 가게, 허브 상점, 슈퍼마켓, 약국에서 구할 수 있다. 이들은 예방약, 강장제 또는 치료제로 사용될 수 있다. 허브는 다양한 방법으로 처리되고 사용될 수 있다. **추출물** 또는 **팅크제**(**extracts** or **tinctures**)는 강력한 압력으로 허브를 압착시키고 알코올이나 물에 담근 후 증발시켜서 얻어지는 농축된 추출물을 말한다. 추출물은 일반적으로 방울로 측정하고, 소량의 물에 희석해서 복용한다. 식물의 섬세한 부분인 잎, 꽃, 씨앗의 처리법은 차를 만드는 것과 비슷한 과정인 우려냄(infusion)이라고 하는 방법이 사용된다. 허브에 뜨거운 물을 붓고 3~5분 동안 담가둔 후에 마시기 전에 짜낸다. 맛을 위해서 꿀이나 레몬을 추가할 수 있다. 달임(decoction)은 나무껍질, 뿌리, 열매 같은 식물의 탄력 있는 부분의 처리법이다. 허브의 이 부분은 일반적으로 10~20분 끓인 후 마시기 전에 짜낸다. 찜질(compress)은 미지근하거나 시원한 허브 용액을 천에 적셔서 다친 부위에 직접 대는 것이다. 허브 찜질은 가루 허브를 뜨거운 물과 혼합하여 걸쭉한 반죽을 만들어서 피부에 직접 대는 것이다. 찜질은 부종 감소, 통증 완화, 근육 경련 감소, 몸에서 독소 제거, 혈액순환 촉진과 치료 촉진에 사용된다. **표 6-3**에 보편적인 허브들의 작용, 용량 및 부작용을 기술하였다.

표 6-3 ◆ 일반적인 허브

이름	특성/용법	부작용/금기사항
아시아 인삼 (Asian ginseng)	정신적 · 육체적 수행능력 향상, 낮은 혈당, 면역 기능을 향상	• 두통, 수면장애, 위장관 문제 • 혈당을 낮추는 약을 복용하는 사람들은 특별한 주의가 필요 • 저혈당인 사람에게 사용 금기
월귤 나무속 (Bilberry)	설사, 생리통, 정맥류, 정맥 부전	잎이나 추출물의 과다 복용이나 장기 사용 시 독성 효과가 나타날 수 있음
승마 (Black cohosh)	폐경, 월경통	• 적은 부작용 • 간 장애를 가진 사람에게 사용 금기 • 호르몬 대체요법과 함께 사용 금기 • 호르몬에 민감한 유방암에는 사용 금기
노란꽃 엉겅퀴 (Blessed thistle)	식욕 부진, 소화 불량, 설사, 감기, 기침을 위한 차로 준비	• 제산제의 효과를 감소시킬 수 있음 • 임산부 또는 수유부 금기 • 염증성 장 문제시 금기 • 돼지풀(ragweed) 및 관련 식물에 알레르기가 있는 경우 금기
머위 (Butterbur)	알레르기 증상에 대한 항히스타민제; 편두통	• 트림, 위장병, 천식, 피로 • 아이들에게 사용 금기
금잔화 (Calendula)	• 1.5% 연고: 기저귀 발진, 방사선 요법으로 인한 피부 염증 시 • 7.5% 연고: 혈액순환 장애로 인한 다리 궤양	• 약물의 진정 효과를 증가 • 임산부 또는 수유부 금기 • 돼지풀(ragweed) 및 관련 식물에 알레르기가 있는 경우 금기
캐모마일 (Chamomile)	불안, 불면증, 위장장애, 유아 복통, 암 치료에 의한 구강 궤양; 약물 금단 증상	• 돼지풀에 극단적인 알레르기가 있는 사람에게는 사용 금기 • 임신 또는 수유 여성에게는 사용 금기
크랜베리 (Cranberry)	위궤양으로 이어질 수 있는 요로감염이나 헬리코박터 파일로리 감염을 방지; 항산화	항응고제 또는 간에 영향을 주는 약물을 복용하는 사람에게 사용할 때는 주의 필요

표 6-3 ◆ 일반적인 허브(계속)

이름	특성/용법	부작용/금기사항
당귀(Dong quai)	• 월경전 증후군 • 폐경기 증상	• 감광성 • 출혈 증가
에키네시아 (Echinacea)	감기나 독감을 방지, 면역계를 자극	부작용이 거의 없음
달맞이꽃 기름 (Evening primrose oil)	습진, 류마티스 관절염, 가슴 통증, 당뇨병성 신경	• 대부분의 사람이 내성이 있음 • 임신 또는 수유 여성에게는 사용 금기 • 항응고제 투여 환자는 금기
호로파 (Fenugreek)	당뇨병, 식욕 손실, 수유 여성의 모유 생산을 자극, 피부 염증	• 가스, 팽만감, 설사 • 임신 여성에게는 사용 금기
화란 국화 (Feverfew)	편두통, 류마티스 관절염, 건선이나 알레르기, 이명, 현기증	• 심각한 부작용이 없음 • 임신 여성에게는 사용 금기
마늘(Garlic)	• 높은 콜레스테롤, 느리게 진행되는 동맥 경화, 고혈압 • 당뇨병성 신경	• 메스꺼움, 마늘 냄새 • 응고장애를 가진 사람에게는 사용 금기
생강(Ginger)	• 여러 가지 원인의 메스꺼움과 구토, 관절염 • 생강차와 설탕절임을 한 생강은 기침 완화, 소화 곤란 해결	임신 중에도 안전함
은행(Ginkgo)	기억 손상, 간헐성 파행, 이명	• 두통, 메스꺼움, 위장장애 • 응고장애를 가진 사람에게는 사용 금기 • 수술 전에는 사용 금기
골든실 (Goldenseal)	호흡 기도 감염, 눈 감염, 질염, 구강 궤양	부작용이 거의 없음
포도씨 추출물 (Grape seed extract)	고혈압, 높은 콜레스테롤, 혈액순환, 혈관 취약성, 부종, 항산화	• 부작용이 거의 없음 • 수술 전에는 사용 금기
녹차 (Green tea)	암, 주의력, 체중 손실, 높은 콜레스테롤; 면역 조절	카페인이 들어 있음
마로니에 (Horse chestnut)	정맥 부전	독성이 있으므로, 날것이나 처리되지 않은 식물 부위를 사용 금기
감초 뿌리 (Licorice root)	위궤양, 기관지염, 목의 통증, 간염	칼륨 농도가 위험할 정도로 낮아질 수 있으므로, 이뇨제와 함께 사용할 때에는 주의가 필요; 고혈압이 있는 사람에게 사용할 때 주의가 필요

표 6-3 ◆ 일반적인 허브(계속)

이름	특성/용법	부작용/금기사항
밀크시슬 (Milk thistle)	간질환; 높은 콜레스테롤; 면역 조절	• 임신 또는 수유 여성에게는 사용 금기 • 당뇨병이나 저혈당이 있는 사람에게 사용할 때는 주의가 필요
노니(Noni)	항산화; 면역 자극; 종양 공격 특성	칼륨이 많음; 신장 질환을 가진 사람들에게 사용할 때 주의 필요
붉은 클로버 (Red clover)	폐경; 높은 콜레스테롤; 골다공증; 전립선 비대	• 부작용이 거의 없음 • 임신 또는 수유 중인 여성 또는 호르몬에 민감한 암 환자에 대해 안전한지 명확하지 않음
성요한초 (Saint John's wort)	경미한 우울증	• 광선과민증, 불안, 구강 건조, 성적 문제 • 다른 항우울제와 함께 사용 금기 • 아이들에 사용 금기 • 임신 또는 수유 여성에게는 사용 금기
톱야자 (Saw palmetto)	요로 방부제; 양성 전립선비대증	• 부작용이 거의 없음 • 임신 또는 수유 여성에게는 사용 금기
티트리 오일 (Tea tree oil)	항진균제, 살균; 여드름; 작은 상처와 베인 상처; 무좀; 손톱 감염; 포진; 진균 감염에 의한 질 세척	국소 부위만 사용
울금(Turmeric)	항염증제, 항균제, 항산화제; 골관절염 통증; 혈당 조절	• 출혈 증가 • 임산부의 자궁 수축
쥐오줌풀 (Valerian)	불면증; 폐경; 생리통과 장 통증	흥분, 불안, 피로, 두통; 진정효과 증가

04 연구 Research

국립보완통합센터(National Center for Complementary and Integrative Health: NCCIH), 국립암연구소(National Cancer Institute: NCI)와 통합의학 암학회(Society for Integrative Oncology)가 많은 허브 연구에 자금을 지원하고 있지만, 미국에서 대부분의 허브 약품은 처방약만큼 철저하게 실험되지는 않았다. 남아프리카 공화국에는 20,000종 이상의 식물들이 있는데, 이 중 수천 종이 전통 치료사에 의해 사용되고 있다. 미국의 연구팀이 이 아프리카 식물들 중 몇 종의 약효, 안전성, 효과를 연구하기 위해 남아프리카 허브과학의학연구소(South African Herbal Science and Medicine Institute)와 협력하고 있다. 반면에, 다양한 허브 치료제에 대한 많은 과학적인 연구가 이전에 언급한 독일의 위원회 E 같은 미국 외의 기관에 의해 진행되고 있다. 허브약품 분야의 연구가 전 세계적으로 증가하고 있기 때문에, 앞으로 몇 년 동안 유용한 허브약전은 증가할 가능성이 높다.

1995년에 미국허브약전(American Herbal Pharmacopoeia: AHP)은 허브의 약리, 작용, 징후, 용량, 부작용, 금기, 약물 상호작용 및 독성에 관한 정보를 보급하기 위해 교육 법인으로 조직되었다. 지금까지 보급된 정보는 140종의 약용 식물을 포함하는데, 이것은 미국에서 판매되는 허브의 90%에 해당한다. AHP의 목표는 동시대 다른 나라에서 하는 것처럼 미국의 의료 제공자의 치료 계획에 허브 약품을 통합하는 것이다.

허브 제품의 질은 연구 결과와 허브가 근거 중심 의학에 통합될 수 있는 정도에 영향을 미칠 수 있다. 품질은 허브 수집 관행과 취급, 저장 및 제조 조건, 오염과 같은 환경적인 조건에 영향을 받을 수 있다.

다음은 연구의 예시이다.

- 홍조 및 1개 이상의 폐경기 증상에 대한 허브의 효과를 결정하기 위해 체계적인 문헌고찰이 수행되었다. 다른 허브, 루바브(rheum rhaponticum) 및 프랑스 해상 소나무 껍질과 혼합된 승마(black cohosh)는 뜨거운 홍조 및 수면, 기분, 인지 또는 통증과 같은 적어도 하나 이상의 증상에 중대한 영향을 미쳤다(Ismail et al., 2015).
- 많은 여성들이 폐경 증상 치료제로 승마(black cohosh)를 사용한다. 에스트로겐 활성이 있기 때문에 유방암에 걸렸거나 유방암에 걸릴 위험이 있는 여성에게 사용하는 데는 문제가 있다. 체계적인 문헌고찰에 따르면 승마와 유방암 위험 증가 사이에는 유의한 연관성이 없었다(Fritz et al., 2014).
- 수술 전 멜라토닌에 대한 체계적인 문헌고찰 결과 위약에 비해 수술 전 불안을 크게 감소시켰으며 수술 후 불안을 줄일 수 있었다(Hansen, Halladin, Rosenberg, Gogenur, & Moller, 2015).
- 체계적인 문헌고찰을 통해 피부 질환을 치료하기 위한 울금(turmeric)의 증거를 조사했다. 대조군 그룹과 비교하여 울금을 사용한 실험군에서 질병 중증도에서 상당한 개선이 있었다(Vaughn, Branum, & Sivamani, 2016).

- 무작위, 병행 그룹, 이중 맹검, 위약 대조 시험은 당뇨병과 발기 부전이 있는 남성의 국소 사프란(saffron)의 영향을 고려했다. 위약과 비교하여, 사프란젤은 발기 부전을 현저히 개선시켰다(Mohammadzadeh-Moghadam et al., 2015).
- 혈액 투석 환자에서 코코아 플라바놀(cocoa flavanol)이 혈관 기능을 향상시키는지 확인하기 위해 무작위, 이중 맹검, 위약 대조 시험이 수행되었다. 고위험군에서는 상당한 혈관 개선이 있었다(Rassaf et al., 2016).

05 통합간호실무 *Integrated nursing practice*

허브는 '천연제품'으로 판매되거나 또는 식품으로 홍보되기 때문에, 소비자는 허브가 안전하고 부작용이 없는 것으로 잘못 생각할 수 있다. 자연적인 치료제는 조심스럽게 접근해야 한다는 것을 기억해야 한다. 그것들은 강한 약학적인 작용을 가지고 있기 때문이다. 허브는 일반적으로 처방 의약품보다 훨씬 더 안전하지만, 남용하거나 과용하면 해로울 수 있다는 것을 대상자에게 알려 주는 것이 중요하다.

허브는 아주 효과적일 수 있지만, 그 사용에 대해 지나치게 열성적이 되는 것에 대해 주의를 주는 것이 중요하다. 천식 같은 생명을 위협하는 질병이 있거나, 가슴 통증을 경험하거나, 며칠 이상 지속되는 양성 증상이 있을 때는 의사의 진료를 받아야 한다. 초기 감기에는 에키네시아가 도움이 될 수 있지만, 심각한 질병은 먼저 의사에게 진단받아야 한다. 자기 진단 및 자기 관리는 자연적으로 한계를 갖는다. 기존의 약품은 위기 상황에서 사용되는 것이 최선이고, 허브는 위기 상황이 아닐 때 사용되는 것이 최선이다. 전문가는 소비자가 존재하지 않는 질병을 치료하거나 존재하는 질병을 치료하지 않는 것을 피할 수 있게 한다. 또한, 의료 종사자들은 개인의 허브 식이요법 진행 상황의 정도를 평가하는 것을 도울 수 있다. 사람들이 다른 약물을 복용하고 있다면 상담이 특히 중요하다. 일부 허브들은 처방약과 같이 사용할 수 있지만, 다른 일부 허브들은 그렇지 않다. 어떤 허브들은 약의 효과를 강화시키므로 정기적으로 먹는 약의 용량을 줄일 필요가 있다. 갑자기 처방약의 복용을 중지하면 건강이 위험할 수 있다. 특히, 임신 및 수유 여성은 항상 허브 약품을 복용하기 전에 자신의 일차 의료 종사자와 상담해야 한다.

아이들에게 허브를 사용할 때 조심해야 한다. 아이들은 '작은 어른(small adults)'이 아니므로 성인이 경험하는 것과 다른 부작용이 발생할 수 있다. 부모 또는 보호자는 아이들에 허브를 사용하기 전에 아이의 일차 의료 전문가와 상담해야 한다.

간호사는 대상자의 허브 약품 이용 및 관련 질문에 대해 열린 마음으로 탐구하고 논의해야만 한다. 이 임상적인 검사를 통해서 허브 섭취와 처방 및 비처방(OTC) 약물 사이의 알려지거나 잠재적인 부정적 상호작용에 대해 평가를 할 수 있다. 수술 전에 고객은 건강관리 제공자에게 어떤 허브와 보충제를 복용하고 있는지 알려야 한다. 일부는 마취제 또는 다른 약물에 대한 반응에 영향을 줄 수 있으며, 일부는 출혈의 위험을 증가시킬 수 있다.

당신은 간호사로서 허브 치료제의 잠재적인 작용과 상호작용에 대해 소비자에 게 교육할 필요가 있다. 사람들은 10년 동안 건강에 좋지 않은 습관을 며칠의 허브 섭취를 통해 원상태로 돌리거나, 건강한 식단을 허브 보충제로 대신하는 것을 기대할 수 없다. 사람들이 신선한 음식, 특히 과일, 채소, 미정제 곡물 등 건강에 좋고 다양한 음식을 먹는다면, 특별한 요구가 없으면 보충제를 섭취할 필요가 없다(Weil, 1998).

때때로 건강 식품 상점이나 약국에 들어가는 것은 매우 혼란스럽다. 많은 사람은 제품과 브랜드의 다양함에 압도된다. 당신은 간호사로서 소비자들에게 다음과 같은 허브 약품을 선택하는 기본 지침을 알려 줄 수 있다.

- 상점 점원은 전문가가 아니다. 그들은 사람들에게 조언하기에 적절한 과학적 배경이 없다.
- 브랜드 이름으로 선택한다. 이것은 규제되지 않은 산업이므로, 오랫동안 사업을 해 온 크고 평판이 좋은 회사에서 만들어진 제품을 선택하는 것이 좋다. 우수한 제품들은 엄격한 생산 기준을 충족해야만 하는 독일과 프랑스에서 많이 생산된다.
- 라벨을 확인한다. 제품이 지속적으로 특정 화학물질을 일정 비율 포함하고 있다는 것을 알려 주는 표준화라는 단어를 찾아보아야 한다.
- 주장이 합리적인지 확인한다. 복잡한 질환이 즉시 낫는다는 약속은 주의한다. 뭔가 너무 좋게 들리는 것은 대개 사실이 아닐 가능성이 높다.
- 제품의 형태를 고려한다. 액체, 분말 또는 고체 추출물이 일반적으로 가장 좋다. 크기가 큰 허브는 빠르게 효능을 잃을 수 있다. 많은 허브 팅크제는 50%가 에틸 알코올인데, 이것은 알코올 남용을 한 적이 있는 사람이나 알코올과 상호작용할 수 있는 약물을 사용하고 있는 사람에게는 문제가 될 수 있다.
- 과도한 조합의 제품에 주의한다. 제품이 6개가 넘는 재료를 포함하고 있다면,

아마 각 제품이 소량 포함되어 있을 것이다. 허브의 조합이 반드시 제품을 더 좋게 만드는 것은 아니다. 당신의 기억력 향상을 위해서 은행이 필요한 경우, 인삼, 마늘과 다른 허브에 의해 희석된 제품보다는 은행만으로 구성된 제품을 선택하는 것이 더 좋다.

- 올바른 복용량을 지킨다. 라벨에 적힌 것보다 더 많은 양을 복용하지 않는다. 권장량을 초과하면 독성이 있을 수 있다. 대부분의 허브 치료제는 숙련된 의사의 지시가 없으면 1세 미만의 아이에게 제공할 수 없다. 1~6세의 어린이는 일반적으로 성인 분량의 1/3, 6~12세의 어린이는 성인 분량의 절반을 사용한다. 65세 이상의 사람은 복용량을 줄여야 할 수도 있다.
- 부작용을 확인한다. 당신이 알레르기, 발진, 두근거림이나 두통 같은 이상 증상이 있다면, 즉시 허브 복용을 중단하고 의사에게 진료를 받아야 한다.
- 제품에 작용할 시간을 준다. 당신이 허브를 복용한 후 어떻게 느끼는지를 평가한다. 30일 후에 그 제품이 건강에 차이를 주었는지 자신에게 물어본다. 확실치 않다면, 차이를 측정하기 위해 허브 복용을 중단한다.
- 당신이 복용하는 허브 치료법에 대하여 일차 의료 제공자에게 알린다.
- 정기적으로 허브 치료법을 사용하려는 경우, 허브에 대한 적절한 정보를 얻기 위해 좋은 허브 참조 설명서를 찾아보거나, 자원 목록에 있는 조직 중 하나와 상의하기 바란다. 미국 농무부는 듀크James A. Duke 박사에 의해 개발된 세계의 허브 분류와 사용에 관한 80,000개의 기록에 대한 무료 접근을 제공한다.

간호사로서 위험할 수 있는 치료법에 대해 소비자에게 경고하는 것도 중요하다. 항암과 혈액 정화 효과를 가진 차와 알약으로 판매되는 떡갈나무 덤불은 심각한 간 손상과 관련이 있다. 센나, 알로에, 대황뿌리, 갈매나무, 카스카라 및 피마자유 등을 포함한 다이어트 차는 변비약으로 작용하는데, 이것을 과량 섭취하면 칼륨 농도에 문제가 생기고, 심장 부정맥을 일으킬 수 있다. 마황은 불안, 정신질환, 고혈압, 뇌졸중, 빈맥, 부정맥, 심장마비를 일으킬 수 있는 심장과 신경계 자극제이다. 때문에 식품의약품안전청은 마황이 포함된 보충제의 미국 판매를 금지하고 있다. 이 판매 금지는 일반 식품으로 규제되는 중국 전통 허브요법에는 적용되지 않는다.

Try this 허브 치료법

페퍼민트 차(Peppermint Tea)

배탈을 완화시키고, 소화를 돕고, 생리통과 인후통을 완화시키고, 각성상태를 향상시키는 데 사용된다.

〈용법〉

말린 페퍼민트 잎 1~2 찻숟가락을 컵에 넣고 물 14g를 붓는다. 3~5분 동안 담가 놓는다. 차를 걸러서 마신다.

캐모마일(Chamomile)

소화불량, 속쓰림과 영아산통을 위한 훌륭한 가정 치료제이다. 또한 피부를 진정시키고 가벼운 이완과 진정제 속성을 가지고 있다.

〈용법〉

주입 용법으로 쓸 경우, 끓는 물 한 컵당 말린 꽃으로 2~3 찻숟가락 가득 또는 신선한 꽃으로 1/3 컵을 사용한다. 10~20분 동안 담가 놓는다. 하루 최대 3컵까지 걸러서 마신다. 영아산통에는 희석 주입을 사용할 수 있다.

편안한 허브 목욕을 위해서, 건조되거나 신선한 꽃 몇 움큼을 헝겊 주머니에 채우고, 주머니가 물에 완전히 잠기도록 한다.

알레르기성 피부 발진의 경우, 꽃을 병에 가득히 담고, 올리브 오일로 덮는다. 뚜껑을 덮고 3주 동안 햇빛이 잘 드는 장소에 놓아둔다. 걸러서 발진 부위에 바른다.

컴프리(Comfrey)

외복약으로만 사용된다. 새로운 세포의 성장을 촉진하고 약한 항염증 작용을 가지고 있다. 상처와 화상의 치료에 사용된다.

〈용법〉

뿌리가루와 물을 섞어서 반죽을 만든다. 다친 곳에 바르고 깨끗한 붕대로 덮는다. 매일 갈아 준다.

생강(Ginger)

메스꺼움을 감소시키고, 면역체계를 강화하고, 혈압을 낮춘다.

〈용법〉

끓는 물 한 컵당 분말 또는 강판에 간 뿌리를 2 찻숟가락 사용한다. 20분간 담가 놓은 후, 거르고, 맛을 위해 레몬 반 개의 즙과 꿀을 추가한다. 하루 최대 3컵을 뜨거운 상태로 마신다. 유아산통을 위해서는 희석해서 사용한다. 뿌리를 통째로 구입한 경우, 냉장보관한다.

Try this 허브 치료법(계속)

민트(Mint)

소화관을 진정시키고 감기, 기침 및 발열을 치료하는 데 사용된다.

<용법>

주입 용법의 경우, 끓는 물 한 컵당 신선한 허브 1 찻숟가락 또는 말린 잎 2 찻숟가락을 사용한다. 10분간 담가 놓은 후, 거르고 변형하고, 하루에 최대 3컵까지 마신다. 페퍼민트는 스피어민트보다 쏘는 맛이 강하고 입에서 더 차갑게 느껴진다.

편안한 허브 목욕을 위해서 건조되거나 신선한 잎 몇 움큼을 헝겊 주머니에 채우고, 주머니가 물에 완전히 잠기도록 한다.

로즈메리(Rosemary)

혈액순환을 자극하고 피곤하고 아픈 근육을 이완한다.

<용법>

피곤하고 아픈 다리를 위해, 두 발이 들어가기에 충분한 크기의 뜨거운 물이 든 대야에 에센셜 오일 10방울을 넣고 족탕을 한다. 손으로 저어서 기름이 물에 섞이게 한다.

미국 대중은 허브요법에 대한 더 많은 정보를 요구하고 있다. 최고의 세상은 소비자가 허브요법을 사용하는 과정 전반을 안내해 줄 수 있는 교육받은 간호사, 약사 또는 의사 등의 전문가가 있는 것이다. 이것은 독일의 상황이며, 그곳에서는 보건 의료 종사자와 약사는 자연요법, 그것의 승인된 사용법, 잠재적인 부작용과 어떻게 처방되어야 하는가에 대해 잘 알고 있어야 한다. 이것은 미국의 경우는 아니지만 가까운 미래에 확실히 바뀔 것이다. 간호학교와 의과대학은 교육과정에서 보완·대체의학에 대한 교육과정을 포함하고 있는 중이다. 약학대학은 이제 허브치료에 대한 강의를 수강할 것을 학생들에게 요구하고 있다.

간호사인 캐럴린 크레세 머리Carolyn Kresse Murray(1996)가 말했듯이, "모든 치료법에 대해서 환자를 돕고 있는 것을 확인하는 것은 환자 옹호의 일부분이다. 허브치료에 대한 지식을 가지는 것은 환자가 해를 입지 않도록 보호하는 또 다른 방법이 될 것이다."

참고문헌

Burlin, N. C. (1907). *The Indians' Book: An Offering by the American Indians of Indian Lore, Musical and Narrative, to Form a Record of the Songs and Legends of Their Race*. Harper and Brothers.

Castleman, M. (2017). *The New HealingHerbs*. Emmaus, PA: Rodale Books.

Chevallier, A. (2016). *Encyclopedia of Herbal Medicine* (3rd ed.). New York, NY: Penguin Random House.

Cray, D. (1997). Money that grows on trees. *Time*, Fall special issue, 150(19): 21.

Fritz, H., Seely, D., McGowan, J., Skidmore, B., Fernandes, R., Kennedy, D. A., … Fergusson, D. (2014). Black cohosh and breast cancer: A systematic review. *Integrative Cancer Therapies*. doi: 10.1177/1534735413477191

Hallowell, C. (1997). The plant hunter. *Time*, Fall special issue, 150(19): 17-22.

Hansen, M. V., Halladin, N. L., Rosenberg, J., Gogenur, I., & Moller, A. M. (2015). Melatonin for pre-and postoperative anxiety in adults. *Cochrane Database of Systematic Reviews*. doi: 10.1002/14651858.CD009861.pub2

Hippocrates. (1983). *Hippocratic Writings Classic Series*, Vol. 451 of Penguin Classics.

Horne, S., & Easley, T. (2017). *The Modern Herbal Medicine Reference Guide*. Berkeley, CA: North Atlantic Books.

Ismail, R., Taylor-Swanson, L., Thomas, A., Schnall, J. G., Cray, L., Mitchell, E. S., & Woods, N. F. (2015). Effects of herbal preparations on symptom clusters during the menopausal transition. *Climacteric*. doi: 10.3109/13697137.2014.900746

Mohammadzadeh-Moghadam, H., Nazari, S. M., Shamsa, A., Kamalinejad, M. Esmaeeli, H., Asadpour, A. A., & Khajavi, A. (2015). Effects of a topical saffron (*Crocus sativus* L) gel on erectile dysfunction in diabetics. *Evidence-Based Complementary and Alternative Medicine*. doi: 10.1177/2156587215583756

Murray, C. K. (1996). Cultivating your knowledge about herbal remedies. *Nursing*, 26(12): 58-59.

Murray, C. K. (1996). *Walking the Spiritual Walk*. Virginia Beach, VA: A.R. E. Press.

Oschman, J. L. (2016). *Energy Medicine: The Scientific Basis* (2nd ed.). St. Louis: Elsevier.

Qureshi, R., Ghazanfar, S. A., Obied, H., Vasileva, V., & Tariq, M. A. (2016). Ethobotany: A living science for alleviating human suffering. *Evidence-Based Complementary and Alternative Medicine*. doi: 10.1155/2016/9641692

Rassaf, T., Rammos, C., Hendgen-Cotta, U. B., Heiss, C., Kleophas, W., Dellanna, F., … Kelm, M. (2016). Vasculoprotective effects of dietary cocoa flavanols in patients on hemodialysis: A double-blind, randomized, placebocontrolled trial. *Clinical Journal of the American Society of Nephrology*. doi: 10.2215/CJN.05560515

Standish, L. J., Alschuler, I. N., Weaver, M., & Nezami, M. (2014). Botanical and mycological medicine in integrative oncology. In D. I. Abrams & A. T. Weil (Eds.), *Integrative Oncology* (2nd ed., pp. 160–245). New York, NY: Oxford University Press.

Sutton, J. (1991). *Words of Wellness: A treasury of Quotations for Well-Being*. Carson, CA: Hay House.

Vaughn, A. R., Branum, A., & Sivamani, R. K. (2016). Effects of turmeric (*Curcuma longa*) on skin health: A systematic review. *Phytotherapy Research*. doi: 10.1002/ptr.5640

Vintage Archives Staff. (1999). Ecclesiasticus 38:4. *King James Bible* 1611.

Weil, A. (1998). Ask the experts. *Natural Health*, (January–February): 24–28.

참고자료

American Botanical Council
P.O. Box 144345
Austin, TX 78714-4345
512.926.4900
www.abc.herbalgram.org

American Herbalists Guild
P.O. Box 3076
Ashville, NC 28802-3076
617.520.4372
www.americanherbalistsguild.com

American Herbal Pharmacopoeia
P.O. Box 66809
Scotts Valley, CA 95067
831.461.6318
www.herbal-ahp.org

British Herbal Medicine Association
P.O. Box 583
Exeter EX1 9GX
44(0)845.680.1134
www.bhma.info

Herb Research Foundation
4140 15th St.
Boulder, CO 80304
800.748.2617
www.herbs.org

NAPRALERT (NAtural PRoducts ALERT)
The Program for Collaborative Research in the Pharmaceutical Sciences
College of Pharmacy
University of Illinois at Chicago
833 South Wood St.
Chicago, IL 60612
312.996.9035
www.napralert.org

National Naturopaths and Herbalists Association of Australia
P.O. Box 696
Ashfield, NSW 2131, Australia
61.2.9797. 2244
www.nhaa.org.au

Ontario Herbalists Association
P.O. Box 123, Station D
Etobicoke, ON M9A 4X2
877.642.4372
www.herbalists.on.ca

U.S. Food and Drug Administration
10903 New Hampshire Ave
Silver Spring, MD 20993-0002
888.463.6332
www.fda.gov

Wise Woman Apprentice Program
P.O. Box 64
Woodstock, NY 12498
845.246.8081
www.susunweed.com

Chapter 7

아로마세러피

Aromatherapy

지구는 꽃이 만발할 때 웃는다.

- 랠프 월도 에머슨(RALPH WALDO EMERSON)

아로마세러피는 몸과 마음과 정신을 치유하는 식물의 에센셜 오일을 치료를 목적으로 사용하는 것이다. 허브의학(herbal medicine)의 분지로, 그 작용에 기반은 현대 약리학과 동일하다. 에센셜 오일에서 발견된 화학물질은 신체에 흡수되어 생리적 또는 심리적 효과를 야기한다. 아로마세러피는 증상을 치료하는 데 사용하지만, 생의약품, 전통적인 한약 등과는 대조적으로 건강과 질병에 대한 이론이나 진단의 체계를 가지고 있지 않다.

과학자들은 오랫동안 특정 향기가 강한 신체적 · 정서적 반응을 야기시킬 수 있는 힘을 가지고 있음을 알고 있지만, 그 지식은 제도권 의학에서 거의 사용되지 않았다. 건강한 인간은 재스민의 깊은 향기부터 하수의 부패 악취에 이르기까지 10,000개의 다른 냄새를 맡을 수 있다. 그러나 대부분의 사람들은 냄새의 감각이 그들의 일상생활에 얼마나 영향을 미치는지를 인식하지 않는다.

아로마세러피는 수년 동안 잊혀지거나 무시되었지만, 지금은 유럽과 미국에서 가장 빠르게 성장하는 대체요법 중 하나이다. 아로마세러피라는 용어는 1980년대 중반 이후 화두가 되었다. 미국에서는 현재 공공 영역에서의 속명으로, 개인적으로 또는 기업의 상표로 사용할 수 없다.

아로마콜로지(aromachology)는 심리학 및 인간 행동에 적용할 천연 및 합성된 향기에 대한 과학적 연구를 설명하기 위하여 후각협회가 만든 용어이다. 18개 연구의 체계적인 문헌고찰을 통해 냄새가 인간의 정서와 행동에 영향을 미칠 수 있는 것으로 나타났다(Herz, 2009).

에센셜 오일(essential oils)은 전 세계에서 생산된다. 예를 들면, 프랑스로부터 라벤더, 인도에서 샌들우드와 재스민, 터키와 불가리아로부터 장미, 레위니옹 섬으로부터 제라늄 호주에서 유칼립투스와 티트리, 미국에서는 민트가 생산된다. 오늘날 3%만이 치료에 사용되고, 나머지 97%는 향수나 화장품 산업에 사용된다. 인기가 높아지면서 아로마세러피는 10억 달러 산업이 되었다.

01 배경 *Background*

거의 모든 고대의 문화는 건강을 유지하는 방향성 식물의 가치를 인식했다. 고대 이집트인들은 거칠고, 건조한 기후로부터 피부를 부드럽게 보호하기 위해 매일 향수 오일을 사용했다. 그들은 개인 이익을 위해서뿐만 아니라 종교 의례와 의식에 사용하기 위해 다양한 향수를 만들었다. 향수는 더 높은 영성의 영역에 도달하는 데 필요한 개인 정화의 일부로 간주되었다. 오일은 환경을 정화하고 악령으로부터 보호하기 위해 공기 중으로 분산시켰다. 이집트인은 완벽한 방부 처리를 위해 최초로 아로마 식물과 오일을 이용하였다.

성직자들과 의사들은 기원전 수천 년 동안 오일을 사용했다. 1817년에 발견된 에베르스 파피루스(Ebers Papyrus, 고대 이집트의 의학문서)는 기원전 1500년에 800개 이상의 허브 처방과 치료를 언급하고 있다. 로마인들은 자신의 성전과 정치적 건물에 오일을 확산시키고, 향기 나는 뜨거운 욕조에서 목욕을 하였다. 고대 아라비아 사람들은 식물화학을 공부하고, 에센셜 오일의 추출 증류 과정을 개발했다. 아시아 향수는 의약 및 화장품 성분 모두가 귀하게 여겨졌다. 성경에 나오는 유향, 몰약, 계피와 같은 오일이 수백 개의 출처에서 존재한다. 많은 사람이 질병을 예방하고, 성수를 바르기 위해, 병을 치료하기 위해 사용하였다(Butje, 2017). 서양 의학의 아버지인 히포크라테스는 “건강해지는 방법은 매일 아로마 목욕과 아로마 마사지를 하는 것이다.”라고 말했다(Thomas, 2002, p. 10).

12세기 중동의 무역 노선은 향신료, 허브, 유럽의 이국적인 향기를 소개했고, 치료적 식물요법에 대한 많은 책을 편집하는 데 주도했다. 미국에서는 주술사가 환자의 에너지장을 변환하기 위해 그를 목욕시키는 데 허브와 향료를 사용했다. 식물로부터의 연기는 종종 치유 의식의 일부로 환자를 가라앉힌다(Stiles, 2017).

오일은 고대에 효과적으로 사용되었지만, 프랑스의 화장품 화학자인 모리스 르네 가트포세Maurice-Rene Gattefossee에 의해 20세기에 부활할 때까지, 주로 서방 세계에서 잊혀졌다. 가트포세는 1920년 자신의 실험실에서 근무할 당시, 손과 팔에 3도 화상을 입는 사고가 있었다. 그는 물이라고 생각하고, 라벤더 오일통에 자신의 팔을 넣었다. 놀랍게도, 타는 듯한 느낌은 몇 분 이내에 중단되었다. 몇 주 동안 라벤더 오일의 지속적인 작용으로 인해, 화상이 흉터 없이 완전히 치유되었다. 이 사건을 시작으로 가트포세는 에센셜 오일의 치료적 특성에 대해 큰 매력을 느꼈다. 그는 화상을 치료하고, 상처를 치료하고, 괴저를 방지하기 위해 오일을 사용한 실험을 수행하였고, 1937년에 아로마세러피(aromatherapie)라는 용어를 만들었다(Lewis, 2015).

02 준비 Preparation

1980년대 이후, 수많은 마사지와 아로마세러피 학교가 영국, 프랑스, 일본에서 개설되었다. 아로마세러피의 교육은 성장해 왔고, 교육과정은 일부 간호대학의 간호학위 과정에 포함된다. 아로마세러피스트는 개업, 의원 및 병원을 포함한 다양한 환경에서 실무를 수행한다.

미국의 몇몇 사람들은 주말 과정을 수료한 뒤 자신을 '아로마세러피스트'라고 칭하는데, 그들은 식물화학 및 오일을 배합하는 구체적인 방법에 대해 잘 알지 못한다. 그들이 오일을 단지 향기와 향수로 사용한다면 자신을 아로마세러피스트로 칭하는 것은 문제되지 않는다. 그러나 특정한 치료적 효능을 가진 오일을 제조를 하는 것은 부적절하다. 제인 버클Jane Buckle 박사(RN)는 등록 간호사와 마사지 치료사 면허 소지자(Licensed Massage Therapist: LMT)만 적용 가능한 45시간 보수교육(Continuing Eduation Units: CEU) 프로그램을 제공한다(www.rjbuckle.com). 프로그램을 성공적으로 이수한 사람들은 임상 아로마세러피 전문가 자격증을 받을 수 있다(Buckle, 2015). 발레리 쿡스레이Valerie Cooksley(RN, OCN, FAAIM)와 라레인 카일 파운드Laraine Kyle Pound(RN, MSN)는 아로마세러피통합협회(Integrative Institute of Aromatherpy)를 설립하였고, 간호사를 대상으로 310시간으로 구성된 통합적인 아로마세러피 인증 프로그램을 제안했다(Valerie@aroma-rn.com).

이 두 프로그램은 함께 개발되었고, 미국전인간호협회(American Holistic Nurses Association)에 의해 승인되었다. 또한, 전인아로마세러피국립협회(National Association for Holistic Aromatherapy)는 인증 가이드라인과 교육 수준의 기준을 설립했다.

03 개념 Concepts

에센셜 오일

에센셜 오일(essential oils)은 식물에서 증류하거나, 냉압착한 휘발성 액체이다. 화학적으로 오일은 물과 섞이지 않는다. 에센셜 오일은 오일보다는 오히려 물과 같기 때문에 오일이라는 용어는 다소 오해의 소지가 있다. 다양한 에센셜 오일은 오일 가격에 영향을 주는 특정 식물로부터 추출된다. 예를 들면, 재스민 28g은 150달러 비용이 들고, 반면에 같은 양의 티트리 오일은 몇 달러의 비용이 든다. 오렌지 나무는 오일이 여러 부분에서 추출되는 식물의 좋은 예이다. 네롤리 오일은 오렌지 나무의 꽃에서, 페티그레인 오일은 나무의 잎에서부터 생산된다. 다음은 식물의 어느 부분에서 오일을 만드는지에 대한 예이다.

- 잎: 유칼립투스, 페퍼민트, 페티그레인
- 꽃: 라벤더, 장미
- 꽃: 네롤리
- 과일: 레몬, 만다린, 오렌지
- 잔디: 레몬그라스
- 나무: 장뇌, 백단
- 나무껍질: 계피
- 수지: 유향
- 구근: 마늘, 양파
- 말린 꽃 봉오리: 정향

에센셜 오일은 식물 세포벽 사이의 작은 주머니에 저장된다. 오일은 식물을 통해 순환하고, 식물이 효과적으로 기능하도록 메시지를 전송한다. 오일은 세포대사, 광합성과 세포 호흡 등의 활동을 활성화하고 조절한다. 또한, 환경과 기후 변화에 대한 대처를 돕는 면역 반응을 촉발할 수 있다. 일부 오일은 미생물과 같은 포식자로부터 식물을 보호하고, 그렇게 함으로써 본질적으로 항균, 항바이러스, 항진균 역할을 한다. 일부 오일은 번식에 유용한 곤충이나 동물을 공격하는 동안에 해충을 격퇴하여 식물을 보호한다(Lara et al., 2016).

식물 오일은 매우 농축되어 있고, 이것의 힘은 아주 크다고 한다. 오일 한 방울은 허브의학에서 사용되는 식물 모종의 28g(1온스)과 의학적으로 동일하다. 에센셜 오일은 화학적으로 다양하며, 에스테르, 알코올, 알데하이드, 케톤, 페놀 그리고 산을 포함하여 100개 이상의 유기 화합물의 혼합물을 함유할 수 있다. 각각의 오일은 다른 것보다 약간의 화합물을 포함하는데, 이들이 오일의 특수한 치료적 속성을 가지고 있다. 사람보다 몇 가지 화합물을 더 포함할 수 있다. 주요 화학 성분과 그 치료 효과는 **표 7-1**에 제시되었다.

표 7-1 ◈ 에센셜 오일의 화합물 및 치료 작용

화합물	치료 작용	오일 종류
알데하이드(Aldehydes)	항염증, 혈관 확장제, 중추신경계 진정	시트로렐라, 멜리사, 시나몬리프(계피), 레몬그라스, 라임, 버베나
에스테르(Esters)	알코올과 유사; 항진균, 항염증, 항경련; 일반적으로 안전; 낮은 독성	일랑일랑, 네롤리, 베르가모트, 라벤더, 클라리세이지, 페티그레인, 제라늄, 시트로넬라
탄화수소 테르펜(Hydrocarbons Terpenes)	소독, 살균, 항바이러스; 거담제, 충혈완화제, 자극제	베이, 버베나, 파인(소나무), 주니퍼(향나무), 티트리
케톤(Ketones)	안정, 진정제, 진통제, 상처 치유를 촉진; 장기적으로 사용하지 않음; 임신 시 금기	캐러웨이, 딜, 스피어민트, 페퍼민트, 재스민, 로즈메리, 세이지, 펜넬(회향)
락톤(Lactones)	안정; 빛에 노출 시 암 유발 잠재성; 빛의 작용에 의해 촉발됨; 태양 노출되기 전에 사용 금기	베르가모트, 오렌지, 만다린, 레몬
산화탄화수소알코올(Oxygenated hydrocarbons Alcohols)	항바이러스, 살균, 면역체계 자극; 피부 자극 없음; 어린이와 노인에게 일반적으로 안전	장미, 제라늄, 시트로넬라, 로즈우드, 코리안더(고수), 유칼립투스
페놀(Phenols)	소독, 살균제, 면역체계 자극, 중추신경계 자극; 매우 강함; 피부와 점막을 자극할 수 있기 때문에 조심스럽게 다루어야 함	타임(백리향), 세이지, 오레가노, 클로브(정향), 시나몬리프(계피), 일랑일랑

출처: Butje (2017); Kennedy (2016a); Tisserand & Young (2014); Young (2017).

하이드로솔

때때로 '식물수분(plant waters)'이라 불리는 **하이드로솔(hydrosols)**은 수증기 증류 과정에서 식물로부터 추출된다. 에센셜 오일뿐 아니라, 식물의 모든 구성 성분을 포함한 응축수가 생산된다. 본질적으로 하이드로솔은 에센셜 오일의 동종요법 버전과 동일하고, 동일한 방법으로 희석된다(희석에 대한 자세한 내용은 제8장 참조). 매우 소량으로 희석해도 순하고, 안전하고, 매우 효과적이기 때문에 하이드로솔의 사용은 상당히 새롭지만 성장하고 있다(Kennedy, 2016b).

어떻게 에센셜 오일이 작용하는가

냄새의 감각은 아로마세러피의 중요한 부분이다. 인간의 코 내부는 서골비 기관(vomeronasal organ: VNO)이라는 작은 구멍이 있는데, 이는 인체의 다른 부분과는 다른 세포 형태이다. VNO는 동물보다 사람에게 훨씬 덜 중요한데, 이는 유도된 향에 매우 의존적이다. 페로몬은 냄새를 통해, 일반적으로 동일한 종의 서로에게 특별한 반응을 야기하는 동물에 의해 생성된 화학물질이다. VNO는 사람들의 무의식적인 페로몬 감지를 다루는 것으로 나타난다. 즉, 사람들은 갓 구운 애플파이 또는 에센셜 오일을 맡는 것과 같은 방법으로 페로몬을 '감지'하지 않는다. 향기는 두뇌 레벨 일부에 등록되고, 사람들은 정서적 또는 물리적으로 그것에 반응한다(Salazar, Barrios, & SaNchez-Quinteiro, 2016).

VNO뿐만 아니라, 코는 사람들이 의식적으로 냄새를 인식할 수 있도록 500만 개의 후각 세포를 가지고 있다. 각각의 후각 세포는 코에 들어온 공기의 흐름을 전달하는 6~12개의 매우 가는 수용체(섬모)가 있다. 이 후각 수용체는 뇌에 전달되는 유일한 감각 경로이다. 섬모는 향을 감지하고, 신경 세포는 기억을 촉발시키고 행동에 영향을 미치는 변연계에 직접 정보를 전달한다. 변연계의 편도체는 정서적 기억을 저장하고 발산하는데, 냄새나 향기에 아주 민감하다. 따라서 후각은 순식간에 강력한 기억을 환기시키고, 사람들의 인식과 행동을 변경할 수 있다. 냄새는 실제로 존재하지 않는 경우에도 강력한 기억 자극제이다. 특정 냄새에 대해 단지 생각하거나 대화하는 것으로도 많은 기억을 촉발시킬 수 있다. 후각 자극은 강한 두려움이나 공포로 부정적인 반응을 촉발시킬 수 있고, 엔돌핀과 신경전달물질의 분비와 함께 긍정적인 감정을 촉발시킬 수 있다. 냄새는 뇌하수체 및 시상하부를 자극하여 식욕, 인슐린 생산, 체온, 대사, 스트레스 수준 및 성욕을 조절하는 호르몬의 생산에 영향을 미친다. 시력과 청력과는 달리, 후각은 출생 시부터 완전히 기능을 한다. 신생아는 냄새에 의해 자신의 어머니를 인식할 수 있으며, 후각 반응은 결합의 중요한 부분이다. 성인의 관계에서 후각은 감각적이며 성적 매력에 중요한 역할을 한다(Parma, Ferraro, Miller, Ahs, & Lundstrom, 2015).

냄새에 대한 인식은 한 사람에서 다른 사람으로 연속된다. 일반적으로 냄새를 감지하는 능력을 정상후각(normosmia)이라고 한다. 후각의 감소는 후각 감퇴증(hyposmia)이며, 후각의 소실은 후각상실증(anosmia)이다. 후각은 음식을 즐기는 중요한 측면이다. 나이가 들어감에 따라 악취를 감지하고 식별하는 능력이 감소하여 음식 섭취량을 낮추거나 불충분하게 섭취할 수 있다(Seow, Ong, & Huang, 2016).

중추신경계를 활성화하는 것 외에도, 흡입한 오일분자가 호흡기관으로 들어간다. 오일분자는 산소분자와 결합하여, 몸 전체를 순환하고 잠재적으로 자가 치유과정 활성화를 야기한다. 천식 치료에 흡입기의 사용하는 것은 전통적 의학과 동등하다. 에센셜 오일은 직접 흡입 또는 캐리어 오일과 혼합하여 흡입할 수 있다. 전기 또는 팬 보조 장비 또는 아로마 전구링은 치료 목적으로 방에 향기를 피우기 위해 또는 공간을 향기롭게 하기 위해 또는 단순히 환경을 보다 쾌적하게 만들기 위해 사용할 수 있다. 증기 흡입기는 호흡기 감염의 치료에 사용할 수 있다.

에센셜 오일을 피부에 적용하면 염증이 생겼거나 자극된 피부를 진정시키고, 근육통을 완화하고, 근육 긴장을 감소시키고, 근육 경련을 풀어 줄 수 있다. 에센셜 오일의 분자는 매우 작아서 피부를 통하여 빠르게 흡수되고, 순환 기관과 세포내액으로 들어가서 세포에 치유 영양분을 전달한다. 바질, 티트리, 타임은 백혈구의 생성을 촉진하는 반면, 라벤더와 유칼립투스는 유해한 세균, 바이러스, 곰팡이와 맞서 싸운다. 목, 얼굴, 손목, 심장 이상, 등, 팔, 다리, 발 등 어디든지 적용할 수 있다. 마사지 치료사와 침술사는 종종 자신의 치료에 에센셜 오일을 사용한다. 피부를 통한 오일의 침투뿐만 아니라 증기 흡입과 피부와 근육에 직접 마사지를 통해서 오일의 혜택을 얻을 수 있다. 에센셜 오일은 보통 3~6시간 안에 소변, 대변, 땀과 호흡을 통해 배출되어 몸에 남지 않는다(Benjamin, 2016).

디퓨저(diffuser)는 특수한 공기펌프로, 극히 미세한 증기로 오일을 공기로 배출하는데 몇 시간 동안 공기 속에 머물게 된다. 디퓨징은 항바이러스, 항균 및 살균 성분을 방출한다. 악취를 감추는 상업적 방향제와는 달리, 에센셜 오일은 불쾌한 냄새를 만드는 분자의 구조를 변경하여 공기를 청소한다. 에센셜 오일은 실내에 확산된 공기 중의 먼지 입자의 제거를 도와, 효과적인 공기 여과 시스템이 될 수 있다. 디퓨저는 호흡 기관의 문제 또는 알레르기가 있는 사람들, 어린이, 임산부 등은 주의가 필요하다.

또한, 에센셜 오일은 심리적 효과가 있다고 여겨진다. 긍정적 또는 부정적 감정이나 경험과 관련된 냄새를 나중에 맡게 될 때 같은 느낌을 촉발한다. 예를 들어, 한 사람이 버스 연기 냄새를 맡게 되면, 어렸을 때 버스 여행을 회상할 수 있다. 후각 신경은 편도(감정에 관여)로부터 2개의 시냅스로 연결되어 있고, 해마(기억에 관여)로부터는 3개의 시냅스로 연결되어 있어서, 감정과 기억 모두 특정 냄새에 거의 즉각적으로 반응한다(Parma et al., 2015).

04 치료 Treatment

에센셜 오일은 신체적 · 정신적 · 정서적으로 건강에 영향을 미친다. 이들은 세포막에 침투하고, 산소와 영양분을 전달할 수 있는 능력을 가지고, 항바이러스, 항균, 항진균 및 살균작용을 한다. 에센셜 오일은 미생물이 계속해서 알려진 약물에 대한 돌연변이를 만들고, 내성이 증가됨에 따라 이러한 특성은 향후 중요할 수 있다.

다음은 에센셜 오일의 특성이다.

- 효율적으로 작용하기 위해 몸과 마음에 즉각적으로 반응한다.
- 스트레스를 감소시키고 관리한다.
- 생기를 되찾게 하거나 재충전한다.
- 활기를 북돋거나 진정작용을 통해 정서를 조절한다.
- 편안한 수면을 도와준다.
- 응급조치로 작용한다.
- 체중을 줄일 수 있다.
- 면역체계를 강화한다.
- 질병으로 인한 불편감을 최소화하고, 회복을 촉진한다.
- 실내 환경을 상쾌하게 한다.

에센셜 오일의 순도와 정품 인증은 그 효과에 있어서 중요하다. 희석했거나, 불순물이 있거나, 합성된 오일은 아로마세러피에 사용되어서는 안 된다. 상용 등급 에센셜 오일은 희석되거나 불순물이 섞여 있을 수도 있다. 일부는 화학물질로 희석하여 '순수 에센셜 오일(pure essential oil)'로 소비자에게 전달된다. 이런 것들은 목욕 및 미용 상점에서 종종 발견된다. '주입된 오일(infused oil)'로 표시된 것 또한 불순물이 섞여 있다. '자연과 동일한(nature identical)' 오일은 합성 석유 화학 기반의 제품이다. 이들은 에센셜 오일의 냄새와 성분을 면밀히 모방하여 개발된 것으로 에센셜 오일과 동일하지 않고, 에센셜 오일의 치료 성분이 많이 부족하다. 합성 오일의 다른 이름은 '아로마 화학물질(aroma-chemicals)', '향수 오일(perfume oils)', '향기 오일(fragrance oils)' 등이 있다. 제조업체는 에센셜 오일 라벨링에 있어서 제한을 받지 않는다. 일반적으로 '진품의(genuine)', '인증된(authentic)', '고급의(premium)' 등과 같은 용어로 설명된 것이 순수한 에센셜 오일일 가능성이 더 높다. 정보에 밝은 소비자는 신중하게 라벨을 확인하고, 평판이 좋은 판매인에게 구입한다.

에센셜 오일은 매우 강력하고 피부를 자극할 수 있으므로, 이들은 피부에 사용하기 전에 캐리어 오일로 희석해야 한다. 캐리어 오일(carrier oil)은 신체에 부가적인 영양소를 공급하는 비타민, 단백질, 미네랄 등을 포함하고 있다. 캐리어 오일은 슈퍼마켓에서 구매할 수 있는 반면에, 일부는 건강식품 상점에서만 구할 수 있다. 캐리어 오일은 살구씨 오일, 해바라기 오일, 대두 오일, 스위트 아몬드 오일, 포도씨 오일, 참깨 오일, 아보카도 오일, 호호바 오일, 밀 배아 오일 등을 포함한다. 향기가 강할 필요는 없다. 사실상 냄새가 강할수록 선호도는 감소한다.

둘 이상의 에센셜 오일을 블랜딩(blending)하는 것은 시너지 효과를 만들 수 있다. 즉, 블랜드는 부분의 합보다 더 강력할 수 있으므로 서로를 보완하는 에센셜 오일이 혼합된다. 오일의 상호작용은 블랜드로 활기를 더한다. 예를 들어, 진정 효과가 있는 라벤더와 함께 베르가모트 또는 로즈메리를 혼합한다. 진정 오일과 자극 오일과 같이 반대 효과를 야기하는 오일은 혼합되어서는 안 된다. 또한 기분 좋은 향기를 블랜딩하는 것은 중요하다. 블랜딩을 할 때 고려할 오일의 범위는 BOX 7-1을 참조한다. 사용하는 오일의 양은 에센셜 오일에 대한 책을 참조한다.

05 연구 *Research*

아로마세러피에 대한 연구 기반은 초기 단계에 있다. 연구의 대부분은 동물에서 떼어낸 배양 조직으로 수행하고 있다. 임상 환경에서 인간에 진행되고 실험은 거의 없다. 연구의 대부분은 실무기반이고 입증되지 않았으며, 약간은 기존의 약물이나 치료와의 상호작용을 통해 알려져 있다. 간호사는 기존의 보건 의료 환경에 아로마세러피 연구의 대부분을 수행하고 있다. 몇몇 연구들은 중환자실과 조산사, 완화 간호 및 노인 간호 영역에서 수행되고 있다. 연구에 있어서 실험실 간 화학적인 불일치, 냄새 인식에 있어서의 문화적인 영향, 냄새에 대한 개인의 경험, 냄새에 대한 민감성의 성별 차이 등의 어려움이 있다.

BOX 7-1 효과에 따른 오일 블랜딩

- 진정 오일: 캐모마일
- 고양 오일: 블랙 페퍼(후추), 코리엔더(고수), 재스민, 주니퍼, 유칼립투스, 페퍼민트, 티트리
- 균형 오일: 사이프러스, 라벤더
- 고양 진정 오일: 바질, 베르가모트, 프랑킨세스(유향), 진저(생강), 네롤리, 오렌지, 패출리, 샌들우드
- 고양 자극 오일: 시더우드, 레몬, 레몬그라스, 미르(몰약), 파인(소나무), 장미, 로즈메리, 일랑일랑
- 고양 균형 오일: 클라리세이지, 제라늄

블랜드 예

- 바질, 라벤더
- 베르가모트, 사이프러스, 재스민
- 캐모마일, 라벤더
- 클라리세이지, 라벤더, 샌들우드
- 유칼립투스, 캐모마일, 라벤더, 베르가모트
- 제라늄, 베르가모트, 레몬, 라벤더
- 진저(생강), 라벤더, 오렌지, 네롤리
- 재스민, 장미, 레몬, 블랙 페퍼(후추)
- 주니퍼, 베르가모트, 제라늄, 프랑킨세스(유향)
- 레몬, 티트리, 일랑일랑
- 파인(소나무), 유칼립투스, 라벤더
- 패출리, 베르가모트, 제라늄
- 페퍼민트, 라벤더
- 샌들우드, 일랑일랑, 블랙 페퍼(후추), 네롤리

다음은 아로마세러피 연구 결과의 예시이다.

- 후각과 우울증에 관한 체계적인 문헌고찰이 이루어졌다. 일차적인 우울증이 있는 환자는 후각감퇴증(hyposmia)이 있는 것으로 나타났으며, 우울증상을 가진 후각 기능 장애가 있는 환자는 후각감퇴증이 악화된다(Kohli, Soler, Nguyen, Muus, & Schlosser, 2016).
- 만성비염과 후각상실 간의 관계를 조사하는 체계적 문헌고찰이 시행되었고, 후각저하 범주에 해당하는 후각 문제를 경험하는 의미 있는 비율의 대상자를 확인하였다.
- 이전의 일부 연구에 따르면 시각장애가 있는 사람들은 후각 능력이 향상되었다. 한 연구에 따르면 초기 맹인과 후기 맹인의 후각 능력은 시력이 있는 사람들과 다르지 않았다(Sorokowska, 2016).
- 무작위 투약 시험은 혈액 투석 환자에게 라벤더 오일 마사지가 하지 불안증후

군(restless leg syndrome: RLS)에 미치는 영향을 확인하기 위해 설계되었다. 라벤더 오일 마사지는 라벤더 오일의 근육 이완과 진정 효과의 조합을 통해 중재 그룹에서 RLS의 심각성을 효과적으로 감소시키는 것으로 나타났다(Hashemi, Hajbagheri, & Aghajani, 2015).

06 통합간호실무 *Integrated nursing practice*

전 세계적으로 간호사는 다양한 건강관리 현장에서 점점 더 아로마세러피를 제공하고 있다. 에센셜 오일은 캐리어 오일과 혼합할 수 있으며, 대상자의 불안을 감소시키고, 이완을 돕기 위해 등과 발을 문지를 때 사용된다. 다른 에센셜 오일은 백혈구의 생산을 촉진하고 그들의 항균 또는 항바이러스 작용을 통해서 종래의 접근법에 보조적으로 사용될 수 있다. 급성기 간호 및 장기요양시설은 종종 병실과 복도에서 불쾌한 냄새가 난다. 로즈메리, 레몬, 탄제린, 만다린, 레몬그라스와 같은 에션셜 오일은 불쾌한 냄새를 만드는 분자구조를 변화시켜서 환경을 상쾌하게 한다. 에센셜 오일의 확산은 대상자의 면역체계를 강화시키고, 불안과 스트레스를 감소시키고, 숙면과 빠른 회복을 돕는다. 에센셜 오일은 안정을 위해 사용될 수 있어서, 수면제의 필요성을 감소시킨다.

간호사는 에센셜 오일의 다양한 사용에 대하여 사람들을 교육할 수 있다. 일반적으로 사람들은 미용 제품과 향수를 판매하는 상점보다는 오히려 자연 건강식품 상점에서 에센셜 오일을 구입해야 한다. 오일은 열, 빛 또는 습기로부터 멀리해야 하고, 단단히 봉합된 어두운 병에 보관해야 한다. 심지어 보통의 양으로도 치명적일 수 있기 때문에 에센셜 오일은 함부로 섭취하지 않아야 한다. 어린이와 반려동물의 손이 닿지 않는 곳에 보관해야 한다. 임산부, 아동, 폐질환, 알레르기 또는 간질 환자는 에센셜 오일을 사용하기 전에 의료 전문가나 또는 자격을 갖춘 아로마세러피스트에게 상담해야 한다. 일부 오일은 기관지 경련을 촉발시킬 수 있기 때문에 천식이 있는 사람은 오일을 사용하기 전에 자신의 일차 보건 의료 제공자와 상담해야 한다. 라벤더나 티트리 오일 이외의 오일은 항상 피부에 사용하기 전에 희석해야 한다. 피부가 민감하거나 알레르기가 있는 사람은 피부에 오일을 마사지하거나 에센셜 오일 향기 흡입 시 각별히 주의해야 한다. 에센셜 오일이 손에 묻어 있다면 절대로 손으로 눈을 문지르지 말아야 한다. 몇몇 오일은 감광성 또는 광독성이 있어 피부에 적용 후 6시간 이내에 태양에 노출되면 심한 일광 화상의 원인이 될 수 있다. 이러한 에센셜 오일에는 클토브(정향), 베르가모트, 안젤리카, 버베나, 오렌지, 레몬, 라임, 만다린 등이 있다. 고혈압 환자는 히숍(hissop) 오일 사용을 피해야 한다. 발작장애가 있는 사람은 장뇌, 회향, 히숍, 로즈메리, 세이지 및 라벤더를 사용하지 않아야 한다. 특정 오일은 독성이 심해서 그 사용이 자격이 있는 아로마세러피스트로 제한된다. 이런 오일에는 볼도 리프, 칼라머스, 옐로 캠퍼, 홀 스라디시, 루, 사사프라스, 사빈, 탠시, 윈터그린, 웜시드, 웜우드 등이 있다(Keniston-Pond, 2015).

전문 아로마세러피스트는 50가지 정도의 오일을 사용한다. 대부분의 사람들은 집에 열 가지 정도의 오일을 필요로 한다. 캐모마일, 클로브(정향), 유칼립투스, 제라늄, 라벤더, 레몬, 페퍼민트, 로즈메리, 티트리, 타임(백리향)이다. **BOX 7-2**는 가정에서 사용할 수 있는 유용한 오일을 설명한 것이다.

BOX 7-2 가정에서 유용한 오일

오일	용도
바질	부비동울혈 감소; 위장관을 진정시켜 소화를 도움; 두통 감소; 불안 감소; 생리통 감소
베르가모트	불안 감소, 우울증 감소; 비뇨기계 살균; 여드름, 상처 소독, 종기, 화상
시더우드	호흡기 울혈 및 기침 감소; 거담제; 관절염 통증; 피부 발진에 대한 항진균
캐모마일	근육통, 염좌, 부은 관절 완화; 위장관진경제; 복통, 소화불량, 가스 찬 복부 문제; 불안, 스트레스 관련 두통 감소; 불면증 감소; 소아와 함께 사용 가능
클라리세이지	수면 유도; 웰빙 감각 증가; 생리통 시에 마사지나 따뜻한 찜질; 진통이 시작될 때까지 임산부에게 사용 금기
코리엔더	소화 기능 향상, 배앓이 감소, 설사 감소; 관절근육통 및 뻣뻣함 감소; 정신적 피로 감소, 기억 및 정신 기능 향상
사이프러스	류마티스 통증에 마사지 또는 차가운 찜질; 멍 또는 정맥류; 호흡 진정제(손수건 또는 휴지에 몇 방울을 떨어뜨려 깊게 흡입), 기침, 천식, 기관지염 감소
엘레미	면역체계 강화; 방광염; 뼈 치료 촉진(석고붕대 전에 마사지) 자상, 욕창, 상처 치유 촉진; 자극된 피부 식힘; 진정제
유칼립투스	피부에 시원하게 하고, 근육을 따뜻하게 하는 느낌; 발열 감소; 통증 완화; 항염증제; 살균, 항바이러스, 증기 흡입 시 호흡기관 거담제; 면역체계 강화
프랑킨센스	점액에 작용하는 기관지 확장제, 가래가 배출될 수 있도록 함; 감염된 욕창; 평온을 유도하는 심호흡; 향은 기도나 명상에 도움이 되는 상태를 만듦

BOX 7-2 가정에서 유용한 오일(계속)

오일	용도
제라늄	항균; 살충; 항우울제; 질염 개선; 작은 자상과 화상의 응급처치
진저	감기 예방을 도움; 위장 진정, 구토 감소; 염좌, 근육 경련 진정
그린 애플	심한 두통 감소; 불안 감소; 체중 감소에 도움; 밀실 공포증 증상 감소
재스민	고양 및 자극제, 항우울제; 생리통 시 복부와 허리 마사지
주니퍼	진정, 스트레스 감소; 이뇨제; 근육통, 통증
라벤더	불면증에 대한 평온, 진정; 두통 시 관자놀이 주위 마사지; 흡입 시에 감기, 독감 회복 촉진; 울혈을 감소하기 위해 가슴 마사지; 화상 치료
레몬그라스	진정제; 여드름의 피부 소독
마저럼	불면증, 긴장 감소; 근육과 관절 통증; 흡입 시 코를 뚫리게 하고 막힘을 뚫음; 생리통 시 복부 마사지
네롤리	불면증, 공황발작에 대한 순한 진정제; 과민성 대장 증후군 시 복부 마사지
오렌지	일반적인 강장제; 불안 감소; 배앓이나 소화불량을 위한 위장관 항경련제; 변비 시 복부 마사지; 아동에게 사용 가능
페퍼민트	각성 증가; 배앓이나 소화불량을 위한 위장관 항경련제; 두통 시 관자놀이 마사지; 감기나 독감 시 충혈완화제
페티그레인	여드름 및 지성 피부에 유용; 근육 경련 감소; 순한 진정제
로즈	항우울제; 각성 증가; 눈의 피로, 두통 시 찜질; PMS 마사지에 사용
로즈메리	자극; 피부 혈액순환 증가; 관절부종에 찜질; 호흡기계 울혈 감소; 항진균, 항균; 공기 탈취
샌들우드	신체를 평온하고 차분하게 함; 염증 감소; 인후염, 울혈 시 손수건에 몇 방울 떨어뜨림; 방광염 시 목욕물에 떨어뜨림; 갈라진 건조한 피부 개선; 명상이나 기도 시 평온감 증가
티트리	병 안의 구급상자; 항진균, 무좀에 유용함; 벌레 물린 데, 자상, 상처를 진정함; 질염 시에 목욕; 감기, 울혈 시 손수건에 몇 방울 떨어뜨림
베티베르	적혈구 생성 자극; 혈액순환 증가; 편안한 수면 유도; 긴장 감소
일랑일랑	중추신경계 진정, 우울증 감소, 행복한 기분 증가; 혈압 감소; 호흡 조절; 심계항진 진정

출처: Alexander (2015); Buckle (2016); Rhind (2016).

Try this 진정 묘약(Soothing Potions)

장미수(Rosewater)

비누를 사용하는 것을 대신하여, 꽃의 에센셜 오일 일부를 포함하는 장미꽃잎에서 우러난 장미수를 얼굴에 끼얹는다. 로즈 오일은 순한 방부제 및 항염증 작용을 하며, 작은 혈관이 수축하여 피부 발적을 감소시킬 수 있다. 또한 신경을 진정시키고 기분을 상승시키는 아로마세러피에 사용한다. 당신은 자연 식품점에서 장미수를 구입할 수도 있고, 스스로 만들 수도 있다. 작은 냄비에 신선한 장미꽃잎 한 줌을 넣고, 꽃잎을 덮을 만큼 충분한 물을 넣어, 15분 동안 끓인 뒤 식힌다. 혼합물이 완전히 식으면 꽃잎을 제거하고 장미수를 깨끗한 유리병에 옮겨 담는다.

성인 감기 치료(Adult Cold Care)

- 유칼립투스 2방울
- 제라늄 5방울
- 페퍼민트 3방울
- 로즈메리 5방울

오일을 함께 섞는다. 다음과 같은 방법을 사용한다.

- 디퓨저에 몇 방울을 떨어뜨림
- 휴지에 2방울을 떨구고, 들이쉼
- 목욕통에 4방울을 떨어뜨림
- 캐리어 오일 2큰술에 8방울을 추가하고, 가슴, 등, 목, 이마, 코, 광대뼈를 마사지함

다리 경련(Leg Cramps)

로즈메리 10방울, 달콤한 마저럼 10방울, 제라늄 5방울, 라벤더 5방울을 넣고 함께 섞는다. 혼합된 혼합물 5방울을 1티스푼의 캐리어 오일에 첨가한다. 잠자리에 들기 전에 발목에서부터 다리 전체를 마사지한다. 발을 마사지한다.

자연 수면 보조(Natural Sleep Aid)

- 베갯잇에 라벤더 2방울을 떨어뜨림
- 물 약 140g에 캐모마일 3방울, 라벤더 4방울, 오렌지 3방울을 혼합한다. 스프레이 병을 사용하여, 수면 전에 침구류와 실내공기에 분무한다.

보디 스크럽(Body Scrub)

- 입자가 고운 소금이나 설탕과 오일(올리브, 코코넛, 아몬드, 홍화, 야채, 베이비) 비율을 2:1로 함
- 선호하는 에센셜 오일 5방울을 떨어뜨림
- 각질 제거를 위해 건조한 피부에 사용한다. 잘 헹군다.

출처: Hoffman & Fox (2006); Kennedy (2016b); Young (2017).

근거자료 검토

Watson, K., Chang, E., & Johnson, A. (2012). The efficacy of complementary therapies for agitation among older people in residential care facilities: A systematic review. *Joanna Briggs Institute Library of Systematic Reviews*, 10(53): 3414–3486.

연구의 유형은 무엇인가?

무작위 실험연구(RCT)의 체계적인 문헌고찰

- 보완 · 통합치료와 관련하여 연구의 목표/목적/목표는 무엇입니까?
  체계적 문헌고찰의 목표는 주거보호시설에서 구현된 보완적 치료의 유형을 결정하고 불안을 줄이는 데 효과적인 특정 치료법을 식별하는 것이었다.

이 연구는 어떻게 수행되었나?

체계적인 문헌고찰을 위해 Joanna Briggs Institute 프로토콜을 사용하는 포괄적인 검색 전략은 11개의 전자 데이터베이스를 통합하여 특정 보완요법에 중점을 둔 무작위 실험연구(RCT)을 식별한다. 이 검토에는 출판된 논문과 출판되지 않은 연구는 물론 선택된 논문의 참고 목록도 포함되었다.

포함 기준을 충족하는 10개의 무작위 실험연구가 총 584명의 참가자와 함께 검토되었다. 참가자 10명 중 9명은 치매에 걸린채 함께 살고 있었다. 선정된 RCT는 노인의 언어적 · 비물리적 공격적 · 물리적 공격적 교반의 빈도와 심각성에 대한 아로마세러피, 운동, 음악 요법 및 치료적 접촉에 중점을 두었다.

연구의 중요한 발견은 무엇입니까?

최종 검토에 포함된 10개의 연구는 모두 노인의 비물리적 및 언어적 불안을 줄이는 데 효과적인 모든 중재(아로마세러피, 운동, 음악요법 및 치료적 접촉)를 보고했다.

그러나 아로마세러피(라벤더) 및 음악요법은 이 집단에서 물리적 · 공격적 불안을 감소시키는 데 상당한 영향을 미치는 것으로 여겨졌다.

나는 어떤 질문을 추가할 수 있나?

이러한 결과가 주거보호시설에 거주하지 않는 사람에게 적용될 수 있는가? 제안된 요법의 부작용이 있는가? 음악의 유형이 이들 개인의 불안 감소와 관련이 있는가? 이 검토는 주로 치매 환자에게 중점을 두었지만, 이러한 보완요법은 다른 정신건강/뇌 부상 진단을 받은 사람들에게 효과적일까? 간호사가 이러한 요법을 시작하는 데 쉽게 익힐 수 있는 교육 프로그램이 있는가?

이러한 요법을 치매 환자와 동요가 있는 사람의 '정상적인 일상'에 통합할 수 있는가?

다른 요법의 조합이 구현되면 어떤 결과가 예상될까? 이 요법을 시작할 때 간호사의 안락함은 어느 정도일까?

이 연구의 임상적 의의는 무엇인가?

이 체계적인 문헌고찰 결과는 불안을 경험하는 점점 증가하고 있는 노인들과 일하는 간호사들에게 상당한 가치가 있다. 검토의 초점은 아마도 주거보호시설에 거주하는 참가자들에게 초점을 두었지만, 그 결과는 그들의 가정에서 이러한 개인들을 돌보는 많은 가족들과 공유될 수 있다. 이러한 요법은 시작하기에 복잡하지 않으며 전통적인 약리학적 개입보다 비용 효과적일 수 있다. 아마도 불안 행동의 발생률이 감소하면 간호사, 환자 및 그 가족의 직장 스트레스가 줄어들 수 있다.

출처: Contributed by Dolores M. Huffma, RN, PhD.

참고문헌

Alexander, J. (2015). *Wellbeing & Mindfulness*. London: Carlton Books.

Benjamin, P. J. (2016). *Tappan's Handbook of Massage Therapy* (6th ed.). Boston: Pearson.

Buckle, J. (2016). Aromatherapy. In B. M. Dossey & L. Keegan (Eds.), *Holistic Nursing: A Handbook for Practice* (7th ed., pp. 345-364). Burlington, MA: Jones & Bartlett Learning.

Buckle, J. (2015). *Clinical Aromatherapy* (3rd ed.). St. Louis, MO: Elsevier/Churchill Livingstone.

Butje, A. (2017). *The Heart of Aromatherapy*. Carlsbad, CA: Hayhouse Publishing.

Emerson, R. W. (1847). *Poems*. J. Munroe & Company.

Hashemi, S. H., Hajbagheri, A., & Aghajani, M. (2015). The effect of massage with lavender oil on restless leg syndrome in hemodialysis patients: A randomized controlled trial. *Nursing and Midwifery Studies*. doi: 10.17795/nmsjournal29617

Herz, R. S. (2009). Aromatherapy facts and fictions: A scientific analysis of olfactory effects on mood, physiology and behavior. *International Journal of Neuroscience*. doi: 10.1080/00207450802333953

Hoffman, R., & Fox, B. (2006). *Alternative Cures That Really Work*. New York, NY: Rodale.

Keniston-Pond, K. (2015). *Essential Oils for Health*. Avon, MA: Adams Press.

Kennedy, A. (2016a). *The Portable Essential Oils*. Berkeley, CA: Althea Press.

Kennedy, A. (2016b). *Aromatherapy for Natural Living*. Berkeley, CA: Althea Press.

Kohli, P., Naik, A. N., Harruff, E. E., Nguyen, S. A., Schlosser, R. J., & Soler, Z. M. (2016). The prevalence of olfactory dysfunction in chronic rhinosinusitis. *Laryngoscope*. doi: 10.1002/lary.26316

Kohli, P., Soler, Z. M., Nguyen, S. A., Muus, J. S., & Schlosser, R. J. (2016). The association between olfaction and depression: A systematic review. *Chemical Senses*. doi: 10.1093/chemse/bjw061

Lara, V. M., Carregaro, A. B., Santurio, D. F., Facco de Sa, M., Santurio, J. M., & Alves, S. H. (2016). Antimicrobial susceptibility of *Escherichia coli* strains isolated from *Alouatta* spp. Feces to essential oils. *Evidence-Based Complementary and Alternative Medicine*. doi: 10.1155/2016/1643762/

Lewis, R. (2015). Aromatherapy and plant essential oils. In M. S. Micozzi (ed.), *Fundamentals of Complementary and Alternative Medicine*. (5th ed., pp. 411-426). St. Louis, MO: Saunders.

Parma, V., Ferraro, S., Miller, S. S., Ahs, F., & Lundstrom, J. N. (2015). Enhancement of odor sensitivity following repeated odor and visual fear conditioning. *Chemical Senses*. doi: https://doi.org/10.1093/chemse/bjv033

Rhind, J. P. (2016). *Aromatherapeutic Blending*. London, UK: Singing Dragon.

Salazar, I., Barrios, A. W., & SaNchez-Quinteiro, P. (2016). Revisiting the vomeronasal system from an integrated perspective. *Anatomical Record (Hoboken)*. doi: 10.1002/ar.23470

Seow, Y. X., Ong, P. K., & Huang, D. (2016). Odor-specific loss of smell sensitivity with age as revealed by the Specific Sensitivity Test. *Chemical Senses*. doi: 10.1093/chemse/bjw051

Sorokowska, A. (2016). Olfactory performance in a large sample of early-blind and late-blind individuals. *Chemical Senses*. doi: 10.1093/chemse/bjw081

Stiles, K. G. (2017). *The Essential Oils Complete Reference Guide*. Salem, MA: Page Street Publishing Co.

Thomas, D. V. (2002). Aromatherapy: Mythical, magical, or medicinal? *Holistic Nursing Practice*, 17(1): 8-16.

Tisserand, R., & Young, R. (2014). *Essential Oil Safety* (2nd ed.). London: Elsevier/Churchill Livingstone.

Young, K. Y. (2017). *The Healing Art of Essential Oils*. Woodbury, MN: Llewellyn Worldwide.

참고자료

Aromatherapy Registration Council
5940 SW Hood Ave.
Portland, OR 97039
503.244.0726
www.aromatherapycouncil.org

Institute of Integrative Aromatherapy
P.O. Box 19241
Boulder, CO 80308
303.545.2002
www.aroma-rn.com

International Federation of Aromatherapists
20A The Mall
Ealing, London W5 2PJ
44(0).567.2243
www.ifaroma.org

National Association for Holistic Aromatherapy (NAHA)
P.O. Box 1868
Banner Elk, NC 28604
828.898.6161
www.naha.org

Smell & Taste Treatment and Research Foundation
233 E. Erie St., Suite 712
Chicago, IL 60611
847.274.2267
www.smellandtaste.org

Chapter 8

동종요법

Homeopathy

기적은 자연과 모순해서 발생하지 않지만, 자연에 대한 우리의 지식과는 모순되어 일어난다.

- 세인트 오거스틴(SAINT AUGUSTINE)

동종요법(homeopathy)이라는 용어는 '비슷한'을 의미하는 그리스어 단어 '오모이오스(omoios)'와 '느낌'을 의미하는 '파토스(pathos)'에서 유래한다. 그것은 다양한 급성 및 만성 질환에 유용한 소량의 치료제 또는 의약품의 도움을 받는 자가 치유 시스템(self-healing system)이다. 미국의 동종요법 수행은 다른 형태의 대체의학과 마찬가지로 1980년대 이후 엄청나게 증가했다. 동종요법 의학은 전 세계적으로 특히 유럽, 라틴 아메리카, 아시아에서 실행되고 있다.

미국에서의 동종요법 약물 시장은 수백만 달러의 산업으로 성장했다. 이 치료제의 대부분은 미국식품의약국(Food and Drug Administration: FDA)에 의해 통제되지 않으며, 비처방 약품으로 구매 가능하다.

01 배경 Background

치료 시스템으로서의 동종요법은 약 200년의 역사를 갖는다. 그것은 독일의 의사이자 화학자인 사무엘 하네만Samuel Hahnemann에 의해 발전되었다. 동종요법은 1830년대에 대부분의 유럽을 통해 미국, 러시아, 라틴아메리카로 확산되었다. 콜레라, 발진티푸스, 성홍열이 급속히 확산되는 동안, 동종요법은 그 당시의 전통적인 의료 방법보다 훨씬 더 효과적이었다. 1869년, 미국동종요법협회(American Institute of Homeopathy)는 가난한 사람들을 위한 무료 진료소를 열고, 기존 의학에 전례가 없는 여성 의사를 인정하기로 의결했다. 1890년대까지 미국 의사의 15%는 실무에서 동종요법 약물을 사용하였고, 22개의 동종요법 의과대학에서 교육되고, 100개 이상의 동종요법 병원에서 실무를 수행했다(Chambers, 2016).

남북 전쟁 동안과 그 이후에, 의학의 실무는 마취, 소독, 수술, 미생물학, 백신, 항생제 같은 기술적 성과에 따라 변화하기 시작했다. 주 의회는 의사 면허 발급 및 의과대학 인증을 시작했다. 미국의학협회(American Medical Association: AMA)는 비전문적인 치료사, 조산사와 약초상에 대응하여 독점권을 만들려고 시도하면서, 면허를 제공하는 대가로 협회의 회원이 되라고 동종요법 제공자들을 반겼다. 동종요법 제공자들이 힘을 합치지 않자, AMA는 동종요법을 박해하기 시작했고, 1914년 의학 교육의 획일적인 기준을 제시했다. 또한 AMA는 대학 인증권을 장악하고, 그것을 동종요법 대학을 단계적으로 폐지하기 위해 사용했다. 1920년대와 1970년대 사이에 미국에서는 동종요법 교육이 거의 존재하지 않았다(Chambers, 2016).

02 준비 Preparation

미국의 동종요법 제공자의 절반이 의사이다. 그 외에는 임상 간호사, 치과의사, 자연요법 의사, 척추 지압사, 침술사, 수의사와 같은 면허받은 의료 종사자들이다. 비인가 동종요법 실무자는 대상자를 '상담'할 수는 있지만, 그들이 질병을 진단 또는 치료할 수 있다고 말하거나 암시해서는 안 된다. 동종요법 인증을 위한 위원회(Council for Homeopathic Certification)는 인증 과정에서 500시간의 동종요법 이론 및 기초, 250시간의 임상 교육, 필기 및 구두 시험을 포함하는 인증 프로세스를 관리한다. 인증은 이름 뒤에 지정 DHt라는 명칭을 추가할 수 있는 권리를 제공한다.

03 개념 Concepts

유사성의 법칙

하네만Hahnemann은 건강한 사람에게 어떠한 증상을 야기하는 천연 물질은 같은 증상을 나타내는 질병을 치료한다고 주장하는 **유사성의 법칙(law of similars)** 사용을 제안했다. 그 증상 묘사가 치료할 질병과 가장 유사한 물질이 대상자에게 치료적인 반응을 야기할 가능성이 가장 높다. 따라서 '유사한 느낌'을 의미하는 동종요법이라는 이름이 되었다.

많은 양을 섭취하면, 이러한 천연 화합물은 질병의 증상을 발생시킬 것이다. 그러나 동종요법 제공자가 사용하는 용량은 사람의 자가 치유능력을 자극한다. 앤드루 웨일Andrew Weil이 언급한 바와 같이, "독과 약의 차이는 용량이다"(Frye, 1997, p. 846). 예를 들어, 대용량의 토근(ipecac) 사용은 심한 오심과 구토를 유발한다. 그러나 오심과 구토를 경험하는 사람은 같은 증상의 치료를 위해 토근으로 만든 치료제를 사용할 수 있다(Rost, 2017).

극소량의 법칙

자연 치유 화합물은 동종요법을 위해 연속적인 희석 과정을 통해 특별히 준비된다. 화합물을 먼저 물 또는 물/알코올 혼합물 중 하나에 용해시키는데, 이것을 '모 팅크(모액, mother tincture)'라고 부른다. 그다음에 1:10 희석액을 제조하기 위해 팅크 한 방울을 물/알코올 9방울과 혼합하는데, 이 희석 과정은 필요한 효능에 따라 여러 번 반복된다. 희석의 각 단계에서 약병을 격렬하게 흔드는 **진탕법(succussion)** 과정은 필수적인 단계이다. 따라서 약품에 6X로 표기된 것은 과정(희석 및 진탕)이 순차적으로 여섯 번 반복된 것을 의미한다. 활성 물질의 농도는 10의 6승(10^6)분의 일 또는 백만 분의 일이다. 30X와 200X의 희석이 일반적이다. 동종요법의 믿음은 물질이 희석될수록 더 강력한 치료제가 된다는 것이다.

치료제는 그 물질의 분자가 이론적으로 용액에서 발견될 수 있는 지점 이상으로 희석된다. 치료제가 희석을 통해 더 강력하게 된다는 이 역설 때문에 많은 생명과학자들은 동종요법 치료제를 거부한다. 많은 기존 약물의 메커니즘이 완전히 이해되지 못한 것처럼, 현재 동종요법 치료제가 어떻게 동작하는지 알려져 있지 않고, 다수의 이론만이 제안되어 왔다.

치료는 홀로그램과 유사하다. 아무리 물질을 많이 희석하더라도, 적지만 완전한 물질의 본질은 남아 있다. 현대의 혼돈 이론은 신체의 물질이 약간만 활성화되어도 살아 있는 조직에서 큰 변화가 발생한다는 관측을 지지한다. 혼돈 이론의 기본 가정은 극미한 변화가 큰 영향을 미칠 수 있다는 것이다. 양자물리학의 발전으로 일부 과학자는 치료제의 전자기 에너지의 각인이 어떤 수준으로 신체와 상호작용한다고 제시하고 있다. 가스 방전 시각화 기술은 미래 동종요법의 치료제의 특성에 대한 전자기적 탐색침을 제공할 수도 있다. 물리화학 연구자들은 물/알코올 용액의 구조가 희석 과정 동안 변화되어서 그 물질이 더 이상 존재하지 않게 된 이후에도 그 새로운 구조를 유지한다는 물의 기억 이론(memory-of-water theory)을 제안하였다. 치료제들은 아직 이해할 수 없는 바이오에너지 또는 아원자 메커니즘을 통해 작용하는 것처럼 보인다. 이 상황은 이전에 사실상 상상할 수도 없었던 라디오, 텔레비전, 전자레인지 및 무선 전화기와 같은 에너지의 이해에 있어서의 많은 진보에 비유될 수 있다(Ives & Jones, 2015; Ostermann, Reinhold, & Witt, 2015).

1920년대와 1930년대에 세균학자, 병리학자, 동종요법 의사이자 직관적인 치료자인 바흐Bach 박사는 **꽃 에센스(flower essences)**를 발견했다. 그는 분노, 증오, 공포 등의 감정이 면역 시스템에 부정적인 영향을 주어 스트레스, 통증, 질병을 야기한다고 믿었다. 그는 다수의 꽃을 실험하였고, 결국 38개의 상이한 유형의 야생화를 포함한 치료 시스템을 만들었다. 정화된 물을 가득 채운 투명 유리그릇에 꽃을 넣고 직사광선 아래에 두는데, 이것은 물에 꽃의 에너지를 전달하는 **우려 냄(infusion)**이라는 과정이다. 바흐의 꽃 에센스는 희석되기는 하지만, 동종요법의 치료제만큼 많이 희석되지는 않는다. 치료제는 설하(혀 밑에 넣음) 또는 물약으로 하루에 네 번 복용한다. 그것은 대체적으로 유아와 노인에게도 안전하고 신체적 · 정서적 · 정신적 · 영적 치유에 기여할 것으로 생각된다. 가장 잘 알려진 치료제는 스트레스 상황에서 대상자(반려동물)를 진정시키는 데 사용되는 바흐 구급약(Bach Rescue Remedy)이다(Stengler, Balch, & Balch, 2016).

04 건강 및 질병을 보는 관점 *View of health and illness*

동종요법은 건강과 질병의 본질에 대한 가설보다는 환자를 치료하는 방법이다. 그러나 기본 가정은 다른 전통에서는 '기' 또는 '프라나'로 알려진 활력이 존재한다는 것이다. 항상성을 구축하고 유지하기 위해서는 적절한 영양, 운동, 휴식, 좋은 위생 상태와 건강한 환경을 갖는 것이 필요하다. 다시 말하면, 건강은 내외 변화에 반응하여 균형 상태로 유지하는 대상자의 능력이다. 질병은 주로 고통의 증상으로 나타난 활력의 장애이다. 활력 또는 생명력은 건강과 질병 양쪽의 궁극적인 근원이며, 대상자의 죽음에 의해서만 끝난다(Bellavite, 2015).

질병의 증상은 자신을 치유하려는 신체의 노력을 나타낸다. 따라서, 동종요법에서는 증상을 현재의 환경에서 할 수 있는 최선의 반응인 적응 반응(adaptive reaction)으로 본다. 예를 들면 '기침은 기관지를 깨끗하게 하는 신체의 노력이다. 염증은 침입한 이물질을 격리하고 태워 없애려는 신체의 노력이다. 발열은 세균 또는 바이러스 성장에 방해가 되는 내부 환경을 만드는 신체의 방법이다' 등이 있다. 이러한 관점을 감안할 때, 치료적 접근법은 스트레스나 감염에 적응하는 신체의 노력을 지원하는 것이다. 따라서 동종요법 의사는 신체의 열이라는 자연적인 치유 반응을 증가시키는 벨라도나를 고열 환자에게 추천할 수 있다. 유사성의 법칙은 질병이 정복되는 동안에 증상의 자발적인 해결을 유도하는 면역 및 방어작용을 자극하는 것이다. 마찬가지로, 신체 스스로의 치유 반응, 면역 및 알레르기 치료를 자극하도록 하는 기존 치료법 중에 2개를 동시에 사용하는 것은 기본적으로 동종요법의 유사성의 법칙을 갖는다. 제도권 의학의 다른 적용으로 암환자 치료에 방사선을 사용하는 것과 과잉행동장애 환아에게 리탈린(Ritalin)을 사용하는 것을 포함한다. 그러나 생의학의 중재의 대부분은 강력한 반대 방향의 힘을 사용하여 증상을 억누르려는 시도이다. 의약품은 아스피린이 열을 통제하고 제한하려는 시도로 사용된 것처럼, 증상을 억제함으로써 '치유(cure)'되도록 설계되어 있다. 위험한 점은 시간이 지남에 따라 억제하는 치료가 질병의 진행을 해결하기보다 실제로 강화할 수도 있다는 점이다(Chambers, 2016).

05 진단 방법 *Diagnostic methods*

동종요법의 진단은 전인적이고 구체적이다. 초기 사정은 몇 시간 동안 지속될 수 있다. 실무자는 신체적 · 정서적 · 정신적 삶의 모든 측면을 조사하여 대상자의 전체를 사정한다. 영양 상태, 정서적 불균형, 환경적인 스트레스 등과 같은 많은 요소가 고려된다. 어떠한 부분도 대상자의 전체로부터 분리될 수 없다는 것을 믿는다. 대상자가 자신의 이야기를 전체적으로 하도록 격려하기 때문에 동종요법 면담 자체가 강력한 치유의 경험이 된다. 또한 그들이 가능한 한 긴 시간 동안 이야기하도록 격려한다. 통증과 고통을 공유하는 이 과정이 치료과정의 시작이다. 면담을 하는 동안 실무자는 자세, 복장, 표정, 목소리의 톤, 말의 속도 등을 포함한 그 사람에 대한 모든 것을 관찰한다. 신체검진은 진단법을 확립하기 위해 필요한 실험실 업무를 포함한 머리부터 발끝까지의 평가이다. 증상의 의미를 완전히 이해하기 위한 노력을 통해 질문에 대한 답변을 이끌어 낸다. 다음은 이해해야 하는 증상이다.

- 통증, 현기증, 피로 또는 분노와 같은 주관적 증상
- 한쪽만 나타나거나, 돌아다니거나, 퍼지거나 분산되는 것 같은 증상의 위치 확인
- 하루의 시간, 고온 또는 저온, 날씨, 식이, 정서 상태와 같이 증상을 완화시키

거나 악화시키는 증상에 영향을 주는 요소

- 화끈거리거나, 아프거나, 욱신거리는 것과 같은 증상의 특징
- 갑작스러운 또는 점진적인 증상 등의 발병 또는 해소 속도
- 동시에 또는 순차적으로 나타나는 증상

증상은 일반적인 신체 증상(general physical symptoms), 국소 증상(local symptoms)과 정신적 · 정서적 증상(mental and emotional symptoms)의 세 가지 범주로 분류된다. 일반적인 신체 증상은 수면, 식욕, 에너지, 체온 또는 전반적인 신체 통증 등의 요소를 포함한다. 국소 증상은 오른쪽 팔꿈치 부종이나 왼쪽 다리의 통증 등 신체의 특정 부분에서 발생한다. 국소 증상에는 숨가쁨이나 심계항진과 같이 특정 기관의 기능과 관련이 있는 것이 포함된다. 정신적 · 정서적 증상은 불안, 과민성, 분노, 눈물이 많음, 외로움, 의심스러움 등을 포함한다. 사람에 대한 복합적인 그림이 개별적인 검사 결과나 진단을 체계화하기 위한 추상적 진단 범주보다 훨씬 더 중요하다. 동종요법의 실무자는 기존의 약물이나 수술을 위해 생의학 전문가에게 부탁하는 것을 주저하지 않는다.

06 치료 Treatment

동종요법은 그 자체가 의학의 완전한 시스템이 아니며, 생의학과 함께 사용되어야 한다. 다른 보완 · 대체실무와 마찬가지로 초기 질문은 항상, “질병이 무엇인가?”보다는 “그 사람이 누구인가?”이다. 이러한 초점은 치료에 대한 개별화된 접근을 보장한다. 같은 증상을 호소하는 각각의 대상자라도 신체적 · 정신적 · 정서적 증상의 총합에 따라 다른 치료제로 치료될 수 있다. 인후염을 가진 대상자는 통증이 심한 쪽이 오른쪽인지 왼쪽인지, 하루 중 언제 악화되는지, 갈증과 식욕이 어떻게 영향을 받는지와 개인의 정서적 상태 등에 따라서 인후염에 대한 6개 혹은 7개의 공통 치료제 중 하나를 처방받을 것이다(Bellavite, 2015).

동종요법의 실무자는 개인의 자가 치유능력을 자극하는 것을 치료의 목적으로 본다. 동종요법의 과학과 기술은 병든 사람의 증상 패턴을 가장 비슷하게 모방할 수 있는 치료제를 찾는 것이다. 다른 증상에 대해서 다른 치료제를 사용하면 어떤 치료제

가 효과가 있는지 알기 힘들기 때문에, 실무자는 한 번에 한 가지 치료제만을 사용한다. 가능한 한 적은 용량뿐 아니라, 통상적으로 한 가지 용량만을 사용하여, 치료제가 추가적인 간섭 없이 작용을 완료할 수 있는 시간이 충분해야 한다. 필요하다면 같은 용량으로 반복하거나, 다른 치료제를 시도할 수 있다. 치료제의 사용 후에 증상이 일시적으로 악화될 수 있는데, 이것은 대개 가볍고 오래가지 않으며, 올바른 치료제를 선택했다는 표시일 수도 있다(Rost, 2017).

동종요법은 건강 증진뿐만 아니라 급성 및 만성 건강문제를 치료하는 데 사용된다. 동종요법은 간경화, 당뇨병, 만성 폐쇄성 폐질환, 진행된 신경질환이나 암 같은 구조적이고, 기관의 장기간 변화로 야기되는 상태를 치료할 수는 없다. 이것들 중 일부 경우에 대해서는 증상을 완화하고, 대상자의 안위 수준을 높일 수 있다. 외상성 손상은 거의 모든 사람에게 유사한 방식으로 영향을 미치므로, 치료는 상당히 표준화되었다. 유행성 전염병도 대부분의 희생자에게 동일한 방식으로 영향을 미치는 경향이 있어서, 사람들에게 대개 동일한 치료제를 사용한다. 요로 감염, 호흡기 감염, 이염과 같은 흔한 전염성 질병은 좀 더 개별적인 증상을 보여서 치료제를 선택하는 데 더 개별화가 필요하다. 궤양성 대장염, 류마티스 관절염, 천식, 피부질환 등의 만성 질환은 체질적인 것으로 간주된다. 따라서 이러한 질환은 가장 숙련된 사정, 개별화된 처방 및 관리가 필요하다(National Center for Complementary and Integrative Health, 2016).

2,000개 이상의 치료법이 제시된 미국동종요법약전(Homeopathic Pharmacopoeia of the United States; Borneman & Foxman, 1989)은 준비와 처방에 대한 공식적인 표준이다. 대부분의 치료제는 전통적인 허브요법에서 사용되는 식물로부터 만들어진다. 일부 치료제는 동물성 재료에서, 다른 것들은 자연적으로 발생하는 화학 화합물에서 만들어진다. **BOX 8-1**에 동종요법 치료제의 예가 나열되어 있다. 수은과 벨라도나 같은 일부의 경우, 많은 양은 독성이 있지만 많이 희석된 용량은 안전하다. 이러한 치료제들은 사용 가능한 가장 안전한 의약품들에 속한다고 평가된다(Stengler et al., 2016). 대부분의 건강식품 상점에 있는 동종요법 의약품은 혼합된 3~8개 사이의 서로 다른 동종요법 의약품을 포함하고 있기 때문에, 혼합 의약품(combination medicines) 또는 조제약(formulas)이라고 불린다. 다양한 제조업체는 특정 증상에 대하여 가장 일반적으로 처방 가능한 의약품들을 선택하고, 그중 하나가 각 소비자의 질병을 치료하는 데 도움이 될 것이라고 생각한다. 전문적인 동종요법 의사는 대상자를 위해 개별적으로 선택된 치료제가 이러한 조합 약보다 더 높은 빈도로 더 효율적으로 작용할 것이라고 믿는다.

BOX 8-1 동종요법 치료제의 예

식물	광물	동물
허브: 컴프리(comfrey), 좁쌀풀(eyebright), 뮤레인(mullein), 로독(yellow dock)	금속: 구리, 금, 납, 주석, 아연	독: 해파리, 곤충, 거미, 연체동물, 갑각류, 물고기, 뱀, 양서류
음식과 향신료: 고추, 마늘, 겨자, 양파	염류: 황산칼슘, 염화나트륨, 탄산칼륨	분비물: 용연향, 사향, 오징어 먹물
향수, 수지, 잔여물: 호박(amber), 석유, 숯 크레오소트(charcoal creosote)	산: 염산, 질산, 인산, 황산	우유
버섯, 지의류, 이끼	• 원소 물질: 탄소, 수소, 아이오딘, 인, 황 • 지각의 구성 성분: 실리카, 산화알루미늄, 광석, 바위, 용암, 광천수	• 호르몬 • 샘과 조직 추출물(glandular and tissue extract) • 질병의 산물: 백신, 농양, 결핵, 임질, 매독

07 연구 Research

의학 연구의 다른 영역과 마찬가지로 "어떻게 작용합니까?"와 "얼마나 작용을 잘 합니까?"라는 2개의 질문에 답해야 한다. 많은 연구자들은 동종요법 치료제가 어떻게 작용하는지에 대해 연구하고 있다. 지금은 치료제가 아직까지 이해하거나 측정할 수 없는 바이오에너지 또는 아원자 메커니즘을 통해 작용하는 것처럼 보인다. 양자물리학, 물리화학, 생화학 분야의 연구는 언젠가는 치료제가 어떻게 작용하는지를 설명할 수 있을 것이다.

동종요법 치료법에 대해 일반적인 무작위, 위약 대조군 패러다임 사용이 어려운 이유 중 하나는 치료가 개별화된 점이다. 생의학과는 달리, 질환을 가진 각각의 사람은 전체적인 평가에 따라 다른 치료를 처방받을 가능성이 높다. 또한 동종요법에 대해서는 균일한 처방 표준이 없다.

연구의 일부 견본에는 다음 결과가 포함된다.

- 중이염의 옵션에 대한 체계적인 문헌고찰을 통해 동종요법이 이들 아동의 치

료 전략에 통합되어야 함을 발견했다(Marom et al., 2016).

- 체계적인 문헌고찰과 메타분석으로 개별화된 동종요법 치료의 통계적으로 유의미한 치료 효과를 발견했다. 연구의 전반적인 질은 낮아서 향후 개선된 연구가 요구되었다(Mathie et al., 2014).
- 1~5세 아동의 독감 및 급성 호흡기 감염 예방을 연구하기 위해 맹검 무작위 위약 대조 시험이 설계되었다. 동종요법 의약품은 위약 그룹에 비해 이러한 질병의 수를 크게 최소화했다(Siqueira et al., 2016).
- 무작위, 이중 더미, 이중 맹검, 위약 대조 시험은 중등도에서 중증 우울증의 폐경기 여성에게서 동종요법 치료 대 위약 대 위약 및 플루옥세틴의 영향을 연구했다. 동종요법 그룹과 위약 그룹은 유의한 차이가 있었지만, 위약 그룹과 플루옥세틴 그룹은 비교하지 않았다. 동종요법 그룹은 다른 폐경기 증상의 치료에서 다른 두 그룹보다 현저히 우수했다(Macias-Cortes, Llanes-Gonzalez, Aguilar- Faisal, & Asbun-Bojalil, 2015).

08 통합간호실무 *integrated nursing practice*

동종요법 실무자처럼 간호사는 대상자의 삶의 이야기를 듣는 것을 강조한다. 간호사가 질병과 장애에 대한 응답의 패턴을 파악하고 간호진단을 공식화하는 것은 사람들의 삶의 맥락 안에서이다. 간호진단과 결과 기준은 사람들이 더 건강한 생활방식으로 지내는 데 도움이 되는 적응에 관심을 집중한다. 기본 교육 프로그램의 정신건강 간호의 연구는 사람들이 치유 과정을 시작하도록 돕기 위한 것으로, 그들의 고통에 대해서 듣고 그들을 돌보는 것의 가치에 대해 가르친다. 이러한 원칙은 간호 및 동종요법의 공통적인 것으로, 다시 한번 간호실천이 얼마나 폭넓은가를 보여 준다. 동종요법의 행복에 대한 기여에 가치를 두는 일부 간호실무자는 교육을 계속해서 동종요법 의학을 수행할 수 있는 면허를 얻는다. 서양적 접근법으로 교육 받은 간호사는 질병을 '치료'하기 위해 증상을 억제하려 할 것이다. 많은 경우, 동종요법의 접근법을 따르고 증상을 몸이 스스로를 치료하려는 시도로 보는 것이 더 도움이 될 수 있다. 낮거나 보통 수준의 발열 또는 기침과 같은 생명을 위협하지 않는 정도의 증상은 억제하는 것보다는 지원하는 쪽이 대상자가 더 빨리 회복될 수 있다.

동종요법의 치료제에 관심이 있는 사람들은 건강식품 상점에서 효능이 낮은 치료제를 찾을 수 있다. 효능이 높은 치료제는 경험이 풍부한 동종요법 처방자의 지시에 따라 동종요법의 제약회사에서 얻을 수 있다. 치료제는 직사광선과 열에 의해 효능이 사라지므로 간호사는 냄새가 강한 다른 물질과 떨어진, 어둡고 건조한 장소에 보관하도록 대상자를 교육해야 한다. 치료제를 복용하는 경우 환자는 투여 전후로 적어도 30분 동안 아무것도 먹지 않아야 한다. 많은 동종요법 의사는 치료제에 역효과를 낼 수 있기 때문에, 치료를 받고 있는 동안 커피, 민트, 장뇌 및 다른 강력한 방향 물질의 사용을 제한한다. 장뇌(camphor)는 많은 화장품, 피부용 크림, 입술용 크림뿐 아니라 가슴에 바르는 어린이용 감기약(chest rub)의 구성 요소이다. 치료제가 알갱이 형태인 경우에는 혀 밑에 두고, 천천히 녹여서 먹어야 한다. 치료제가 액체인 경우에는 1~2분 동안 입안에 머금고 있다 삼켜야 한다.

동종요법 치료를 시작할 때, 처방된 약물, 특히 천식과 같이 잠재적으로 생명을 위협하는 질환에 처방된 것을 갑자기 중단해서는 안 된다. 그러나 대상자가 호전됨에 따라 생물의학 처방약 분량을 줄여야 하는 경우도 있다. 침술 및 카이로프랙틱 치료는 동종요법 치료와 동시에 시작하면 안 되지만, 이미 시작한 경우에는 지속할 수 있다(Stengler et al., 2016).

많은 동종요법 치료제는 감기, 복통, 기침, 두통 등과 같은 급성 질환의 빠른 회복을 돕고, 재발을 방지하는 데 사용될 수 있다. 많은 치료제가 스스로 진정되는 질환들에 사용되고 있지만, 치료제는 회복 속도를 극적으로 빠르게 하고 종종 재발을 막을 수 있다. 동종요법 치료제는 기존의 약물보다 훨씬 안전하기 때문에, 종종 동종요법 치료제를 먼저 사용하고 작용이 너무 느리거나 전혀 작용하지 않을 때 기존의 약물 사용을 고려하는 것이 좋다. 대상자는 적절한 치료제를 선택하기 위해 라벨에 적힌 모든 정보를 읽어야 한다. 예를 들어, 증상이 갑자기 나타날 때 사용하는 것이 최선이라고 라벨에 명시된 치료제는 며칠에 걸쳐 증상이 거의 눈에 띄지 않게 나타나는 경우에는 효과적이지 않을 수 있다. 간호사는 동종요법의 사용에 대해 다음과 같은 세 가지 지침을 대상자들에게 가르쳐야 한다.

1. 많을수록 좋다. 증상이 치료제의 치료 증상과 더 많이 맞을수록, 그 치료제가 효과가 있을 가능성이 더 높다.
2. 적을수록 좋다. 치료제를 더 희석할수록, 그것은 더 강력하다.
3. 당신이 24시간 이내에 상태가 좋아진다면, 그것은 작용하고 있는 것이다. 그렇지 않은 경우, 당신은 잘못된 치료제를 사용하고 있을 수 있으며, 다른 치료제를 사용하거나

의사에게 진료를 받아야 할 수 있다.

많은 사람이 동종요법 치료제를 가지고 있고 사용할 준비가 되어 있다. 일반적인 신체적 문제와 정서적 어려움의 대부분에 도움이 되는 가장 인기 있는 해결책인 '대표적인 10종의 치료제'와 '바흐 꽃 에센스(Bach Flower Essense)'는 다음과 같다.

Try this 대표적인 10종의 치료제

1. 야생 홉(Bryonia): 단순 호흡에 의해 악화되는 기침; 몸을 숙이거나, 걷거나, 심지어 눈을 움직이는 것에 의해 심해지는 두통; 변이 건조하고 딱딱해지는 변비에 사용된다.
2. 양파추출물(Allium cepa): 양파를 자를 때 나오는 분무에 노출된 사람의 반응과 유사한 증상(눈물 젖은 눈, 맑은 콧물과 재채기, 이것들은 모두 열에 의해 심해질 수 있다)의 감기나 호흡기 알레르기에 사용된다.
3. 백두옹(Pulsatilla): 특정 질환보다는 사람의 유형에 따라서 필요하다. 감정적이고, 눈물을 쉽게 흘리고, 감수성이 예민하고, 영향 받기 쉽고, 버려지는 것을 두려워하고, 다른 사람들이 자신을 어떻게 생각하는지 걱정하는 사람들에게 도움이 된다. 또한 소화불량, 알레르기, 이통, 두통, 불면증, 월경전증후군에 대해 사용할 수 있다.
4. 이그나티우스 콩(Ignatia): 불안이나 슬픔을 겪고 있는 사람들에게 사용된다.
5. 비소(Arsenicum album): 다양한 경우, 특히 증상이 자정 이후에 악화되거나, 화상 증상이 두드러지거나, 강한 갈증이 나거나, 사람이 아주 예민하고 가만히 있지 못할 때에 사용된다.
6. 벨라도나(Belladonna): 붉거나 상기된 모양으로 급속히 시작된 발열이나 염증에 사용된다. 환자는 만지는 것이나 빛에 과민하다.
7. 노란색 재스민(Gelsemium): 갈증과 동반되는 고전적인 독감 증상에 사용된다. 후두부의 두통에 유용하다.
8. 마전자나무(NUX vomica): 야간과 깨어 있는 동안 심해지는 과식이나 과음, 소화불량, 변비, 두통에 유용하다.
9. 투구꽃 무리(Aconitum): 감기, 독감, 기침과 목의 통증에 사용된다.
10. 덩굴 옻나무(Rhus toxicodendron): 관절염증후군, 독감, 염좌와 인후통에 도움이 된다. 처음 움직임에서는 통증을 느끼지만 지속적으로 움직이면 통증이 완화되는 사람들과 춥거나 습기가 많은 날씨에 악화되는 증상을 가진 사람들에게 사용된다.

Try this 바흐 꽃 에센스(Bach Flower Essense)

1. 두려움: 록로즈(rockrose), 국화(centaury), 버드나무
2. 걱정: 꽃사과(crab apple), 치커리, 버드나무, 레드체스트넛(red chestnut), 헤더(heather)
3. 분노: 호랑가시나무(holly), 느릅나무(elm)
4. 불안: 레스큐 레미디(Rescue Remedy)

출처: Chambers (2016); Noriega (2016); Rost (2017); Stengler et al. (2016).

Try this 반려동물 치료제

1. 머큐리(Mercurius solubilis): 잇몸 염증, 부어오른 코뼈와 녹색의 짙은 분비물
2. 포도필룸(Podophyllum): 점액을 포함한 배설물이 나오는 설사
3. 산화바륨(Baryta carb): 강아지와 어린 개의 설사
4. 비소(Arsenicum album) 또는 양파 추출물(Allium cepa): 묽고 물 같은 콧물과 눈 분비물이 있는 호흡기 증상
5. 유황(Sulfur): 붉고 가려운 피부
6. 석송(Lycopodium) 또는 아세트산탈륨(Thallium acetas): 피부질환에 의한 탈모

출처: Kachnic (2012); Macleod (2012); Madrewar & Glencross (2011).

참고문헌

Bellavite, P. (2015). Homeopathy and integrative medicine: Keeping an open mind. *Journal of Medicine and the Person*. doi: 10.1007/s12682-014-0198-x

Borneman, J. P., & Foxman, E. L. (1989). *Homeopathic Pharmacopoeia of the United States*. Southeastern, PA: Homeopathic Pharmacopoeia.

Bryson, A. (2000). *Healing Mind, Body, and Soul*. Sterling Publishers Pvt. Ltd.

Chambers, B. (2016). *Homeopathy Plus Whole Body Vibration*. London: Quartet Books.

Frye, J. (1997). Homeopathy in office practice. *Primary Care*, 24(4): 845-864.

Ives, J. A., & Jones, W. D. (2015). Energy medicine. In M. S. Micozzi (Ed.), *Fundamentals of Complementary and Alternative Medicine* (5th ed., pp. 197-212). St. Louis, MO: Elsevier/Saunders.

Kachnic, J. (2012). *Your Dog's Golden Years.* Denver, CO: Wallingford Vale.

Macias-Cortes, E. d. C., Llanes-Gonzalez, L., Aguilar-Faisal, L., & Asbun-Bojalil, J. (2015). Individualized homeopathic treatment and fluoxetine for moderate to severe depression in peri- and postmenopausal women. *Public Library of Science.* doi: 10.1371/journal.pone.0118440

Macleod, G. (2012). *Dogs: Homoeopathic Remedies.* London, UK: Rider.

Madrewar, B. P., & Glencross, M. (2011). *Therapeutics of Veterinary Homeopathy & Repertory.* New Delhi, India: B. Jain.

Marom, T., Marchisio, P., Tamir, S. O., Torreta, S., Gavriel, H., & Esposito, S. (2016). Complementary and al ternative medicine treatment options for otitis media: A systematic review. *Medicine.* doi: 10.1097/MD0000000000002695

Mathie, R. T., Lloyd, S., Legg, L. A., Clausen, J., Moss, S., Davidson, J. R. T., & Ford, I. (2014). Randomised placebocontrolled trials of individualized homeopathic treatment: Systematic review and meta-analysis. *Systematic Reviews*. doi: 10.1186/2046-4053-3-142

National Center for Complementary and Integrative Health. (2016). Accessed October 25, 2016 at www.nccih.nih.gov/health/homeopathy

Noriega, P. (2016). *Bach Flower Essences and Chinese Medicine*. Rochester, VT: Healing Arts Press.

Ostermann, J. K., Reinhold, T., & Witt, C. M. (2015). Can additional homeopathic treatment save costs? A retrospective cost-analysis based on 44500 insured persons. *Public Library of Science.* doi: 10.1371/journal.pone.0134657

Rost, A. (2017). *Natural Healing Wisdom & Know How.* New York, NY: Black Dog & Leventhal.

Siqueira, C. M., Homsani, F., da Veiga, V. F., Lyrio, C., Mattos, H., Passos, S. R., ··· Quaresma,

C. H. (2016). Homeopathic medicines for prevention of influenza and acute respiratory tract infections in children. *Homeopathy*. doi: 10.1016/j.homp.2015.02.006

Stengler et al. (2016). *Prescriptions for Natural Cures* (revised 3rd ed.). Nashsville, TN: Turner Publishing Co.

참고자료

American Institute of Homeopathy
c/o Sandra M. Chase
10418 Whitehead St.
Fairfax, VA 22030
888.445.9938
www.homeopathyusa.org

Australian Homoeopathic Association
P.O. Box 7108
Toowoomba South, QLD 4350
07.4636.5081
www.homeopathyoz.org

European Council for Classical Homeopathy
School House
Market Place
Kenninghall, Norfolk NR16 2AH
44.1953.888163
www.homeopathy-ecch.org

Hahnemann Center for Heilkunst
9-4338 Innes Rd.
Ottawa, ON K4A 3W3
613.692.1700
www.homeopathy.com

Homeopathic Educational Services
www.homeopathic.com
The Academy of Veterinary
Homeopathy
www.theavh.org

Chapter 9

자연요법

Naturopathy

어떤 종류의 질병을 가지고 있는지 아는 것보다 어떤 종류의 사람이 질병을 가지고 있는지 아는 것이 더 중요하다.

– 히포크라테스(HIPPOCRATES)

자연요법 의학은 의학의 시스템일 뿐만 아니라 대상자의 책임, 대상자 교육, 건강 유지 및 질병 예방에 중점을 둔 삶의 방식이기도 하다. 그것은 건강한 생활습관, 건강한 식생활, 예방적인 건강관리를 향해 움직이는 미래의 모범 건강 시스템일 수 있다.

01 배경 Background

자연요법의 기본 수칙은 전 세계에 걸친 고대 의료 시스템과 유사하다. 자연요법은 기원전 400년경의 히포크라테스 의학 학교에서 그 철학적 뿌리를 찾을 수 있다. 히포크라테스는 대상자에게 전체론적 접근 방식을 사용했으며, 건강에 좋은 치료제만을 처방하고, 상해나 상처를 입히는 것을 피하도록 학생들을 교육했다. 또한 히포크라테스는 전체 우주가 자연 법칙을 따르며, 의사의 역할은 자연의 자기 치료를 이해하고 지원하는 것이라고 생각했다(Pizzorno, Snider, & Micozzi, 2015).

자연요법 의학은 미국과 유럽의 19세기 의료 시스템에서 성장했다. 뉴욕시의 존 쉴John Scheel 박사가 1895년에 **자연요법**이라는 용어를 만들어 냈고, 1902년에 베네딕트 러스트Benedict Lust가 의학 시스템과 삶의 방식에서 공식화시켰다. 1900년대 초에는 약 20개 이상의 자연요법 학교가 미국에서 운영되었다. 1920년대와 1930년대에 자연요법 저널은 섬유질이 많고 붉은색 고기가 적은 식단을 권장했는데, 이것은 1990년대에 국립보건원(National Institutes of Health: NIH)과 국립암연구소(National Cancer Institute: NCI)에 의해 추진된 식단과 동일한 유형이다. 1940년대와 1950년대에 항생제와 백신이 개발되어 사람들이 이 의료 혁신에 의존하기 시작하면서 자연요법의 인기가 하락하기 시작했다. 1970년대에는 영양, 건강한 생활습관 및 환경 정화 프로그램의 중요성이 재인식되었다. 이 관심은 이제 보완 · 대체의학에 대한 미국의 관심으로 성장했다(Pizzorno & Murray, 2012).

02 준비 Preparation

자연요법 의학이 합법적인 의료 시스템으로 인식되기 위해서 공인된 학교가 설립되어야 하고, 신뢰할 수 있는 연구가 수행되어야 한다는 것이 요구되었다. 현재 미국과 캐나다에 7개의 학교-워싱턴주 켄모어에 있는 Bastyr University; 오리건주 포틀랜드에 있는 National College of Naturopathic Medicine; 애리조나주 템피에 있는 Southwest College of Naturopathic Medicine and Health Science; 코네티컷주 브리지포트에 있는 University of Bridgeport College of Naturopathic Medicine; 일리노이주 롬바드에 있는 National University of Health Sciences; 온타리오주 노스요크에 있는 Canadian College of Naturopathic Medicine; 브리티시 컬럼비아주 뉴 웨스트민스터에 있는 Boucher Institute of Naturopathic Medicine-가 있다. 푸에르토리코, 구라보에 있는 보건과학부의 Universidad del Turabo 추가 후보 프로그램이 있다.

자연요법 의학 교육위원회(Council on Naturopathic Medical Education)는 미국과 캐나다에서 프로그램에 대한 공인 기관이다. 호주의 학교는 Southern Cross University, University of Western Sydney와 Victoria University가 있다.

미국에는 자연요법에 대한 국가 면허가 없기 때문에, 주법에 의해 자연요법 실행의 범위가 결정된다. 일반적으로 법은 표준 진단 절차, 일정 범위의 치료, 예방 접종 및 제한된 관례적인 권리를 허용한다. 일부 주에서는 자연 분만의 실행을 허용한다. 자연요법 의사에 대한 면허가 없는 주에서는 누구라도 일부 관련 과정을 수료한 후에는 자신을 자연요법 의사라고 할 수 있다. 이러한 개인은 세미나를 제공하고 건강한 라이프스타일에 대해 사람들에게 조언할 수는 있지만, 질병을 진단하거나 치료제를 처방할 수는 없다. 일차 진료 의사로 자연요법 의사를 찾을 때, 사람들은 공인된 자연요법 의대를 졸업했다는 증명을 요청해야 한다.

자연요법 의사의 교육은 광범위하고 제도권 의학 교육과 유사하다. 생물 과학대학 학위 이후에 4년의 의과대학 과정이 있다. 의과대학의 첫 2년은 대체요법뿐만 아니라 해부학, 세포생물학, 영양학, 생리학, 병리학, 신경과학, 조직학, 약리학, 생물통계학, 역학 및 공중 보건에 대한 과정을 포함한다. 약간의 차이가 중요하다. 예를 들어, 기존의 의대생들은 영양학 교육을 4과목 시간만 받으면 되지만, 자연요법 의대생들은 138과목 시간을 받을 수도 있다. 의과대학의 3, 4년차 동안은 진단과 치료에 대한 임상 경험을 지향하고 있다. 이 전문 직업은 현재의 보건 의료의 발전과 과학적 지식의 진전의 관점에서 재정의되어 왔다. 오늘날의 자연요법 의사는 넓은 범위의 제도권요법과 대체요법을 이용할 수 있도록 널리 교육받은 일차 진료 의사이다.

03 개념 *Concepts*

자연요법 의학은 인간의 생리학, 신체 기능, 질병 프로세스에 대해서 기존의 의학과 동일한 관점을 유지한다. 많은 대체의료 전문직은 사용하는 치료법에 의해 정의되지만, 자연요법은 기본 개념에 의해 정의된다.

자연의 치유력

몸은 본질적으로 건강을 유지하고 자신을 치료하는 방법을 알고 있는 것으로 생각되고 있다. 생명의 자연 법칙은 몸의 내부와 외부에서 작용하고, 의사의 일은 자연적인 과정과 조화를 이루는 기술과 의약품을 사용하여 그것을 지원하고 복원하는 것이다. 이러한 자연적인 방법은 신체의 자가 치유능력을 강화하는 데에 맞추어져 있다. 믿음, 희망, 신념은 치료의 가장 중요한 측면일 수 있다. 많은 연구가 질병의 진행에 긍정적 또는 부정적 영향을 주는 마음의 능력을 입증하였다. 의사는 "이 사람에게 균형 상태에 있다는 것이 무엇을 의미하는가?"와 "이 사람에게 어떤 치유력을 사용할 수 있는가?" 같은 문제를 고려한다.

무엇보다도 피해가 없어야 한다

의원성 질환(iatrogenic illness)은 전통의학이든 대체의학이든 의학적 치료의 결과로 생긴 부주의한 합병증으로 미국에서 중요한 건강문제이다. 약물 유해 반응은 수천 명의 사람들을 병원 응급실로 보내고 있고, 병원 내(원내) 감염은 미국에서 큰 문제가 되고 있다.

히포크라테스Hippocrates가 말했듯이, "다른 무엇보다도 피해가 없어야 한다." 자연요법 의사는 해로운 부작용의 위험을 최소화하는 비침습성의 치료법을 선호한다. 고려될 질문은 "치료를 늦추는 것이 도움이 될 것인가?"와 "이 특정 치료 계획에서 잠재적인 피해는 무엇인가?"가 있다.

원인 찾기

자연요법 의사는 질병의 근본 원인을 찾아 환자들이 그것을 제거하는 데 도움이 되려고 한다. 이러한 원인은 종종 사람들의 생활방식, 습관, 식생활에서 발견된다. 신체적 · 정신적 · 정서적 · 영적 요인이 원인을 결정하는 데 중요하다. 고려될 사안은 "이 사람의 질병의 원인이 되는 요인들은 무엇인가? 이 요인들 중에 피하거나 예방할 수 있는 것은 어느 것인가? 이 사람의 삶에서 제약 요인들은 무엇인가?"가 있다.

전인적 치료

자연요법 의학은 고객을 돌보는 전인적 접근 방식을 가지고 있다. 실무자들은 고객의 건강 또는 질병 상태에 영향을 미치는 신체 · 유전 · 식이 · 정신 · 정서 · 영적 및 환경적 요소를 고려한다. 다시 말해, 그들은 질병보다는 사람을 치료한다.

예방약

기존의 약은 정신과 무관하게 질병의 증상과 신체의 부분에 중점을 두어 줄이고자 한다. 자연요법 의사는 주요 질병과 만성 질환을 예방하는 방법으로 건강한 생활에 중점을 둔다. 목표는 사람들의 고유한 치유능력을 지원하는 것이다. 그들은 사람들이 나이를 먹는다고 해서 장애가 무조건 발생한다고 믿지 않는다.

건강과 건강 증진

예방, 건강 증진은 건강해지는 예방적인 상태이다. 사람들은 건강 상태를 방해하는 부정적인 생활방식을 변화하고 결정하도록 권장된다. 중재에는 정상적인 기능을 회복하는 과정에서 치유의 장애물을 제거하는 것이 포함된다.

교사로서의 의사

Doctor라는 단어는 '가르치다(to teach)'를 의미하는 라틴어 docere로부터 왔다. 가르칠 수 있는 시간이 거의 없던 기존의 대부분의 의사와는 달리, 자연요법 의사들은 자기 자신과 자신의 행복에 대한 책임을 부담함으로써 건강을 얻고 질병을 방지하는 방법을 사람들에게 가르치는 데 초점을 맞춘다. 소비자들은 건강이 몸을 올바르게 다루는 것에 크게 의존한다는 것을 점점 더 인식하고 있다. 그들은 생활의 모든 측면을 건강하게 이끄는 방법을 가르칠 수 있는 의료 종사자를 찾고 있다. 따라서 많은 사람들이 적절하게 선택한 것이 자연요법 의사이다. 소비자들은 "이 의사는 어떤 종류의 환자 교육을 제공하는가?"와 "이 의사는 어떤 방법으로 환자의 책임감을 고취하고 지원하는가?" 같은 질문을 할 필요가 있다.

04 건강 및 질병을 보는 관점 *View of health and illness*

자연요법에서 건강은 질병이 없는 것 이상의 상태이다. 건강은 사람들이 다양한 내부 및 외부 스트레스에도 불구하고 성공할 수 있게 하는 역동적인 과정이다. 건강은 신체 · 정신 · 정서 · 영적 · 식이 · 유전 · 환경 · 생활방식 및 기타 구성 요소의 복잡한 상호작용에서 발생한다. 건강은 긍정적인 감정, 생각과 행동을 특징으로 한다. 건강한 사람들은 목표지향적인 삶을 살기 때문에 활동적이고 창조적이다.

건강은 의사, 약 또는 수술을 통해서 얻을 수 없으며, 자기 자신을 적절하게 돌보는 노력을 통해서 얻을 수 있다.

자연요법 의사는 질병에서 박테리아와 바이러스의 역할을 인식하지만 그것들을 보조적인 요인으로 본다. 그들은 대부분의 질병이 자연법칙을 무시한 것의 직접적인 결과라고 생각한다. 이러한 위반은 가공식품을 먹고, 충분한 운동과 휴식을 하지 않고, 빠른 속도의 생활방식으로 살고, 부정적인 생각과 감정에 초점을 맞추고, 환경독소에 노출되는 것을 포함한다. 질병을 촉진하는 습관은 사람들을 최적의 기능에서 멀어지게 하고, 몸, 마음, 정신에 점점 더 심한 기능장애를 일으키게 한다. 자연요법은 죽음을 피할 수 없다는 것을 인식하지만 점진적 장애는 종종 피할 수 있다고 믿는다.

05 진단 방법 Diagnostic methods

자연요법 의사들은 일차 의료 제공자로 활동한다. 그들은 모든 연령대의 사람들이 모든 유형의 장애 및 질병으로 고통받는 것을 본다. 그들은 신체검사, 실험실 검사 및 방사선 같은 표준 진단 절차를 사용하여 통상의 의료 진단을 한다. 그들은 또한 장애를 일으키는 신체 · 정서 · 식이 · 유전 · 환경 및 가족적 역학을 찾아서 생활방식에 대한 자세한 평가를 수행한다. 건강 또는 질병은 여러 요인들의 복잡한 상호작용이기 때문에, 자연요법 의사들은 이러한 모든 요소를 고려한 사람의 전반적인 면을 다룬다. 각 개인의 병에 대한 특성과 민감성에 충분히 주의하는 것이 정확한 진단에 중요하다. 자연요법 의사는 필요하다면 가족 수행 의사처럼 입원, 수술 또는 다른 전문화된 치료를 위해서 환자를 다른 의료 전문가에게 보낸다.

06 치료 Treatment

자연요법 의사는 응급치료를 제공하거나 큰 수술을 하지 않는다. 그들은 거의 약을 처방하지 않고, 종합병원이 아닌 개인 영업 의료원과 외래환자 클리닉에서 대상자를 치료한다. 일부 의사들은 집이나 진료소에서 자연분만을 수행한다.

자연요법 의사의 치료 방법은 사람들이 자신을 치유하는 것을 돕고 안내하고 보다 건강한 생활양식을 개발하도록 안내하고 교육할 수 있는 기회를 이용하는 것이다. 치료의 목표는 특정 치료를 적용하는 것이 아닌, 건강과 정상적인 신체 기능의 회복이다. 거의 모든 자연 의학 치료법이 사용되는데, 그 대부분은 이 책에 기술되어 있다. 의사들은 서로 다른 접근법을 혼합하고 연결하여 각 개인에게 맞는 치료법을 만들어 낸다. 신체의 자연적인 치유 과정을 지원하기 위해 최소한으로 개입하는 것이 주요 고려사항이다. 주요한 관심은 식사, 운동, 휴식에서 자연으로 돌아가는 데 있다. 세정과 해독은 가능하면 유기농을 먹고 가공식품, 설탕, 카페인과 알코올을 피해서 몸으로 들어오는 독소의 양과 숫자를 감소시키는 것이다. 목표는 또한 음료수, 과일 및 야채 섭취를 늘리고, 운동이나 사우나 이용으로 땀 배출을 증가시켜 신체에서 독소의 배출을 늘리는 것이다. 결장은 섬유질이 많은 식품, 알로에베라 주스 같은 허브, 짧은 기간 동안의 유동식 금식과 관장으로 세정한다.

자연요법 의사에 의해 사용되는 화학요법에는 식물요법과 동종요법이 있다. 역학적 치료에는 물리치료, 척추 도수치료, 침술, 요가, 마사지가 있다. 정신적 및 영적인 치료에는 기도, 긍정적인 생각, 스트레스 관리가 있다.

정신적 · 정서적 · 영적 요소가 전체적인 접근 방식의 일부이기 때문에 상담은 중요한 개입이다. 생활양식의 수정은 자연요법의 성공에 매우 중요하다. 금연을 하고 운동을 더 하고 스트레스를 줄이라고 다른 사람에게 말하기는 상대적으로 쉽지만, 그런 생활양식의 변화는 수행하기 어려울 수 있다. 자연요법 의사는 필요한 변화를 하도록 사람들을 돕는 방법을 교육받는다. 이 과정은 사람들이 습관을 변경할 필요성을 인식하도록 돕고, 건강에 해로운 습관에 대해 인식하고, 현실적이고 점진적인 목표를 설정하고, 가족, 친구 그리고 비슷한 장애를 가진 다른 사람들과 지원 그룹을 만들고, 개선점에 대해 사람들에게 긍정적인 인식을 제공하는 것이 포함된다(Hechtman, 2014; Pizzorno & Snider, 2015).

07 연구 *Research*

미국자연요법의사협회(American Association of Naturopathic Physicians)는 자연요법 의학에 관한 독창적인 연구에 대한 기사, 연구 논평과 뉴스 및 검토 기사를 포함하고 있는 『자연요법 의학 학술지(Journal of Naturophatic Medicine)』를 발행하고 있다. 자연요법 의과대학은 다수의 치유요법을 조사하는 활발한 연구부서가 있다. 치료 프로그램이 개별적으로 설계되어 있기 때문에, 자연요법 의학과 제도권 의학을 비교하는 것은 너무 많은 변수가 관련되어 있어 거의 불가능하다. 특정한 치료법에 대한 과학적 연구는 중국, 인도, 독일, 프랑스와 영국에서 진행되고 있다. 미국에서는 심장질환과 암과 같은 심각한 질환의 위험에 대한 식이요법과 생활습관의 효과에 대한 상당한 과학적 정보를 쉽게 얻을 수 있다. 수백 개의 과학 논문이 식이요법, 영양 보충제, 허브, 운동과 침술에 대해 다루고 있다. 다른 자연치유요법 중 일부는 서양 과학적인 관점에서 완전히 조사되지 않았다. 현재, 근거 중심 자연요법 의학에 대한 충분한 과학적 근거는 없다. 과학이 이러한 치료법의 일부를 이해할 만큼 정교해지려면 오랜 세월이 필요할 수 있다.

08 통합간호실무 Integrated nursing practice

간호와 자연요법 사이의 유대는 미국 자연요법대학의 입학자를 보면 알 수 있다. 학생의 3분의 1은 학사 후 과정 교육을 계속하기 위해 이 길을 선택한 간호사이다. 간호사라는 직업은 자연요법처럼 전통적으로 자연 치유력의 개념과 건강을 복원하 는 곳이 각 사람 안에 있으며, 건강관리 실무자에 의해 고객에게 제공될 수 있는 것이 아니라는 믿음을 받아들여 왔다. 약물, 허브, 절차, 수술 또는 심신 관계 기술은 유용하거나 필요한 경우가 있지만, 그 자체로 질병을 치료하지는 않는다. 사람들은 스스로 균형을 복구하고 바로잡아야 한다. 나이팅게일Nightingale(1860)이 치료의 기 본 전제를 개인의 내부에서 오는 자연의 기능이라고 언급한 바와 같이, 간호사라는 직업은 이러한 철학과 삶의 관점에 기초하고 있다. 나이팅게일은 "환자를 자연이 작 용하기에 가장 적합한 상태로 만드는 것"이 간호사의 역할이라고 생각했다.

간호는 항상 우리에게 맡겨진 사람들의 교육에 초점을 맞추고 있다. 우리는 교육을 통해서 지식과 기술을 제공하고, 자신의 내면의 지혜를 활용하고 스스로 건강한 결정을 하도록 지원함으로써 다른 사람에게 자율권을 줄 수 있다고 믿는다. 이 개념은 간호실천의 기본이며, 이는 미국간호사협회(American Nurses Association)의 간호실습 표준(Standard of Nursing Practice)에서 입증되는데, 여기에는 표준 중 하나로 건강 교육이 포함된다. 간호의 목적은 자연요법에서와 같이 치유와 건강 회복 중 하나이다.

간호사는 의사에 비해 환자와 훨씬 더 많은 시간을 보내고 있기 때문에, 종종 의인성 질환을 방지하거나 신속하게 대응할 수 있는 위치에 있다. 이를 위해 간호사가 환자에 대한 약물 효과를 밀접하게 관찰하는 것이 매우 중요하다. 간호사는 자신이 관리하는 모든 약물의 생리작용, 기대 효과, 부작용과 역효과에 대해 알고 있어야 한다. 간호사는 약물치료를 받고 있는 대상자를 평가하고 재평가해야 하며, 자신이 돌보는 모든 대상자를 위한 절차와 잠재적인 문제를 이해해야 한다. 자율학습 및 평생교육을 통해 임상 능력을 유지하는 것은 간호사 각자가 할 일이다.

Try this 시각화

시각화는 간호사가 사용하는 많은 개입 중 하나이다. 이 시각화는 '언덕을 윈치'라고 한다. 당신이 올라가야 하는 언덕을 만날 때마다, 언덕 꼭대기에 있는 권양기에서 당신의 명치까지 줄이 연결되어 있다고 상상한다. 권양기가 쉽게 힘들이지 않고 당신을 끌어올리게 한다. 처음에는 거의 차이가 없지만, 자신을 훈련해서 이 추가적인 에너지원에 맞출 수 있을 때까지 기회가 있을 때마다 시각화 연습을 계속한다.

출처: Rutherford, L. (1996).

참고문헌

Amenta, M. O'R., & Bohnet, N. L. (1986). *Nursing Care of the Terminally Ill*. Boston, MA: Little Brown.

Hechtman, L. (2014). *Clinical Naturopathic Medicine* (revised ed.). Philadelphia, PA: Churchill Livingstone.

Hippocrates. (1983). *Hippocratic Writings Classic Series*, Vol. 451 of Penguin Classics.

National Conference of Jewish Communal Service. (1948). *The Jewish Social Service*, Quarterly, Vol. 25.

Nightingale, F. (1860). *Notes on Nursing*. New York, NY: D. Appleton.

Pizzorno, J. E., & Murray, M. T. (2012). *Textbook of Natural Medicine* (4th ed.). St. Louis, MO: Elsevier.

Pizzorno, J. E., & Snider, P. (2015). Contemporary naturopathic medicine. In M. S. Micozzi (Ed.), *Fundamentals of Complementary and Alternative Medicine* (5th ed., pp. 366–386). St. Louis, MO: Elsevier/Saunders.

Pizzorno, J. E., Snider, P., & Micozzi, M. S. (2015). Nature cure, naturopathy, and natural medicine. In M. S. Micozzi (Ed.), *Fundamentals of Complementary and Alternative Medicine* (5th ed., pp. 347–365). St. Louis, MO: Elsevier/Saunders.

Rutherford, L. (1996). *Principles of Shamanism*. San Francisco, CA: Thorsons.

참고자료

American Association of Naturopathic Physicians
4435 Wisconsin Ave., NW, Suite 403
Washington, DC 20016
866.538.2267
www.naturopathic.org

Australian Naturopathic Practitioners Association
Suite 36/123 Camberwell Rd.
East Hawthorn, VIC 3123
613.9811.9990
www.anpa.asn.au

British Naturopathic and Osteopathic Association
2 Clifton Road
Southbourne, Dorset BH6 3PA
United Kingdom
bnoa.org.uk

Canadian Association of Naturopathic Doctors
20 Holly St., Suite 200
Toronto, ON M4S 3B1
416.496.8633
www.cand.ca

UNIT 4
수기요법

Manual Healing Methods

Chapter 10

마사지요법

Massage Therapy

빨리 가고 싶으면 혼자 가고 멀리 가고 싶으면 함께 가라.

- 미국 속담

육체의 피부조직에 대한 과학적 조작이라 할 수 있는 **마사지요법**은 하나의 치유 예술이며, 육체적 보살핌이다. 또한 무언(無言)의 커뮤니케이션이며 직접적 접촉을 통해 이루어지는 요법이다. 이러한 마사지는 점점 더 광범위하게 적용되고 있으며, 미국 병원에서 가장 일반적으로 사용되는 보완요법이다. 마사지요법의 목적은 건강과 행복한 삶을 유지 및 증진시키고, 육체의 자연치유를 돕는 것이다. 또한 마사지 치료사는 특정한 이론적 구조나 질병 진단 시스템이 없이도 건강하고 행복한 삶에 대한 일반적인 진단을 할 수 있다.

태어날 때부터 접촉은 신체적 · 정신적 · 영적인 복지에 대단히 중요하다. 일부 문화권에서는 사회적 접촉이 따뜻하고 친근한 것으로 생각하는 반면, 다른 문화권에서는 거슬리거나 부적절한 것으로 생각한다. 문화적 가치는 어느 신체적 부위에 접촉이 가능한가와 밀접한 연관을 가지고 있다. 즉, 신체적 접촉을 허용하는가 허용하지 않는가는 사회적 접촉을 허용하는가 허용하지 않았는가를 의미한다.

다른 문화권 사람들과 비교할 때 미국 사람들은 일반적으로 접촉에 대해 공포감이 있으며, 접촉이 부족하다. 미국 내 학교와 직장 안에서의 '부당한' 접촉, 성적 학대, 성희롱에 관한 문제들이 점점 부각되고 있다. 불행하게도 접촉은 성(sex)과 관련되어 있다. 안타까운 것은 '접촉'이 점점 '성(sex)'을 연상시키는 존재가 되고 있다는 것이다. 몇몇 학교에서는 "가르쳐라. 그러나 만지지는 말아라!(teach, but don't touch!)"라는 정책이 만들어질 정도이다. 이것은 선생님들이 우는 아이의 어깨에 손을 올리는 행위도 할 수 없도록 하는 정책인 것이다. 안타깝게도 부당한 접촉으로 고소당하지 않으려고 많은 사람이 터치하는 행위를 전혀 하지 않게 된 것이다. 부당하게 만지는 사람들로부터 아이들을 보호하는 것도 중요하지만, "손대지 마라(hands-off)"라는 장벽이 아이들의 성장, 발전, 정서적 웰빙에 있어서 부정적 효과를 초래한다는 사실도 중요하다.

01 배경 Background

터치(touch)가 사람을 치유할 수 있다는 생각은 오래전부터 있어 왔다. 피레네 산맥의 동굴벽화에서 15000년 전에 사람들이 마사지와 같은 행위로 부상자를 치료했음을 볼 수 있고, 4000년 전에 쓰인 것으로 보이는 중국의 의학 문헌에서도 마사지에 대해 언급하고 있다. B.C. 4세기에 히포크라테스는 "의사는 많은 것을 익혀야만 하며, 특히 문지르기(고대 그리스와 로마 용어로 '마사지'라는 뜻)에 숙달되어야 한다."라고 했다. 역사적으로 훌륭한 의사인 셀수스Celsus, 갈렌Galen, 아비센나Avicenna도 마사지를 지지했다. 외과수술의 아버지라 불리는 앙브루아즈 파레 Ambroise Paré, 혈액순환을 입증한 윌리엄 하비William Harvey, 교육 의학의 임상 방법을 소개한 헤르만 브루하버Herman Boerhaave, 이들 모두는 치유 테크닉으로 마사지를 활용하였다. 로마 검투사들은 전장에 들어서기 전에 마사지를 받았으나, 중세 그리스도인들은 마사지를 악마의 일로 받아들였으며, 많은 세러피스트들은 마녀로 오인받아 화형당했다. 마사지는 때때로 매춘을 위장한 행위로 오인받았고, 이러한 상황이 20세기까지 계속되었다(Rose, 2012).

13세기 독일 황제 프레드릭 2세는 아이들이 어떠한 단어도 듣지 않고 자랄 경우 어떤 언어를 사용하게 될지에 대해 의문이 생겼다. 그 궁금증을 풀기 위해 부모로부터 수많은 갓난아기들을 훔쳐다가 간호사들에게 맡겼다. 그들은 아기들에게 단지 젖만 먹일 뿐, 아기를 안아 주거나 아기에게 말하는 것을 엄격히 금지하였다. 그러나 말을 할 줄 알기도 전에 아기들이 사망했다는 치명적인 결과가 나타났으며, 그것은 촉각 자극, 즉 터치가 삶과 죽음의 문제를 야기할 수 있을 만큼 중요하다는 사실을 입증하였다. 최근에 비슷한 상황이 나타났다. 1990년대 초 루마니아의 한 고아원에서 발생되었다. 수천 명의 아기 중 몇몇이 실제로 2년 동안 아기 침대 위에 홀로 방치되었고, 그들은 이 고립의 결과로써 심각하게 손상되었다는 것을 발견하였다(Colt, 1997).

스웨덴에서 교육받은 2명의 뉴욕 의사가 19세기 중엽에 미국에 마사지를 소개하였다. 첫 번째 마사지 전문 병원은 시민전쟁 이후 스웨덴 의사가 개업하였고, 대상자들 중에는 국회의원들, 해리슨 대통령과 그렌트 대통령도 있었다. 처음에는 의사가 직접 마사지를 했으나 나중에는 간호사와 물리치료사에게 기술을 전수하였다. 20세기 중엽에 들어와서도 마사지는 간호사들을 제외한 대부분의 건강관리 전문가들은 많이 하지 않았다. 마사지 기술이 전문화되지 않았을 때에는 목욕 중인 환자의 등을 문질러 주는 것이 기본 간호업무였으며, 등을 문지르는 것 역시 환자들의 수면 건강을 위한 간호중재였다. 의학기술이 발전하고 장비들이 더 정밀해짐에 따라 간호사들에게 많은 역할이 부여되었고, 그로 인해 수간호사는 작업으로 하는 업무에 점차 소홀하게 되었다. 간호 분야의 개척자인 돌로레스 크라이거Dolores Kreiger 박사와 마사 로저스Martha Rogers 박사가 간호업무에서 터치의 기술과 관리 형태들을 주장함으로써 1970년대 의료계는 이에 대한 관심이 높아졌다. 지금 간호사들은 터치와 마사지를 통해 안위와 간호를 제공하는 전통적 방식으로 다시 돌아가고 있다. 대부분의 가톨릭 수녀 공동체는 적어도 1명 이상의 수녀에게 마사지요법을 훈련시키고 있으며, 영적 간호의 수단으로서 정기적으로 마사지를 제공하고 있다. 수녀들은 이 치료사역을 통해 물리적 접촉으로부터 영적 회복을 위한 힘을 얻는다는 사실을 깨달았다. 만약 대상자들이 원한다면, 그들을 위해 기도도 한다. 수녀들은 대부분의 마사지 치료사들이 하는 것을 넘어서서, 마사지 대상자들이 그들의 삶의 문제와 이슈들에 대해 이야기 나누기를 원한다면 마사지 후 자신들의 시간을 할애하여 상담을 해 준다.

미국의 몇몇 보험회사들은 주요 건강관리 수혜자에게 마사지를 보험 혜택 항목으로 제공하고 있다. 그러나 여전히 마사지는 대안적이고 보완적인 치료 방법으로 여겨지고 있다. 세계의 많은 지역에서 마사지는 건강 시스템의 필수적인 부분이다. 러시아, 독일, 중국, 일본의 마사지 요법사는 건강관리팀의 중요한 구성원으로서 병원에서 의사들과 함께 일해 왔다. 미국 병원들 중 몇몇은 입원환자와 외래환자들을 위한 마사지 요법사들을 고용하고 있다.

02 준비 *Preparation*

공인받은 학교에서 600시간 이상의 교육을 받은 치료사들은 치료적 마사지와 보디워크 치료법 국가자격심사회(The National Certification Board of Therapeutic Massage and Bodywork)의 국가자격시험(National Certification Examination)을 치를 수 있는 권한을 가진다. 더 나아가 유아 마사지 국제협회는 4일간의 훈련을 수료하고 교재를 읽고, 자율시험을 통과하면 강사 자격을 부여한다. 또한 태아기 마사지요법을 원하는 치료사들을 위한 자격 과정을 제공한다. 주 연방 마사지요법 위원회는 47개 주 위원회와 미국 버진제도위원회를 포함한 위원회 회원들 간의 연락을 돕는다. 기관의 목표는 마사지요법 교육과 면허 교부, 실습의 기준을 향상시키는 것이다.

03 개념 *Concepts*

피부

피부는 신체의 가장 큰 기관으로 신체의 1.85m^2를 차지하고, 몸무게의 1/4을 차지한다. 피부에는 500만 개 이상의 접촉 수용체들이(손가락 끝에만 3,000개) 척수를 경유하여 뇌로 신호를 보낸다. 피부의 기능은 크게 네 가지로 나눌 수 있다. 첫째, 이물질의 침투로부터 보호하고 물리적 상처와 방사선 상처로부터 보호한다. 둘째, 피부는 감각기관이다. 셋째, 체온을 조절한다. 넷째, 피부는 대사기관이다. 피부는 모든 감각기관들 중에서 가장 중요하다. 인간은 시각, 청각, 후각, 미각 없이는 살 수 있으나, 피부에 의해 수행되는 기능들 없이는 살기 어렵다.

터치

터치는 의식주와 같이 성장과 발달을 위해 필수적인 것이다. 터치를 느끼는 감각은 임신 6주 차 이전 배아기에서 가장 먼저 발달하며, 노화로 인해 시각과 청각이 퇴화되기 시작한 후에도 그 기능이 계속된다. 터치는 잡기, 포옹, 코 비비기, 어루만지기 및 마사지와 같은 방법들로 피부를 통해 전달되는 영양소라고도 볼 수 있다. 부모와 태아의 유대감 형성으로부터 죽어가는 사랑하는 사람의 손을 잡아 주는 것까지 터치는 사람 사이의 의사소통에 있어서 가장 친숙하고 서로 에너지를 주고받는 또 하나의 방법이다. 아이의 엉덩이를 때리거나 얼굴을 때리는 것은 분노하게 할 수 있고, 우는 친구를 위로하는 포옹이나 사랑하는 사람을 만지는 것은 서로의 마음을 확인하게 할 수 있다.

그러나 생의학의 기계 기술이 놀라울 정도로 발전함에 따라 '터치'라는 인류의 가장 귀한 감각이 잊혀져 가고 있다. 이것은 어쩌면 터치를 포함한 치료법에 대한 관심의 증가를 설명할 수 있을지도 모르겠다.

압통점

한 사람이 상처를 입거나, 몸의 시스템에 문제가 생겼을 때, 압통점 또는 통증 반사작용이 몸 전체에 나타난다. 하나의 압통점(trigger points)은 자극이 주어졌을 때 긴장한 근육 부분과 몸의 다른 부분들에 통증을 유발한다. 몇몇의 압통점들은 상처를 입은 부분이나 문제의 영역 안에 있으며, 반면에 그 외의 압통점들은 상처 부위에서 멀리 떨어져 있다. 이 압통점들을 문지르고 압박하는 것은 치료과정에서 긍정적인 효과를 가져온다는 것이 발견되었다(Benjamin, 2016).

근막과 근막 제한

근막은 머리에서 발끝까지 있는 3차원 그물망과 같은 거친 결합조직이다. 만약 근막을 제외한 몸의 모든 구조가 제거된다고 하더라도, 몸은 그 형태를 유지할 수 있을 것이다. 모든 근육, 뼈, 기관, 신경, 몸의 혈관은 마치 비닐랩으로 감아 놓은 것처럼 근막으로 덮여 있다. 근막의 종류는 두께와 밀도에 따라 아교섬유, 탄성섬유, 그것을 포함하는 조직액의 양에 따라 다양하다. 근막의 기능은 세포, 근육, 근육 다발, 기관을 지탱하고 충격을 흡수하는 것이다. 세포 수준에서 근막은 세포 사이의 공간들을 만들며, 세포 호흡, 배설, 신진대사, 체액, 림프액 흐름 등에서 중요한 작용을 한다.

인간은 자주 트라우마를 경험하고, 강한 분노의 과정을 겪거나, 과도한 시간 동안 좋지 못한 자세로 인해 근막 시스템이 제한되어 유연성과 자발성을 잃는 모습으로 고통을 받는다. 근막이 천천히 팽팽해지는 것이 계속되면 비정상적인 압력이 신경, 근육, 뼈 또는 기관에 생겨나고, 세포 효율성의 저하와 괴사, 통증, 몸 전반적인 기능장애와 같은 결과를 가져온다(Delany, 2015).

04 건강 및 질병을 보는 관점 *View of health and illness*

마사지는 몸의 자연치유능력을 돕는다고 여겨지기에, 마사지의 목적은 건강하고 행복한 삶을 성취하거나 증가시키는 것이라 볼 수 있다. 현재 과학자들은 점점 더 터치의 힘과 중요성을 인정하고 있다. 마이애미 의학대학교에 터치연구시설(Touch Research Institute: TRI)은 듀크, 하버드, 메릴랜드 대학교, 다른 여타의 대학교 출신의 연구원들과 함께 터치가 건강을 얼마나 증진시키며 질병을 치료하는지에 관해 연구했다.

더 강조하자면, 마사지를 통한 지속적인 터치는 다른 여타의 터치 형태들에서보다 훨씬 더 훌륭한 효과를 보여 준다. 기술적인 마사지 치료사는 근육과 결합 조직을 이완시킬 뿐만 아니라 인체의 전반적인 혈액순환과 림프액의 움직임을 크게 개선한다. 마사지는 운동과 활동의 결과로, 세포와 조직에 과잉 도달되는 산소와 영양소들에 의해 생성되는 신진대사 노폐물을 제거하는 것을 돕는다. 근육의 긴장을 풀어 주는 것은 또한 인체 에너지의 막힌 흐름을 통하게 하거나 균형을 잡는 데 도움을 준다. 또한 마사지는 엔도르핀, 세로토닌, 도파민과 옥시토신의 분비를 자극할 수 있다. 마사지의 이점은 **BOX 10-1**에 설명되어 있다.

의학 치료의 일부분으로서의 마사지는 요통, 두통, 근육 경련과 통증, 고혈압, 상처나 수술 후 부종과 통증을 완화시켜 주며, 간질 발작, 불면증, 불안증과 우울증에도 도움을 줄 수 있다. 마사지는 말기 환자들에게 통증 완화 치료가 될 수 있으며, 병상에 누워 있는 환자에게는 개개인에 맞게 혈액순환과 근긴장 유지에 도움을 줄 수 있다. 그리고 의식불명 상태에 있는 사람의 양손을 서로 맞잡게 했을 때 심장박동수가 개선되는 것을 보여 주기도 한다. 대부분의 종합적인 암치료 프로그램들은 기본 관리 프로그램으로 마사지를 제공한다. 마사지는 알츠하이머 환자의 불안을 줄이고, 재난 지역에서 스트레스를 해소하는 용도로도 사용된다.

마사지는 정신과적 개입의 일부로서 정신장애를 가진 개개인에게 사용되기도 한다. 마사지 대상자들에게 의자 마사지를 제공하는데, 옷을 갖춰 입고 마사지 의자에 앉게 한 후, 머리, 목, 등, 팔, 다리를 10~20분가량 마사지한다.

BOX 10-1 마사지의 이점

신체적 측면

- 근육 긴장과 뻣뻣함 경감
- 근육 경련과 긴장 감소
- 통증 완화
- 빠른 피로 회복
- 관절 유연성과 운동의 다양성 개선
- 신체 움직임의 편이성과 효율성 증대
- 자세 개선
- 림프계 순환 자극으로 인한 부종 감소
- 국지순환 개선으로 인한 상처 입은 조직 치유 증대
- 혈압을 낮추고 심박동수를 늦춰 줌
- 깊고 쉬운 호흡 촉진
- 긴장성 두통 완화
- 피부 건강 개선

정신적 측면

- 편안한 상태
- 정신적 스트레스 감소로 인해 마음이 편안해짐
- 명확한 생각을 위한 수용력 증대

정서적 측면

- 배려와 양육의 필요성을 충족
- 행복의 감정 증가 및 가벼운 우울증 감소
- 자아상 향상
- 분노감 경감
- 몸과 마음의 연결에 대한 중요성 인식

몇몇 사업들은 건강 프로그램의 한 부분으로써 직원에게 의자 마사지를 제공한다. 그 단기적 효과로는 마사지 후 즉시 기분이 좋아진다는 것이고, 장기적인 효과로는 고용인의 임무 수행능력과 생산력의 향상뿐만 아니라 사업에 대한 충성심을 느끼게 한다는 것이 있다.

05 치료 *Treatment*

터치는 마사지치료의 기본 수단이다. 그러나 마사지는 단지 기계적 손놀림 이상으로, 소통의 한 형태라고 할 수 있다. 따라서 마사지의 가장 중요한 이점은 관리사에 의해 전달되는 인간적 위로이다. 마사지는 사랑과 신뢰, 안녕 상태를 제공해 주는 전달체계이다.

첫 번째 마사지 치료 예약은 건강 상태, 병력, 현재 통증에 대한 질문으로 시작한다. 관리자는 대상자가 마사지를 통해 무엇을 얻고 싶어 하는지 알아본다. 대상자는 사람이 없는 곳에서 탈의를 하고 시트나 담요로 몸을 가린다. 속옷을 벗을지 여부는 본인이 결정한다. 대상자는 푹신한 테이블에 눕고 관리자는 마사지할 부분만 노출시켜 오일이나 로션을 이용하여 부드럽게 마사지한다. 대상자는 마사지를 받기 전에 음식을 먹지 않는 것이 좋다. 마사지가 끝난 후에는 물을 섭취하는데, 이는 몸속 깊은 조직에서부터 나온 독소를 배출하는 작용을 한다. 집에서는 몸을 해독하기 위해 소금으로 목욕하는 것을 권장한다. 바다소금, 사리염, 베이킹소다 반 컵씩을 따뜻한 욕조물에 풀어 소금 목욕을 한다.

마사지숍에서 관리자에게 받는 1시간 동안의 마사지에서부터, 직장에서 받을 수 있는 10분 정도의 마사지까지 우리는 누구나 쉽게 마사지를 받을 수 있다. 개인 클리닉, 헬스클럽과 피트니스 센터, 척추교정소, 양로원과 병원, 미용실과 리조트, 직장으로 또는 집으로 방문 등 마사지 관리자는 다양한 환경에서 서비스를 제공한다. 마사지 종류는 다양한데, 대부분의 관리자는 다양한 마사지 방식을 조합하여 대상자의 구체적인 요구에 맞춘다. BOX 10-2는 마사지요법의 주의점과 위험성에 대한 내용이다.

마사지에 대한 금기

- 정맥염/혈전증
- 심한 정맥류
- 피부, 연부 조직 또는 관절의 급성 염증
- 화상
- 출혈 또는 심하게 손상된 조직
- 불규칙한 혈압
- 불안정한 혈당
- 추간판탈출

- 최근 골절이나 염좌
- 골다공증
- 출혈장애 또는 혈액희석 약물 복용
- 일부 유형의 암

BOX 10-2 마사지요법의 주의점과 위험성

드물게 유발될 수 있는 것

- 내출혈
- 신경 손상
- 일시적 마비
- 마사지 오일이나 로션의 알레르기 반응

임산부 마사지(건강관리 제공자와 상담)

- 고위험 임신
- 임신 합병 고혈압
- 임신중독증
- 조산 경험 임산부
- 유도 분만 가능 임산부

스웨덴 마사지

고대 아시아 마사지와 서양의 해부학과 생리학을 통합한 스웨덴의 피터 링Peter Ling 은 약 150년 전 **스웨덴 마사지(Swedish massage)**를 개발하였다. 이것은 미국에서 가장 흔한 유형의 마사지이다. 스웨덴 마사지는 근육의 표면층을 주무르고 마찰시키는 기술과 같이 길게 미끄러지듯 쓰다듬는 형식을 이용하는데, 관절의 능동적 및 수동적 운동을 혼합한 것이라고 볼 수 있다. 전체적인 이완과 순환을 향상시키고 긴장한 근육을 풀어 주기 위해 주로 전신 마사지를 할 때 사용된다.

스웨덴 마사지는 다섯 가지 기본 동작으로 이루어진다. 경찰법(effleurage), 프랑스어로 'touching'이라고 하는 도입 단계 동작이다. 관리사는 손 전체를 사용하여 길고 미끄러지듯이 쓰다듬어 중추신경계를 이완시키며, 몸이 다른 단계의 동작을 받을 준비를 한다. 유날법(petrissage)은 근육을 쥐고 올려 뼈에서부터 분리시키고 주무르거나 둥글게 미는 것이다. 이 기술은 근육을 수축시켜서 운동할 때와 가장 비슷하게 따라 하는 기술이다. 이 동작은 힘이 없는 근육에 주로 사용되며 수축능력을 향상시킨다. 유날법은 중추신경계를 자극시키기도 하므로 뇌혈관장애가 있는 대상자에게는 사용되지 않는다. 마찰법(friction)은 손가락과 엄지손가락을 사용하여 작은 부위를 누르고 원을 그리며 움직이는 것이다. 진동법(vibration)은 근육 위에 손을 놓고 앞뒤로 빠르게 흔들며 움직이는 동작이다. 고타법(tapotement) 또는 타진법(percussion)은 손 바깥 테두리, 손가락 또는 오목하게 모은 손바닥으로 피부를 치는 동작으로 순환을 자극시킨다(Benjamin, 2016).

시아추 마사지

일본어로 시(shi)는 손가락을 뜻하고, 아추(atsu)는 압력을 뜻한다. **시아추 마사지(Shiatsu massage)**는 일본식 지압이다. 시아추는 중국 침술이나 지압과 비슷하게 생명의 에너지 또는 '기'가 보이지 않는 자오선을 따라 흐른다는 개념에 근거한다. 건강은 원활한 에너지의 흐름과 관련 있으며, 이 흐름이 막혔을 때 병이 생긴다. 막힌 에너지가 신체적으로 불편함을 유발하기 때문에 이런 불편함이나 질병을 일으킬 수 있는 덩어리들을 풀어 주어 에너지 흐름의 균형을 재조정하는 것이 마사지의 목적이다. 관리자는 손, 팔꿈치, 발을 사용하여 각 부위를 30초씩 누른다. 시아추는 방법에 따라 부드럽거나 아주 강력할 수 있다. 마사지는 테이블보다는 바닥에서 이루어지며, 일반적인 시아추 세션은 1시간가량 지속된다(Jackson & Latini, 2016).

와츠

시아추 치료사인 해럴드 덜Harold Dull은 1980년 캘리포니아 할빈(Harbin) 온천에서 수중 재활의 형태인 와츠(Watsu)를 시작하였다.

와츠는 실습자가 고객을 떠다니는 포지션으로, 가슴 높이까지 깊고 따뜻한 물의 수영장에서 이루어진다. 고객이 충분히 이완된 상태에서 치료사는 고객의 몸을 움직여 주고 스트레칭시켜 준다. 와츠는 동작 범위를 늘려주고 수면의 질을 개선해 주며, 불안감과 근육긴장감을 감소시켜 준다.

신경 근육 손상, 스트레스, 만성 통증, 섬유 근육통, 관절염, 요통 및 임신 불편감에 사용된다(Scaer, 2014).

스포츠 마사지

스포츠 마사지(sports massage)는 스웨덴 마사지와 시아추 마사지의 기술을 둘 다 사용하지만 어느 특정한 운동으로 인해 긴장되는 부분에 마사지를 집중한다. 스웨덴 마사지나 시아추 마사지보다 마사지 시간은 짧지만 더 강렬하다. 예를 들어, 달리 기 선수는 슬와부근(膝窩部筋) 치료를 많이 요한다. 이 기술은 근육 경련, 건염 및 근육 피로 등 신체활동을 방해하는 요인들을 감소 또는 제거하는 것에 집중한다.

운동에 앞서 마사지와 스트레칭으로 집중적으로 사용할 근육을 풀어 주고 따뜻하게 하여 미리 준비시킨다. 마사지는 부상을 방지하는 데 도움이 되는 것 외에도 근육을 탄력 있게 하는 데 도움을 준다. 운동 전 마사지는 통증을 완화시키고, 결림을 방지하고, 근육을 보다 빠르게 정상 상태로 돌아오게 한다. 스포츠 건강관리 마사지는 훈련과 경기에서 빠른 속도로 증가하고 있다. 취미로 운동을 하는 사람들도 스포츠 마사지의 장점을 발견하고 운동의 한 부분으로 여기고 있다.

압통점 마사지

압통점 마사지(trigger point massage)는 강한 종류의 마사지로, 손가락을 사용하여 근육이 뭉친 부분과 급소를 풀어 준다. 이 부분을 문지르고 압력을 가하는 것은 경련과 통증의 주기를 깨뜨림으로써 치유 과정에 긍정적인 영향을 미치는 것으로 밝혀졌다. 시아추 마사지 기술과 비슷하지만 서양 해부학과 생리학에 근거한다. 압통점 마사지는 전형적인 스웨덴 마사지나 스포츠 마사지에 통합된 기술이다.

근막 이완술

근막 이완술(myofascial release)은 종합 평가 및 진단 후 진행되는 전신요법이다. 관리사는 시진(視診) 및 조직과 근막 층의 촉진(觸診)을 통해 근막 시스템을 진단한다. 일반적으로 조직은 부드럽고 유동적으로 움직인다. 비정상적인 조직은 뜨겁고 딱딱하며, 민감하고, 힘줄이 느껴지며 으드득거린다. 근막 축소 위치가 발견되면 관리자는 그 방향으로 부드러운 압력을 가해 근막의 콜라겐을 파괴한다. 근막 이완술은 긴장과 염좌, 두통, 만성 통증, 턱 관절 통증과 유착에 효과적이다. 근막 이완술은 악성 종양, 개방 상처, 봉와직염, 발열 상태, 혈종, 감염, 진전된 퇴행성 변화, 급성 순환의 문제, 급성 류머티스 관절염에는 금한다(Benjamin, 2016).

롤핑

생화학자 아이다 롤프Ida P. Rolf에 의해 개발된 **롤핑(Rolfing)**은 부상, 나쁜 자세, 정서적 문제 또는 유전적 문제로 인해 근막이 감겨 올라가는 증상을 손가락, 주먹, 팔꿈치를 사용하여 스트레칭시키는 전신 마사지이다. 긴장되고 굳은 근막을 스트레칭시켜 풀어 주고 몸이 올바른 정렬 상태로 돌아오도록 한다. 다른 마사지 관리자는 근육에 부드러운 동작을 적용하는 반면, 롤프식 관리자는 근육 조직과 근막을 깊이 눌러 풀어 준다. 마사지를 받는 동안 대상자는 깊이 호흡해야 하며, 근육이 연장되는 것을 확인할 수 있다. 요즘 롤프식 마사지는 본래의 치료 방식보다 부드럽고 아프지 않다. 관리자는 깃털처럼 가볍게 또는 깊게, 넓은 범위의 터치와 압력을 사용한다. 정확한 강도로 롤핑을 수행한다면, 깊고 무거운 압력일지라도 고통스럽지 않게 느껴질 수 있다.

타이 마사지

타이 마사지(Thai massage)는 받는 사람이 완전히 옷을 입고 이불에 누워, 몸이 늘어진 상태에서 압이 가해지기 때문에 '수동적 요가'라고도 불린다. 마사지를 받는 사람의 전신을 치료하기 위해 관리자의 몸 전체가 사용된다. 요가, 시아추 그리고 명상이 혼합된 느낌을 체험할 수 있다. 부분 지압과 조직을 주무르는 기술은 비슷하다. 여기에 포함되는 요가 기술은 대상자에게 다양한 스트레칭 자세를 취하게 하고 앞뒤로 부드럽게 움직이게 하여 좀 더 깊게 스트레칭시키고 관절을 열어 준다. 이것은 에너지가 원활하게 흐르도록 한다. 타이 마사지는 유연성, 내부 장기 마사지, 혈액에 산소 제공 및 요가와 함께 마음의 편안함을 제공한다. 하지만 마사지를 받는 사람은 수동적이기 때문에 마사지를 받는 동안은 명상적이 된다. 관리자는 대상자 위에 서서 발을 사용하여 부드럽게 문지르기도 하는데, 이 압력의 강도는 다양하기 때문에 긴장을 풀어줄 수도 있고, 힘을 더해 줄 수도 있다.

추나

추나(Tui na)는 중국전통의학의 주요 네 가지 분야 중 하나이다. 추나 외의 다른 분야는 허브, 침술 및 기공이 있다. 추나는 오늘날 존재하는 모든 마사지의 선구자이다. 이는 특정 질환뿐만 아니라 근골격계 문제를 치료하는 데 사용되며 다른 유형의 마사지와는 다르다. 추나 관리자는 정확한 진단을 내릴 수 있는 중국 전통 의사여야만 한다. 추나는 건강과 힘을 기르도록 기공 운동과 혼합하여 사용되기도 한다. 기공에 대한 내용은 제17장을 참고한다.

보웬워크

보웬워크(Bowenwork)®는 부드러운 손놀림을 사용하여 근육과 근막을 펴주어 신경 경로를 자극시킨다. 림프와 혈액순환이 향상되어 부상 시 빠르게 회복된다. 보웬워크 마사지는 제일 처음 호주에 소개되었고, 호주 빅토리아시에서 2년제 직업 프로그램으로 공인되었다. 이 치료는 전 세계적으로 제공되고 있다.

의자 마사지

의자 마사지(chair massage)는 옷을 입은 대상자가 휴대용 마사지 의자에 앉은 상태에서 진행된다. 숨을 쉬기 쉽도록 도넛 모양의 베개로 얼굴을 받친다. 한 세션은 10~20분 정도 소요되며 머리, 목, 등, 팔 그리고 손을 마사지한다. 이 유형의 마사지는 직장 사무실, 쇼핑몰, 공항에서 제공되기도 한다. 이 마사지의 목적은 긴장을 완화시키고, 스트레스를 줄이며, 사람의 적응능력을 향상시키는 것이다.

임산부 마사지

임산부 마사지(pregnancy massage)는 유산의 위험 때문에 임신 초기까지는 금한다. 임신 중기와 후기 마사지는 통증을 완화시키고 임산부에게 편안함을 제공한다. 마사지는 여성의 긴장을 풀어 주고 스트레스 호르몬이 아기에게 전달되는 것을 줄인다. 이는 출산 후에 아기를 양육하는 데에도 도움을 준다. 임산부 마사지는 주로 옆으로 누운 자세에서 베개나 쿠션으로 몸을 지지하고 진행한다(**그림 10-1**).

주로 목, 팔/손, 등, 골반, 다리/발을 마사지한다. 모든 관리사가 임산부 마사지를 훈련받는 것은 아니기 때문에 대상자는 마사지 요법사의 경력 및 자격 여부를 물어보아야 한다.

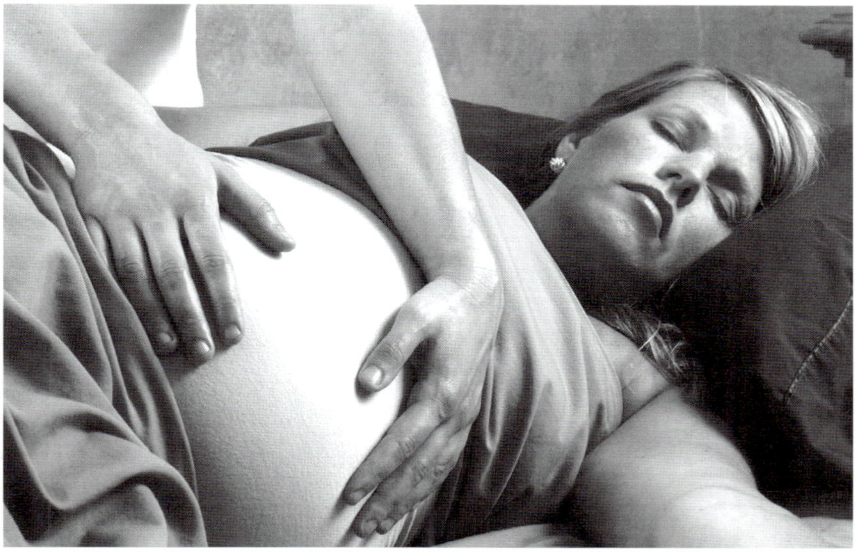

그림 10-1 ◆ 임산부 마사지

출처: Alwekelo/Getty Images.

유아 마사지

유아 마사지(infant massage)는 미국에서 인기가 많아지고 있다(**그림 10-2**). 연구에서 유아 마사지가 미숙아의 체중을 증가하게 하고, 코카인 중독 어머니에게서 태어난 아기의 합병증을 감소시키며, 우울증을 앓는 어머니가 아기를 진정시키는 데 도움이 된다는 것을 발견했다. 건강한 아기의 경우 부모와 유아의 유대감을 향상시키며, 예방접종과 같은 아픈 절차를 완화시키고, 유치가 날 때나 변비의 고통, 심한 복통을 감소시키고, 수면을 유도하고, 부모가 좋은 느낌을 받도록 한다(Benjamin, 2016).

셀프 마사지

셀프 마사지(self-massage)는 자신의 신체에 대해 더 자세히 알게 하는 좋은 방법이다. 사람들이 긴장과 억제 작용을 인식하고 해소하는 법을 배움으로써 소홀히 여기던 자신의 일부를 회복하고 받아들이는 과정이다. 셀프 마사지는 자신의 몸에 더 귀 기울이는 능력을 키우고 회복하는 과정을 강화시킨다. 터치를 통해 몸을 알아가고 인식하는 것은 자아 수용에 있어서 중요한 과정이다. 자신을 더 터치해 줌으로써 주변 환경을 더 현실감 있게 체험하게 된다. 몸, 마음, 정신의 화합에 대한 인식이 강화될수록 모든 자연의 화합에 대한 인식이 향상된다. 자신감과 자기 수용이 구축될수록

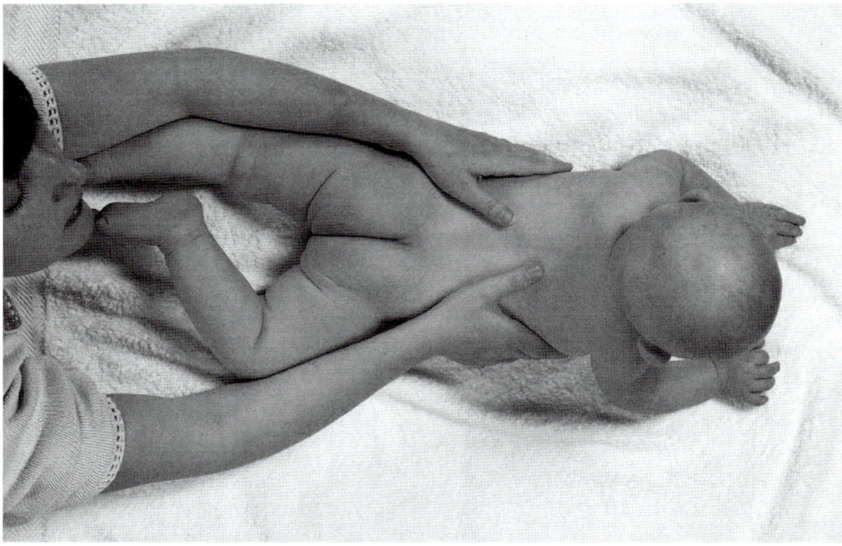

그림 10-2 ◆ 유아의 등과 옆구리 마사지

출처: BananaStock/Alamy Stock Photo

이 의식은 다른 사람을 더욱 사랑, 겸손과 배려로 대응할 수 있도록 한다. 셀프 마사지는 따뜻하고 편안하고 조용한 환경에서 진행된다. 호흡과 휴식은 마사지를 경험하기 전에 자신을 중심에 두게 한다. 셀프 마사지는 아무것도 걸치지 않은 자신의 모습을 판단이나 평가 없이 바라보는 것부터 시작한다. 다음 단계로는 고양이처럼 스트레칭을 하여 몸이 어떻게 느껴지는지 집중한다. 뻣뻣하거나 혹은 부드러운 부분이 있다면 천천히 움직이고 그 부분을 부드럽게 마사지해 준다. 그러고 나서 긴장이 풀리면 편안한 자세를 취한다. 반복적인 방법이나 순서 없이 개개인에 맞는 셀프 마사지를 한다. 전신 마사지를 할 수도 있고, 얼굴이나 머리처럼 한 부분만 집중적으로 마사지할 수도 있다. 셀프 마사지는 눈을 감은 상태로 모든 신경을 감각에 집중하고 천천히 그리고 리듬감 있게 진행한다(Benjamin, 2016).

06 연구 *Research*

지난 반세기 동안 임상실험에 대한 수많은 보고가 의료 분야에서 출판되었다. 이러한 보고서는 통증, 염증, 림프수종, 구역질, 근육 경련, 다양한 연조직 장애, 대발작,

불안증, 우울증, 불면증의 치료에 대한 마사지요법의 효과를 문서화하였다. 무작위 비교 연구는 각 대상자에 대한 치료법을 개별화해야 하기 때문에 다소 어렵다.

- 체계적 문헌고찰과 메타분석을 통해 마사지 요법이 마사지 없는 치료법과 기존 관습적인 치료법에 비해 암 통증 완화에 효과적임을 발견하였다(Lee, Kim, Yeo, Kim, & Lim, 2015).
- 체계적 문헌고찰과 메타분석 결과 마사지가 무릎 관절염 환자의 통증을 줄이는 데 효과적이라는 것이 밝혀졌다(Field, 2016).
- 조안나 브릭스 연구소 근거 요약에 의하면,
  - 마사지는 불안 및 혈압을 감소시킬 수 있다(등급 B).
  - 마사지는 아급성 및 만성 요통이 있는 사람에게, 특히 운동과 교육이 결합됐을 때 도움이 될 수 있다.
  - 마사지는 후천성 면역결핍증후군(HIV/AIDS)을 가진 사람들의 삶의 질 및 면역 기능을 향상시키기 위해 추천될 수 있다(등급 B).
  - 마사지는 진통 중인 여성들에게 추천된다(등급 B).
  - 기계적 목통증 및 지적 장애를 가진 사람들에게 추천하기에는 연구가 아직 부족하다(Slade, 2012).
- 대조실험연구에 따르면 와츠는 임신 후기 여성의 스트레스와 통증을 크게 감소시키고 기분을 좋게 하는데 효과가 있다(Schitter, Nedeljkovic, Baur, Fleckenstein, & Raio, 2015).
- 대조임상실험은 근막 마사지가 스트레스 반응자 및 스트레스 비(非)반응자에게 미치는 영향을 연구했다. 스트레스 반응자들은 근막 마사지에 대해 훨씬 더 나은 반응을 경험했다(Diaz-Rodriguez et al., 2016).

07 통합간호실무 *Integrated nursing practice*

마사지는 언어적 접근법과 통합되었을 때 간호사의 케어와 공감능력을 전달할 수 있는 유용한 촉각적 접근이다. 등 마사지를 3~5분 동안 지속한다면 대상자들에게 생리적 및 기계적 효과를 주게 된다. 등 마사지는 보통 목욕 후에 하지만, 저녁에 하는 것도 대상자의 휴식과 수면에 도움이 된다. 등을 천천히 리듬감 있고 여유 있는 동작으로 마사지한다. 불편한 휴식 자세 때문에 뭉친 어깨와 목 근육은 마찰과 손마사지를 통해 풀어 줄 수 있다. 뼈 부분의 피부를 부드럽게 문지르면 혈액순환을 증진시키며 피부 손상을 방지하는 데 도움이 된다. 만약 침대에서 오랜 시간을 보내야 하는 사람들을 보살핀다면 그 사람의 자세가 바뀔 때마다 마사지를 해 주어야 한다. 특히, 천골, 발꿈치의 뒷부분, 팔꿈치, 무릎이 붉어지지 않았는지 관찰해야 한다. 압력이 가해지는 부분을 쓰다듬어 주는 것은 모세혈관의 순환을 돕는다. 전신이나 등 마사지는 남의 시선을 의식하여 받기를 꺼리는 사람들도 손발 마사지는 쉽게 받아들일 수 있을 것이다. **그림 10-3**은 손 마사지에 대한 순서이며, 발 마사지에도 적용할 수 있다. 마사지는 혈액순환을 촉진함으로써 관절염 환자의 근육 결림과 통증을 완화시키고 부종 환자의 경우는 림프 배액을 도우며, 체액저류를 감소시킨다.

출산 간호사와 조산사는 지난 오랜 기간 동안 임신 기간 중 마사지를 사용해 왔다. 귤, 아몬드 또는 홍화와 같은 순한 자연 오일을 사용하는데, 정유는 태아에게 나쁜 영향을 미칠 수 있기 때문에 사용하지 않는다. 임신 중 마사지의 이점(Benjamin, 2016)은 다음과 같다.

- 안정: 마사지는 목과 어깨의 긴장 그리고 임신 마지막 단계에는 등 아래쪽의 긴장을 풀어 준다.
- 삶의 향상: 마사지는 피로를 최소화하고, 체내 기의 흐름을 향상시켜 일반적으로 행복한 기분을 준다.
- 순환 촉진: 마사지는 임신이 동반하는 하지정맥류를 예방할 수 있다.
- 림프 배액 자극: 마사지는 임신 후기에 자주 발생하는 발목과 발의 체액저류를 감소시킨다.
- 근육 강화: 마사지는 팽창된 인대로 인한 통증을 완화하고, 임신 5개월 정도에 발생할 수 있는 근육 경련을 감소시킨다.
- 피부 톤 유지: 마사지는 피부의 유연성과 탄력을 증가시켜, 살이 트는 것을 방지할 수 있다.

조산사와 조산원 간호사는 출산과 분만 과정 중 마사지를 사용한다. 자궁 수축이 있는 동안, 허리와 엉덩이를 강하게 마사지하는 것은 여성들에게 도움이 된다. 자궁 수축 시 어깨, 등, 손과 발을 마사지하는 것은 편안함을 증가시키고 긴장을 풀어 준다. 자궁 수축이 지체된다면 가벼운 유방 마사지로 자극을 줄 수 있다. 출산 후 유방에 따뜻한 온도를 유지하고 유즙 배출을 위해 유두 쪽으로 유방 주변을 강하게 마사지해 준다.

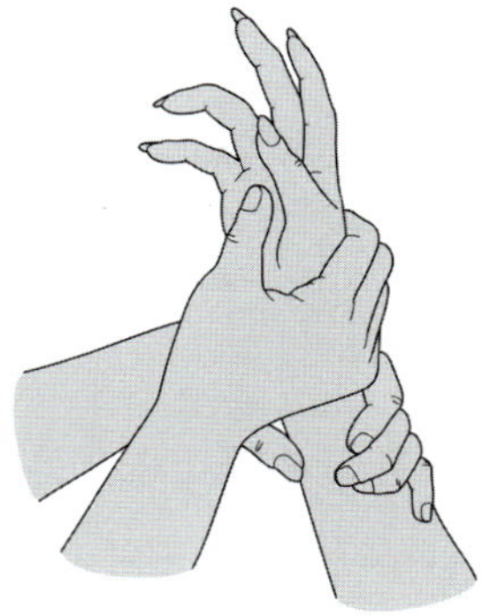

A 대상자의 손을 잡은 상태로 마사지 오일이나 로션을 바른다. 손목을 유연하게 하기 위해 손을 앞뒤로 부드럽게 구부린다. 손가락 하나하나를 잡고 관절가동범위 운동을 한다.

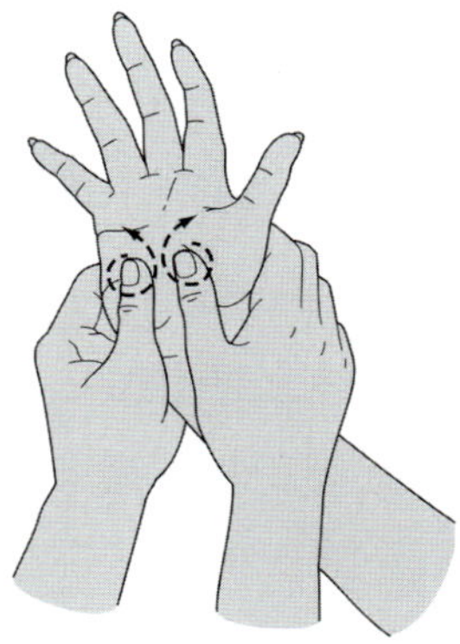

B 대상자의 팔꿈치가 테이블에 있는 상태로 손을 수직으로 세운 후 양 엄지를 이용해 화살표 방향으로 손바닥을 마사지한다.

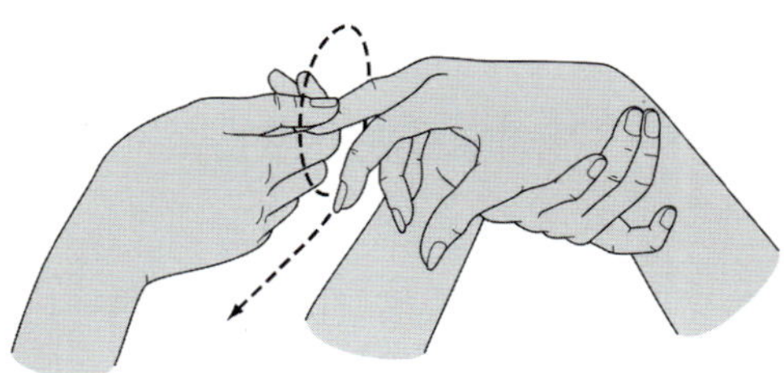

C 각 손가락을 관절부터 끝까지 마사지한다.

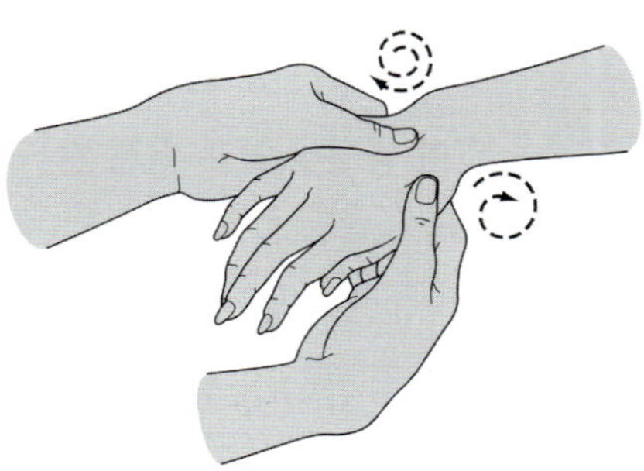

D 엄지를 사용해 손목을 원형으로 마사지한다. 세 번 반복한 후, 반대쪽 손에도 같은 방법을 반복한다.

그림 10-3 ◆ 손 마사지 순서

신생아실 혹은 신생아 집중치료실에서 간호직을 수행하고 있다면 유아 마사지를 지원하고 기본 간호중재로 마사지를 수행한다. 조기 출산 혹은 약물에 노출된 유아를 하루 세 번 마사지했을 때 마사지를 받지 않은 유아보다 더 생기 있고 활발하며 반응이 빠르다. 마사지를 받은 유아는 스스로 진정할 수 있고, 더 깊이 잠들고, 수면 중 무호흡증을 덜 경험한다.

신생아를 마사지하거나, 부모에게 신생아 마사지를 가르치거나, 마사지 과정은 몇 분 혹은 30분 내로 진행되며 아기가 원할 경우에만 수행되어야 한다. 아기가 울거나, 딸꾹질을 하거나 얼굴을 옆으로 돌린다면 마사지를 멈추고 다음에 다시 시도해야 한다. 유아 마사지를 위한 오일은 묽은 타입이어야 하며 아몬드, 코코넛 오일 혹은 홍화유 같은 무향 오일이어야 한다. 유아는 합성 또는 석유 기반 제품으로 마사지를 해서는 안 된다. 영양 가치가 없으며 피부에 흡수되지 않기 때문이다. 부드러운 유아 마사지는 다음과 같다.

- 발: 엄지를 사용하여 발바닥을 전체적으로 누른다.
- 다리: 야구 배트를 잡듯이 다리를 잡고 반대 방향으로 살며시 쥐어짜며 손을 위로 움직인다.
- 배: 손을 오목하게 만들어 한 손을 따라 다른 한 손을 움직이며 문지른다.
- 가슴: 가운데서부터 갈비뼈를 따라 두 손을 밖으로 누른다.
- 등: 손가락을 넓게 핀 상태에서 목에서부터 엉덩이까지 빗질하듯이 누른다.
- 손: 손가락으로 유아의 손가락을 동그랗게 문지른다. 엄지를 사용하여 손바닥을 부드럽게 누른다.
- 얼굴: 손끝을 사용하여 턱 주변으로 원형을 그리며 마사지한다.

호스피스 간호사의 경우, 간호에 있어 중요한 부분은 마사지일 것이다. 통증과 증상 불편을 관리하는 데 도움이 된다. 일상적인 간호에 적용하면서 환자 가족에게도 쉽게 가르칠 수 있다. 터치는 임종 과정에서도 매우 필요한 요소이다. 마사지를 통해 보살핌을 전달할 수 있으므로 당사자들이 이 과정을 보다 쉽게 할 수 있다.

마사지 실습과 간호 실습을 결합하고 마사지 전문지식을 갖고 전문 마사지 치료사가 되길 원한다면 해당 프로그램에 대한 국가 간호사 마사지 치료사협회(이 장의 참고자료)에 문의하는 것이 좋다.

Try this 마사지

1분 마사지

머리카락과 정신의 활기를 되찾게 하는 간단한 두피 마사지는 언제 어디서나 가능하다. 두피 전체를 손끝으로 원을 그려 가면서 문지르면, 두피 지방을 자극하여 머리카락이 자연스럽게 빛나게 될 뿐 아니라 에너지를 발산하게 해 준다.

2분 마사지

맥아, 올리브유, 해바라기유를 각각 1 테이블스푼씩 섞어 어깨와 목 라인에 문지른다. 2분 후에 그것을 헹구어 내고 톡톡 두드리며 건조시킨다. 로션을 발라 더욱 촉촉하게 해 준다.

파트너 마사지

- 불빛이 은은한 방에 향초와 잔잔한 음악을 틀어놓고 분위기를 만든다.
- 침대보다는 접은 퀼트 담요를 바닥에 놓아서 파트너와 자유롭게 움직일 수 있도록 한다.
- 마사지 중 머리카락이 걸리지 않도록 장신구를 뺀다.
- 파트너 얼굴이 하늘을 향해 누웠을 때에는 얇은 이불을 덮어 주고 무릎 아래에 베개를 대어 주며, 땅을 향해 엎드렸을 때에는 발목 아래에 베개를 대어 주어 편안하게 해 준다.
- 마사지는 오일을 바르고 하는 것이 가장 좋다. 식물성 오일이라면 무엇이든 가능하지만, 향이 있는 마사지 오일은 휴식이나 쾌락과 같은 감각을 향상시킬 수도 있다.
- 당신과 파트너 둘 다 천천히 그리고 깊게 호흡하여 자신을 중심에 놓는다.
- 오일을 사용하기 전에 손가락 사이에 넣고 오일을 덥힌다.
- 마사지는 약한 강도로 시작하는데, 마사지 부분의 근육의 긴장이 풀어지면 강도를 서서히 높인다.
- 불편한 부분이 있으면 반드시 알려야 한다: 너무 약함, 너무 강함, 급소 등
- 여유를 가져라: 얼굴 5분, 발 한 쪽당 2~3분, 다리 한 쪽당 10분, 등 15~20분, 몸의 앞부분을 15분 정도 마사지하는 것이 이상적이다.
- 절대로 척추를 직접적으로 눌러서는 안 되며, 그 양쪽에 있는 근육만 마사지한다.
- 최고의 마사지는 팔만이 아닌, 온몸을 사용할 때 가능하다.

출처: Benjamin (2016); Bligny (2011); Salvo (2015).

근거자료 검토

에센셜 오일을 이용한 손마사지

Prichard, C., & Newcomb, P. (2015). Benefit to family members of delivering hand massage with essential oils to critically ill patients. *American Journal of Critical Care*, 24(5): 446–449.

연구의 접근법은?

기본 연구: 유사 실험 파일럿 연구

보완 · 대체요법과 관련된 연구의 목표/목적/목표는?

외상 집중치료실에서 손 마사지에 에센셜 오일을 결합한 간단한 중재를 가족에게 가르치는 타당성을 결정하기 위한 것이다.

연구방법은?

연구 참여에 동의한 모든 가족은 연구 등록 당일에 병원 불안 및 우울증 척도(HADS)에 동의하도록 요청받았다. 15명의 가족구성원이 6회의 세션(1일 2회, 3일 동안) 동안 에센셜 오일로 5분 손마사지를 받았다.

치료 그룹의 각 연구 참가자는 손 마사지에 대한 지침 및 아몬드 오일을 첨가한 5% 베르가모트 오일 한 병씩 받았다.

참가자들은 M Technique®(구조화된 순서로 반복적인 스트로크를 사용하는 방법)에 따라 손 마사지를 받았다. 추가로 15명의 가족이 대조군에 배정되었으며, HADS 완료 후 중재에는 참여하지 않았다.

모든 참가자(치료 및 대조군 모두)는 연구 완료(4일) 후 HADS를 완료했다.

참고문헌

Benjamin, P. J. (2016). *Tappan's Handbook of Massage Therapy* (6th ed.). Boston, MA: Pearson.

Bligny, Y. (2011). *Bioharmonic Self-Massage*. Rochester, VT: Healing Arts Press.

Colt, G. H. (1997). The magic of touch. *Life*, 8: 52-62.

Delany, J. (2015). Massage, bodywork, and touch therapies. In M. S. Micozzi (Ed.), *Fundamentals of Complementary and Alternative Medicine* (5th ed., pp. 247-274). St. Louis, MO: Elsevier/Saunders.

Diaz-Rodriguez, L., Fernandez-Perez, A. M., Galiano-Castillo, N., Cantarero-Villanueva, I., Fernandez-Lao, C., Martin-Martin, L. M., & Arroyo-Morales, M. (2016). Do patient profiles influence the effects of massage? A controlled clinical trial. *Biological Research for Nursing*. doi: 10.1177/1099800416643182

Dzobo, N. K. (1973). *African Proverbs: Guide to Conduct: The moral Value of Ewe proverbs*. University of Cape Coast, Department of Education.

Field, T. (2016). Knee osteoarthritis pain in the elderly can be reduced by massage therapy, yoga and tai chi. *Complementary Therapies in Clinical Practice*. doi: 10.1016/j.ctcp.2016.01.001

Hippocrates. (1983). *Hippocratic Writings* Vol. 451). Edited by G. E. R. Lloyd, J. Chadwick, & W. N. Mann. Penguin Books Limited.

Jackson, C., & Latini, C. (2016). Touch and hand-mediated therapies. In B. M. Dossey & L. Keegan (Eds.), *Holistic Nursing* (7th ed., pp. 299-319). Burlington, MA: Jones & Bartlett Learning.

Lee, S. H., Kim, J. Y., Yeo, S., Kim, S. H., & Lim, S. (2015). Meta-analysis of massage therapy on cancer pain. *Integrative Cancer Therapies*. doi: 10.1177/1534735415572885

Rose, M. K. (2012). *Comfort Touch: Massage for the Elderly and the Ill*. Baltimore, MD: Lippincott Williams & Wilkins.

Salvo, S. G. (2015). *Massage Therapy*. St. Louis, MO: Elsevier/Saunders.

Scaer, R. (2014). *The Body Bears the Burden: Trauma, Dissociation, and Disease* (3rd ed.). New York, NY: Routledge.

Schitter, A. M., Nedeljkovic, M., Baur, H., Fleckenstein, J., & Raio, L. (2015). Effects of passive hydrotherapy WATSU (WaterShiatsu) in the third trimester of pregnancy: Results of a controlled pilot study. *Evidence-Based Complementary & Alternative Medicine*. doi: org/10.1155/2015/437650

Slade, S. (2012). Massage therapy: Various conditions. Joanna Briggs Institute Evidence Summary. Retrieved from http://connect.jbiconnectplus.org/ViewDocument.aspx?0=6747

참고자료

American Massage Therapy Association
500 Davis St., Suite 900
Evanston, IL 60201-4695
877.905.2700
www.amtamassage.org

American Organization for Bodywork Therapy of Asia
P.O. Box 343
West Berlin, NJ 08091
856.809.2953

Associated Bodywork & Massage Professionals
25188 Genesee Trail Road, Suite 200
Golden, CO 80401
800.458.2267
www.abmp.com

Australian Association of Massage Therapists
Level 6, 85 Queen St.
Melbourne, VIC 3000
www.aamt.com.au

Federation of State Massage Therapy Boards
150 4th Avenue North, Suite 350
Overland Park, KS 66224
913.681.0380
www.fsmtb.org

International Association of Infant Massage
Unit 10, Marlborough Business Centre
South Woodford, London E18 1AD
020.8989.9597
www.iaim.org.uk

National Association of Nurse Massage Therapists
28 Lowry Drive
P.O. Box 232
West Milton, OH 45383
800.262.4017
www.nanmt.org

Rolf Institute of Structural Integration
5055 Chaparral Ct., Suite 103
Boulder, CO 80301
303.449.5903
www.rolf.org

Touch Research Institute
University of Miami School of Medicine
P.O. Box 016820
Miami, FL 33101
305.243.6781
www6.miami.edu/touch-research

Chapter 11

지압요법

Pressure Point Therapies

"부모들이 자녀들에게 그들의 부가 아니라 존경의 정신을 남겨 주게 하자."

\- 플라톤(PLATO)

침술(acupuncture), 지압(acupressure), 반사요법(reflexology)은 몸의 생명 에너지 밸런스를 맞추기 위해 몸을 자극하는 형식의 다른 표현들이다. **지압요법**은 지압점이라고 하는 몸의 특정 부위를 자극하거나 눌러서 고통을 줄이고, 특정한 병을 낫게 하며, 건강하게 한다는 이론에 기반을 둔다. **침술**은 바늘을 이용하지만 지압은 손가락으로 누르는 방법을 사용한다. 또한 반사요법은 반사구역을 손이나 도구를 이용하여 누르거나 문질러 주는 방법을 사용한다. 침술과 지압 중 지압은 지압의 역사가 더 길지만, 침술만큼 강력하지 않기에 처방전 없이 이용하는 침술이라고 여겨지기도 한다. 침술은 바늘을 사용하기 위해 훈련이 필요한 반면, 지압은 배우기 쉽고 스스로 적용하기에 편리하다. 반사요법은 자극 부위가 점(point)이 아니고 구역(zone)이므로 배워서 적용하기 쉽다. 흔히, 이 요법들은 건강에 관한 전반적인 접근의 한 부분으로 여겨지는데, 다이어트, 약초, 마사지, 마인드 보디 테크닉이나 정신적인 치료에 접목된다. 수천 년간 인간에게 성공적으로 사용되어 온 지압과 침술은 요즘 중국전통의학을 훈련받은 수의사들로부터 고양이, 강아지, 말에게도 적용되고 있다.

01 배경 *Background*

지압과 침술은 몇 천년 전 중국에서부터 시작되었다. 이 요법은 A.D. 300년경에 우리나라로 들어왔으며, 17세기에 일본과 유럽으로 퍼졌다. 19세기 후반 윌리엄 오슬러William Osler라는 캐나다 의사가 지압법에 관심을 가지게 되었으나, 1970년대까지도 북아메리카에는 아직도 많이 알려지지 않았다. 1972년 미국 닉슨 대통령의 중국 방문 때 동행했던 「뉴욕 타임스」의 기자인 제임스 레스턴James Reston이 중국에서 복부 수술로 인한 고통을 침술로 잠재운 경험을 글로 썼다. 이 기사는 미국 내에서 침술에 대한 관심을 증가시켰다. 현재 침술과 지압은 아시아와 러시아, 유럽에서 널리 행해지고 있으며 미국에서도 인기를 얻는 중이다(Hunts, 2012).

반사요법은 고대 요법들과 관련된 것으로, 반사구역의 범위를 발이나 손, 귀 등으로 제한한다. 미국인 의사 윌리엄 피츠제럴드William Fitzgerald가 1913년에 반사요법을 서방(西方)에 소개하였다. 그는 수술 직전에 환자의 발이나 손에 압박을 해 주면 수술 후 고통이 줄어든다는 것을 알게 되었다. 피츠제럴드의 공적에도 불구하고, 반사요법이 고통을 줄여 줄 뿐만 아니라 건강에 대한 다른 효과가 있다는 사실을 발견한 것은 피츠제럴드가 아니라, 그의 관찰을 정리하고 알린 물리치료사 유니스 잉검Eunice Ingham의 노력이었다. 잉검은 오늘날 반사요법사들이 사용하는 손, 발의 반사구역의 지도를 그려냈다. 이 업적을 통해 그녀는 서양에서 현대 반사요법의 설립자로서 특별함을 지니게 되었다(Keet, 2009).

02 준비 *Preparation*

미국에는 동양의학과 침술 교육 의회의 정식 인가를 받은 56개의 학교와 교육기관이 있다. 1,330시간의 임상 교육을 포함하여 동양의학, 침술 이론, 중국의 약초, 생물의학에 관해 2,625시간의 수업 또는 146학점을 취득해야 졸업할 수 있다. 침술가 자격증을 얻고자 하는 전문가들을 위한 마스터 레벨의 프로그램은 최소 3년 동안 1,905시간의 수업이나 105학점을 취득해야 한다. 또한 침술의 마스터 학위를 가진 전문가들을 위한 450시간의 약초 자격증 이론 프로그램과 중국 약초 사용법을 배우는 210시간의 임상 교육이 있다. 44개 주와 컬럼비아 특별구에서는 자격증을 갖기 위해 국가 자격 시험을 통과해야 한다. 게다가 각 주에서는 자체적인 자격 요건을 추가로 요구하고 있다.

미국에서는 7,000~8,000명 정도의 의사들이 자신들의 치료에 침술을 도입하고 있다. 대부분 가정의학, 마취과, 정형외과 그리고 통증 전문가들이다. 일부 의사들은 미국 침술, 동양의학 인증협회(The National Certification Commission for Acupunture and Oriental Medicine: NCCAOM)의 인증을 받았지만 대부분은 미국 침구의학 아카데미(The American Academy of Medical Acupunture: AAMA)의 인증을 받았다. 침술이 중국에서 많은 치료를 위해 사용된다고 하지만, 미국에서는 제도권 의사들이 진단과 치료에 생의학적 모델을 근간으로 하기 때문에 앞뒤 없이 그 기술만 사용해 왔다. 전국적으로 약 15,000명의 간호사, 자연요법 치료사, 척추 지압사 등 비의학 전문가들이 침술을 사용한다.

지압을 사용하는 전문가들은 보통 이 분야에서 특별한 훈련을 받은 물리치료사이거나 마사지 요법사들이다. 일부 간호사들은 지압을 배워서 대상자의 수면이나 분노를 줄이는 방법으로 사용한다. 조산사는 지압 기술을 분만 시 완화를 촉진시키거나 분만 후 젖몸살을 경감시키는 데 사용할 수 있다. 반사요법 종사자들은 미국 반사요법자격이사회(American Reflexology Certification Board)에서 자격 증명을 받을 수도 있지만, 지압 형태를 연습하는 데 어떠한 특정한 자격이나 허가가 요구되지는 않는다.

03 개념 Concepts

경락

침술, 지압, 반사요법은 경락(meridians)으로 알려진 몸 주변의 흐름을 따라 움직이는 기 또는 활동 에너지라고 하는 전통적인 동양철학 개념을 기반으로 한다. 마치 강력한 힘이 흐르는 것처럼 경락은 몸의 모든 부분을 연결한다. 생체 리듬이 경락을 따라 흐르면서 피부 바로 아래에 아주 작은 파동을 만들어 낸다. 이를 중국전통의학에서는 침을 놓는 혈자리라 하며, 인도의학에서는 마르마 포인트(marma point)라 한다. 이런 압통점들은 기가 자연스럽게 흐르도록 하는 일종의 문의 역할을 한다. 이 압통점에 침을 놓거나 눌러 주면 막혀 있던 에너지가 풀어지고 몸 전체에서 기의 흐름이 좋아진다(Yoga Journal, 2016).

경락뿐 아니라 사람의 몸에는 기가 흐르는 혈이 360~365개 정도 있다. 그러나 많은 전문가들이 150개 정도의 혈에 치중한다. 이 혈들은 은유적으로 '영혼의 문' 또는 '내면을 탐험하는 문'이라고 표현된다. 경락들은 위, 비장, 심장, 소장, 방광, 신장, 쓸개, 간, 폐, 대장 등과 같은 내장 기관들이 서로 연결되어 있다. 갑상샘과 부신에 연결된 삼초(三焦)경맥은 척추와 뇌에서 흐르는 중심 경락을 통해 온몸으로 흘러간다. 제2장과 제4장에서 기와 경락에 관해 더 자세히 설명할 것이다.

마이크로시스템

경락은 **마이크로시스템(microsystem)**이라고 불리는 몸의 여러 부분으로 모여, 멀리 떨어져 있는 인체의 부분들을 반사(reflex)한다. 이 마이크로시스템은 몸 전체를 발, 손, 귀에 압축시켜 놓은 것과 같다. 다른 말로 하면, 몸의 각 부분은 발, 손, 귀에 각각 연결되어 있어 작은 인체, 제2의 인체가 된다는 뜻이다.

발, 손, 귀의 반사구, 반응구역들은 인체의 장기, 기관, 선 등과 상응함으로써 인체 어느 부분의 건강이 나빠지면 그에 상응하는 반사구, 반응구역에 여러 형태로 변화가 발생하게 되므로 건강사정으로도 활용할 수 있다.

인체의 오른쪽에 있는 장기, 기관 등은 오른발, 오른손과 상응하며, 발과 손의 내측은 척추와 외측은 관절과 상응한다. 뇌반사구는 발과 손의 엄지에, 눈과 귀는 발가락, 손가락의 아래쪽에, 승모근과 폐는 발가락과 손가락 아래의 도톰한 부위에, 소화기계는 발바닥과 손바닥의 가운데 부분, 생식기계는 뒤꿈치에 나타난다. 귀에는 우리 몸 전체가 자궁 내의 태아 형상으로 축소되어 나타난다. 예를 들면, 인체의 위쪽인 두면부는 귀의 가장 아랫부분인 이수부(귓불)에 나타난다. **그림 11-1 A, B, C**는 반사구(반응구역) 도표이다.

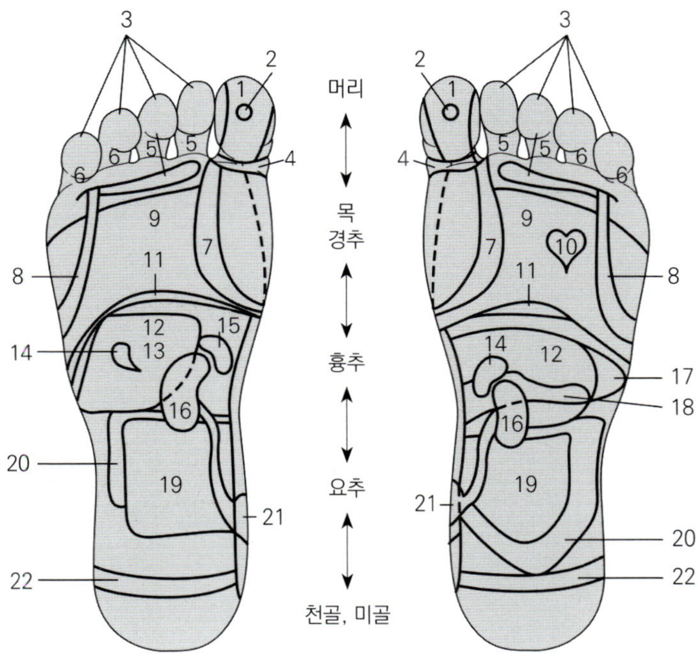

1. 머리, 뇌	12. 위
2. 뇌하수체, 송과체	13. 간
3. 전두동	14. 담낭
4. 목	15. 부신
5. 눈	16. 신장
6. 귀	17. 비장
7. 갑상선	18. 췌장
8. 승모근, 어깨	19. 소장
9. 폐, 흉샘	20. 대장
10. 심장	21. 방광
11. 횡격막, 태양신경총	22. 천골, 좌골신경

그림 11-1 A ◆ 발 반사구 도표

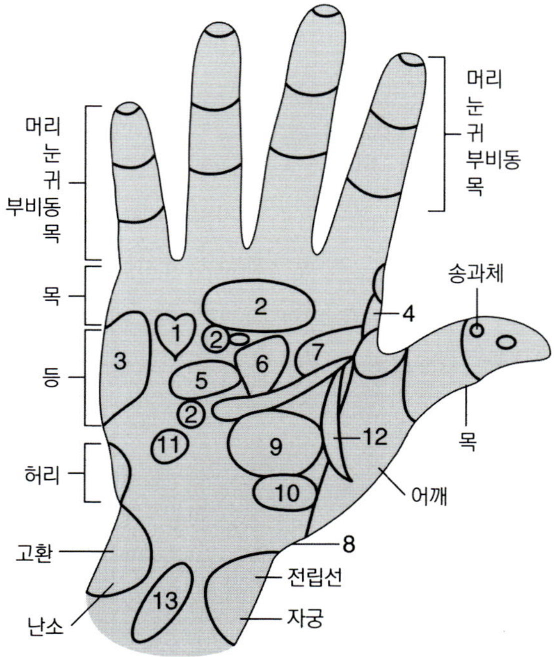

1. 심장(왼손), 가슴샘
2. 폐
3. 간(오른손), 어깨
4. 태양신경총
5. 췌장
6. 신장, 부신
7. 위
8. 대장
9. 소장
10. 방광
11. 충수
12. 갑상선
13. 천골, 골반

그림 11-1 B ◆ 손반사구 도표

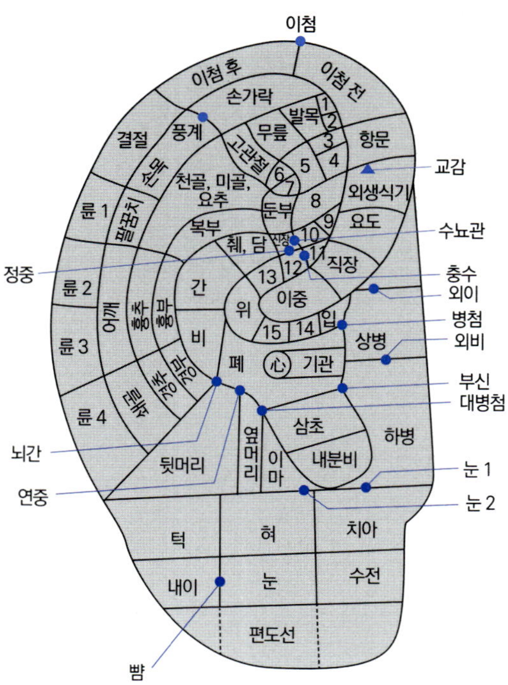

1. 발가락
2. 뒤꿈치
3. 각와상
4. 내생식기
5. 각와중
6. 신문
7. 골반
8. 좌골신경
9. 전립선
10. 방광
11. 대장
12. 소장
13. 십이지장
14. 식도
15. 분문
▲ 내측 표시

그림 11-1 C ◆ 귀 반응구역 도표

심신(心身)의 연관성

지압의 전통에서 보면 마음, 몸, 정신과 감정이 결코 분리되어 있지 않다. 예를 들면, 심장은 단지 혈액을 펌프질하여 내보내는 것만이 아니라, 기쁨으로 인한 능력, 삶의 목적성 그리고 다른 사람들과의 관계까지 영향을 준다. 신장은 체내의 액체를 걸러 낼 뿐 아니라 두려움으로 인한 능력, 의지와 동기, 삶에 대한 신뢰 등을 다룬다. 폐는 공기를 들이마시고 독소를 뱉어내기도 하지만 슬픔으로 인한 능력을 규제하고 자신과 타인에 대한 지식도 통제한다. 간은 체내의 독소를 해독하지만 분노의 감정 그리고 비전과 창조에 대한 감정에까지 영향을 미친다. 위는 음식을 소화시키기도 하지만 배려, 친절, 보살핌으로 인한 능력에도 영향을 준다. 이것들은 모두 지압 전문가들에 의해 밝혀진 심신(心身)의 연관성 중 일부일 뿐이다(Ergil & Ergil, 2015).

04 건강 및 질병을 보는 관점 *View of health and illness*

건강이란 내면적 · 환경적 자연의 상반된 힘에 대한 균형이나 조화의 상태라고 말할 수 있다. 신체는 질병에 대항하기 위해 자연적인 능력을 활용하거나 알맞은 기능을 하기 위해 음양 에너지의 균형이 필요하다. 모든 사물은 자연 속에 이미 존재하고 있는 건강을 되찾거나 유지해야 하며, 지압요법은 그 균형을 회복하고 에너지를 해소함으로써 이를 가능하게 한다.

여러 증상은 음양의 불균형에서 비롯되는데, 이는 신체의 여러 부분에서 생기가 넘치거나 모자람을 야기한다. 에너지의 흐름이 막히거나 혼잡해졌을 때, 사람들은 신체적으로는 불편함과 고통을 경험하게 되고 감정적으로는 불쾌하고 짜증이 나며, 영적으로는 삶의 목표를 잃거나 상처받기 쉬운 상태가 된다. 에너지 흐름이 막혔을 때 그 부분은 영양분을 공급받거나 깨끗하게 되지 못한다. 이것이 제대로 고쳐지지 않으면 질환을 일으키고 결국에는 질병이 된다.

케어의 목적은 질병이나 질환이 발생하기 전에 미리 알고 관리하는 것이다. 기(Qi, 氣)는 선천적 결함, 사고나 트라우마, 다이어트, 생활습관, 감정의 기복, 영적인 곤경, 기후나 유해한 물질 등 여러 방법으로 균형이 깨질 수 있다. 지압 전문가들은 사람마다 스스로 가지고 있는 자연치유 능력을 끌어내고 최적의 건강 상태가 되도록 하는 신체 에너지의 균형을 찾아 준다.

05 진단 방법 *Diagnostic methods*

초기 상담에는 전체적인 평가가 필요하다. 신체가 불균형 상태일 때는 신체의 어떤 부분도 중립적인 방관자로 간주되지 않는다. 자세한 병력은 진단과정에서 중요한 부분이다. 신체, 감정, 마음, 정신적인 부분의 관련성에 대한 특별한 관심이 필요하다.

촉진은 중국전통의학의 흐름 안에서 지압의 중요한 진단 방법이다. 맥을 짚는 것은 한 사람의 상태에 대한 놀랄 만한 통계를 제공한다. 신체의 불균형은 발, 손, 귀의 맥을 통해 발견된다. 마이크로시스템에서 특이한 것이 느껴진다면, 그에 부합하는 장기의 건강 악화를 나타내 주는 것이므로 더 자세한 검사를 해 보아야 한다. 제4장에서 중국전통의학의 진단과정에 대해 더 자세히 설명하였다.

06 치료 *Treatment*

지압요법에서의 증상이란 한 사람의 컨디션을 표현하는 것이라 할 수 있다. 따라서 지압요법의 치료란 고통과 불편함을 줄이는 것뿐만 아니라, 증상이 질병으로 발전되기 전에 예방하는 것이다.

침술

침술은 에너지의 흐름을 회복하기 위해 경락을 따라 경혈자리에 머리카락 굵기의 살균한 바늘을 꽂는 것이다. 침술은 꽂은 침을 빙빙 돌리거나 약한 전기적 자극을 동반하기도 하며 때로는 몇 분 이상 꽂아둔 채로 두기도 한다. 침술은 또한 기의 흐름을 바꾸기 위해 열을 이용하거나 손가락으로 누르기도 한다. 때로는 침을 맞는 이들이 아픔을 느끼기도 한다. 어떤 사람들은 온기, 얼얼함, 무게감이나 둔한 아픔을 느끼기도 한다.

서양 의학 근거기반 설명서들은 침술이 경락 가까이의 기의 흐름을 회복할 뿐만 아니라 몸 안에 진통제를 터뜨려 고통을 줄이기까지 한다는 것을 얘기해 준다. 침술의 진통 효과는 날록손(naloxone) 같은 해독제를 사용함으로써 부분적으로 또는 완전히 차단될 수 있다. 침술은 또한 염증에 대항하는 화학물질인 부신피질자극호르몬(ACTH), 상처를 빨리 치유하게 하는 프로스타글란딘(prostaglandins)이나 신경 재생을 촉진시키는 여러 물질을 분비하도록 신경계를 자극한다. 구토 안정 효과는 화학 수용체 발동대와 뇌의 구토 센터를 억제하는 엔도르핀과 부신피질자극호르몬의 증가로 생겨난다. 침술은 또한 상부 위장계를 진정시킨다. 연구는 침술이 입덧이나 멀미, 수술 후 오심, 화학요법으로 인한 오심에 효과가 있다는 것을 발견하였다. 약이나 수술과 달리, 침술은 부작용이 거의 없다(Ergil & Ergil, 2015).

발, 손 반사요법

가장 일반적으로 반사요법은 발의 반사구를 다루지만, 귀와 손의 반사구 역시 많이 다루어진다. 세션은 거의 45분간 이루어지며 대상자는 의자에 편안히 앉아 있고, 전문가는 엄지와 손가락을 이용해 발바닥부터 서서히 조금씩 움직인다. 이런 움직임은 그 부분의 독소를 빠져나가게 하고 아픈 부분에 대한 몸의 반응을 빠르게 하여 신경계를 즉각적으로 반응하게 한다.

이압요법

귀는 제2의 인체라는 반사요법으로 중국에서 이침으로 시작하며 프랑스 폴 노지Paul Nogier에 박사가 발전시켰으며, 1990년 세계보건기구(WHO)에서 인정받은 요법이다.

간호중재로 개발된 이압요법(auricular acupressure therapy)은 이침요법(auricalar acupuncture therapy)과는 다르게 침을 사용하지 않으며 테이프에 작은 알갱이인 압환(씨앗, 세라믹, 구슬자석 등)을 붙여서 귀를 자극하는 요법이다. 이압요법은 적용 범위가 매우 광범위하며 시술이 간편하고 부작용이 거의 없으므로 인체와 귀의 상응관계를 이해하고 반응구역의 위치를 알면 누구나 쉽게 적용할 수 있다.

일반적으로 6개의 반응구역에 압환을 붙이고 눌러주어 자극하며 4~5일 후에 새 것으로 교환하여 준다.

수지요법

수지요법은 손 반사요법과는 구별되는 것으로, 1975년 우리나라의 유태우 박사에 의해 개발되어 미국, 일본, 독일 등 많은 나라에서 활용하고 있다.

처음에는 수지침으로 자극하였는데 후에 서암봉, 서암뜸 등으로 보다 효과적이고 안전한 기구들로 대체하면서 수지요법이라는 용어를 사용하게 되었다.

손은 인체의 축소판이라는 반사요법의 원리에 근거하여 다섯손가락은 오장(간장, 심장, 비장, 폐장, 신장)과 관계가 있으며 기맥은 내장 기능을 조절하는 선이라는 원리에 입각한 요법이다.

사용법

지압요법은 중독, 알레르기, 기관지염, 뇌성마비, 우울증, 당뇨병, 치질, 간염, 포진, 불임, 과민성 대장 증후군, 오심, 생리 증후군, 뇌졸중, 궤양 등 전 세계적으로 다양한 치료에 널리 사용된다. 미국에서는 치과 치료, 악관절 증후군, 편두통, 골관절염, 요통, 좌골 신경통, 손목터널 증후군, 스포츠 부상 등에 대한 진통 효과로 가장 많이 사용하고 있다. 침술은 활액낭염의 고통 증상을 줄여 줄 수 있고 소염제나 스테로이드 주사보다 더 안전하다(Cross, 2014; Tse, 2016).

금기사항

지압요법은 모든 질병에 사용하기에는 적절하지 않다. 극심한 전염병이나 열병 또는 수술이 필요한 질병에는 효과가 없다. 예를 들어, 발 반사요법을 적용하려면 발 부상이 먼저 치료되어야 한다. 심박 조율기를 사용하는 사람에게는 왼쪽 가슴 부위는 자극하지 말아야 한다. 최근에 심근경색이 있다면 피해야 한다. 담석이나 신장 결석이 있는 사람에게는 담낭, 신장 부위는 피해야 한다. 임산부에게 자궁 등 생식기계 부위는 피해야 한다. 흉터 조직, 열린 상처, 지방종, 낭종 또는 정신병적 경향이 있는 사람도 피해야 한다.

07 연구 Research

1997년 미국국립보건원(NIH)은 전문가 패널을 모아 국제회의를 개최한 바 있다. 12명의 전문가 패널은 생의학 분야 연구학자, 의사 등 각 분야의 전문가들이었다. 이들의 임무는 침술요법 및 지압요법 관련 조사단이 3일간 개최되는 콘퍼런스의 상반기 동안 제시하는 모든 관련 자료 및 근거들을 최대한 많이 듣는 것이었다. 패널의 결론은 다음과 같았다. "근거자료가 충분하기에 침술요법이 전통적인 의학 분야의 하나로서 나아가기 위한 가치가 입증되었고, 앞으로 이 분야의 생리학과 임상가치에 관한 연구를 장려한다(NIH, 1998)." 패널은 침술요법이 임산부의 오심과 구토, 멀미, 화학요법, 마취와 치과 수술 후에 생기는 통증에 관련하여 탁월한 효과가 있음을 인정하였다. 또한 "중독, 뇌졸중 재활, 두통, 생리통, 상과염(테니스 엘보), 섬유근육통, 근막동통 증후군, 골관절염, 허리 통증, 손목터널 증후군 그리고 천식 등 침술요법이 보완치료로써 쓰일 수 있음과 대체 혹은 통합적 건강관리 프로그램으로 쓰일 수 있음에 동의하였다(NIH, 1998)." 패널은 무작위 실험연구를 통해서 수집된 자료에만 집중하였다. 테크닉, 비용 절감, 환자의 선호도, 치료사의 학력 배경에 관한 데이터는 무시하였다.

다음은 지압 치료법에 대한 작은 샘플이다.

- 노인성 혈관성 치매 환자를 위한 보조 요법으로서 한약재의 체계적인 검토 및 메타분석에서 반응 및 삶의 질이 개선된 것으로 나타났다(Zeng et al., 2015). 알츠하이머병 환자의 침술에 대한 체계적인 문헌고찰과 메타분석에서 비슷한 결과가 나왔다(Zhou, Peng, Xu, Li, & Liu, 2015).
- 일차 불면증의 이침에 대한 체계적 문헌고찰과 메타분석은 불면증에 긍정적인 영향을 주었지만, 아직 일차 관리 도구로 뒷받침할 만큼 근거가 강력하지는 않았다(Lan et al., 2015).
- 뇌졸중 환자의 아급성기 동안 어깨 통증의 침술에 대한 체계적 문헌고찰 및 메타분석 연구는 재활치료와 함께 재활의 효과를 높이는 것으로 나타났다(Lee & Lim, 2016).
- 체계적 문헌고찰 및 메타분석은 암 환자의 증상 관리를 위하여 침술을 고려하였다. 침술은 기존의 약에 비해 통증을 더 빨리 그리고 더 오랫동안 감소시켰다. 지압은 모의 지압과 비교할 때 피로감을 줄였다. 침술이 식욕 부진, 변비

또는 감각 이상에 효과적이라는 근거는 없었다(Lau et al., 2016).

- 체계적 문헌고찰과 메타분석 결과 침술이 폐경기 여성의 수면장애 개선에 효과가 있는 것으로 나타났다(Chiu, Hsieh, & Tsai, 2016).
- 우리나라 간호계에서는 한의학의 이침요법을 근간으로 귀 반응구역에 물리적 압박을 가하여 자침하는 것과 유사한 효과를 얻는 이압요법을 한방간호중재술로 개발하여 간단하고 위험하지 않은 증상에 적용하고 있다(문희자, 김귀분, 석소현, 홍경화, 1999).

한방간호에서 2001년부터 이압요법의 간호중재가 본격적으로 시작되었다. 간호계의 연구에는 불면 관련 논문이 가장 많았고 다음이 월경통, 금연, 비만, 두통, 불안의 순이었다(권순조, 박정숙, 2011).

이압요법에서 가장 많이 활용되는 신문 반응구역은 통증 완화와 심리적 안정효과가 매우 좋으며 불안이나 불면증, 금연, 금주, 다식 등 각종 중독증에도 효과가 있는 대표적인 반응구역이다.

08 통합간호실무 *integrated nursing practice*

만일 지압요법을 실습하고 싶은 마음이 있다면, 반사요법에 관련한 주말 혹은 주중 프로그램에 참가해 볼 수 있다. 혹은 이런 타입의 마사지는 배우기 쉬우므로 다른 어떤 교육 없이도 손, 발 그리고 귀 마사지를 실습해 볼 수 있다. 손 마사지를 위한 절차는 제10장 마사지요법의 **그림 10-3**에서 보여 주었다. 이 절차는 또한 귀 마사지로도 변경 가능하다. 손, 발, 귀는 신체 중 작은 부분이다. 만일 간단한 마사지를 원한다면 어떤 부위든지 부드러운 지점을 찾아 온몸의 에너지를 쏟아 문지른다. 어떤 이들은 이러한 유형의 마사지를 좋아하지 않을 수도 있다. 이런 유형의 마사지는 마음을 매우 편안하게 한다.

자습을 통해 다른 사람들에게 지압점에 대해 가르칠 수 있다. **BOX 11-1**은 오심이나 두통, 딸꾹질, 손목터널 증후군을 위한 지압 방법을 설명한 것이다. 몸의 긴장을 풀고 에너지 회복을 위해 다음의 지압점을 시도해 보자. 왼손바닥을 당신의 앞에 두고 손가락을 펼친다. 엄지와 검지 사이의 살 부분이 중요한 지압점이다. 오른손 엄지를 사용하여 이 지점을 원을 그리며 약 15초를 세며 마사지한다. 다른 손으로 바꾸어 동일한 과정을 반복한다. 또한 다른 손가락에 하는 지압도 삶의 질을 향상시킬 수 있다는 것과 부정적인 감정들을 떨쳐 보내며 신체의 통증이 완화되는 것을 마음속으로 상상하면서 해야 한다는 것을 알려 주어야 한다.

- 엄지손가락: 걱정, 우울, 불안에 적용한다. 신체적인 증상으로는 복통, 두통, 피부염, 불안증 등을 포함한다.
- 두 번째 손가락: 두려움, 정신 혼란, 좌절감 등에 적용하며, 신체적 증상으로는 소화불량, 허리 통증과 같은 근육 문제 등에 적용한다.
- 세 번째 손가락: 분노, 성급함, 선택장애 등에 적용하며, 신체적 증상으로는 시력문제, 피로나 혈액순환장애 등에 적용한다.
- 네 번째 손가락: 슬픔, 거절감, 깊은 슬픔이나 부정적인 생각 등에 적용하며, 신체적 증상으로는 소화불량, 호흡 혹은 심각한 피부질환에 적용한다.
- 새끼손가락: 불안, 과도한 노력과 신경과민 등에 적용하며, 신체적 증상으로는 인후염, 골격과 신경계 문제에 적용한다.

BOX 11-1 자습: 지압점

다음은 불편감이나 통증을 완화시키기 위해 지압점을 어떻게 사용할지에 대한 여러 가지 예를 보여 준다. 적합한 지압점을 찾았다고 생각이 되면 손가락 끝이나 연필 끝의 지우개로 그 지점을 원 방향을 그리며 지긋이 누른다. 이때의 느낌은 찌릿하거나 아프거나 부드럽게 느껴질 수 있다. 1분간 지긋이 누른 후 몇 초간 쉬었다가 다시 눌러주기를 5~20분간 반복하여 지압한다. 만일 두통이나 딸꾹질이나 손목터널 증후군과 같은 증상을 가지고 있다면, 어떤 지점을 지압하는 것이 가장 좋을지 스스로 실험하여 찾아본다.

1. 오심(Nausea)

- 지압점 손을 쫙 펴고 손바닥을 위로 향하게 한다. 이 지압점은 손목 주름으로부터 팔꿈치를 향하여 5cm쯤 되는 지점이다. 그리고 2개의 큰 힘줄 사이에 자리잡고 있는 홈에 엄지와 손가락을 사용해서 양쪽 손의 이 지점을 강하게 동일한 압력으로 지압한다.

2. 두통(Headache)

- 지압점 1: 손을 편 채로 손바닥을 위로 향하게 하여 엄지와 검지 사이에 있는 띠 무늬의 두툼한 지점이다.
- 지압점 2: 발의 엄지발가락과 두 번째 발가락 사이의 계곡 안에 한 지점이다.
- 지압점 3: 목 뒤쪽 두 수직의 목 근육 사이의 움푹 꺼진 곳, 두개골의 아랫부분이다.
- 지압점 4: 콧대가 눈썹과 만나는 곳에 위치한 눈 안쪽의 움푹 꺼진 부분이다.
- 지압점 5: 눈썹 사이의 콧날이 이마와 만나는 지점이다.
- 지압점 6: 네 번째와 다섯 번째 발가락 뼈 사이의 홈 위에 있는 띠 무늬 위의 손가락 2개 너비의 지점이다.

BOX 11-1 자습: 지압점(계속)

3. 딸꾹질(Hiccups)

- 지압점 1: 발등의 가장 높은 부위에 가로선을 긋는다.
- 지압점 2: 귀의 가운데, 이중 반응구역을 찾는다.
- 지압점 3: 가슴뼈 중앙의 위치, 맨 아래쪽 뼈부터 손가락 3개 너비에 있는 지점이다.
- 지압점 4: 이 지점은 흉골 복부의 움푹 파인 곳, 흉골의 맨 아래쪽 뼈에서 손가락 3개 너비 아래에 위치한다. 만일 당신이 건강하다면 이 지점을 2분 이상 누르지 말고, 건강하지 않다면 이 지점을 지압하지 말아야 한다.

4. 손목터널 증후군(Carpal Tunnel Syndrome)

- 지압점 1: 팔뚝 안쪽의 중앙에 있는 지점, 손목대로부터 손가락 2개 반 정도 너비에 위치한 지점이다.
- 지압점 2: 이 지점은 손목대 안쪽 중앙에 위치해 있다.
- 지압점 3: 이 지압점은 팔뚝 바깥쪽, 손목으로부터 손가락 2개 반 정도 너비에 위치해 있는 전완골(팔의 아랫마디에 있는 두 뼈 가운데 안쪽에 있는 뼈) 사이의 중간에 위치해 있다.

출처: Alexander (2015); Keet (2009); Tse (2016).

Try this 발 마사지

발에 통증이 있다는 것은 온몸이 좋지 않다는 것을 의미한다. 발과 온몸을 이완시키며 부드럽게 해주는 10~15분 정도의 발 마사지 방법을 소개한다.

- 편안하고 어느 누구의 방해도 받지 않을 만한 조용한 곳에 자리한다. 이때 조용한 음악을 배경으로 틀어 놓을 수도 있다.
- 적은 분량으로 유분기가 많지 않은 로션이나 마사지 오일을 양손에 바르고 함께 문지른다.
- 한쪽 발부터 마사지한다. 한 발가락씩 위아래 방향으로 치듯이 문지른다. 그러고 나서 전체적으로 발을 주무르며 비틀어 가며 로션이 발에 전부 흡수될 때까지 마사지한다.
- 한 손에 발을 강하게 쥐고 다른 손으로 발을 살짝 구부려서 엄지손가락으로 발뒤꿈치 근처의 발바닥을 지긋이 누른다. 더 강한 압력으로 엄지손가락으로 누르면서 천천히 앞쪽으로 움직인다. 한 지점을 누르고, 앞쪽으로 옮겨 그 지점을 누르고, 또 지긋이 누르고, 앞쪽으로 옮겨 가는 방법으로 한다.
- 발가락에 다다랐을 때 다시 발뒤꿈치로 옮겨서 다른 쪽 라인의 지점부터 다시 시작한다. 이 동작을 모든 발바닥을 지압할 때까지 반복한다.
- 다른 쪽 발에 전 과정을 반복 시행한다.

출처: Cross (2014); Riegger-Krause (2014); Tanner (2012).

대상자들은 여러 가지 원인으로 인한 구토나 오심을 진정시키기 위해 지압요법을 배울 수 있다. 6개의 심막 지점은 손과 손목이 만나는 지점인 손목 주름으로부터 팔꿈치까지 손가락 2~3개 정도의 너비로 손목 안쪽 중앙라인에 위치해 있다. 사람들은 이 지점을 자기 손으로 지압하며 자극할 수 있다.

근거자료 검토

반사요법(반사구 지압요법)

Marvis, B., & Bhattacharya, C. (2013). A comparative study to assess the effectiveness of reflexology and two minute relaxation technique on fatigue reduction and relaxation in clients undergoing haemodialysis in selected setting. *International Journal of Nursing Education, 5*(2): 34–38.

연구의 접근법은?

주요 연구: 중재 전, 후

보완 · 통합요법과 관련하여 연구의 목표/목적/목표는?

1. 반사요법 도입 전후에 혈액 투석을 받는 고객들 사이의 이완 및 피로 수준을 결정한다.
2. 2분 이완기법을 도입하기 전후에 혈액 투석을 겪고 있는 고객들 사이의 이완 및 피로 수준을 결정한다.
3. 피로 감소 및 이완에 대한 반사 요법의 효과와 2분 이완기법을 비교한다.
4. 선택된 인구 통계 변수와 피로 감소 및 완화 간의 연관성을 결정한다.

연구방법은?

- 말기 신장 질환으로 혈액 투석을 받는 40명의 환자를 두 그룹으로 나누었다.
- 한 그룹에 20분씩 진행하는 반사요법을 2주 동안 4회에 걸쳐 제공하였다. 피로도와 이완도 사전 테스트는 정확한 도구로 측정하였다. 다른 그룹은 이완 그룹으로 배정되었으며, 두 그룹 간 중재 착수에 앞서 같은 도구를 준비하였다. 연구 계획서는 2주간의 2~3분 동안에 걸친 이완기법으로 구성하였다. 2주간의 중재 기간을 마무리한 후, 두 그룹 모두 같은 도구로 사후 테스트를 완료했다.

본 연구의 결과 의미 있는 발견은?

- 반사요법과 2분 이완기법 모두 부작용 없이 피로를 줄이고 이완에 효과적이다.

추가 질문?

- 환자를 각 그룹에 배정할 때 어떤 방법이 사용되었나?
- 더 큰 연구 샘플로도 같은 결과를 나타낼 수 있을까?
- 두 중재를 합치면 추가적으로 긍정적인 효과를 볼 수 있을까?
- 반사요법과 이완기법을 적절하게 관리를 위해 간호사에게 어떤 추가 교육을 제공해야 될 것인가?

이 연구의 임상적 의의는?

- 이 연구의 결과는 간호사가 약리학적 조치를 시행하지 않고도 피로를 겪는 환자를 도울 수 있도록 추가 중재를 제공한다.
- 간호사가 말기 신장병 환자를 돌보는 것에 대한 가치는 그들의 피로를 줄여 줌으로써 그들 삶의 질을 높이는 데에 있다.
- 간호사는 근거를 강화하고, 선택된 환자에게 가장 적합한 근거에 기초한 반사요법과 완화기법을 실행하는 것에 대한 자신감 향상을 위해 방법론적 품질에 대한 추가적인 연구가 필요하다는 사실을 알아야 한다.

참고문헌

권순조, 박정숙(2011). 이침과 이압요법을 적용한 국내연구 분석. 계명대학교 간호과학회지, 15(1), 103-114.

문희자, 김귀분, 석소현, 홍경화(1999). 한방간호중재개발을 위한 이침요법 적용에 대한 문헌 연구. 동서간호학회지, 4(1), 66-76.

이재온, 김성주, 김정숙, 박형훈(2010). 이압요법. 서울: 바플로그.

이재온, 노승옥, 김성주, 김정숙, 김희숙, 정혜명, 한상애(2013). 발반사요법. 서울: 이안재.

이혜영 외(2015). 보완 · 대체요법과 간호-통증간호 중심으로. 대한간호협회 보고서.

Alexander, J. (2015). *Wellbeing & Mindfulness*. London: Carlton Books Limited.

Chiu, H. Y., Hsieh, Y. J., & Tsai, P. S. (2016). Acupuncture to reduce sleep disturbances in perimenopausal and postmenopausal women: A systematic review and meta-analysis. *Obstetrics & Gynecology*. doi: 10.1097/AOG.0000000000001268

Cross, J. R. (2014). *The Concise Book of Acupoints* (revised ed.). Indianapolis, IN: Blue River Press.

Ergil, K. V., & Ergil, M. C. (2015). Classical acupuncture. In M. S. Micozzi (Ed.), *Fundamentals of Complementary and Alternative Medicine* (5th ed., pp. 508-543). St. Louis, MO: Elsevier/ Saunders.

Hunts, L. (2012). *History of Acupuncture*. Charleston, SC: CreateSpace.

Jowett, B. (1892). *The Dialogues of Plato (Laws, Index to the Writings of Plato, Volume 5)*. Clarendon Press.

Keet, L. (2009). *The Reflexology Bible: The Definitive Guide to Pressure Point Healing*. New York, NY: Sterling.

Lan, Y., Wu, X., Tan, H. J., Wu, N., Xing, J. J., Wu, F. S., … Liang, F. R. (2015). Auricular acupuncture with seed or pellet attachments for primary insomnia: A systematic review and metaanalysis. *BMC Complementary and Alternative Medicine*. doi: 10.1186/s12906-015-0606-7

Lau, C. H. Y., Wu, X., Chung, V. C. H., Liu, X., Hui, E. P., Cramer, J., … Wu, J. C. Y. (2016). Acupuncture and related therapies for symptom management in palliative cancer care. *Medicine*. doi: 10.1097/MD.0000000000002901

Lee, S. H., & Lim, S. M. (2016). Acupuncture for poststroke shoulder pain: A systematic review and meta-analysis. *Evidence- Based Complementary and Alternative Medicine*. doi: 10.1155/2016/3549878

National Institutes of Health. (1998). NIH consensus conference: Acupuncture. *Journal of the*

American Medical Association, 280: 1518-1524.

Riegger-Krause, W. (2014). ***Health Is in Your Hands***. New York, NY: Upper West Side Philosophers.

Tanner, R. (2012). ***Foot Massage.*** Leicester, UK: Lorenz Books.

Tse, H. (2016). ***Sole Guidance: Ancient Secrets of Chinese Reflexology to Heal the Body, Mind, Heart, and Spirit***. Carlsbad, CA: Hay House.

Wernicke, T. (2014). ***Shonishin: The Art of Non-Invasive Pediatric Acupuncture.*** London: Singing Dragon.

Yoga Journal. (2016). ***Your Guide to Reflexology***. Avon, MA: Adams Media.

Zeng, L., Zou, Y., Kong, L., Wang, N., Wang, Q., Wang, L., … Liang, W. (2015). Can Chinese herbal medicine adjunctive therapy improve outcomes of senile vascular dementia? Systematic review with meta-analysis of clinical trials. ***Phytotherapy Research.*** doi: 10.1002/ptr.5481

Zhou, J., Peng, W., Xu, M., Li, W., & Liu, Z. (2015). The effectiveness and safety of acupuncture for patients with Alzheimer disease. ***Medicine***. doi: 10.1097.MD.0000000000000933

참고자료

American Association of Acupuncture and Oriental Medicine
1925 W. County Rd. B2
Roseville, MN 55113
651.631.0204
www.aaaom.edu

American Academy of Medical Acupuncture
2512 Artesia Blvd, Suite 200
Redondo Beach, CA 90278
310.379.8261
www.medicalacupuncture.org

Australian Acupuncture & Chinese Medicine Association
Unit 1, 55 Clarence St.
Coorparoo, QLD 4151
617.3457.1800
www.acupuncture.org.au

British Acupuncture Council
63 Jeddo Rd.
London W12 9HQ
020.8735.0400
www.acupuncture.org.uk

Council of Colleges of Acupuncture and Oriental Medicine
P.O. Box 65120
Baltimore, MD 21210
410.464.6040

Jin Shin Do® Foundation for Bodymind Acupressure
P.O. Box 416
Idyllwild, CA 92549
951.767.3393
www.jinshindo.org

National Commission for the Certification of Acupuncture and Oriental Medicine
76 South Laura St., Suite 1290
Jacksonville, FL 32202
904.598.1005
www.nccaom.org

Chapter 12

테이핑요법
Taping Therapy

희망의 샘은 마르지 않는다.

- 이저도어 로젠펠드(ISADORE ROSENFELD)

테이핑요법은 피부를 통해 근육이나 내장기에 전자기적인 균형을 줌으로써 자연치유능력을 극대화시키는 대체요법이다(어강, 1999). 이는 피부에 자극을 주면 반사에 의해 근육에 영향을 주고, 근육의 자극 또는 반사가 내장기에도 영향을 미친다는 원리이다.

테이핑요법의 적용 범위는 요통, 퇴행성 관절염, 염좌 등의 근골격계 질환 이외에도 위장질환, 천식, 고혈압과 같은 내과계 질환, 비염, 축농증 등의 이비인후과 질환 등 보조 또는 주 치료로서 적용 범위가 광범위하다.

테이핑요법은 침, 뜸, 마사지 등 다른 보완 · 통합요법에 비해 적용시간이 짧으며, 테이핑을 하고 있는 동안에도 불편감 없이 일상생활을 할 수 있고(어강, 2000), 시간이 경과함에 따라 효과가 점점 축적되는 가중 효과가 발현되는 장점이 있다(곽정자, 2013). 단, 피부 알레르기를 호소하는 사람이 있으나 이 경우 테이프를 떼고 나면 부작용의 증상이 없어지므로 안전하게 사용할 수 있는 대체요법 중 하나이다.

최근 다양한 질환에 밸런스 테이핑을 적용한 연구들이 많이 발표되고 있어, 테이핑요법에 대한 객관적이고 과학적 검증이 이루어지고 있는 추세이다. 이런 연구 결과를 토대로 테이핑요법은 대상자의 건강 증진과 안위를 제공할 수 있는 효과적인 대체요법으로 널리 사용될 수 있을 것으로 생각된다.

01 배경 *Background*

테이핑요법의 기원은 확실하지 않으나 19세기 말경 미국 군대에서 부상을 입은 병사의 환부를 고정하기 위해 사용되었으며, 1920년경에 시작된 유럽과 미국 등의 정골요법(osteopathy)에서 발견할 수 있다(이상호, 2000). 일본에서는 침구사와 카이로프랙틱을 하는 사람들로부터 시작되어, 1970년대 다나카 신코의 스파이럴(spiral) 테이핑과 1980년대 초반에 가소 겐조의 키네시오(kinesio) 테이핑으로 구분되는 두 가지 테이핑요법이 발달되어 왔으며, 1990년대 정형외과 의사인 아리카와 이사오에 의해 근육의 병태생리와 근육작용의 원리를 적용한 테이핑이 개발되면서 일본 전역에 본격적으로 알려지기 시작했다(백용현, 2001).

우리나라에서 한지로 통증 부위를 감싸 주었다는 민간요법 기록은 테이핑요법의 효시로 볼 수 있으며(강낙희 외, 2000; 이상호, 2000), 그 후 소아과, 재활의학과 의사인 어강이 1993년에 세 가지 방법의 일본식 테이핑을 종합하여 연구하였다. 본격적으로 1990년대 후반 의사들에 의해 키네시오 테이핑과 밸런스 테이핑이 소개되면서 확대 적용되기 시작하였으며, 현대의학과 동양의학 이론을 적용한 경혈 전신 밸런스 테이핑요법과 색의 스펙트럼을 이용한 아큐 테이핑요법을 창안함으로써 많은 발전을 이루었다(어강, 1999). 이에 현재는 간호사, 물리치료사, 한의사 등 의료 종사자들뿐만 아니라 체육인과 일반인들도 고정 효과와 통증 감소의 목적으로 널리 사용하고 있다.

02 준비 *Preparation*

1998년 말에 의사, 한의사, 치과의사가 함께하는 '인체에너지조절 동서의학회'가 창립되면서 국내에 테이핑 관련 여러 단체가 만들어졌다. 2000년에 대한의학협회에서 '대한 밸런스 테이핑 의학회'의 이름으로 공식단체가 등록되었고, 간호학 분야에서는 한국보완 · 대체요법간호사회에서 테이핑요법 분과 학회를 만들어 학술대회 및 전문가 과정을 운영하고 있으며, 많은 간호대학에 개설된 보완 · 대체요법 교과목에서 테이핑요법을 교육하고 있다. 이외에도 전국적으로 스포츠 테이핑, 키네시오 테이핑 자격증을 취득할 수 있는 사단법인 단체들이 많이 있다.

03 기본 원리 *Basic principle*

테이핑요법은 약물처리가 되어 있지 않은 테이프를 피부에 부착시킴으로써 피부에 흐르는 전자기적 흐름을 조절하여 통증을 조절하고 인체의 균형을 유지해 주는 자연치유적인 보완 · 통합요법이다.

밸런스 테이핑요법의 작용기전은 인체의 안과 밖의 전자기적인 흐름이 상호 연결되어 있어서 근육과 내장기를 조절할 수 있으며, 이러한 역할을 위해 부착된 테이프는 붙어 있는 한 계속 작용을 하게 되어 지속적으로 효과를 발생한다는 원리이다(어강, 2000). 이러한 원리에 대한 이론적 근거는 기존의 생리학에서 연관통이라 불리는 통증기전으로 설명할 수 있다. 연관통은 자율신경계와 체성신경계의 중간 역할 때문에 생기는 현상으로, 신경전달은 음(−)이온과 양(+)이온의 변화에 따른 전자기적 흐름 때문이라고 알려져 있다. 또한 뇌파 검사나 심전도 검사도 인체 내부의 전기적 현상을 피부 외부에서 측정하는 것임을 생각한다면 인체는 안과 밖의 전자기적 흐름에 의해 조절되고 있음을 알 수 있다.

밸런스 테이핑요법이 피부를 통해 근육에 영향을 미칠 수 있다는 중요한 이론적 근거로 감마운동반사를 들 수 있다. 이는 접촉, 얼음, 마사지, 두드림, 화학물질의 자극, 모공의 자극 등과 같은 특정한 자극을 피부에 가하면 감마운동반사에 의해 피부 바로 밑의 근육이 가볍고 부드러운 생리적 수축과 이완을 반복하면서 안정적인 근이완을 일으키게 되는 것을 말한다. 즉, 근육의 최소 단위인 근방추(muscle spindle)로부터의 휴지모터반사(fusimotor reflex)가 발동되는 것이다(어강, 2000).

다음은 테이핑요법이 피부나 근육으로부터 내장기에 영향을 미치고 반대로 내장기에서도 피부와 근육에 영향을 주는 기전, 즉 피부를 통해 근육이나 내장기의 전자기적인 흐름을 조절하는 현상에 대한 이론적 근거로 생리학의 체성내장기성 반사궁(Viscero-somatic reflex)이 있으며, 위가 나쁠 때 견갑골 사이 등 부위에 통증을 느끼며 간이나 담낭질환은 우측 어깨에 통증을 호소하고, 심장질환은 좌측 팔의 내측으로 통증이 전달되는 것 등을 들 수 있는데, 이러한 증상들이 반사궁을 통해 내장과 피부, 근육이 소통하고 있음을 나타내 주는 근거이다. 마지막 테이핑요법의 작용기전은 혈관운동 반사기전으로 피부에 일정한 자극을 주면 혈관운동신경을 자극하여 생화학물질이 분비되면서 혈액과 림프 순환이 좋아지게 된다는 원리이다(이혜영 외, 2015). 즉, 근육이 수축하는 힘에 의해 혈액이나 림프가 순환되는 것이므로 근력이 약해지거나 운동을 하지 않으면 여러 가지 순환장애 질환이 발생할 수 있는데, 테이핑요법을 적용하면 근육을 강화시켜 주며 혈관운동 반사에 의해 혈액순환이 좋아지게 할 수 있다.

04 치료 Treatment

테이핑요법은 동작에 의해 통증이 유발되는 압통점을 찾아 적용할 수 있으며, 동작 시 사용되는 근육에 테이핑을 적용함으로써 굴곡, 신전, 외전, 내전, 회전 등을 부드럽게 할 수 있도록 도와준다.

테이핑요법에 사용되는 테이프는 여러 종류가 있어 적용 대상이나 부위, 통증의 종류에 따라 선택하여 사용하면 된다. 테이프의 종류에는 근육조절 테이프와 경락조절 테이프가 있으며, 근육조절 테이프는 실에 고무줄을 꼬아서 만든 특별한 천에 접착 처리한 탄력 테이프와 탄력성이 없는 천 테이프인 비탄력 테이프가 있다. 탄력성이 없는 테이프에는 근육의 운동점, 경혈, 압통점 등에 붙일 수 있는 격자 모양의 아시혈 테이프도 있다. 격자 테이프는 근육의 긴장도 조절은 물론 침점에 침 대신 사용할 수 있도록 고안된 것으로 방향성이 맞지 않으면 힘이 빠지는 느낌이 들거나 어지러움을 느낄 수 있지만 이런 경우 테이프를 떼어내면 증상이 사라진다. 이러한 증상을 최소화하기 위해서는 정확한 방향성을 알고 사용하는 것이 중요하며, 특히 초보자의 경우 정확도를 높일 수 있는 방법을 습득하는 것이 바람직하다. 테이프의 종류에 따른 적용 범위는 표 12-1과 같다. 5cm 탄력 테이프는 표 12-2처럼 근육에 맞추어 폭을 나누어 사용할 수 있다.

테이핑을 적용하는 근육은 몸 앞면과 뒷면에 있는 근육으로, 앞면 근육은 몸을 굴곡시키는 데 사용하는 근육이고, 몸 뒷면 근육은 몸을 신전시키는 데 사용하는 근육이다. 테이핑을 하기 전, 아픈 부위에 관계없이 근육학을 원리로 한 동작분석이 선행되어야 한다. 동작분석은 부위별로 앞에서 말한 근육 두 곳이 어디 있는지를 찾아보는 것이다. 예를 들어, 무릎이 아픈 환자에게 테이핑을 할 때, 아픈 부위에 테이핑을 하는 것이 아니라 무릎을 움직일 때 사용되는 근육에 테이핑을 함으로써 통증을 완화시킬 수 있다. 테이핑요법을 시행할 때 통증이 가장 심한 부위에 먼저 사용하고 중심부와 말초부의 통증이 같다면 중심부 먼저 테이핑을 하고 경우에 따라 두 군데 정도 추가할 수 있다(이혜영 외, 2015). 신체 부위별 테이핑 방법을 살펴보면 다음과 같다.

경부에 테이핑을 적용하는 방법을 살펴보면 앞목근(전경근)은 목을 앞으로 숙일 때, 즉 굴곡에 사용되는 근육이고, 뒷목근(후경근)은 목을 뒤로 젖힐 때인 신전에 사용되는 근육이며, 목빗근(흉쇄유돌근)은 양쪽 작용 시에는 목의 굴곡에, 한쪽 작용 시에는 목의 회전에 쓰이는 근육으로(이혜영 외, 2015), 이 부위에 테이핑을 하는 방법은 그림 12-1과 같다.

표 12-1 ◆ 테이프의 종류와 적용 범위 I

종류	테이프 모양	적용 범위
2.5cm 탄력 테이프	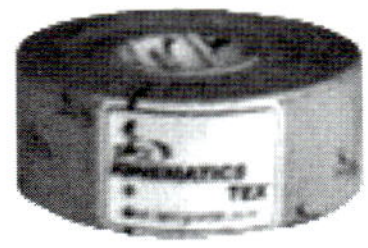	손가락, 목 부위 또는 근육이 얇은 부위에 사용
3.75cm 탄력 테이프	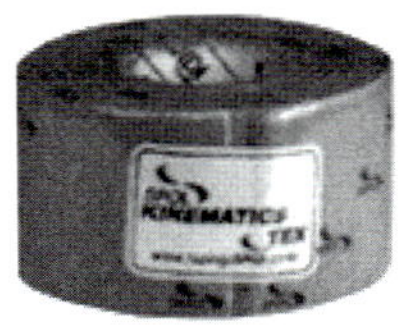	주로 근육이 발달하지 않은 여성이나 어린이에게 사용
5cm 탄력 테이프	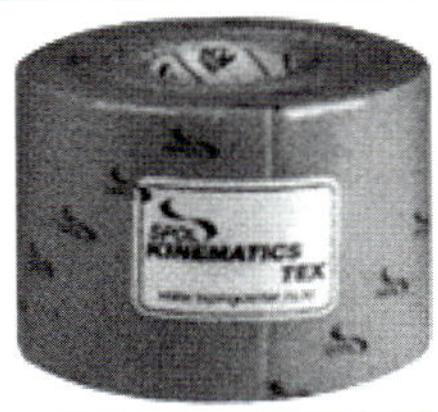	일반적으로 가장 많이 사용
7.5cm 탄력 테이프	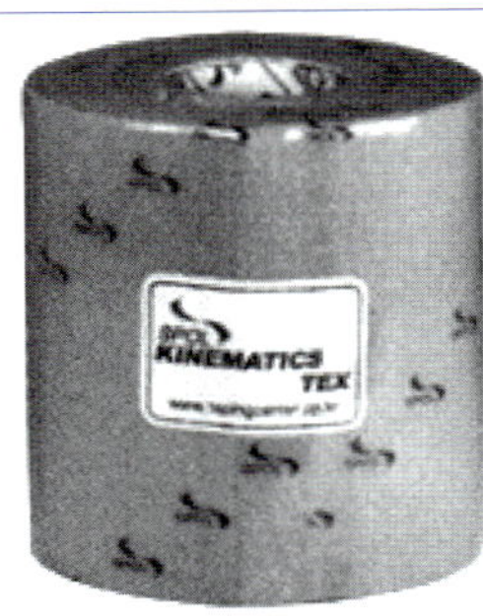	근육이 큰 운동선수나 일반인의 다리나 허리에 사용

표 12-2 ◆ 테이프의 종류와 적용 범위 II

종류	테이프 모양	적용 범위
I자형	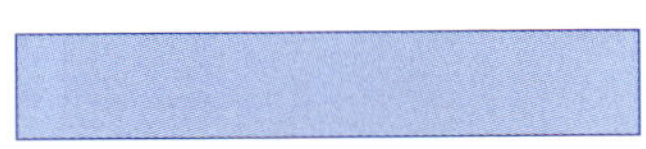	가장 보편적으로 많이 사용
Y자형	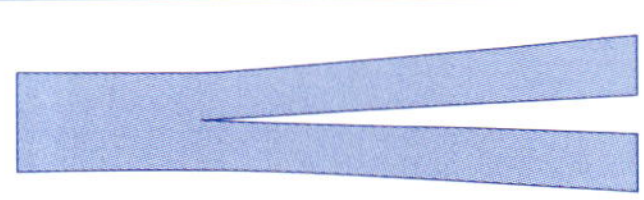	I자형과 더불어 가장 많이 쓰이며 긴 근육을 감싸듯이 사용
X자형	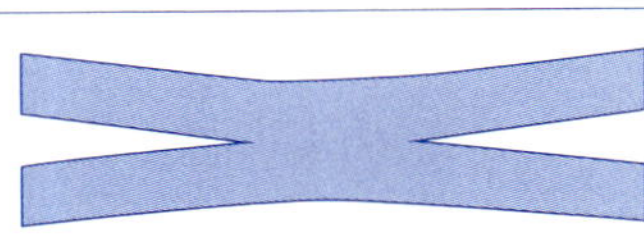	팔꿈치 관절 등에 사용
수사형	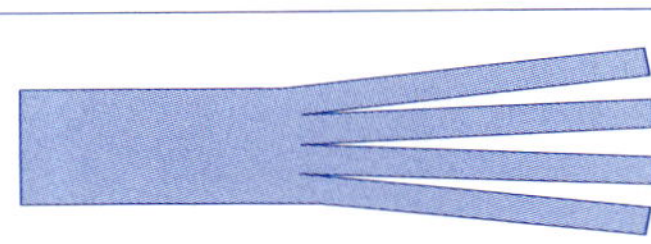	부종 등과 같은 혈액순환에 사용

출처: 이혜영 외(2015). 보완 · 대체요법과 간호-통증간호를 중심으로.

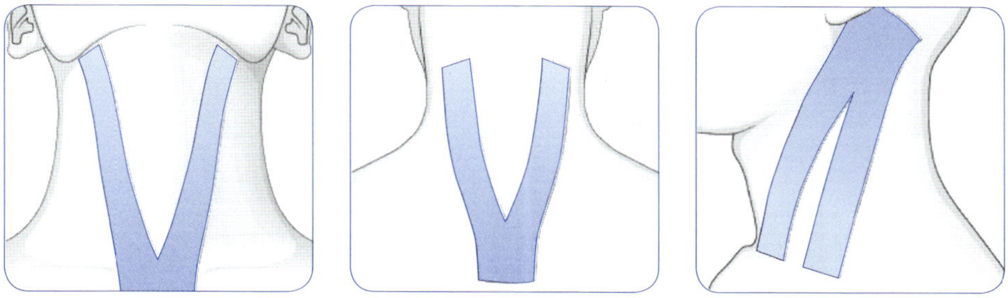

앞목근(전경근) 뒷목근(후경근) 목빗근(흉쇄유돌근)

그림 12-1 ◆ 경부 테이핑요법

상부의 상지에 있는 어깨세모근(삼각근)은 팔의 수평 내 · 외회전에 사용되는 근육이며, 큰가슴근(대흉근)은 팔의 내전과 내측 회전에 사용되며, 가시위, 아래근(극상, 하근)은 팔의 외전, 외측 회전에 사용되는 근육으로 이 부위에 테이핑을 하는 방법은 **그림 12-2**와 같다.

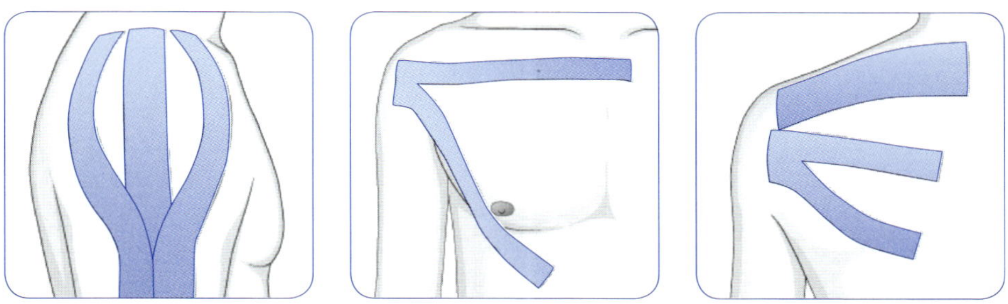

어깨세모근(삼각근) 큰가슴근(대흉근) 가시위, 아래근(극상, 하근)

그림 12-2 ◆ 상부 테이핑요법

체부에 있는 배곧은근(복직근)은 허리의 굴곡에 사용되며, 허리 굴곡에는 이외에도 큰허리근(대요근)과 배속빗근(내복사근), 배바깥빗근(외복사근)도 사용된다. 척추세움근(척추기립근)과 허리네모근(요방형근)은 허리의 신전, 큰볼기근(대둔근)은 고관절의 신전 및 외회전에 사용되는 근육으로(이혜영 외, 2015), 이 부위에 테이핑을 하는 방법은 **그림 12-3**과 같다.

하지에 있는 넙다리네갈래근(대퇴사두근)은 넙적다리 굴곡, 무릎 신전에 사용되는 근육이고 장딴지근(비복근)은 무릎 굴곡, 발목의 신전에 사용되는 근육이며, 앞정강근(전경골근)은 발의 외회전, 발목의 굴곡에 사용되는 근육이다. 이 부위에 테이핑을 하는 방법은 **그림 12-4**와 같다(이혜영 외, 2015).

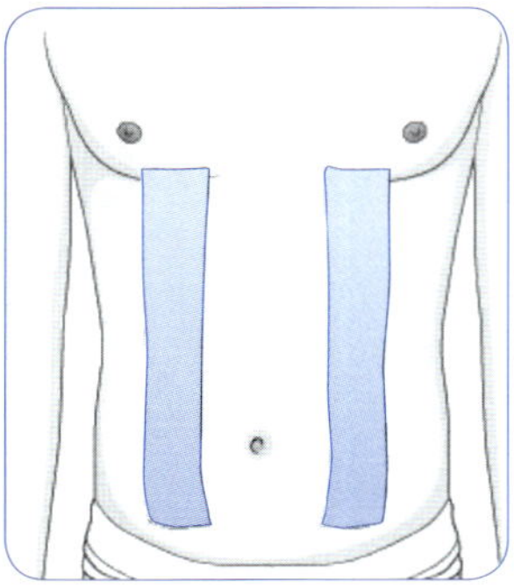
배곧은근(복직근)

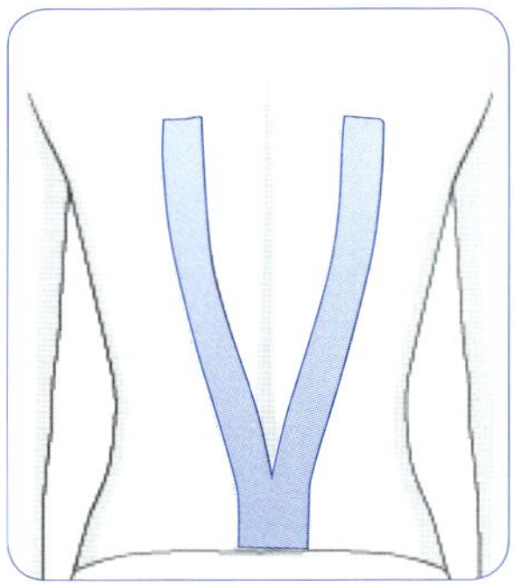
척추세움근(척추기립근)

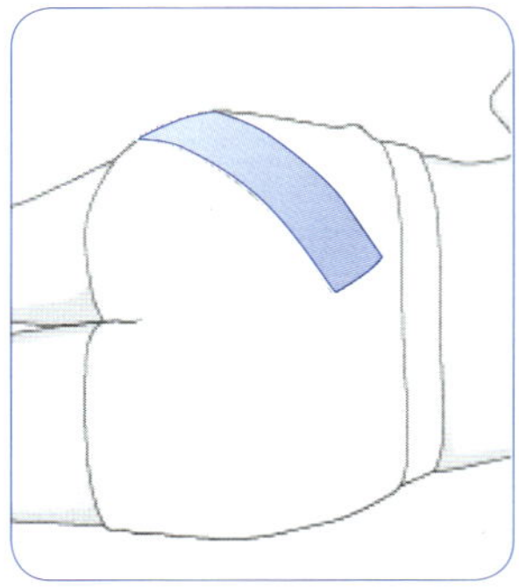
큰볼기근(대둔근)

그림 12-3 ◆ 체부 테이핑요법

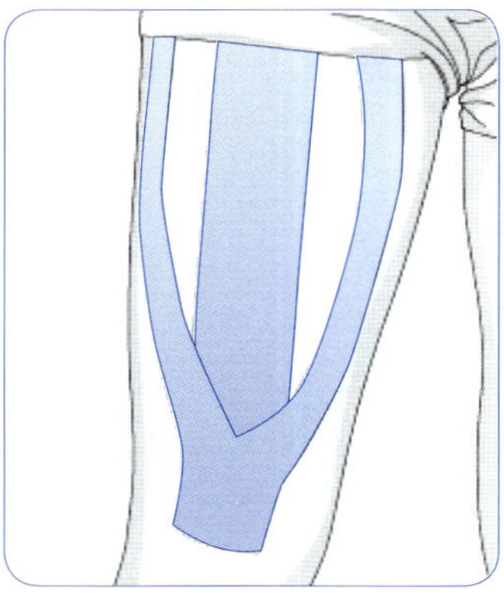
넙다리네갈래근(대퇴사두근)

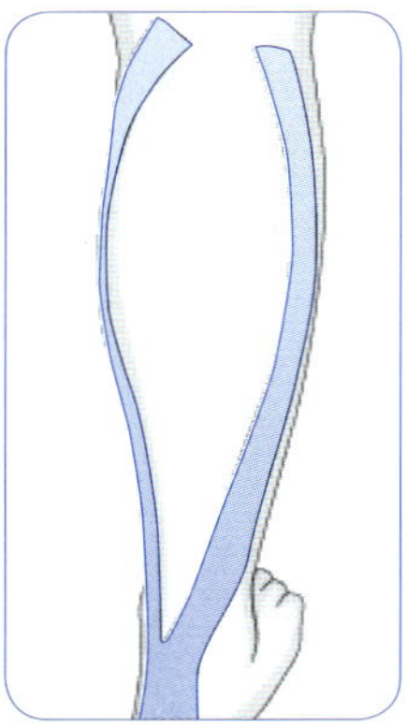
장딴지근(비복근)

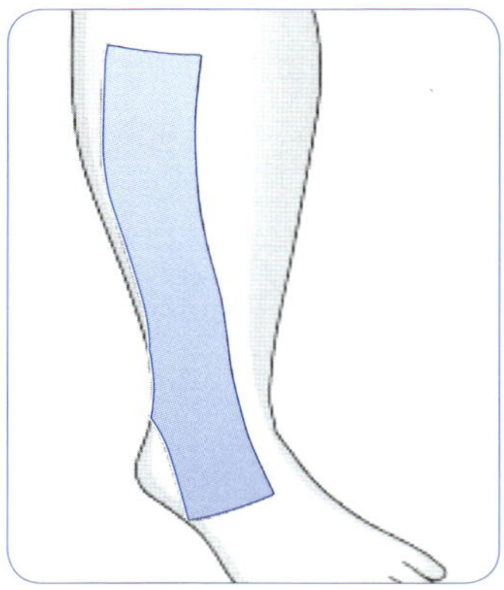
앞정강근(전경골근)

그림 12-4 ◆ 하지 테이핑요법

부위별 실제 통증이 있을 때 테이핑을 적용하는 구체적 방법을 살펴보면 다음과 같다.

외측 발목 염좌가 있을 경우 외측 복사뼈 전방으로부터 세 번째, 네 번째 발가락 쪽으로 테이핑을 하면서 양쪽 내과와 외과를 감싸준다. 엄지발가락 쪽에서 시작하여 외측 복사뼈 쪽의 아킬레스건을 돌아서 앞쪽 발등에서 만나도록 테이핑을 한다(**그림 12-5**).

무릎 통증이 있는 경우 테이핑을 하는 일반적인 방법은 무릎 하단에서 시작하여 Y자로 슬개골의 측면을 따라 테이핑을 한다. 또 다른 방법으로는 X자 테이핑을 무릎 앞면 상부 중앙에 붙이거나 무릎의 하부 중앙을 중심으로 테이핑을 한다(**그림 12-6**).

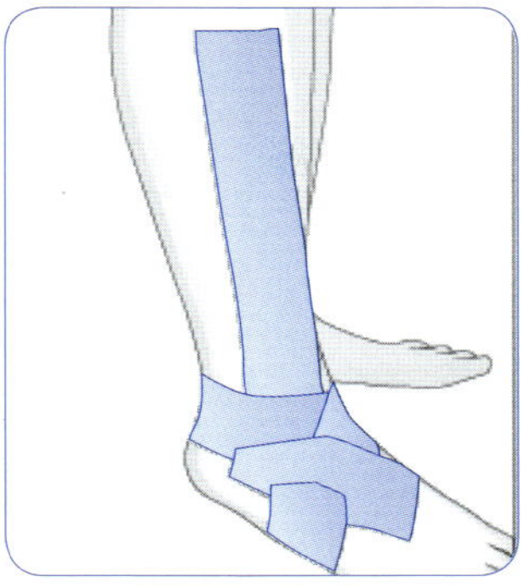

그림 12-5 ◆ 외측 발목 염좌

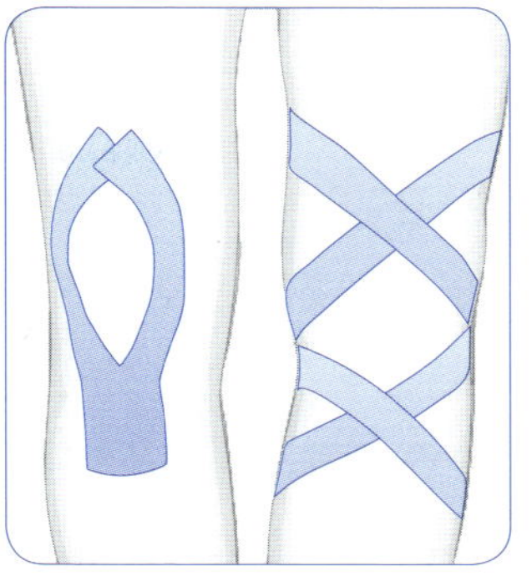

그림 12-6 ◆ 무릎 통증

허리를 앞으로 굽힐 때 통증이 있는 경우는 꼬리뼈 2-3횡지 위에서 X자로 둔부에 가능한 한 길게 테이핑한다. 다음으로 한 줄은 서혜부 중앙에서 배꼽을 향해 테이핑을 하는데 이때는 좌우 동일하게 붙여야 하며, 대퇴 상단에서 시작한다. 그다음에는 배꼽의 양옆을 지나 명치의 측면까지 테이핑한다(**그림 12-7**).

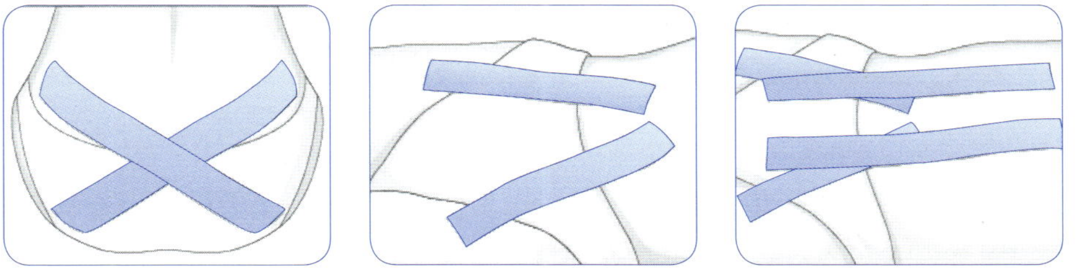

그림 12-7 ◆ 요통

출처: 어강(1999).

손을 많이 쓰는 주부나 골프를 치는 사람에게 손등 결절종(신경절, gang-lion)이 생긴 경우는 손목에서 상완외과를 향해 Y자 테이핑을 한 후 손목에 링 테이핑을 한다(**그림 12-8**).

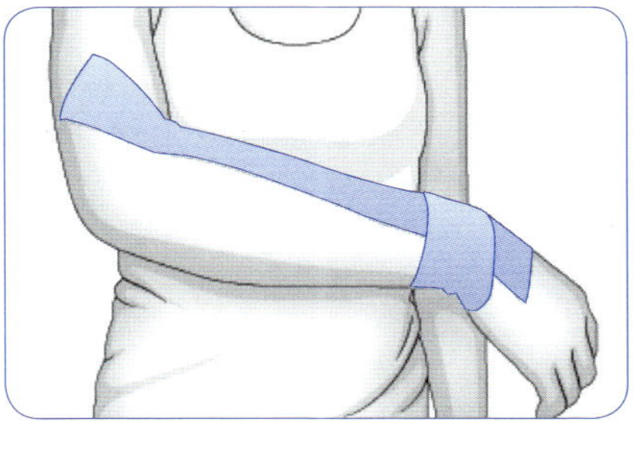

그림 12-8 ◆ 손등 결절종

출처: 어강(1999).

어떠한 테이핑이라도 시작 전에는 테이핑하는 부위를 깨끗이 한 후, 근육이 이완되는 부위에 붙이는데, 이때 테이프는 늘리지 말고 얹듯이 붙여야 한다. 모든 테이핑은 관절의 움직임에 방해가 되어서는 안 되고, 붙이는 기간은 2~3일 정도를 유지하며 운동 후에는 제거한다. 테이핑 후에도 테이프를 제거할 필요 없이 목욕이 가능한데, 목욕 후에는 수건이나 드라이어로 물기를 제거해 주는 것이 좋다. 만약 테이핑을 한 후 알레르기 반응이나 두통, 어지러움 증상이 있으면 즉시 테이프를 제거한다. 이 경우 테이프를 제거하고 나면 부작용 증상이 없어지므로, 비교적 안전하게 사용할 수 있는 대체요법 중 하나이다. 테이핑은 의사표현이 어려운 유아나 감각이나 운동신경의 마비가 있는 환자, 척추 관련 질환으로 대소변의 이상이 있는 환자에게는 사용하지 않는 것을 원칙으로 하며, 임산부에게 적용할 경우는 전문의와 상의해야 한다.

05 연구 *Research*

최근 테이핑요법의 효과를 검증하는 연구가 활발하게 진행되고 있다. 테이핑에 관한 연구동향을 살펴보면 요통이 있는 대상자에게 테이핑 적용 효과를 파악한 연구(김용영 외, 2011; 고성근 외, 2015), 노인의 무릎 통증과 관절가동범위, 신체기능, 일상활동장애 개선에 미치는 효과(이종화, 2018; 김두미 외, 2018; 김애정 외, 2019)와 같이 노인의 무릎 통증과 운동기능 향상, 견갑골, 경부통증, 요통, 발목통증, 족저근막염, 고관절통, 손목 통증 등 다양한 근골격계 통증 조절에 대한 연구가 이루어지고 있다. 또한 편마비 환자의 편측마비상지에 적용한 후 효과를 파악한 연구와 보행능력에 미치는 효과(박선일 외, 2017; 김응범, 2012) 연구와 같이 뇌졸중 환자의 운동능력 향상과 균형, 보행에 관한 연구도 많이 이루어지고 있으며, 단거리 선수들의 경기력 향상(김현철, 2013)과 양궁, 축구, 쇼트트랙 선수의 근력과 유연성, 평형성(김태호, 2011) 등 운동선수들의 기능 향상을 위한 다양한 연구도 이루어지고 있다. 이외에도 알레르기 비염, 축농증, 위염, 생리통, 변비, 설사 등 내과계 질환자를 대상으로 한 연구 등이 보고되고 있다.

06 통합간호실무 *Integrated nursing practice*

테이핑요법은 비침습적이며 약물을 사용하지 않아 부작용도 거의 없고, 붙이고 있는 동안 지속적인 효과가 있으며 일상생활에도 영향을 미치지 않는다. 테이핑은 장소나 시간에 구애 없이 누구나 쉽게 사용이 가능하고, 쉽게 제거할 수 있으며, 적응증 또한 다양하므로 자연 치유적인 간호중재로 활용할 수 있다. 테이핑을 간호실무에 적용할 경우에는 환자의 느낌을 미리 사정해야 하며, 환자의 걷는 모습이나 부종 등 신체의 전반적인 상황을 사정해야 한다. 어깨, 무릎, 허리, 팔 등 아픈 부위를 구부렸다 펴게 해서 어느 동작에서 얼마나 아픈가를 분석하는 동작분석을 통해 관련된 부위에 테이핑을 한다. 치료 전과 치료 후에는 통증 변화 정도를 사정하고 기록하여 테이핑의 효과를 파악해야 한다.

대부분의 테이핑이 질환의 초기에 시행하면 효과가 큰 반면, 질병이 진행되고 나면 치료 효과가 떨어지는 경우가 많다. 연구동향에서도 나와 있듯이 근골격계 질환의 통증 조절에 매우 효과적이며, 생리통, 위염뿐 아니라 호흡기, 갱년기, 불면증, 다이어트 등과 같이 다양한 환자에게 적용 가능한 보완 · 통합요법이다. 따라서 테이핑요법은 일상생활뿐 아니라 제도권 의학의 보조요법으로도 효과적이며 운동선수들을 위한 스포츠 분야, 학교보건, 노인병원, 재활병동 등 다양한 분야에 효과적인 간호중재로 적용할 수 있을 것으로 기대한다(이혜영, 2015).

Try this 생리통

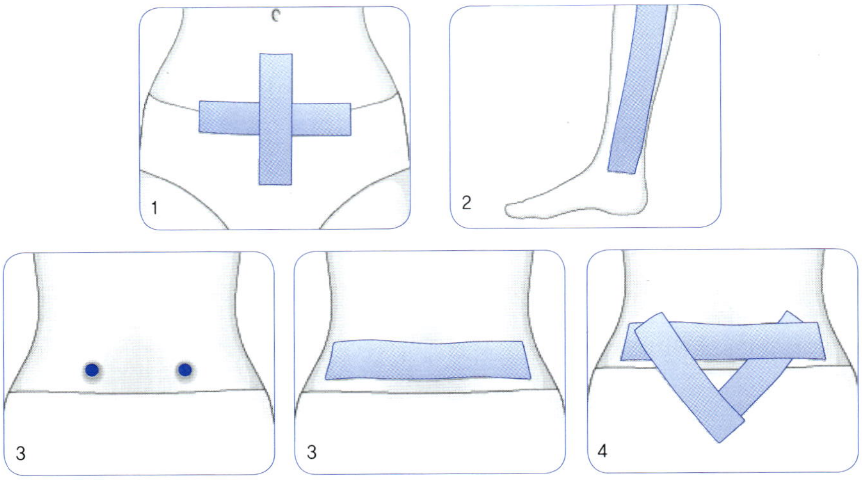

여성들은 생리통이 있는 경우 일상생활을 하기 힘들 정도이다. 생리통을 완화할 수 있는 테이핑 방법을 따라 해 보자.

1) 치골과 배꼽 사이에 열십자 테이핑을 한다.
2) 발목의 내과에서 시작하여 무릎의 중앙을 향해 테이핑을 한다.
3) 서 있으면 허리 뒤쪽의 움푹 들어간 곳을 천장관절이라 하는데 이곳을 잇는 테이핑을 하고 꼬리뼈 위에서 양쪽의 움푹 들어간 곳으로 각각 테이핑을 한다.
4) 꼬리뼈에서 천장관절까지 좌우로 테이핑을 한다.

출처: 어강(1999). 어강의 밸런스테이핑요법.

Try this 외반무지

엄지발가락이 두 번째 발가락 쪽으로 몰리고 기저부로 넓어진 것이 외반무지이다. 체중의 부하가 잘못되어 변형이 오고 무릎이나 허리의 이상까지도 올 수 있다. 외반무지가 있는 사람들에게 적용할 수 있는 테이핑 방법이다.

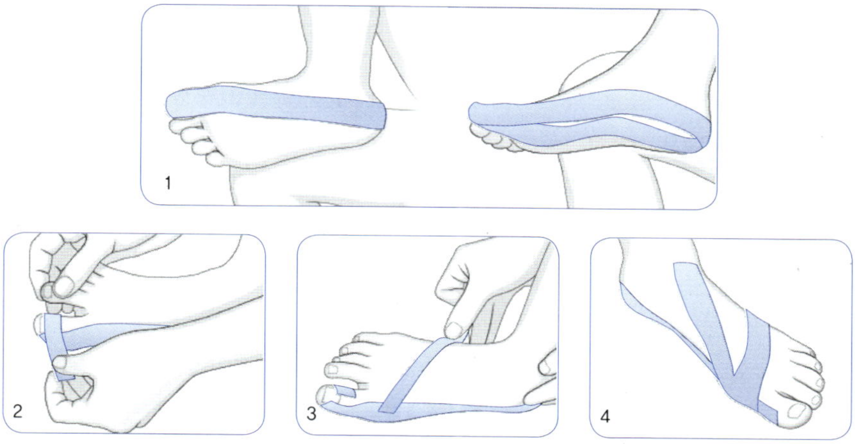

1) 엄지발가락에서 시작하여 발뒤꿈치까지 붙인다.
2) 발가락에 링 모양으로 테이프를 붙여서 끝이 떨어지지 않게 한다.
3) 보조 방법으로 발가락의 내측이나 외측에서 시작하여 회선 모양으로 테이핑한다.
4) 엄지발가락의 기저부에 튀어나온 곳을 중심으로 발등 쪽으로 테이핑한다.

출처: 어강(1999). 어강의 밸런스테이핑요법.

참고문헌

강낙희, 양광규, 이동갑, 윤재환(2000). 붙이면 통증이 사라진다고?. 서울: 신지서원.

곽정자(2013). 밸런스 테이핑요법이 수술실 간호사의 하지 통증과 하지 부종에 미치는 효과. 중앙대학교 대학원 석사학위논문.

고성근, 장은영, 이정희, 이용환(2015). 탄력 테이핑 요법이 요부통증에 미치는 영향. 국제보건미용학회지, 9(2), 57-66.

김두미, 김보경, 권오윤, 박경숙(2018). 슬관절 밸런스 테이핑요법이 노인의 무릎통증과 관절가동범위에 미치는 효과. 한국디지털정책학회, 16(6), 213-222.

김응범, 정광조(2012). 보행관련근육의 운동재활 테이핑요법이 편마비환자의 균형과 보행능력에 미치는 효과. 자연과학, 23, 257-269.

김용영, 백승현, 강희성, 오윤석(2011). 운동 후 마사지와 테이핑요법이 요부 및 하퇴부의 근피로 회복에 미치는 영향, 한국운동생리학회, 20(2), 131-138.

김애정, 박혜숙(2019). 밸런스 테이핑요법이 농촌여성노인의 무릎통증과 일상활동장애 개선에 미치는 영향, 한국산학기술학회논문지, 20(7), 218-227.

김태호(2011). 테이핑 적용이 쇼트트랙 선수들의 근력, 고유수용감각기능, 평형성 및 유연성에 미치는 영향. 한국체육대학교 대학원 석사학위논문.

김현철(2013). 종아리세갈래근과 앞정강근에 대한 키네시오 테이핑 적용이 엘리트 육상단거리 선수들의 경기력 향상에 미치는 영향. 용인대학교 재활복지대학원 석사학위논문.

박선일, 육숙영(2017). 뇌졸중대상자의 편측마비 상지에 적용한 테이핑 요법의 효과. 예술인문사회융합멀티미디어논문지, 7(4), 849-856.

백용현, 이재동, 서정철(2001). 테이핑이 중풍환자의 마비측 일상생활 동작활동에 미치는 영향. 대한침구의학회지, 18(2), 175-185.

어강(1999). 어강의 밸런스테이핑요법. 그린케어.

어강(2001). 밸런스 테이핑 요법 중·고급편. 그린케어.

어강(2000). 근육별 테이핑 해설. 강원: 장문산.

이상호(2000). 테이핑이 편마비로 인한 어깨통증에 미치는 영향. 경희대학교 대학원 석사학위논문.

이종화(2018). 테이핑요법이 여성노인의 무릎관절과 신체기능에 미치는 영향. 국제문화기술진흥원, 4(1), 33-39.

이혜영 외(2015). 보완 · 대체요법과 간호-통증간호를 중심으로. 대한간호협회 보고서.

UNIT 5
심신요법

Mind-Body Techniques

Chapter 13

요가

Yoga

명상은 객관화 없이 영원한 인식 또는 순수한 의식으로 생각을 해산하고, 생각 없이 알며 무한대로 한계를 병합하는 것이다.

- 볼테르(YOLTAIRE)

요가는 아유르베다의학의 한 분야로, 인도에서 수천 년 동안 실천되어 왔다. 요가에는 행동을 위한 윤리적 모델과 영적인 깨달음을 얻기 위한 정신적 · 육체적인 운동법을 포함하는 삶의 방법이 존재한다. 요가는 힌두교로부터 발전되어 왔지만 종교라기보다 단합을 향한 길 위의 몸, 마음, 영혼의 여행이다. 요가는 어떠한 종교 수행법도 보완하거나 강화할 수 있다. 혹은 완벽하게 종교와 떨어져 실천할 수 있는 삶을 위한 방식이 될 수 있다.

요가의 서양식 접근법은 운동 지향적 성격이 강한 반면, 동양식 접근법은 사람들에게 자아실현을 경험하도록 준비시킨다. 대부분의 서양인들은 그들의 스트레스를 관리하고 이완하는 것을 학습하고, 그들의 활력과 안녕 증진을 목적으로 요가를 시작한다. 요가를 배우고 난 후에 많은 사람들은 신체적인 운동의 근본적인 원리에 더욱 관심을 가지며 마음 집중, 고요함, 밝음을 유지하려 한다. 요가는 쓸모 있고 헌신적인 삶을 위해 몸과 마음을 준비한다는 의미이다.

01 배경 *Background*

요가라는 단어는 "인간의 의식을 가리키고 집중한다는 뜻"이고, 산스크리스트어의 유즈(yuj), '어울리기' 혹은 '즐기기'로부터 왔다. 요가는 수천 년 전에 『요가 수트라(Yoga Sutra)』를 썼던 인도의 현자, 파탄잘리Patanjali에 의해 처음으로 기술되었고, 그 전부터 구전되어 내려온 것이다. 이 교재는 현대의 요가 수련법을 정의하고 형성하는 데 도움을 주었다. 요가는 스와미 비브카난다Swami Vivekananda가 인기 있는 선생이 되어 지도하였을 때인 1890년대에 처음으로 미국에 등장하였다. 1960년대에 초월명상(transcendental meditation)의 개발자, 마하리시 마헤시 요기Maharishi Mahesh Yogi는 미국 '히피 세대'의 인기 있는 인물이 되었고, 그 이후로 요가가 지속적으로 성장하는 계기가 되었다. 20세기와 21세기에 걸쳐, 요가는 서양에서 인기 있는 하나의 수련법이 되었다. 미국에서 요가는 성인들이 여섯 번째로 가장 보편적으로 실천하는 보완적 건강 수련법이다(National Center for Complementary and Integrative Health, 2016).

다양한 요가의 수련법은 모두 순수한 기쁨과 우주와 하나되는 상태에 도달하는 목표를 갖는다. 라자요가(Raja yoga)는 명상, 집중, 호흡 조절을 통하여 성취되는 깨달음에 도달하기 위해 지성을 강조한다. 크리야요가(Kriya yoga)는 성서 연구를 통하여 마음을 고요하게 하는 수련법이다. 카르마요가(Karma yoga)는 깨달음의 길로서, 모든 존재에 대한 봉사에 초점을 둔다. 박티요가(Bhakti yoga)는 신에 대한 헌신을 강조한다. 즈나나요가(Inana yoga)의 목적은 지혜이고, 신성함에 대한 직접적 지식이다. 탄드라요가(Tandra yoga)는 성전과 의식에 대한 연구를 포함한다. 쿤다리니요가(Kundalini yoga)는 척추를 따라가는 에너지 움직임의 연구이다. 아이엥가요가(Iyengar yoga)는 하타요가의 한 형태로, 벨트나 줄 같은 소도구를 사용하여 자세의 완벽함을 추구한다. 실버요가(Silver yoga)와 체어요가(Chair yoga)는 노인이나 신체적 장애가 있는 사람들처럼 신체의 유연성이 떨어진 사람들을 수용하기 위해 개발되었다. 레스토러티브요가(Restorative yoga)는 일반적으로 눕거나 앉는 자세에서 행하는데, 이것은 신체적 긴장을 최소화한다. 담요, 베개, 타월, 공 같은 소도구로 자세를 지지하고 몸을 부드럽게 오랫동안 신전되도록 한다. 신체적 치료와 병행하였을 때 장점은 질병이나 손상으로부터 회복하는 사람 혹은 신체적 · 정서적 스트레스를 경험하는 사람의 힘과 유연성, 가동력을 개선한다는 것이다.

다른 현대적 스타일의 요가에는 doga(반려동물과 함께 요가를 실천하는 것), yogalates(요가와 필라테스의 조합), 타이요가마사지(요가와 지압점 마사지를 조합하여 실천하는 것)가 있다(Miles, Tait, Schure, & Hollis, 2016; Staples, 2015).

많은 종류의 요가가 존재하지만, 이 장은 서양인들이 가장 많이 실천하는 요가의 형태로 **하타요가(Hatha yoga)**에 중점을 둔다. 이 특별한 형태의 요가에서 깨달음의 길은 마음과 영혼의 자유를 조절하는 핵심으로 육체의 통제를 통해서 이루어진다.

02 준비 *Preparation*

요가 강사들에게 국가면허증이나 기본 자격증을 요구하지는 않는다. 요가 강사나 요가 치료사가 되는 것은 많은 다른 대체 치료 실무에서 요구하는 것보다 더 많은 개인적 헌신이 필요하다. 대부분의 수련 프로그램에서 인정을 받기 위해 전도 유망한 요가 강사들은 6개월에서 1년 동안 매일 요가 수련을 해야만 한다. 약물, 알코올, 담배를 끊어야 하고 채식을 해야 한다.

03 개념 *Concepts*

고전적인 요가에는 개인의 일상생활을 위한 구조를 도와주는 8개의 방식들을 포함한다. 이 같은 신체적 · 정신적 수련법들은 높은 수준의 인격 발달에 도움이 된다고 믿어 왔다. 요가의 외적인 측면은 올바른 삶(금욕과 인격 수련), 올바른 몸 관리(몸 조절)와 활기찬 에너지의 확장(호흡 조절)으로 구성된다. 요가는 또한 요가의 핵심 목적을 강조하는 내적 차원의 세계를 갖는다. 분리, 집중과 명상이 순수 의식의 발달을 향한 단일 과정을 함께 형성한다.

BOX 13-1 요가의 8가지 방식: 생활지침

1. 절제(Yamas)
   - 비폭력(ahimsa)
   - 정직함(satya)
   - 도둑질하지 않음(asteya)
   - 욕망 억제(brahmacharya)
   - 탐욕 없음(aparigraha)
2. 인격 훈육(Niyamas)
   - 순수함(shauca)
   - 만족(samtosa)
   - 자아훈련(tapas)
   - 자아학습(svadhyaya)
   - 신성함(ishvara-pranidhana)
3. 신체 단련(Asanas)
4. 호흡 조절(Pranayama)
5. 분리(Pratyahara)
6. 집중(Dharana)
7. 명상(Dhyana)
8. 순수 의식(Samadhi)

절제

절제(abstinences)는 삶에서 무엇을 하지 않으려는 것이다. 첫 번째 절제는 비폭력과 연결된다. 비폭력은 신체적으로 다른 사람에게 타격을 주지 않는 것뿐만 아니라 비폭력적인 말과 비폭력적인 생각을 갖는 것이다. 두 번째 절제인 정직함은 개인적 정직성과 성격의 강직함을 가져온다. 세 번째 절제인 도둑질하지 않는 것은 주인이 없는 물건의 권리를 차지하지 않고, 집중력뿐만 아니라 다른 사람의 개인적 소유물을 훔치지 않는 것을 포함한다. 네 번째 절제인 고상함과 욕망 억제는 사람들을 높이 존중하고 사람을 사랑하고 존중하는 것을 의미한다. 다섯 번째의 절제는 탐욕이 없는 것으로, 단순하게 살고 소유물을 삶에서 사용하는 도구로만 보는 것을 의미한다. 탐욕이 없는 것은 질투와 선망을 피하게 한다(Staples, 2015).

인격 훈육

인격 훈육(personal disciplines)은 삶에서 무엇을 하는지에 관한 것이다. 첫 번째 훈육인 순수함은 다섯 가지 절제의 실천을 통하여 성취된다. 절제는 순수함으로 바로 이끌어서 부정적인 존재를 멀리하는 것이다. 순수함은 또한 모든 삶에서 깨끗함, 존경과 관련된다. 두 번째 훈육인 만족은 누구와 함께 가지고 있는 무엇과 함께 행복함을 찾는 것을 의미한다. 세 번째 훈육인 자아 훈련은 그것을 위해 노력하고 추종할 수 있는 능력을 갖는 것을 의미한다. 네 번째 훈육인 자아 학습은 내적 성찰을 통한 자아 학습을 의미한다. 신성함에 중심을 둔 다섯 번째 훈육은 헌신을 포함한다. 이와 같은 훈육법들은 어떻게 신성함이 그들 안에, 그들의 부분에, 그들 주변의 모든 것들에 있는지에 관심을 갖도록 격려하기 때문에 어떤 종교와도 함께 한다(Innes & Selfe, 2016).

신체 단련

신체 단련(body control)은 하타요가의 중요한 부분으로, 수많은 자세 혹은 아사나(asanas)를 통하여 이루어진다. 이와 같은 신체의 자세들은 서양인들이 요가라는 단어를 들었을 때 **그림 13-1**과 같이 연상된다. 이와 같은 자세들은 신체를 강하게 만들고, 보다 유연하게, 보다 기능이 좋게, 그리고 질병과 다른 문제에 잘 대응하도록 단련하는 것을 돕는다. 자세는 명상을 촉진하려는 의도를 갖는다. 자세는 다음으로

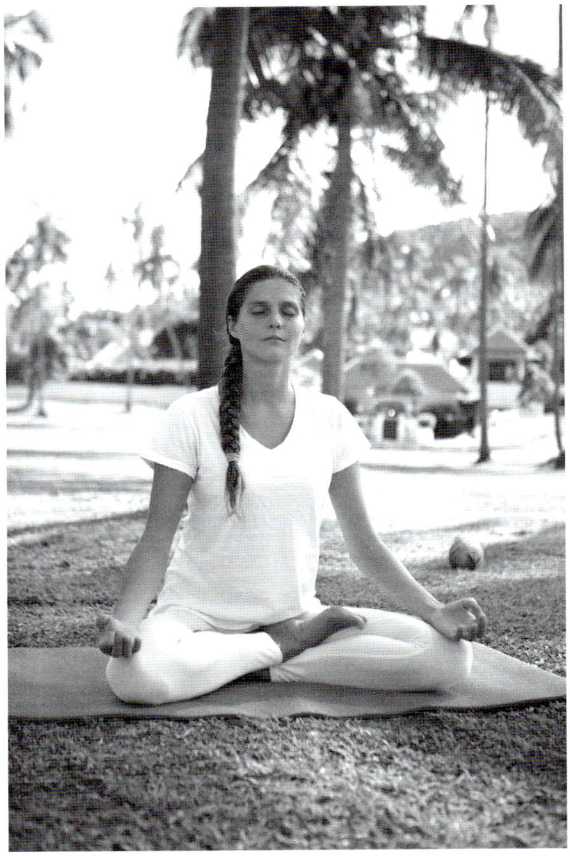

그림 13-1 ◆ 자연에서 명상하기-열대 전원에서 요가 연습하는 여자

출처: VetrovaMaria/Shutterstock.

분류된다. 서서 하는 자세, 역 자세, 비틀기 자세, 뒤로 구부리는 자세, 앞으로 구부리는 자세, 복구를 위한 자세 등이다. 자세를 분류하는 또 다른 방법은 조화, 힘, 유연성과 이완에 따른다. 비폭력의 믿음은 자세에 적용되었는데, 이것은 통증이 신체에 폭력을 가하는 것을 암시하기 때문에 신체 운동은 결코 통증이 있는 부위에서 행하지 않는다는 것을 의미한다(Meissner, Cantell, Steiner, & Sanchez, 2016).

호흡 조절

호흡 조절(breath control)은 사람들에게 최적의 신체적 · 정신적 이득을 위한 에너지 혹은 프라나(prana)로 가는 길을 가르쳐 준다. 공기를 흡입하였을 때, 그것은 영양을 공급하고 활력을 주기 위해 몸 안으로 흘러들어오는 활력적인 에너지이다. 호흡을 조절하는 목적은 호흡 리듬을 보다 규칙적으로 만들고, 신경계 전체를 진정시키는 효과를 갖는다. 그것은 내면에 집중하고 사고가 흩어지는 것을 감소시키기 때문에 명상보다 훨씬 효과적이다(Staples, 2015).

분리

분리(detachment)의 실천은 감각과 관련되어 있다. 이것은 감각들을 자극하는 모든 것들로부터 감각을 거두어들이는 것이다. 분리의 목적은 외적인 영향 이상의 전문적인 기술을 획득하는 것이다. 이런 분리는 호흡을 연습하는 동안, 명상하는 동안 그리고 자세를 취하는 동안 발생할 수 있다. 분리의 과정은 또한 통증 완화를 위한 효율적인 기술이 될 수 있다(Staples, 2015).

집중

집중(concentration)의 목표는 많은 것을 대신하여 마음이 한 가지 사물에 집중하도록 가르치는 것이다. 집중은 마음을 고요히 하고 호흡을 이완하는 동안 주의력을 유지하는 것이다. 사람들은 자주 초의 불꽃, 원의 그림, 단일의 소리 같은 한 사물에 집중한다. 목적은 일상적으로 인간의 마음속에서 떠다니는 많은 생각들을 멀리 밀어내는 것을 배우는 것이다. 집중은 최대의 가능한 이득을 성취하기 위해 각 요가 자세를 따라 하므로 직접적으로 몸에 영향을 준다(Kabat-Zinn, 2016).

명상

호흡 조절, 분리, 집중은 명상의 상태로 이끈다. 명상(meditation)은 사람들이 그들이 집중하고 있는 물체 안으로 흡수될 때 가능하다. 이 시점에서, 그 외에 아무것도 존재하지 않는다. 명상은 사람들이 그들의 흩어진 마음을 명확히 할 수 있고, 보다 빠르게 생각하고, 일상생활 속에서 사물을 명확하게 볼 수 있게 한다(Kabat-Zinn, 2016). 명상은 제14장에서 독립된 주제로 다룬다.

순수 의식

요가를 통해 할 수 있는 다른 한 가지는 순수 의식(pure consciousness)으로 유도하는 것인데, 이것은 명상의 목적과 전체적으로 일치하며 따라서 우주와 하나가 되는 것을 뜻한다. 일반적으로 순수 의식은 "생각이 없는 마음이다."라고 하여 많은 종교는 역사를 통하여 순수 의식을 전통의 한 부분으로 포함하였다. 기독교는 이것을 '순수한 사랑'으로, 유대교는 '신의 죽음' 혹은 '무'로 언급하였다. 이것은 정신적 · 정서적 경험 그 이상이다. 신체적으로 호흡은 느려지고, 심박수는 떨어지고, 심전도는 다른 3개의 일반적인 의식 상태인 깨고, 잠자고, 꿈꾸는 파형인 것과 달리 독특한 파형을 나타낸다. 순수 의식은 이상적인 상태이고 일반인에게는 나타나지 않는 순수한 환희의 상태이다. 아주 소수의 성실한 요가 수련자들은 장시간 이 상태를 유지할 수 있었다. 대부분의 사람들에게서 명상하는 동안 이것이 가끔 관측된다(Kabat-Zinn, 2016).

04 건강 및 질병을 보는 관점 *View of health and illness*

요가에서 건강은 다섯 가지 존재의 칼집과 관련된다. 첫 번째 칼집은 육체적 몸이고, 두 번째 칼집은 생명과 관련된 몸, 생명력, 프라나이다. 세 번째 칼집은 사고와 정서를 포함하는 마음이고, 네 번째 칼집은 높은 지능, 다섯 번째 칼집은 긍정적 에너지와 내면의 평화로 가득 찬 희열이다. 이 칼집 중 어떤 것에서의 불균형이 질병을 가져올 수 있다고 믿었다. 예를 들면, 강한 노여움은 세 번째 칼집의 붕괴로, 사람의 호흡 형태를 방해하고 프라나와 생명력의 불균형을 가져온다. 붕괴된 호흡에는 바이러스의 침입이 따르고, 추위로 표현되는 다섯 번째 칼집의 붕괴로 이어진다. 보통의 살아 있는 인간의 삶은 모든 다섯 가지 칼집을 조화롭게 유지한다고 생각하고 이것은 건강과 안녕에 기여한다(Staples, 2015).

요가의 철학은 세 가지 단계의 음식 혹은 식사(ahara)에 있다. 첫 번째는 몸에 영양을 공급하는 육체적 음식이다. 두 번째는 생각 혹은 마음을 풍요롭게 하는 듣고, 접촉하고, 보고, 맛보고 냄새를 맡는 감각이다. 세 번째 단계는 연상 혹은 영혼을 풍요롭게 하는 사람이다. 건강과 안녕은 좋은 음식과 친해지는 동시에 나쁜 음식, 나쁜 인상, 나쁜 연상으로부터 거두어들이는 것이다. 건강한 몸이 독성과 병원균에 저항하는 것처럼 건강한 마음은 그것의 주변에 있는 부정적인 영향에 저항한다(Staples, 2015).

건강과 질병에 관한 요가의 관점은 내적이고 외적인 균형과 관계된다. 비록 바이러스, 박테리아, 유전학과 사고는 질병을 유발할 수 있다고 인식되었지만 장애는 또한 다음과 같이 일어날 수 있다고 인식되었다.

- 불충분한 프라나 혹은 생명력
- 두절된 프라나
- 부적절한 식이
- 청결함의 부족
- 불행
- 비관적 견해와 부정

건강한 습관, 몸의 관리, 평화로운 마음과 정신의 고요함은 사람들을 병마로부터 보호한다. 요가는 훌륭한 예방의학의 하나이다. 이것은 몸의 림프계가 순환이 잘되도록 방해물을 제거함으로써 독성으로부터 저절로 깨끗해지도록 돕는다. 림프는 움직임에 의해 몸 전체(근골격계 운동, 호흡 운동, 순환 운동, 위장계 운동 등)를 펌프질하는데 이 모든 것이 요가의 역할이다. 요가는 신체 관절을 늘려 유연성이 높아져 몸 전체를 통하여 생체 에너지의 흐름을 증가하는 작은 차크라로 여겨진다. 요가의 자세와 호흡술은 에너지와 림프가 몸 전체를 통하여 자유롭게 흐르게 하고, 그 결과 몸은 기능이 좋아지고, 더 좋아짐을 느끼고, 질병과 더 효율적으로 싸운다. 요가적 관점으로부터 건강은 편안한 몸, 평화로운 마음 그리고 쓸모 있는 삶으로 설명될 수 있다(National Center for Complementary and Integrative Health, 2016).

05 치료 *Treatment*

사람들은 원하는 만큼 요가를 최대한 또는 최소한으로 수련할 수 있다. 어떤 사람들은 수련의 세 부분인 자세, 호흡 조절, 명상 모두를 시작한다. 어떤 사람들은 자세로 시작하고 호흡이나 명상으로 흥미를 발전시키지 못한다.

미국 내에서 실천되는 일반적인 요가 시간은 1시간 20분이다. 자세를 취하는 것으로 30분을 보내고, 나머지 30분은 호흡과 명상을 실천한다. 다른 사람들은 대부분의 시간을 자세를 취하는 데 보내고 짧은 시간의 명상이나 이완요법으로 마무리한다. 몇몇 사람들은 수업을 통해 일주일에 1~3회를 실천한다. 한편 다른 사람들은 집에서 매일 실천한다. 요가 자세를 취할 때는 복부가 편안하도록 식사 후 1~2시간 내에는 하지 말아야 한다. 카페인과 다른 자극적인 것은 이완을 방해할 수 있으므로 피해야 한다. 요가는 결코, 알코올과 다른 오락용 약물의 섭취 후에 행해서는 안 되는데 그 이유는 그것들이 집중력, 조정력, 힘을 감소시킬 수 있고 신체적 손상의 위험을 증가시킬 수 있기 때문이다. 요가는 편안하게, 느슨한 옷을 입고, 깔개, 매트, 담요와 같이 미끄러지지 않는 바닥에서 실천해야 한다. 왜냐하면 이 과정은 인간을 완전 집중하게 만들기 때문이다. 방은 모든 외적인 소음, 심지어 조용한 배경 음악까지도 피해야 한다.

요가는 개인에게 맞춤형이고, 시작 단계뿐 아니라 최고의 진보된 단계에서 많은 장점을 가지고 행할 수 있다. 참여자들은 요가가 경쟁적인 스포츠가 아니라는 것을 기억해야 하고 따라서 개인의 수준은 문제가 되지 않는다. 만일 사람들의 몸이 뻣뻣하고 볼품이 없고, 아프거나 허약하다면 쉬운 운동들을 통해 관절을 유연하게 만들고 순환을 촉진하는 것을 돕는다. 만일 규칙적으로 실천한다면 이 단순한 운동만으로 사람들은 건강과 안녕에서 큰 차이를 만든다.

자세는 천천히 조심스럽게 혹은 더욱 활력적으로 취해야 한다. 초보 자세는 근육과 관절의 긴장을 풀고 마음에 중심을 둔다. 집중은 어떻게 몸이 느끼는지 무엇을 하는지에 주의를 기울이는 것이다. 모든 동작은 부드럽게 천천히 한다. 긴장하거나 힘을 주는 것은 요가가 편안하게 취할 수 있는 비폭력적 접근이기 때문에 피해야 한다. 체력 훈련은 근육이 서로 반대편으로 긴장하기 때문에 등척성 운동이다. 자세를 취한 후에는 편안하게 할 수 있는 한 오랫동안 그 자세를 유지한다. 일반적으로 호흡은 여섯 번 한다. 잘 구조화된 훈련에서 각각의 자세는 앞으로 구부리거나 뒤로 구부리는 것과 같은 한 방향의 자세와 반대편 방향의 자세가 포함되며, 이에 따라 몸은 신체적으로 균형을 유지한다. 호흡은 쉽고 물 흐르듯이 지속적으로 되어야 하고 자세를 잘 잡게 한다.

모든 요가 세션은 몇 분간 완벽하게 이완하여 끝나야 한다. 이 시간은 몸과 마음을 최적의 상태로 만드는 가장 중요한 부분이다. 몇몇 사람들은 더 깊은 상태의 이완에 도달하기 위해 요가 세션을 구호로 끝낸다. 지도자는 "나마스테, 나의 마음속의 신이 당신의 마음속의 신에게 절한다."라는 단어로 세션을 끝낸다. 다음과 같이 요가는 많은 건강상의 이점을 제공한다.

- 근육과 관절의 유연성이 증가한다.
- 가동력이 개선된다.
- 근육이 정상적으로 기능하고 강화된다.

- 지구력이 개선된다.
- 순환이 증가된다.
- 혈압이 낮아진다.
- 림프 순환이 증가한다.
- 소화와 배설이 개선된다.
- 심호흡이 증진된다.
- 뇌의 엔돌핀, 엔켈로팔린, 세로토닌이 증가한다.
- 정신적 명민함이 증가한다.
- 알파와 델타 뇌파의 활동이 증대된다.
- 이완이 증진된다.
- 스트레스가 관리된다(National Center for Complementary and Integrative Health, 2016).

요가는 만병통치약이 아니다. 요가는 증상을 경감하고 통증을 감소시키고 삶의 질을 개선한다. 이는 긍정적인 건강관과 태도 같은 생활습관의 변화를 강화함으로써 질병 예방에 도움을 준다. 만일 사람들이 허리, 무릎, 어깨가 허약하다면 그들은 손상의 위험이 높으므로 요가를 할 때 조심스럽게 실천해야 한다. 요가와 관련한 두 가지 위험 요소는 자질 없는 선생과 질투심이 많은 학생이다. 훈련이 부족한 지도자는 부적절한 자세를 가르친다. 질투심이 많은 학생은 요가를 경쟁적으로 보고 그들의 신체적 한계를 초월하여 스스로를 몰아붙인다.

06 연구 *Research*

요가와 관련한 연구는 삶의 질, 신체적 효과, 마음챙김과 영성을 확인하는 양적 · 질적 연구가 있다. 다음은 현재 보고된 연구의 일부분이다.

- 체계적인 문헌고찰과 메타분석 결과, 요가 중재가 60세 이상 성인과 노인들에게서 균형이 약간 개선되었고 신체적 가동력은 중등도로 개선되었다. 이와 같은 결과가 노인들의 낙상을 감소시킬 수 있는지를 확인하는 더 많은 연구가 필요하다(Youkhana, Dean, Wolff, Sherrington, & Tiedemann, 2016).

- 코크란의 체계적인 문헌고찰에서 요가가 비운동 혹은 비중재 통제그룹과 비교하여 허리 통증과 기능을 개선시켰다는 명확한 근거는 낮았다. 요가가 다른 형태의 요통 운동보다 우수한지는 명확하지 않았다(Wieland et al., 2017).
- 체계적인 문헌고찰과 메타분석은 요가 수련의 심각한 부작용을 조사하였다. 요가는 조심스러운 운동만큼 안전하다고 결론지었다(Cramer et al., 2015).
- 요가가 제2형 당뇨병 성인에게 미치는 영향에 대해 체계적인 문헌고찰과 메타분석이 수행되었다. 몇 가지 제한점이 주어지면, 요가는 혈당 조절, 지질 수치 및 체중 감량에 의미 있는 개선을 가져올 수 있다고 하였다. 요가는 또한 혈압을 낮추고 기분, 수면 및 삶의 질을 향상시킬 수 있다고 하였다(Innes & Selfe, 2016).
- 무작위 대조군 실험연구에서 임신 동안 요가 수련을 시작한 여성에게서 태아의 반응의 증거가 없는 것으로 나타났다. 따라서 요가는 저위험 임신 여성에게 추천할 수 있다(Babbar et al., 2016).
- 무작위 대조군 실험연구에서 요가와 운동이 항암치료와 내분비치료를 받는 유방암 여성에게서 삶의 질, 피로, 마음챙김과 질병에 대한 적응에서 동등하게 효과적인 것으로 나타났다(Lotzke et al., 2016).

07 통합간호실무 Integrated nursing practice

규칙적인 요가의 실천은 근육을 만들고 강화하며, 유연성이 증가하고 지구력이 개선되고 이완 상태를 증진시킨다. 신체적 반응은 스트레스 반응과는 반대이다. 스트레칭과 심호흡은 완전한 이완감을 가져온다. 부드러운 스트레칭과 관절가동운동은 근육 긴장력과 관절의 뻣뻣함을 감소시킨다. 통찰은 자아의식과 호흡에 집중하고 에너지는 스트레스와 관련하여 불안을 최소화한다. 바닥에 몸을 누이는 것은 마음을 깨끗이 하려는 것이고, 아마도 너무 비일상적이어서 이것은 사람들의 몸에 대한 태도와 의식을 변화시킨다(Kabat-Zinn, 2016).

하타요가는 건강한 사람들과 몸이 유연한 사람들에 의해 만들어졌다. 그러나 중증의 질병을 앓고 있는 사람도 자세를 취하기 쉽지 않지만 호흡은 조절할 수 있다. 호흡 운동과 이완 반응은 몸을 건강하게 하고, 마음을 고요하게 하여 균형적인 상태로 만드는 데 기여한다. 사람들은 그들의 일차 간호 전문가와 함께 최근에 수술을 받았는지, 몸을 쇠약하게 하는 신체적 결점을 가졌는지, 암, 당뇨, 간질, 심장질환, 고혈압, 에이즈, 다발성 경화증과 어떤 다른 중증 질환에 걸렸는지를 확인해야 한다. 요가는 저지방 식이와 중등도의 유산소 운동과 결합하여 관상동맥이 막히는 것을 크게 감소시킬 수 있다(Ornish, 2008). 다른 연구에서는 요가가 관절염, 당뇨병, 정서장애, 천식, 고혈압, 생리통, 요통, 만성 피로에 효과적임을 보여 주었다.

요가는 어린이에서 노인까지 어떤 연령층에도 도움을 줄 수 있다. 어린이들은 자연적으로 요가를 하게 되고, 요가가 무척 재미있음을 발견한다. 가족 전체가 요가를 하는 것은 일상을 유지하기 위한 하나의 방법이다. 몇몇 어른들은 요가가 그들의 유산소 운동을 대체한다고 알고, 다른 사람들은 위대한 무산소 운동 코치로 생각하고 요가에 참여한다. 요가는 책, 동영상으로 배우는 것이 가능하지만 선생으로부터 배우는 것이 가장 쉽다. 요가 수업은 건강 클럽, 지역사회센터, 대학과 병원 같은 여러 장소에서 가능하다.

당신은 간호사로서 사람들에게 그들의 안녕을 책임질 수 있는 시작 방법으로 요가를 활용하도록 격려할 수 있다. 요가의 지속적인 수련은 사람들이 그들의 몸에 대한 태도와 그들이 스스로를 돌볼 수 있다는 그들의 믿음을 바꾸게 하고, 이 두 가지는 안녕(well-being)에서 중요하다. 예를 들면, 신체적 운동은 유연성을 개선하고, 근력을 강화하고, 체중 감소와 같은 특별한 목적에 도달하기 위한 방법일 수 있다. 다른 사람들은 운동 그 자체 이상의 특별한 목적을 갖지 않고 그들의 자아, 호흡, 에너지를 의식하게 된다. 요가에 동반되는 이완은 자아 치유를 자극하고 내적인 평화감에 기여할 수 있다.

누구든지 산 자세를 배울 수 있는데, 이것은 마음을 준비하는 인식으로 서 있는 자세이다. 이 자세가 잘 실천되면 몸은 일상의 모든 움직임인 서고, 앉고, 걷고, 뛰는 것을 위해 준비가 잘된다. 하늘과 땅 사이에 위치한 산과 같이 이 자세는 다리와 발은 땅에 위치하도록 하고 척추는 들게 한다. 처음에는 이상하게 느낄 수도 있지만 사람들에게 전신 거울을 앞에 두고 옆으로 서도록 하여 그들 스스로가 그들의 자세를 점검하도록 지도한다(**그림 13-2**). 일단 사람들이 자세를 취하면 그들의 신체적 감각을 언급해야 한다. 발 아래 체중이 고르게 분포되었는지? 다리는 단단하게 조이는지? 어깨는 이완되었는지? 호흡은 편안하고 쉬운지? 사람들에게 산 자세를 하루에 3~4번 하도록 권장한다. 잘 서는 것은 관절, 인대, 근육, 특히 척추와 하지의 긴장을 감소시킨다. 이것은 또한 호흡, 소화, 배설을 돕는다. 산 자세는 침착함과 자존감을 나타낸다.

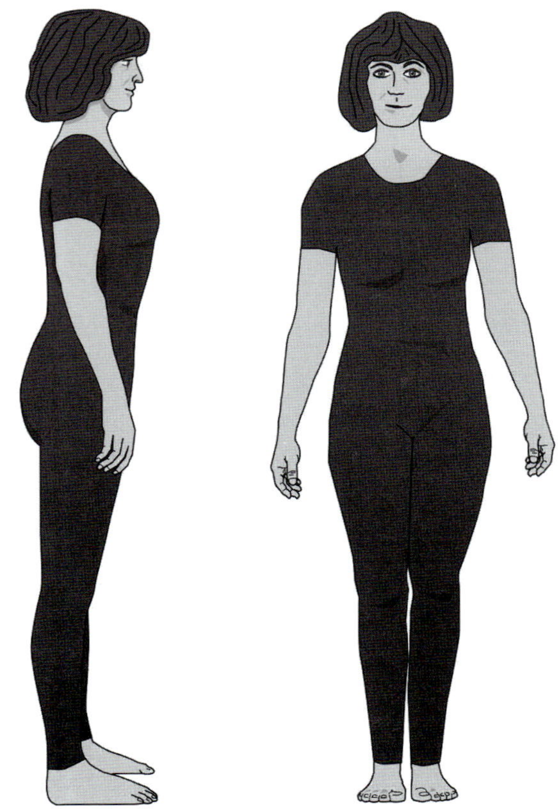

그림 13-2 ◆ 산 자세(Tadasana)

요가를 포함하여 운동 프로그램으로부터 효과를 얻으려면 지속적으로 실천해야 한다. 다음의 몇 가지 제안은 사람들이 규칙적으로 발전되도록 돕기 위한 것이다.

- 대상자가 자신을 돌볼 수 있도록 허락하고, 이완할 수 있는 시간을 갖고, 매일 요가를 실천할 수 있는 시간을 만들도록 한다. 그들은 잠자기 전이나 아침 일찍 몇 가지 자세를 취하는 것이 가장 능률적임을 알 수 있다. 단지 5분만 연습하더라도 매일 연습을 할 수 있는 기반이 된다.
- 이러한 실천을 유지하기 위해 많은 사람들은 최소한 일주일에 한 번 요가 수업에 가는 것이 도움이 된다는 것을 알게 된다. 다른 사람과 함께 실천하면서 생긴 지지와 강사부터 받는 정보는 그들의 요가 실천 의무를 강화하는 데 도움이 된다.
- 그들에게 전용 요가 공간을 만들도록 제안한다. 그들은 실천을 위한 충분한 공간을 확보하기 위해 임시적으로 물건을 옆으로 치울 수 있다. 단순히 그들이

바닥에 요가 매트를 펼칠 수 있는 장소를 선택할 수도 있다. 요가 실천만을 위한 장소를 갖는 것은 사람들이 그들의 주변에서 방해하는 것 없이 자세에 집중하는 데 도움이 된다.

- 사람들이 그들이 좋아하는 자세로 시작하게 한다. 만일 그들이 한 자세를 좋아한다면 그들은 어렵더라도 그 자세를 한다. 당신은 그들이 각 수업으로부터 좋아하는 한 가지 자세를 취하고 그 자세를 최소 하루에 한 번 혹은 단지 몇 분간이라도 실천하도록 제안할 수 있다. 그들은 그다음 점진적으로 자세와 조합하여 그들 자신만의 요가 시간을 만들 수 있다.

요가의 적응증 중의 하나는 임신과 출산이다. 사실, 출산교실에서 가르치는 집중, 이완, 체계적인 호흡과 같은 많은 기술들은 요가에 뿌리를 둔다. 부드러운 스트레칭 자세는 임신으로 인한 근육통을 완화하고 분만 동안 사용될 수 있는 근육을 강화한다. 호흡기술은 임신 진행에 동반되어 호흡이 짧아지는 것을 줄인다.

임신 동안 요가를 실천하는 것은 몇 가지 자세만 금지되어 있는 정규 요가와는 약간 다르다. 이 자세들은 최대의 스트레칭 자세이고, 어떤 자세는 자궁에 압력을 준다. 완전히 앞으로 구부리는 것은 어머니와 아기 둘 다를 불편하게 할 수 있을 것이다. 임부의 균형 중심이 완전히 이동하기 때문에 균형 있는 자세를 취할 때 조심해야 한다. 임신한 여성은 결코 어떤 자세를 하더라도 똑바로 눕지 않아야 한다. 임신 20주 이후 여성은 그녀의 등을 대고 눕기보다는 왼쪽 옆으로 누워야 한다. 만일 어떤 자세에서도 불편함을 느낀다면 여성은 일단 중지해야 한다. 만일 임산부가 현기증, 급성부종, 극도로 호흡이 짧아짐, 질출혈을 경험한다면 그녀는 즉시 조산사와 의사를 만나러 가야 한다(Babbar et al., 2016).

조산사와 의사가 허락한다면, 대부분의 여성은 일반적으로 분만 2주 후에 요가 자세를 시작할 수 있고, 만일 여성이 제왕절개를 했다면 몇 주 더 지나서 가볍게 요가 자세를 시작할 수 있다. 여성은 몇 가지 자세를 취하고 차례로 여성의 계획으로 되돌아간다. 만일 여성이 출산 후 출혈이 많고 혈액이 붉다면 중지하고 여성의 조산사나 의사에게 연락한다. 여성의 신체가 호흡 운동을 통해 에너지로 충만한 것은 출산 후의 자아-치유를 촉진한다.

사람들은 요가를 배움으로써 각 연속되는 자세가 그들이 특별한 무엇에 집중하는 데 도움을 줄 수 있다. 예를 들면, 한 세션은 균형을 개선하고 다른 세션은 노여움과 부정적인 감정을 감소하고 몇몇 세션은 내부 장기를 건강하게 하고, 폐활량을 증가시키고, 상체의 힘을 만들 것이다. 사람들은 그들에게 정확한 순서를 실천하도록 한다. 사람들이 초급자인지 중급자인지가 중요한 것이 아니라 그들이 제대로 실천하고, 할 수 있을 때마다 그들이 원하는 만큼 하는 것을 기억하게 하는 것이 가장 중요하다.

Try this 마음 호흡

- 편안하게 앉아 눈을 감는다.
- 당신의 호흡을 변화하려는 노력을 하지 말고 집중한다. 들이마시는 숨과 내쉬는 숨에 집중한다.
- 이제 호흡을 들이마시는 동안 마음 안으로 가득 차고 내쉬는 동안 마음 밖으로 흐른다고 상상한다. 호흡이 당신의 마음 안과 밖으로 흐른다고 느끼고, 호흡이 순수한 사랑이라고 상상한다.
- 5~10초 동안 호흡한다.
- 당신의 주의가 당신의 환경으로 돌아오게 천천히 눈을 뜨고, 일어나고, 움직인다.
- 전체적인 그날의 감정에 대해 생각한다.

별에 도달

- 당신의 몸 자세, 앉거나 서 있음을 주목하라. 웅크리고 있는가?
- 손목을 교차하여 손바닥을 만지면서 머리 위에 닿게 한다.
- 길이를 늘리고 긴장이 풀어지는 것을 느낀다.

근거자료 검토

Cramer, H., Lauche, R., Klose, P., Lange, S., Langhorst, J., & Dobos, G. J. (2017). Yoga for improving health-related quality of life, mental health and cancer-related symptoms in women diagnosed with breast cancer. *The Cochrane Database of Systematic Reviews*, Art. No. CD010802. doi: 10.1002/14651858.CD010802.pu

어떤 연구방법인가?

무작위 실험연구(RCT)의 체계적 문헌고찰

보완통합요법과 관련하여 연구의 목적은 무엇인가?

유방암 진단을 받고 적극적인 치료를 받거나 치료를 끝마친 여성의 건강 관련 삶의 질의 정신건강 및 암 관련 증상에 대한 요가의 효과를 확인하기 위함이다.

연구는 어떻게 수행되었는가?

저자는 연구의 목적과 관련하여 출간되거나 출간되지 않은 무작위 실험연구(RCT)를 찾기 위해 체계적인 문헌고찰 연구방법을 사용하였다. 문헌고찰에 초점을 맞추어 RCTs를 찾기 위해 흥미 있는 현상 및 다중 데이터베이스와 관련된 포괄적 검색 전략으로 선택적 키워드를 사용하여 수행되었다.

문헌고찰에는 전이가 없거나 전이된 유방암 여성에게 요가 중재를 비치료, 다른 적극적 치료와 비교한 RCT이고, 건강 관련 삶의 질, 우울, 불안, 피로, 수면장애를 포함하여 환자 보고형 도구와 관련하여 최소 1차 결과 중 하나를 사정하였다. 총 24건의 연구는 총 2,166명의 참가자와 함께 체계적인 문헌고찰에 포함되었다.

연구의 의미 있는 결과는 무엇인가?

결과는 유방암 여성에게 요가 중재는 특별한 중재를 하지 않는 것과 비교하여 삶의 질이 향상되고 피로와 수면장애를 줄이는 데 더 효과적이라는 것을 지지하였다. 더불어 요가는 다른 심리사회적 또는 교육적 중재보다 우울증, 불안 및 피로를 감소시켰다. 연구자들은 연구 참여자들의 요가 시행과 관련된 위험에 대한 최소한의 정보는 보고되지 않았다고 지적했다.

추가 질문이 있다면 무엇인가?

유방암 여성의 요가 참여로 인해 발생할 수 있는 부작용이 있는가? 선택적 결과에서 유방암에 걸린 여성에게 요가와 다른 보완 · 통합요법을 결합하여 가능한 효과는 무엇인가?

이 연구의 임상적 의미는 무엇인가?

이 연구는 유방암에 걸린 여성을 돌보는 간호사에게 가치가 있을 수 있다. 간호사는 유방암 여성의 삶의 질을 향상시키기 위한 노력으로 치료계획에 요가를 포함시키는 것을 인정하고 지원해야 한다. 간호사는 삶의 질을 향상시키기 위한 전략으로서, 그 결과를 다른 유형의 암에 걸린 개인에게 안전하게 적용될 수 있는지를 탐색해야 한다. 간호사는 유방암 여성을 간호하는 데 근거 중심의 간호실무로서 문헌고찰의 결과를 확신할 수 있을 것이다.

출처: Contributed by Dolores M. Huffman, RN, PhD

참고문헌

Babbar, S., Hill, J. B., Williams, K. B., Pinon, M., Chauhan, S. P., & Maulik, D. (2016). Acute fetal behavioral response to prenatal yoga: A single, blinded, randomized controlled trial. *American Journal of Obstetrics and Gynecology*. doi: 10.1016/j.ajog.2015.12.032

Cramer, H., Ward, L., Saper, R., Fishbein, D., Dobos, G., & Lauche, R. (2015). The safety of yoga: A systematic review and meta-analysis of randomized controlled trials. *American Journal of Epidemiology*. doi: 1093/aje/kwv071

Innes, K. E., & Selfe, T. K. (2016). Yoga for adults with type 2 diabetes: A systematic review of controlled trials. *Journal of Diabetes Research*. doi: 10.1155/2016/6979370

Kabat-Zinn, J. (2016). *Mindfulness for Beginners*. Boulder, CO: Sounds True. Lotzke, D., Wiedemann, F., Recchia, D. R., Ostermann, T., Sattler, D., Ettl, J., … Bussing, A. (2016). Iyengar-yoga compared to exercise as a therapeutic intervention during (neo)adjuvant therapy in women with stage I-III breast cancer. *Evidence-Based Complementary and Alternative Medicine*. doi: 10.1155/2016/5931816

Meissner, M., Cantell, M. H., Steiner, R., & Sanchez, X. (2016). Evaluating emotional well-being after a short-term traditional yoga practice approach in yoga practitioners with an existing Western-type yoga practice. *Evidence-Based Complementary and Alternative Medicine*. doi: 10.1155/2016/7216982

Miles, C., Tait, E., Schure, M. B., & Hollis, M. (2016). Effect of laughter yoga on psychological well-being and physiological measures. *Advances in Mind-Body Medicine*, 30(1): 12-20.

National Center for Complementary and Integrative Health. (2016). *Yoga: In Depth*. Retrieved from http://nccih.nih.gov/health/yoga/introduction.htm

Ornish, D. (2008). *The Spectrum: A Scientifically Proven Program to Feel Better, Live Longer, Lose Weight, and Gain Health*. New York, NY: Ballantine Books.

Silver, T. (2011). *Outrageous Openness: Letting the Divine Take the Lead*. Urban Kali Productions.

Staples, J. (2015). Yoga. In M. S. Micozzi (Ed.), *Fundamentals of Complementary and Alternative Medicine* (5th ed., pp. 332-343). St. Louis, MO: Elsevier/Saunders.

Voltaire. (1824). *A Philosophical Dictionary: From the French* (Vol. 3). J. and H. L. Hunt. Originally from the New York Public Library.

Wieland, L. S., Skoetz, N., Pilkington, K., Vampati, R., D'Adamo, C. R., & Berman, B. M. (2017). Yoga treatment for chronic non-specific low back pain. *The Cochrane Database Systematic Reviews*. doi: 10.1002/14651858.CD010671-pub2

Youkhana, S., Dean, C. M., Wolff, M., Sherrington, C., & Tiedemann, A. (2016). Yoga-based exercise improves balance and mobility in people aged 60 and over: A systematic review and meta-analysis. *Age and Ageing*. doi: 10.1093/ageing/afv175

참고자료

American Yoga Association
P.O. Box 19986
Sarasota, FL 34276
941.927.4977
www.americanyogaassociation.org

The Canadian Yoga Institute
403.394.9642
www.yogacanada.org

Center for Mindfulness in Medicine,
Health Care, and Society
University of Massachusetts
Medical School
55 Lake Ave. North
Worcester, MA 01655
508.856.2656
www.umassmed.edu/cfm

The British Wheel of Yoga
25 Jermyn St.
Sleaford, Lincolnshire NG34 7RU
01529.306.851
www.bwy.org.uk

Yoga Australia
125A Chapel St.
Windsor 3181
1300.881.451
www.yogaaustralia.org

Chapter 14

명상

Meditation

지혜로운 사람은 깊은 침묵 속에서 완벽한 균형의 부호를 믿고 있다.
침묵은 절대 균형 또는 몸, 마음, 정신의 균형이다.

- 오히예사(OHIYESA, CHARLES EASTMAN)

지금은 여기 있어요. 나중에 다른 곳으로 가세요. 그렇게 힘들어요?

- 유대인 속담

명상은 몸을 이완하고 마음을 고요히 하는 것을 포함하는 다양한 수련법을 가리키는 일반적인 용어이다. 원래 메디타리(meditari)라는 단어는 '고려한다'는 의미이고, 혹은 "무언가에 집중하기"라고 한다. 산스크리스트어에서 메다(medha)는 '지혜'를 뜻한다. 메사추세츠 대학 의학센터의 스트레스 완화 클리닉의 설립자이자 관리자인 존 카밧진Jon Kabat-Zinn(1994)은 "명상은 당신을 단순화하고 누구인지에 대해 무엇인가를 알아가는 것이다. 당신이 그것을 좋아하는지 아닌지, 주로 당신의 인생에서의 길, 그 길 위에서 당신을 깨닫게 하는 것이다. 명상은 우리가 우리의 집중력과 의식을 깊어지게 함으로써 그것을 정련하고 그것들을 우리의 삶에서 더 크게 실제적으로 사용될 수 있게 두는 과정이다."라고 하였다.

1975년에 허버트 벤슨Harbert Benson 박사는 『이완반응(The Relaxation Response)』이라는 책을 썼고, 이완반응의 신체적 · 심리적 효과에 대해 서양의 건강 간호 실무자들의 관심을 이끌어 냈다. 벤슨이 지적한 것처럼 이완의 구성 요소는 매우 단순하다. 조용한 공간, 편안한 자세, 수용적 태도, 관심의 초점이다. 이완반응에는 명상에 덧붙여 많은 형태의 집중적 관심으로 기도, 요가, 바이오피드백 그리고 최면의 추정 단계 등 일반적으로 표현되는 신체적 · 심리적 효과를 포함한다. 이 같은 수련법은 이 책의 다른 장에서도 소개된다. 벤슨은 명상을 누구나 마음을 안정시키고, 스트레스에 대처하고, 영적인 성향을 가진 사람들을 위해서는 신이나 우주와 하나로 느끼게 하는 데 사용할 수 있는 과정으로 기술하였다. 명상은 개인이나 그룹으로 실천할 수 있고 배우기가 쉽다. 이것은 믿음체계의 변화를 요구하지 않으며 대부분의 종교적인 실천법과 양립할 수 있다.

01 배경 *Background*

대부분의 명상 수련법은 동양의 수련법, 특히 인도, 중국, 일본, 티베트의 수련법들로부터 서양으로 전해져 왔다. 그러나 명상적 기법은 주문, 노래, 명상, 의례 혹은 심사숙고가 존재하는 세계 대부분의 문화권에서 발견할 수 있으며 모든 것이 이완된 상태로 이동하면서 시작된다. 거의 모든 주요 종교는 일종의 명상적 수련법을 포함하고 있다. 기독교, 유대교, 불교, 이슬람교 모두는 반복적인 주문을 혹은 움직임을 그들 숭배의식의 한 부분으로 사용한다. 비록 서양의 종교적인 수련법이 전형적으로

'명상적'이라고 명시되지는 않지만, 실제로 수련법은 존재한다. 묵주 구슬을 사용하고 한편으로 "아베마리아"라고 말하는 가톨릭 수련법이 유사한 예이다. 묵주를 돌리며 단어를 반복하는 것은 이완의 상태와 마음의 고요함을 유도한다.

최근까지 명상의 일차 목적은 영적이거나 종교적이었다. 1970년대 이후 이것은 몸과 마음의 스트레스를 감소하는 방법으로 추구되어 왔다. 많은 보수적인 건강실무자들은 명상을 널리 다양한 상황, 자연 출산에서 통증을 조절하기 위해, 고혈압을 관리하는 데까지 추천한다. 여러 해 동안 간호사들은 다양한 임상에서 대상자들에게 점진적인 이완법을 가르쳐 왔다.

02 준비 *Preparation*

명상을 하는 것은 선생이 필요하지 않다. 많은 사람들은 책, 녹음기 혹은 디스크 자료를 통해 명상을 배운다. 그러나 몇몇 사람들은 명상 수업이 도움이 된다는 것을 안다. 많은 다양한 선생님들과 수업을 활용할 수 있다. 현재 명상 선생이 되는 데 유용한 자격증 과정은 없다. 일반적인 기준은 한 사람이 다른 사람을 가르치기 전에 몇 년 동안 명상을 매일 실천한다. 기독교와 불교 전통은 정규 수업을 제공하고 피정(칩거)이 명상적인 수련을 가르치기 위해 물질세계의 영적인 존재가 되기 위한 과정으로 계획되어 있다. 힌두 전통에서 사람들은 명상을 영적인 선생 혹은 안내하는 스승(그루)으로부터 배운다. 명상에서 추구하는 방법이 무엇이든지, 선생들은 자아 책임과 일상생활에서의 통찰의 수련을 격려한다(Yates, Immergut, & Graves, 2017).

03 개념 *Concepts*

묵상적인 상태

명상은 인간이 특별한 길을 느끼는 것에 대한 것이기보다는 현재의 내적 존재를 인식하는 것이다. 이것은 어떤 기대의 과정을 내려놓는 것이고 단순히 전개되지 않은 어떤 일이 일어나는지 관찰하는 것을 의미한다. 때때로 사람들은 그들이 명상하기 위한 기술을 갖지 않은 것을 걱정한다. 존 카밧진은 "당신이 명상할 수 없다고 생각하는 것은 당신이 호흡할 수 없고, 집중하거나 이완할 수 없다고 생각하는 것과 거의 같다. 아주 많은 사람이 쉽게 호흡한다. 올바른 환경에서 많은 사람은 집중할 수 있고 이완할 수 있다."고 하였다. 모든 형태의 명상은 많은 장점을 경험하기 위해서 규칙적이고, 일정 시간 이상 매일 실천하는 것이 필요하다.

주의와 집중

모든 명상 기술의 근본은 일정 시간 동안 한 생각, 단어, 소리, 이미지, 신체적 감각에 주의를 의도적으로 집중하는 것이다. 마음은 완전히 집중하고 외적인 세계 혹은 사건에 집중하지 않는다. 정상의 빠른 사고와 감정은 내적인 의식과 주의로 대체된다. 마음이 과거와 미래로 점프하지 않고 현재의 사실에 주의를 집중한다. 마음을 비우는 것은 불가능하지만 하나에 집중하는 것은 가능하다. 그것은 마음이 걱정하고, 계획하고, 생각하고, 분석하고, 기억하고, 문제를 해결하도록 돕는다. 수동적이고 비판단적인 태도가 명상을 하는 동안 필요하다. 사고가 침범될 때 사람들은 주목해야 하고, 원래의 집중으로 자유롭게 되돌아가도록 한다.

몇몇 명상의 형태에서 집중은 호흡에 있고, 일차적인 목적은 마음과 몸을 고요히 하려는 것이다. 이것은 호흡을 깊고 느리고 규칙적으로 하는 동안 호흡에 주의 집중하려는 과정이다. 의식은 호흡이 들어가고 나가는 움직임에 있고 모든 다른 생각과 감정 혹은 이와 같은 집중이 유지됨으로써 감각이 지나치는 것을 허락한다. 규칙적인 명상 실천을 통하여 하루 내내 보다 의식적으로 깊게 호흡하는 습관을 갖게 되고, 결국, 호흡은 일상생활에서 고요하려는 힘이 된다(Seaward, 2014).

어떤 사람들은 그들의 주의 집중으로 **만트라(mantra, 주문)**를 사용한다. 만트라는 소리, 혹은 몸 안에서 공명되는 특정한 에너지를 일으키는 소리이다. 옴(OM)과 같은 만트라는 마음을 달래고 감각을 깨운다. 또 다르게 시작하는 만트라는 옴 샨티 샨티 샨티(OM SHANTI SHANTI SHANTI)이다. 샨티(Shanti)는 평화를 의미하고 반복적으로 세 번 할 때 몸과 마음 그리고 영혼을 조화롭게 한다.

만다라(mandala) 명상은 바라보는 것을 통하여 마음에 집중하기 위해 대상을 사용하는 것이다. 만다라는 전형적으로 중심에 눈을 그리고 태양계와 같은 우주 안에 순환적 형태를 도안하는 순환적 기하학적 설계이다. 만다라는 유럽의 몇몇 대성당의 마루에 **미로(labyrinth)**로 나타난다. 미로에서 오직 한길이 중심과 뒤로 나오게 이끈다. 신도들은 참회의 중심으로 혹은 영적인 명상 안으로 들어가는 미로의 과정을 따른다. 미로와 만다라는 최근 믿음의 명상적인 부분을 일깨우려는 미국의 몇몇 기독교 종교 그룹에서 인기가 있다(Hume, 2015).

연구원들은 기능성 자기공명촬영(fMRI)을 사용하여 명상에 대한 신경학적 반응을 평가하였다. 명상은 안와하 전두회와 중앙 전방의 전전두엽 피질, 전방의 대상피질을 활성화하고, 이 모든 것은 관심 집중, 마음의 방황, 정서적 과정과 관련된다. 숙련된 명상가가 초보 명상가와 비교하여 효과가 더 크게 나타났다(Garrison, Scheinost, Constable, & Brewer, 2014; Staple, 2015; Tomasino & Fabbro, 2016).

그림 14-1은 프랑스의 사르트르 대성당(Chartres Cathedral) 마루의 만다라이다. 연필을 사용하여 중심으로 걷는 길을 추적하고 그다음 외부세계로 돌아간다.

명상은 단순하지만 어렵다. 단순한 것은 이것이 오직 주의 집중을 유지하는 것이기 때문이고, 아직 어려운 것은 이것이 습관적으로, 원하는 어느 곳에서도 방황하는 마음을 내려놓는 평생의 형태이기 때문이다. 확장된 수련으로 마음을 더 잘 집중되게 하려는 경향이 있다. 주의를 집중함으로써 오는 안정과 평온은 명상의 기본이다.

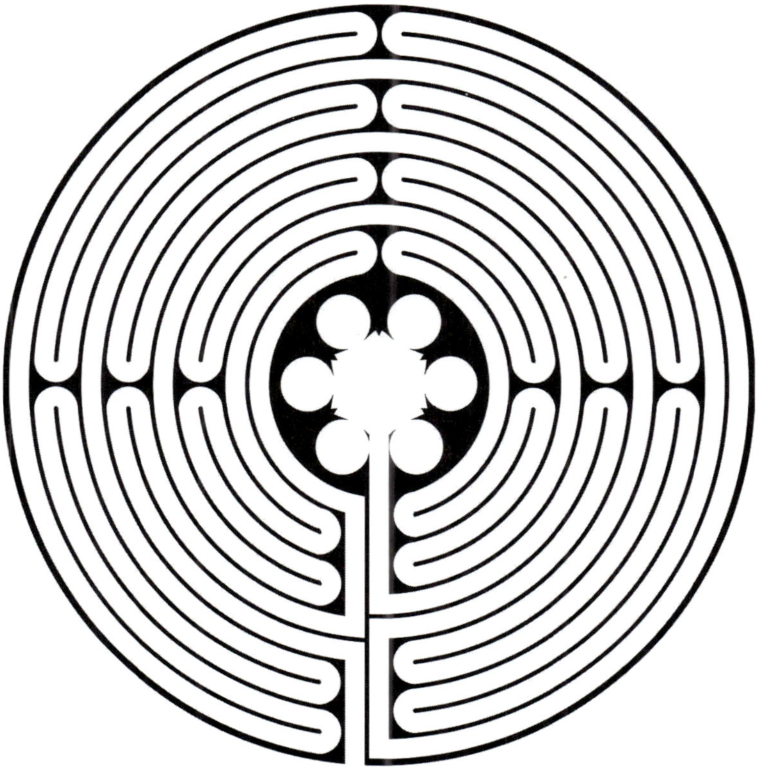

그림 14-1 ◆ 사르트르 대성당 마루의 만다라

04 건강 및 질병을 보는 관점 *View of health and illness*

많은 장애나 질병은 스트레스에 의해 악화되거나 유발된다. 그것들은 뇌의 변연계가 과잉 자극되는 각성의 장애로 명명한다. 또한, 교감신경계와 부신의 과잉 활동은 스트레스와 관련이 있다. 과잉의 변연 활동은 면역기능을 억제하여 만성 스트레스와의 결합, 감염의 민감성 증가를 설명할 수 있다.

이완 상태는 도전 혹은 도피의 각성 상태의 반대 상태이다. 도전 혹은 도피 반응은 혈압, 심박동, 호흡과 대사 그리고 근육의 혈액 흐름을 증가시킨다. 모든 이완 수련법에 의해 유도되는 반응은 반대로 작용하고 혈압을 낮추고 심박동, 호흡, 대사 그리고 혈액 흐름을 느리게 한다. 이완과 명상은 에피네프린(아드레날린)의 카테콜라민 생산을 감소시키고, 그 결과 변연 활동이 감소한다. 인간의 마음과 정서 상태, 태도와 지적 구성 요소가 신경계 내에서 활성화된 이후로 사람들은 명상의 효과를 의식적으로 이끌어 낼 수 있다.

05 치료 *Treatment*

이완 반응은 진보적 이완, 명상, 기도, 조깅, 수영, 라마즈 호흡운동, 요가, 타이치, 기공을 포함하는 다양한 기법에 의해 유도될 수 있다. 이런 기법의 아름다움은 그들의 단순함이다. 이 기법들은 마음이 집중되도록 하는 한편 인간의 활력과 안녕을 강화시킨다.

다양한 명상은 각기 다른 이름이 있다. 몇몇은 종교적인 실천법이나 몇몇은 그렇지 않다. 몇몇은 복잡한 한편 다른 것은 단순하다. 각 형태의 명상 수련법은 정신 집중의 형태와 침범된 사고를 향해 비판단적 태도를 취한다. 모든 종류의 명상이 유사한 신체적 · 심리적 변화를 가져오는 것으로 보인다. 명상수련을 시작하는 사람들은 편안해 보이는지, 그들에게 적합한지, 그다음 그들의 믿음체계와의 갈등은 없는지에 대해 이것저것을 고려해야 한다.

초월명상(Transcedental Meditation: TM)은 고대의 명상수련법을 서양인들이 더 잘 성취하도록 인도의 요가 지도자 마하리시 마헤시 요기Maharish Mahesh Yogi에 의해 개발되었다. 초월명상은 소리 집중 명상의 형태로 단순하고 배우기 쉽다. 사고가 흩어지는 것을 예방하기 위해, 사람들이 편안한 자세로 앉아 있는 동안 만트라(소리나 단어)를 조용히 여러 번 반복하여 들어 준다. 만트라 이외의 사고가 마음에 도달할 때 사람들은 그것들에 주목하고 가볍게 만트라에 다시 집중한다. 사람들은 초월명상을 20분 동안, 하루에 한두 번 실천하도록 한다. 상표화된 초월명상은 상업적 기업이고 아주 비싼 사업이다. 수업은 전형적으로 아유르베다 학교와 건강센터에서 할 수 있다. 지역센터에서는 www.tm.org에서 찾을 수 있다.

David Lynch Foundation은 저소득 가정, 재향 군인, 노숙자 및 도시 학교 학생과 같은 빈곤, 폭력 및 두려움의 상황에 사는 사람들을 위해 Quiet Time이라는 프로그램을 제공한다. 이 프로그램은 하루에 두 번 15분의 초월명상(Transcendental Meditation®)으로 구성된다. 시카고 대학교 범죄 연구소는 최근 시카고와 뉴욕에서 6,800명의 학생들과 함께 Quiet Time에 대한 무작위 대조군 실험연구를 시작했다. TM®은 전 세계에서 동일한 방식으로 가르치는 독특한 기술이기 때문에 연구 결과는 다른 형태의 보완 및 통합 요법보다 더 유효하다.

불교명상(Buddhist meditation)의 본질은 동정과 지혜로운 마음의 훈련이다. 목표는 모든 살아 있는 생명체를 위한 동정을 개발하는 것이다. 명상은 묵상하는 시간으로 시작하고 전형적으로 다음의 요소를 포함한다.

- 내가 원하는 대로 고통으로부터 자유롭고 오직 행복을 경험하고, 그러므로 모든 다른 존재도 그렇게 한다.
- 나는 다른 모든 존재와 다르지 않다. 우리는 모두 동등하다.
- 나의 행복과 고통은 모든 다른 생명체의 행복과 고통과 비교했을 때 의미가 없다(Mascaro, Darcher, Negi, & Raison, 2015).

다음 단계는 묵상하는 동안 만들어질 수 있는 어떤 결정에 대해 명상하는 과정이다. 이 수련은 인간의 삶을 헌신하고 모든 살아 있는 생명체의 복지를 목적으로 한다. 사람들이 일상에서 경험하는 많은 문제가 사라질 것이다. 그 이유는 문제들 대부분이 자신에 관한 것에서 발생하기 때문이라고 믿기 때문이다.

사랑스러운 친절 명상(Loving kindness meditation)은 불교명상의 일부이다. 사랑스러운 친절은 먼저 자신을 위해 생성하며, 다른 사람들의 사랑스러운 친절을 오염시킬 수 있는 부정적인 생각과 감정을 제거한다. 다음으로 사람은 관심 있는 사람에게 사랑스러운 친절을 만든다. 이것은 힘든 사람이나 화가 난 사람에게 사랑스러운 친절의 에너지를 보내는 일로 진행된다.

마음챙김(Mindfulness)은 고대 불교 수련법으로 철학이자 명상 수련이다. 이것의 근본적 원칙은 '순간의 존재'이다. 종종 사람들은 의식이나 주의 없이 일상을 겪어 간다. 사람들은 먹는 동안 책을 읽고, 텔레비전을 보는 동안 운동하고 아이를 돌보는 동안 요리한다. 이 상황은 현재의 순간을 무시함으로써 마음이 없는 삶으로 불릴 수 있다. 마음챙김은 '자동 조정'에 관한 삶의 반대 개념이다. 가까이에 있는 활동에 완전한 주의를 집중하는 살아 있는 예술의식이다. 마음챙김을 실천하는 것은 단순할 수도 있지만 반드시 쉬운 것은 아니다. 습관적 무의식은 지속적이고 마음챙김은 노력과 훈련을 요구한다. 따라서 복숭아를 마음으로 먹는 것은 활동적으로 모든 감각, 모든 냄새, 모든 맛을 의식하고 그것의 질감과 색깔, 무게와 어떻게 이것을 혀로 느끼는지를 알아차리는 것을 포함해야 한다. 이런 기술은 어떤 활동으로도 실천할 수 있다(Kabat-Zinn, 1994).

마음챙김 명상(Mindfulness meditation)은 순간의 삶을 격려하는 일상의 수련법이다. 이것은 눈을 감고 조용히 앉아 호흡에 집중하면서 시작한다. 명상을 하는 동안 사고의 흐름은 사고가 오고 가는 것처럼 관찰된다. 마음챙김 명상의 핵심은 방황하는 사고를 판단하기보다는 주의를 필요한 만큼 호흡으로 가져오도록 받아들이는 능력이다.

마음챙김 근거 스트레스 감소(MRSR)는 마음챙김 명상, 요가, 그룹 토의를 활용한 구조화된 8주 치료 프로그램이다. 마음챙김 근거 재발 예방(MBRP)은 물질 남용 재발에 대처하는 방법으로 호흡과 신체적 감각에 집중하는 프로그램이다(Black, 2014).

티베트 명상(Tibetian meditation)은 호흡에 집중하는 형태의 명상이다. 사람들은 단순히 내쉬는 호흡과 마시는 호흡 각각에 집중한다. 호흡이 들어오는 것 이상의 어떤 것에 대해 생각할 때 사람들은 조용히 '생각 중'이라고 말함으로써 그것들에 주목하고 호흡으로 주의를 돌린다. 사고는 완전하게 중지될 수 없고 사고는 자연스런 과정이면 단순히 비판단적 방법 속에서만 주목된다는 것을 깨닫는다.

수피 명상(Sufi meditation)은 경건한 명상이며 알라에 가까워지는 방법이다. 수피 명상은 전통적인 종교적 기도 이상의 것이다. 코란에 적힌 많은 시 구절은 기도 구슬을 사용하여 구슬을 세는 동안 인용된다. 목표는 평화를 찾는 것뿐만 아니라 신의 알라를 더 잘 이해하는 것이다(Hall, Micozzi, & O'Leary, 2015).

운동 명상(Moving meditation)의 형태는 중국의 무술 태극권, 일본의 무술 아키도, 인도의 요가 수련과 선불교의 걷기 명상을 포함한다. 단어나 호흡에 집중하는 것 대신 운동 명상은 집중에 초점을 둔 것처럼 신체적 감각을 사용한다. 예를 들면, 걷기 명상에서 주의는 그것이 취할 수 있는 만큼의 단계의 감정으로 주어진다. 침범된 사고는 단순히 주목될 뿐이고, 주의는 그 단계로 돌아온다. 연구에서 집중된 걷기는 집중되지 않은 걷기와 대비되고 감소된 불안과 부정적인 사고가 거의 없는 것과 연관된다고 하였다. **리듬 명상(rhythmic meditation)**에서 참여자들은 그들의 눈을 뜨고 그들의 손과 몸의 움직임에 집중한다(Henderson, 2015).

만일 규칙적으로 고르게 하루에 두 번 15분 동안 수련한다면, 명상은 신체적 심리적 기능에서 많은 긍정적인 효과를 가져온다. 자율신경계는 심박수의 감소로 반응하고, 혈압은 낮아지고, 호흡수와 산소 소비량은 감소하고 각성의 역치가 낮아진다. 명상을 하는 사람들은 마음이 더 깨끗해지고 사고는 명확해진다고 말한다. 뇌는 스스로를 깨끗이 하여 새로운 생각과 믿음이 가능하게 된다. 이 깨끗해진 마음은 사람들이 보다 긍정적이고, 보다 현실적인 상황 속에서 생활 사건을 해석하는 인지적 재구성에 동반될 수 있다(그림 14-2). 명상의 잔여 효과(개선된 스트레스 적응 능력)는 생활 스트레스와 불안에 대한 방어이다. 다른 자아 치유 방법도 모두 명상 실천을 통해 개선될 수 있다(Sheridan, 2016).

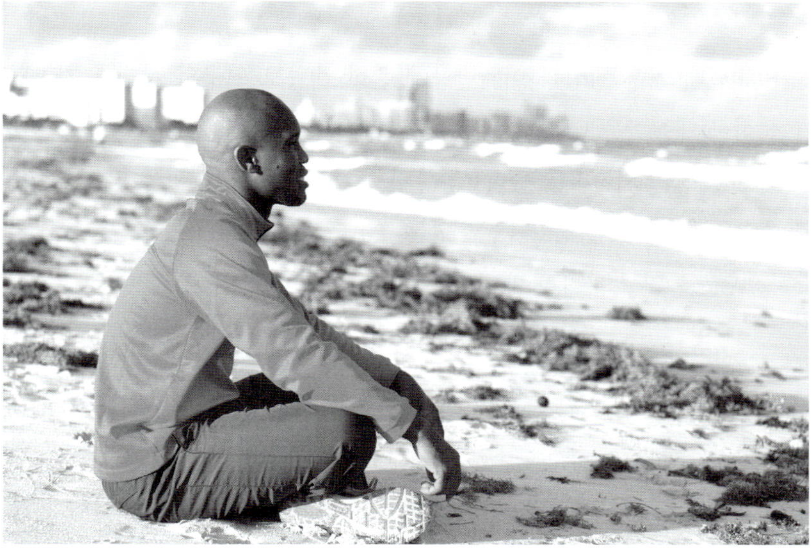

그림 14-2 ◆ 명상은 신체적 · 심리적 효과를 제공한다-명상하는 젊은 남자

출처: Fotoluminate LLC/Shutterstock.

명상은 몇 가지 부작용이 있을 수 있다. 이완 운동은 운전을 하는 동안 혹은 잠재적으로 위험한 기계를 다루는 동안에는 실천해서는 안 된다. 몇몇 사람들은 그들이 깊은 이완에 익숙하지 않아 오랫동안 스트레스를 받고 그래서 그것으로부터 위협을 느낀다. 그러나 명상에서 사람들은 어떤 사고가 발생하든지 비판단적으로 수용하도록 교육받는다. 그러나 때때로 최고로 각성된 사고를 하게 되고, 이것은 비판단적인 상태를 유지하는 것을 불가능하게 하고 인간이 하는 사고를 얕보는 경향이 있다. 경험이 많은 명상가들의 부작용은 임시적 공포, 불안, 혼돈, 우울, 자아 의심이다. 이유는 확인되지 않았지만 이런 종류의 사고는 처음 10분의 명상 동안 더 잘 드러난다. 명상이 불안과 우울증과 같은 특정 정신 문제를 악화시킨다는 보고는 거의 없다.

06 연구 Research

1960년대 이후 명상과 이완반응에 관한 대규모 연구의 형태가 기록되었다. 많은 만성적 신체질환을 다루고, 스트레스를 줄이고, 안녕과 삶의 질을 개선하고 있는 명상의 효율성을 지지하고 있다. 명상의 효과는 개인과 상황에 따라 선형이 아니라 위아래로 나타날 수 있다(Mascaro et al., 2015).

다음은 연구의 작은 예이다.

- 명상 프로그램에 대한 체계적인 문헌고찰과 메타분석을 통해 불안, 우울증, 통증 및 삶의 질은 작지만 의미 있게 개선된 것으로 나타났다(Goyal, Singh, & Sibinga, 2014).
- MRI로 측정된 뇌 구조 및 기능에 대한 명상의 효과에 대해 체계적인 문헌고찰과 메타분석이 수행되었다. 결과는 명상이 자기 조절, 외부 자극에 대한 감수성, 문제 해결 및 적응 행동과 관련된 뇌 영역을 활성화시키는 것으로 나타났다(Boccia, Piccardi, & Guariglia, 2015).
- 외상후 스트레스장애가 있는 재향군인에게 무작위로 마음챙김 근거 스트레스 감소와 치료를 병행하여 평소와 같이 치료만 받은 재향 군인에 비해 6개월 사후 추적에서 증상이 크게 감소한 것으로 나타났다(Kearney et al., 2016).
- 마음챙김 근거 스트레스 감소(MBSR), 인지행동요법(CBT) 및 일반적인 치료의

만성 요통에 대한 효과를 평가하였다. MBSR 및 CBT 그룹은 모두 일반적인 치료 그룹보다 크게 개선됨을 보여 주었다. MBSR과 CBT 그룹 간에는 유의한 차이가 없었다(Cherkin et al., 2016).

- 자조 신체 활동, 마음챙김 명상 및 심박수 변동성 바이오피드백의 스트레스 감소 효과를 비교하였다. 세 가지 치료 모두 똑같이 효과적인 것으로 나타났다(van der Zwan, de Vente, Huizink, Bogels, & de Bruin, 2015).
- 무작위 대조군 실험연구에서 마음챙김 명상이 만성 통증에 미치는 영향을 검사하였다. 자료는 코스/대기 기간(2.5년)이 완료된 후 6개월의 추후 관리를 기준으로 수집되었다. 연구자들은 통증, 불안 및 우울증, 삶의 질에 의미 있는 영향을 미친다는 것을 발견하였다(Cour & Petersen, 2015).

07 통합간호실무 *Integrated nursing practice*

진보적 이완과 명상은 재활 기관, 심장계 중환자실, 회복실, 스트레스 관리센터, 행동상담센터, 건강과 복지 촉진을 위한 자선기관 같이 다양한 임상에서 광범위하게 사용되고 있다. 수천 개의 병원, 클리닉, 개인 실무자, 대학들도 명상 훈련을 제공한다. 덧붙여 녹음, 디스크, 책은 바쁜 스케줄을 가진 사람들이 보다 쉽게 명상에 접근할 수 있게 한다. 많은 사람들이 명상을 스트레스, 불안, 노여움, 다른 부정적 정서를 감소시키기 위해 실천한다. 더욱 놀라운 것은 간호사들이 크게 증가하는 질병 치료의 한 부분으로 명상을 처방한다는 것이다.

마음챙김 근거 스트레스 감소 프로그램(MBSR)은 매사추세츠 의과대학의 카밧 진에 의해 개발되었고, 많은 간호사와 다른 건강 전문가들을 교육시켰다. 사람들은 직업, 가족, 재정적 스트레스와 만성 통증과 질병, 불안과 공황으로 인해 수면장애, 피로, 고혈압과 두통 같은 여러 가지 이유로 참여하였다. 많은 조산사 실습에서도 출산교육과 부모되기 수업의 보완으로 MBSR을 포함하였다. 교과과정 스케줄은 8주의 수업과 종일 수업으로 구성된다.

점진적인 이완(progressive relaxation)은 근육 긴장을 감소하는 방법이다. 이완 반응은 2개의 일반적 기술인 점진적 이완과 신체 스캔을 가르침으로 유도한다. 주요 근육군의 근육 긴장을 감소하는 데 집중하여 7~10분 정도 실천한다. 가능하다면, 대상자가 운동하기에 편안한 온도의 조용한 장소를 찾아 어떤 편안한 자세도 취할 수 있도록 돕는다. 사람들은 전형적으로 그들의 등을 바닥에 대고 누워서 호흡에 집중하여 시작한 후 부드럽고 느리게 깊이 호흡한다. 다음으로 대상자가 가능한 조이는 정도로 근육을 긴장시키고 몇 초간 긴장을 유지하고, 그다음 의식을 몸의 다른 부분으로 이동하기 위해 의식적으로 근육을 이완하도록 지도한다. 대상자가 몸에 있는 각각의 주요 근육군에 반복적인 과정을 취하여 일반적으로 발가락 끝에서 시작하고 천천히 몸으로 타고 올라간다. 점진적 이완은 근육이 긴장되고 이완되는 차이를 경험하는 만성 긴장을 가진 사람들에게 도움을 주기 위해 설계되었다. 신체 스캔 운동에서 대상자는 그들의 주의를 차례로 몸의 부분에 집중하고, 종종 발에서 시작하고, 머리로 이동하고 의식적으로 각 부분을 이완한다. BOX 14-1은 신체 스캔 기법을 위한 지침을 제공한다.

당신은 대상자에게 라벤더향, 장미향과 같은 감각 자극 혹은 두 손가락으로 함께 누르는 것 같은 터치의 이완반응을 고정하도록 가르칠 수 있다. 감각의 고착은 이완운동의 30초 내에 이루어져야 한다. 2주 동안의 감각 고착을 사용하는 진행적인 이완을 수행한 후에 사람들은 특별한 감각 유발을 재경험함으로써 그것이 향이든지 신체적 감각이든지 즉석에서 이완될 수 있어야 한다.

명상은 점진적 이완과 신체 스캔의 다음 단계이다. 대상자에게 단어, 소리, 주문, 구절 혹은 근육 활동과 과정을 방해하는 일상적인 생각에서 무관심의 반복을 설명한다. 단어나 구는 조용히 숨을 들이마실 때와 내쉴 때 반복한다. 몇몇 명상가들은 집중할 수 있는 개인적 의미의 대상을 선택한다. 모든 대상의 세부적인 부분인 형태, 색깔, 질감 등의 부드러운 변화를 포함하여 학습되어야 한다. 꽃, 초의 불꽃, 종교적 상징을 선택할 수 있다.

BOX 14-1 신체 스캔 명상(몸을 살피는 명상)

- 등을 대고 누워 다리는 가부좌를 하지 않으며, 팔은 손바닥이 위로 향하게 하여 옆에다 두고 눈은 감는다.
- 호흡에 집중한다. 편안하게 숨을 들이마시고 긴장하면서 숨을 내쉰다.
- 이완됨을 느끼기 시작하였을 때 모든 감각에 집중하면서 당신의 의식을 발로 보내고, 발을 이완시켜 당신의 발을 통하여 온기가 퍼지는 것을 느낀다.
- 당신 의식을 발목으로 이동한다. 당신의 하지, 무릎, 대퇴, 둔부 그리고 당신 신체의 모든 부분으로 이동하는 것 같은 절차를 따른다.
- 고통이 있는 모든 부분에 특별히 집중하거나 폐나 신장 부위의 의학적 질환에 집중한다.
- 특별히 목과 머리에 집중하면서 신체 스캔을 끝낸다. 이완의 온기를 경험한다.

명상하려고 앉기 전에 주변을 깨끗이 하고 정신이 흩어지지 않게 만드는 것이 도움이 되며, 이는 마음을 깨끗하고 산뜻하게 유지하는 것을 돕는다. 비록 몇몇 사람들은 그들의 명상 수련에서 향, 초, 종교적 상징이 포함하는 것을 선택할 수도 있지만 특별히 명상에 필요한 소도구는 없다. 초보자는 5~10분의 명상으로 시작하고 시간을 점차 늘린다. 매일 일정한 시간에 하는 것이 가장 중요하다. 많은 사람들은 아침에 바쁜 일과가 시작되기 전에 명상을 하면 일이 잘된다고 한다. 어떤 사람들은 저녁에 명상하는 것을 좋아한다. 핵심은 사람들로부터 방해받지 않을 것 같은 시간을 찾는 것이다. 식사를 한 후에 혈액의 흐름이 뇌에서 장으로 전환되어 흐르는 동안, 아마도 명상을 하면서 잠에 들 수 있게 2시간 정도는 기다리는 것이 좋다.

모든 앉아서 묵상하는 수련법은 편안하지만 똑바로 몸을 세운 자세로 시작한다. 자세 자체가 명상이다. 기울인 자세는 낮은 에너지와 소극성을 반영하는 한편, 뻣뻣하게 곧은 자세는 긴장과 노력을 반영한다. 만일 척추가 똑바르고 신체 자세가 대칭이면 명상하기가 더 용이하다. 바닥에 앉는 사람은 척추를 지지하기 위해 딱딱한 쿠션을 사용하여 가부좌 자세를 한다. 의자에 앉는 사람들은 등을 바로 펴서 앉고 바닥에 두 다리를 둔다. 얼굴은 이완하고 어깨는 내리고, 머리, 목, 등은 편한 자세로 둔다. 눈은 뜨거나 감을 수 있다. 손은 무릎에 편하게 두거나 합장을 한다. 예로부터 손가락 끝이 만나도록 합장을 하는 것은 에너지 순환이 심장으로부터 팔 아래로 확장되는 것이고 손끝에 있는 샤크라뿐만 아니라 각 손바닥에 있는 샤크라를 통해 나가는 것이라고 믿어 왔다. 사람들은 종종 명상을 하는 동안 그들에게 어떤 자세가 최선인지를 결정할 때까지 그들 손을 다양한 위치에 두는 것을 실험한다(Kabat-Zinn, 2011).

일단 사람들이 명상 수련을 하면 그들은 미니스(minis) 사용을 배운다. 미니스는 명상의 요약편이다. 대상자에게 선택한 중심 단어, 소리, 구절, 주문으로 말하는 한편 긴장을 풀고, 깊이 호흡을 하게 한다. 미니스는 바쁜 가운데 스트레스 받을 때에 매우 유용하다(Benson, 1997).

명상의 또 다른 형태는 호흡 인식 명상이다. 이 형태에서 사람들은 숨이 코로 들어가서 가슴과 복부를 가득 채우고 몸을 통하여 나가는 것처럼 호흡의 감각에 집중한다. 대안적으로 인간은 호흡이 발끝으로부터 들어와서 다리로 올라가 배꼽을 통과하고 가슴으로 들어가고 같은 통로로 나오는 것을 상상할 수 있다. 치유와 이완이 들이마시는 호흡으로 몸 안으로 흐르고 내쉬는 호흡으로 스트레스와 고통이 몸을 떠나는 것을 상상하는 것이 유용하다. 생각이 일어날 때 그들은 주목하고 그다음 주의를 호흡으로 되돌리는 것처럼 내버려 둔다.

또 다른 호흡 인식 수련법에서 당신이 대상자에게 가르칠 수 있는 수련법은 선불교 명상에서 사용하는 단순한 기법이다. 우선 대상자가 척추를 바로 세우고 편안하게 앉도록 지도한다. 그다음 그들에게 눈을 감고 자연스럽고 편안하게 호흡하도록 한다. 운동을 시작하기 위해 그들에게 그들이 호기할 때를 '1'로 센다. 다음 호기 시에 2를 세고 계속하여 5까지 센다. 그다음 그들이 '1'을 세면서 다음 호기에서 새로운 주기로 시작하도록 지도한다. 대상자가 절대 5 이상을 세지 않도록 주지시킨다. 그들은 그들이 8~10까지 셀 때 방황하는 것을 알 것이다. 이런 일이 일어날 때 그들은 가볍게 다시 집중하고 1을 세면서 다시 명상을 시작한다. 이런 형태의 명상은 약 10분 동안 행해져야 한다(Weil, 1995).

어떤 반복적인 행동은 명상적인 집중으로 사용될 수 있다. 가장 보편적으로 사용되는 수련법이 걷기 명상이다. **걷기 명상(walking meditation)**에서 인간은 어떤 특별한 장소로 가기 위해 걷지 않는다. 가야 할 장소가 없다는 것은 그 순간에 존재하는 것을 쉽게 한다. 이 명상은 종종 실제의 장소, 트랙에서, 걷기 만다라에서, 심지어 슈퍼마켓의 쇼핑카를 밀면서도 실천할 수 있다. 이것은 매우 느린 것에서부터 매우 활발한 것까지 어떤 속도에서든지 실천할 수 있다. 이 수련법은 그것이 와서 그것으로 완전히 나타나는 것처럼 각 단계를 실천한다. 사람은 각 발의 움직임, 그것이 어떻게 올라가고, 공간에서 앞으로 이동하는지, 그리고 다시 내려오는지를 주목한다. 다른 형태의 명상에서 생각이 침입할 때 그들은 자제심을 잃고 의식은 걷기의 신체적 감각으로 돌아가게 된다.

간호사에게 유용한 책은 셰리 칸Sherry Kahn의 교재, 『간호사의 명상일지(The Nurse's Meditative Journal)』(1996)이다. 이 책은 명상의 단계적 지침과 자아-탐색과 성장에 도움이 되는 일기 쓰기를 제공한다. 혼돈의 중심에서 집중하고, 혼돈의 중심을 이해하려는 간호사의 능력은 대상자에게 편안함을 가져다주고 전문가 동료에게 그들 스스로 이러한 자질을 발견할 수 있도록 영감을 준다.

사람들이 존재하는 것처럼 명상을 하는 데는 많은 방법이 있다. 사람들은 명상을 하려고 하나 그것을 할 수 없고, 그들은 그들에게 적합한 수련법을 찾을 수 없다고 말한다. 한 사람은 앉기를 원하고 한 사람은 반복적으로 기도하기를 원하고, 한 사람은 수영하거나 걷기를, 한 사람은 요가 혹은 타이치를 하기를 원할 수도 있다. 대상자들이 다양한 명상 방법을 추구하고 생활에 근거한 명상 습관으로 발전하도록 격려해야 한다.

Try this 사랑-친절 명상

당신의 호흡에 집중하면서 시작한다. 조금 느리고 편안하게 호흡한다. 스스로 이완됨을 느낀다. 당신 위에 하얀 빛과 당신의 정면에서 약한 사랑의 폭포가 쏟아지고 당신에게 그림자를 드리운다고 상상한다. 빛이 당신 머리의 꼭대기로 들어가서 당신을 씻게 한다. 스스로 완전히 하얀 빛의 고치 안에 동봉되고 당신의 유일한 아이를 위해 할 수 있는 모든 존경과 사랑으로 당신을 위한 이런 사랑-친절 축복을 반복한다.

- 편안해도 된다.
- 나의 마음을 열어두어도 된다.
- 나 자신의 실제 본질을 빛에 비추어 깨달아도 된다. 치유하여도 된다.
- 모든 존재를 위한 치유의 원천이 된다.

다음, 마음으로 한 명이나 그 이상의 사랑하는 사람을 데려온다. 그들을 가능한 아주 자세히 본다. 그들 아래서 반짝이고 그들 주변을 둘러싸고 있는 하얀 빛을 상상한다.

- 편안해도 된다.
- 나의 마음을 열어두어도 된다.
- 나 자신의 실제 본질을 빛에 비추어 깨달아도 된다. 치유하여도 된다.
- 모든 존재를 위한 치유의 원천이 된다.

다음, 당신이 판단을 유보했던 사람들, 당신을 화나게 했던 사람들, 용서하려고 했던 사람들에 대해 생각한다. 하얀 빛에 그들을 두고 그들의 부정적인 것을 멀리 씻어 주는 빛을 본다. 당신과 당신의 사랑하는 사람을 위해 했던 것처럼 그들을 축복한다.

- 편안해도 된다.
- 나의 마음을 열어두어도 된다.
- 나 자신의 실제 본질을 빛에 비추어 깨달아도 된다. 치유하여도 된다.
- 모든 존재를 위한 치유의 원천이 된다.

우리의 아름다운 지구를 마치 그것이 우주로부터 나타난 것처럼, 예리한 보석이 우주 안에 도는 것처럼 본다. 녹색 지구, 파란 바다와 새들, 동물들, 물고기들을 상상한다. 지구는 낮과 밤, 선과 악, 병듦과 건강함, 부와 빈곤, 여성과 남성의 반대의 영역이다. 당신이 이와 같은 축복을 제공하는 것처럼 지구를 잡는다.

- 지구에서 편안해도 된다.
- 모든 사람들이 스스로를 위해 서로서로 마음을 열어두어도 된다.
- 모든 사람들이 그들 자신의 실제 본질을 빛에 깨달아도 된다.
- 모든 창조물이 축복받고 이 모두를 축복해도 된다.

출처: Borysenko & Borysenko (1994); Collinge (1998); Kabat-Zinn (1994).

참고문헌

Benson, H. (1975). *The Relaxation Response*. New York, NY: Morrow.

Benson, H. (1997). *Timeless Healing*. New York, NY: Fireside Books.

Black, D. S. (2014). Mindfulness-based interventions: An antidote to suffering in the context of substance use, misuse, and addiction. *Substance Use and Misuse*. doi: 10.3109/10826084.2014.860749

Boccia, M., Piccardi, L., & Guariglia, P. (2015). The meditative mind: A comprehensive meta-analysis of MRI studies. *BioMed Research International*. doi: 10.1155/2015/419808

Borysenko, J., & Borysenko, M. (1994). *The Power of the Mind to Heal*. Carlsbad, CA: Hay House.

Cherkin, D. C., Sherman, K. J., Balderson, B. H., Cook, A. J., Anderson, M. L., Effect of mindfulness-based stress reduction vs cognitive behavioral therapy or usual care on back pain and functional limitations in adults with chronic low back pain: A randomized clinical trial. *JAMA*. doi: 10.1001/jama.2016.2323

Collinge, W. (1998). *Subtle Energy*. New York, NY: Warner Books.

Cour, P. L., & Petersen, M. (2015). Effects of mindfulness meditation on chronic pain: A randomized controlled trial. *Pain Medicine*. doi: org/10.1111/pme.12605

Dunn-Mascetti, M. (1996). *A Book of Zen: Sayings, Haiku, Koans* (1st ed.). Hyperion.

Eastman, C. A., (1911). *The Soul of the Indian: An Interpretation*. The Reincarnation Library. Aeon Publishing Company, LLC.

Garrison, K. A., Scheinost, D., Constable, R. T., & Brewer, J. A. (2014). BOLD signal and functional connectivity associated with loving kindness meditation. *Brain and Behavior*. doi: 10.1002/brb3.219

Goyal, M., Singh, S., & Sibinga, E. M. S. (2014). Meditation programs for psychological stress and well-being: A systematic review and meta-analysis. *JAMA Internal Medicine*. doi: 10.1001/jamainternmed.2013.13018

Hall, H., Micozzi, M. S., & O'Leary, C. A. (2015). Sufism and healing in the Middle East. In M. S. Micozzi (Ed.), *Fundamentals of Complementary and Alternative Medicine* (5th ed., pp. 581-589). St. Louis, MO: Elsevier/Saunders.

Henderson, R. (2015). *Emotion and Healing in the Energy Body*. Rochester, VT: Healing Arts Press.

Hume, U. (2015). *In the Labyrinth*. San Francisco, CA: Blue Circle Press.

Kabat-Zinn, J. (1994). *Wherever You Go, There You Are: Mindfulness Meditation in Everyday*

Life. New York, NY: Hyperion.

Kabat-Zinn, J. (2011). *Mindfulness for Beginners*. Boulder, CO: Sounds True.

Kahn, S. (1996). *The Nurse's Meditative Journal*. Albany, NY: Delmar.

Kearney, D. J., Simpson, T. L., Malte, C. A., Fellerman, B., Martinez, M. E., & Hunt, S. C. (2016). Mindfulness-based stress reduction in addition to usual care is associated with improvements in pain, fatigue, and cognitive failures among veterans with Gulf War illness. *American Journal of Medicine*. doi: 10.1016/j.amjmed.2015.09.015

Mascaro, J. S., Darcher, A., Negi, L. T., & Raison, C. L. (2015). The neural mediators of kindness-based meditation: A theoretical model. *Frontiers in Psychology*. doi: org/10.3389/fpsyg.2015.00109

Seaward, B. L. (2014). *Managing Stress* (8th ed.). Burlington, MA: Jones & Bartlett.

Sheridan, C. (2016). *The Mindful Nurse*. Buffalo, NY: Rivertime Press.

Staples, J. (2015). Yoga. In M. S. Micozzi (Ed.), *Fundamentals of Complementary and Alternative Medicine* (5th ed., pp. 332-343). St. Louis, MO: Elsevier/Saunders.

Tomasino, B., & Fabbro, F. (2016). Increases in the right dorsolateral prefrontal cortex and decreases the rostral prefrontal cortex activation after 8 weeks of focused attention based mindfulness meditation. *Brain and Cognition*. doi: 10.1016/j.bandc.2015.12.004

van der Zwan, J. E., de Vente, W., Huizink, A. C., Bogels, S. M., & de Bruin, E. I. (2015). Physical activity, mindfulness meditation, or heart rate variability biofeedback for stress reduction: A randomized controlled trial. *Applied Psychophysiology and Biofeedback*. doi: 10.1007/s10484-015-9293-x

Weil, A. (1995). *Natural Health, Natural Medicine*. Boston, MA: Houghton Mifflin.

Yates, J., Immergut, M., & Graves, J. (2017). *The Mind Illuminated*. New York: Touchstone.

참고자료

American Chronic Pain Association
P.O. Box 850
Rocklin, CA 95677
800.533.3231
www.theacpa.org

American Meditation Institute
P.O. Box 430
60 Garner Rd.
Averill Park, NY 12018
518.674.8714
www.americanmeditation.org

Australian School of Meditation & Yoga
www.asm.org.au

Canadian Meditation Institute
2039-26 Ave. SW
Calgary, AB T2T IE5
403.802.0852
www.canadianmeditation.org

Jon Kabat-Zinn
Audiobook: Guided Mindfulness Meditation Series 3
Boulder, CO

Labyrinth Society
P.O. Box 736
Trumansburg, NY 14886
877.446.4520
www.labryinthsociety.org

The Raj—Authentic Ayurveda Health Spa
www.theraj.com

Benson-Henry Institute for Mind-Body Medicine
151 Merrimac St., 4th floor
Boston, MA 02414
617.643.6090
www.massgeneral.org/bhi

Upaya Zen Center
1404 Cerro Gordo Rd.
Santa Fe, NM 87501
505.986.8518
www.upaya.org

Chapter 15

최면요법과 심상유도요법

Hypnotherapy and Guided Imagery

긴장은 나에 대한 높은 기대에서 오는 것이고, 진실된 나 자신일 때에는 평안하다.

- 고대 중국 속담

내면의 자기 자신을 구축하라. 그 힘은 현실이 된다.

- 노자(LAO-TZU)

최**면요법**은 광범위하고 다양한 정신의학적 장애에 대해 최면을 적용하는 것이다. 최면은 주의를 기울이고 초점을 맞추어 집중하는 상태로 최면 동안 사람들은 모든 제안에 매우 잘 반응한다. 초점을 맞춘 집중 상태인 **심상유도요법**은 태도, 행동, 생리적 반응에서 변화를 촉진하는 과정이다. 많은 사람들은 심상유도요법이 최면의 한 형태라고 생각한다.

최면요법사와 심상유도요법사는 중 정도의 이완과 심상을 통해서 정신-신체-영혼을 연결하는 방법을 배울 수 있도록 도와준다. 명상과 최면 또는 심상유도요법 간의 기본적인 차이는 명상에서는 이미지에 대한 사람의 마음을 비우는 반면에 최면이나 심상유도요법에서는 생생한 정신적인 이미지를 만들어 낸다.

01 배경 *Background*

전 세계적으로 주술사와 전통적인 치료사는 수천 년 동안 암시를 주는 정신적 이미지의 힘을 이용해 왔다. 최면 상태는 다양한 치유관습과 한증막의식을 유지하고 북을 치고 성가를 부르는 것과 같은 종교적인 의식에서 사용되었다. 최면 상태로 유도하면서 치료적인 제안을 하는 것은 초기 그리스의 치료 사원의 중심 방식이었다. 14세기 사람들은 질병이 악마의 영혼과 관련이 있고 악마의 영혼은 심상과 최면술에 의해 주로 치료된다고 생각하였다. 르네상스 시기(14~16세기)에 모든 질병의 뿌리는 심상력의 문제라고 믿었다. 심지어 임신 동안 임부의 심상이 태아의 성장과 발달을 변화시킬 수 있다고 믿었다(Nash & Barnier, 2012).

최면요법은 18세기 말 최면의 아버지로 알려진 프란츠 안톤 메스머Franz Anton Mesmer라는 오스트리아 의사에게서 시작되었다. 사람들을 그의 손과 자석으로 만든 일련의 통로를 통해서 최면 상태로 유도하는 과정을 기술하는 '메즈머라이즈(mesmerize)'라는 용어는 그를 기억하기 위해 만들어졌다. 그는 '동물 자기(animal magnetism)'라고 불리는 정신적인 초자연적인 전자기장 에너지로 작업했다. 그러나 질병의 다양성을 치료하는 데 있어서의 엄청난 성공에도 불구하고 의학 사회에서는 그를 신임하지 않았다. 19세기 중반, 영국 의사인 제임스 브레이드James Braid는 통증 조절과 수술에서 마취제를 사용하여 성공적으로 최면을 진행하였다. 무통 수술을 경험한 환자의 생생한 증언을 들은 후에도 그의 동료들은 그를 가짜라고 무시했다. 곧, 클로로포름의 발견으로 최면 마취는 거의 사라지게 되었다.

19세기 말과 20세기 초에 프랑스 의사 에밀 쿠에Émile Coué는 이 장의 뒤에 논의되고 있으며, 오늘날까지 최면요법사에 의해 사용되는 암시의 법칙을 만들었다. 그는 약물만 처방하는 것보다 긍정적인 암시를 함께 줄 때 더 효과적으로 치유된다는 사실을 입증하였다. 지크문트 프로이트Sigmund Freud는 최면이 신경증 치료에 매우 효과적이라는 것을 최초로 밝혀냈다. 신경증은 환자의 강력한 감정이 갑자기 분출하여 문제가 되었기 때문에 정신분석의 측면에서는 포기했었던 질병이었다. 카를 융Carl Jung은 최면을 적극적으로 사용하지 않았지만 환자에게 오래된 기억을 변화시키기 위해서 활발하게 상상하도록 격려하였다. 그는 치유 작업에서 종종 내면의 안내 개념을 사용했다. 밀턴 에릭슨Milton Erickson은 미국의 심리학자이자 정신과 의사, 근대 최면요법의 아버지로 알려져 있다. 그는 외상성 기억상실과 심신상관의 증상이 어떻게 최면요법으로 해결될 수 있는지 설명하였고, 1958년 미국의학협회에 의해 최면요법이 공식적으로 받아들여지는 데 영향을 주었다(Micozzi & Jawer, 2015).

심상유도요법은 이완시켜 건강을 유지하고 신체와 마음을 치유하기 위해서 생각, 느낌, 신체적 반응과 모든 감각을 사용하는 과정이다. 1970년대 이후에 많은 책들은 심상유도요법이 건강을 향상시키고, 사고를 확장하고 인생의 목표를 달성하는 데 도움이 된다고 말한다. 어떤 책들은 어린이와 청소년, 어떤 책들은 성인, 어떤 책들은 노인들을 대상으로 하고 있다. 운동 이미지는 20세기 후반에 스포츠의학과 훈련에서 많이 사용되었다. 신체가 움직이는 동안 활성화되는 뇌의 영역은 동일한 움직임이 단순하게 심상될 때 역시 활성화된다. 따라서 운동 이미지는 요양원에서 재활 프로그램과 활동에 포함되었다(Boehm & Tse, 2013; Doidge, 2015).

02 준비 *Preparation*

현시점에서 임상 개업의에게 최면 사용을 제한하는 법은 없다. 누구라도 다른 사람을 최면시킬 수 있지만 최면요법은 건강관리 전문가에 의해 가장 잘 수행될 수 있다. 간호사, 의사, 치과의사, 심리학자, 작업치료사, 사회사업가와 상담사는 최면요법에 관하여 승인된 전문적인 훈련을 받을 자격이 있다. 미국임상최면협회와 미국최면요법사시험관협의회는 전문적인 요건을 충족한 개인의 교육과 인증을 공유

BOX 15-1 심상유도요법 간호사 이수 프로그램의 내용

- 통합의학, 정신신경 면역학, 전인 치유의 핵심 개념
- 심상유도 과정으로 안내하는 원칙과 이론
- 스트레스 관리 전략과 전문 실무의 통합적 측면으로서의 자기관리
- 다양한 호흡과 이완술
- 여덟 가지로 구분된 통합 심상 기술에 대한 실습

이 프로그램은 미국전인간호협회(American Holistic Nurses Association)에 의해 108시간의 지속 교육으로 승인되었다.

하고 있다. 요법사들은 이러한 협의체에 의해 수립된 윤리 강령을 따라야 한다. 시험에 합격한 공인된 최면요법사는 200시간의 교육을 이수하고, 공인된 임상 최면요법사는 300시간의 교육을 이수해야 한다. 대부분의 개업의는 자신을 최면요법사라고 밝히지 않지만, 간호사, 의사, 치과의사 그리고 최면을 여러 중재방식의 하나로 사용하는 사람으로 밝히고 있다.

미국전인간호협회(American Holistic Nurses Association)와 Beyond Ordinary Nursing에서는 심상유도요법에 관한 간호사 이수 프로그램을 제공한다. 프로그램은 84시간으로 구성되어 있고, 9~12개월의 기간에 걸쳐 직접 실습을 하고 이완과 치료적 심상 기술에 관한 경험을 제공한다. 이러한 기술들은 스트레스와 불안을 줄이고 치유를 증진시키고, 통증과 증상을 감소시키며, 부작용을 최소화하고, 만성 질환을 관리하고, 시술, 수술 또는 출산을 위한 준비를 하고, 생의 말기 문제들에 반응하고 내면의 지혜와 자원에 접근하도록 사용된다. 프로그램의 내용은 BOX 15-1에 있다.

03 개념 *Concepts*

가수 상태(몽롱한 상태)

최면 상태를 이해하기 위해서 우리는 의식과 잠재의식의 기능적인 차이를 이해해야 한다. 의식은 단기 기억과 지식을 포함하고 있다. 이것은 컴퓨터처럼 항상 사람들의 생각과 감각을 분석하고 비평하고 구별하는 기능을 한다. 지적 능력의 언어는 논리

와 추론이다. 잠재의식은 감정, 창의성, 심상, 직관, 장기 기억과 신체의 기능을 조절하는 것이 포함된다. 이것은 손톱 물기나 시험불안과 같은 지속적인 습관도 포함하고 있다. 잠재의식은 지적 능력이 하는 것처럼 추론과 사실에 반응하지 않는다. 감정적인 혼란이나 갑작스런 외상을 당하면 사람들은 먹거나, 자거나 말할 수 없고, 명확하게 생각할 수 없을 때 신체 기능과 지적 능력을 넘어선 잠재의식을 알게 된다. 감정을 무시하거나 의식 아래로 밀어넣고 몇 년이 지난 후 최면 상태에서 사람들은 묻혀진 기억에 접근하여 습관을 변화시키고, 잘못된 신념을 드러내고, 자아존중감을 개선하고 건강을 회복할 수 있다.

가수 상태(trance state)는 고도화된 집중의 한 형태이다. 최면 상태에 있는 사람들은 그들 주위에서 무엇이 일어나고 있는지를 알고 있지만 그것에 초점을 두지 않고 그들이 선택할 때마다 정상적인 의식으로 돌아갈 수 있다. 절대 다수의 사람들은 통제된 최면요법이나 심상유도요법 동안에 일어나는 일의 대부분을 기억하는 편이다. 가수 상태는 최면 상태의 사람들이 가능한 활동의 범위를 관찰함으로써 쉽게 판단할 수 있기 때문에 수면이나 혼미의 형태가 아니다.

가수 상태에는 세 가지 단계가 있다. 첫 번째 단계는 사람들이 주변에 대해 잘 알고 있어서 덜 먹거나 담배를 끊으라는 제안을 받아들이지만 반드시 실행하지는 않는 표면적인 가수 상태이다. 두 번째 단계는 알파 가수 상태로 알려져 있으며 더 깊은 상태이다. 심박수, 혈압, 호흡은 더 느려진다. 이 단계에서 최면으로 인한 제안은 암시적으로 더 효과적이다. 세 번째 단계는 몽유병으로 불리며, 건강과 안녕에 가장 유익한 단계이다. 최면 후의 암시가 가장 효과적인 단계이며, 사람들이 명료하게 지난 사건들을 기억할 수 있는 것이 이 단계이다(Loupescou, 2014).

사람들은 자연스럽게 최면 상태로 들어오고 나간다. 낯익은 경로를 운전할 때, 사람들은 가수 상태로 빠질 수도 있다. 그들은 목적지에 도착할 수 있지만 어떻게 그곳에 도착했는지에 대해서는 정확하게 확신하지 못한다. 가수 상태에서 그들은 적절하게 운전하고 정지신호에서 정지하고, 교통법규 등을 따르지만 그런 일들을 하는 의식적인 인식은 없다. 최면 가수 상태의 또 다른 예는 영화를 보는 동안에 관찰될 수 있다. 사람들은 그들 자신이 즐길 수 있다는 점에서 특정한 시간을 확보해서 극장에 들어간다. 극장에서 자리를 잡는 과정은 영화팬들을 이완시키고 그들의 정신을 수용적인 틀 안에 둔다. 외부 세계의 산란함을 줄이기 위해서 불을 끄고 큰 화면은 인식 가능한 세계의 가장 주목할 만한 측면이 된다. 몇 초 내에 관중들은 또 다른 장소와 시간으로 이동된다. 영화가 무섭다면 많은 사람들은 빠른 심장박동, 빠른 호흡, 근육 긴장을 경험하지만, 신체적 위험이 없다는 것을 잘 알고 있다. 그들은 이미지와 소리에 홀로 반응하고 있다. 영화는 최면의 원리와 유사한 정신 기전에 의해 작동한다. 첫째, 참여자들은 정상적인 걱정에서 벗어나고 새로운 경험에 대해 마음을 열어두도록 결심한다. 이때, 특정한 절차는 뇌 활동의 베타 수준을 이완시킨다. 다음으로 은유와 상상을 신중하게 사용하여 더 깊은 수준의 의식에 도달한다. 마침내, 새로운 이미지와 지각을 받아들일 수 있다(Hamilton, 2001년 3월 1일, 개인적 서신).

근육이완이 특징인 가수 상태는 알파 뇌파, 안녕감이 지배적이고 말로 표현하는 능력이 감소되고 시간 지각이 종종 왜곡된다. 30분이 5분처럼 받아들여질 수 있다. 가수 상태로 들어가는 동안의 느낌뿐 아니라 오래전 기억에도 접근 가능하다. 사람의 의식 단계가 들어오고 나올 때 각 세션의 부분은 의식적으로 기억하지 못할 수도 있지만 의식 아래의 정신에 보유된다. 가수 상태인 사람들은 그들의 팔과 다리를 납과 같이 무겁거나 가볍고 얼얼하고 거의 감각이 없는 느낌으로 기술한다. 어떤 사람들은 신경계의 이완으로 약간의 씰룩거림을 경험한다. 호흡은 복식호흡으로 전환된다. 가수 상태에서 나올 때 사람들은 매우 즐겁고, 안녕감에 대해 기뻐하며 깨어난다.

암시의 법칙과 원칙

첫 번째 **암시의 법칙**(**low of suggestion**)은 쿠에[Coué]에 의해 제정된 것으로 주의력을 집중하는 것에 대한 법칙이다. 사람들이 목적이나 생각에 관해서 반복적으로 집중하게 될 때, 이런 일이 실현되는 경향이 있다. 요법사들은 이 세션에서 3~4회의 최면 암시를 반복한다. 우세한 영향의 법칙은 더 강력한 감정이 약한 감정에 우선하는 경향이 있다는 것이다. 최면요법사는 대상자의 감정 상태를 사정하고 나면 우세한 감정에 최면을 암시한다. 당근 원칙은 요법사가 최면 암시로 인간의 목표에 관해서 조언을 끼워 넣을 때 적용된다. 따라서 암시의 동기와 연결된다. 긍정적인 암시의 원칙은 사람들이 현존하는 태도를 뛰어넘도록 도울 때 적용된다. 쿠에 박사는 매일 밤 잠들기 전에 자신에게 20~30번 "매일 같은 방식으로 나는 점점 더 좋아지고 있다."고 말하도록 환자에게 격려하는 것으로 유명했다. 만약 누군가에게 체중 감소를 위해 최면을 하고자 한다면 암시는 "당신은 배고프지 않다."와 같이 어렵고 부정적인 문장보다는 "당신이 얼마나 편안하게 될지 알고 놀라게 될 것이다. 당신은 친절하고 존경을 담아 당신의 몸을 다룬다."와 같이 긍정적인 문장이어야 한다.

기억

최면 상태의 사람들이 종종 과거 잊혀진 사건들을 회상하는 것은 사실이다. 최면 상태에 있는 사람들이 실제로 일어나지 않았음에도 불구하고 개인적으로 매우 중요한 일을 매우 빠르게 '기억'해 내곤 하는 것도 사실이다. 이런 것들을 상상 생활사건이라고 부른다. 깊은 가수 상태에서 기억(memories)과 상상(fantasies)은 강렬할 수 있고, 두 가지를 구분하기 어려울 수도 있다. 사람들은 실제 사건을 매우 자세하게 기억할 수 있고 세부적으로 그것을 구성하고 마치 그들이 기억하는 것처럼 경험할 수 있다. '잘못된 기억 증후군'이라고 부르는 것에서 발생하는 잠재적인 어려움을 알고 있기 때문에 미국의 여러 주에서는 체계적인 최면 치료 이전에 얻도록 법적인 증언을 제한한다. 1985년 미국의학협회(American Medical Association)는 기억 회상을 위한 최면술의 체계적인 사용에 대해서 신뢰되지 않음과 거짓 기억을 만들어 낼 가능성 모두에 주의해야 한다고 경고했다.

심상

심상(imagery)은 의식과 무의식의 정신 사이에 두 가지 방식의 의사소통이고 몸 전체와 모든 감각이 관여한다. 하루 동안 떠올리는 개인의 이미지와 걱정은 건강에 영향을 주는 가장 일반적인 형태의 심상이다. 상상 속에서 사람들은 현재의 스트레스원과 예상되는 위험에 반응한다. 그들의 몸은 각성되고 긴장되며 투쟁 도주 반응이 활성화된다. 심상유도요법은 사람들의 힘든 생각을 멈추게 하고, 그들을 이완시키도록 돕고, 스트레스원의 부정적인 영향을 줄여 주는 심상에 집중할 수 있도록 한다.

심상유도요법에서 이미지는 대상자의 필요와 욕구에 근거해서 요법사가 만든다. 대상자도 증상의 의미를 이해하거나 내적 자원에 접근하는 방식으로 이미지를 만들 수 있다. 심상은 심박수, 혈압, 호흡 양상, 뇌파 리듬과 양상, 피부의 전기적 특성, 국소적 혈류와 온도, 위장관 움직임과 분비물, 성적 각성, 다양한 호르몬과 신경전달물질과 같은 많은 신체 기능의 변화를 자극한다. BOX 15-2에서의 감각 심상은 심상의 힘을 설명하는 데 도움이 되며 사람들이 심상화하는 신체의 반응을 경험하도록 해 준다.

BOX 15-2 감각 심상

- 이완하고 편안하게, 깊은 호흡을 하세요.
- 긴장이 당신의 몸에서 나가는 것에 초점을 맞추세요.
- 즙이 많은 노란 레몬을 잡고 있다고 상상하세요. 그것의 차가움, 촉감, 당신 손에서의 무게감을 느끼세요.
- 레몬을 반으로 잘랐다고 상상하세요. 자른 표면에 나타난 밝은 노란색 바깥층, 내부 껍질에 있는 흰색 면, 과육의 창백한 노란색에 주목하세요.
- 2개의 반쪽 중 하나를 자르고 1/4로 막 자른 레몬을 집어서 레몬향을 맡는 것을 상상해 보세요.
- 이제 레몬을 물고 당신의 입으로 신 주스를 빨아들이는 것을 상상하세요.
- 레몬을 입으로 물었을 때 어떤 일이 일어났습니까? 침이 고였습니까? 또는 얼굴을 찡그렸습니까? 다른 신체적 반응이 있었습니까?

04 치료 *Treatment*

최면요법사는 사람들을 가수 상태로 놓아두지 않고, 사람들이 가수 상태로 빠지게 되기 쉽도록 상황을 준비한다. 약 20%는 가수 상태에 대한 높은 수용력을 가지는데, 이런 사람들은 최면에 깊게 빠질 수 있다. 또 다른 20%는 가수 상태에 대한 수용력이 약해서 쉽게 산만해지고 최면치료에 전혀 반응하지 않을 수도 있다. 최면에 걸릴 수 없는 사람들은 근본적인 뇌 질환이 있거나, 지능지수가 낮거나 최면에 빠지는 것을 원하지 않는 사람들이다. 나머지 60%는 이런 두 경우 사이의 어느 지점에 속한다 (Micozzi & Jawer, 2015).

최면요법이나 심상유도요법을 찾는 사람들은 오디오 녹음의 사용이 유익한지를 묻는다. 이 질문에 대한 답은 그 사람이 해결을 원하는 문제의 본질이나 깊이를 포함한 여러 요소에 달려 있다. 일반적인 자가-최면 녹음은 단순히 일반적인 결과만을 제공할 것이다. 오히려 최면요법사에 의해 만들어진 인간의 고유 이미지를 사용한 오디오 녹음이 더 효과적이다. 경험이 많은 요법사와 함께 작업하는 것은 대상자의 기대와 기호에 따라 개별화된 절차를 따르기 때문에 매우 효과적이다.

최면요법에서 가장 우선시되는 중요한 단계는 대상자와의 관계를 수립하는 것이다. 이것은 협력적인 모험이며 최면 암시가 효과적이기 위해서는 최면요법사와 대상자가 함께 작업해야 한다. 관계는 대상자가 그 자신을 가능한 한 수용적으로 허용하고, 요법사는 대상자의 안녕을 위해서 작업에 헌신할 때 이루어진다. 최면요법이 가장 유익한 사람들은 최면이 자기 통제를 넘어서는 것이 아니라고 이해하는 사람들이다. 최면은 단지 이완이 심화된 형태이기 때문이다. 최면요법사는 대상자를 알게 되고, 치료 계획을 수립하고, 최면 과정을 설명하고, 미신과 두려움을 떨쳐버리고 질문에 대답하고 최면에 대한 긍정적인 태도를 격려하고 사람들의 허락을 구해서 자기 유도 절차에서 그들을 훈련한다. 이런 과정은 장기적인 말기 질환을 위한 경우는 물론 시험 불안과 같은 단기적인 경우에도 적용 가능하다. 신뢰는 과정을 시작하고 관계를 발전시키기 위해 필요하다.

유도 단계에서는 일반적으로 이완의 시기이거나 사람들을 다른 걱정에서 벗어나고 그들의 관심에 집중하도록 돕는 호흡에 초점을 맞춘다. 즉, 유도 단계는 명상과 비슷하며 동일한 신체 반응을 나타낸다. 유도는 호흡에 집중하고 눈을 감는 것과 같은 '쉬운' 암시로 시작한다. 신체적 · 정신적으로 이완하고 최면요법사의 목소리와 말에 집중하도록 지시를 내린다.

유도 단계에서의 훈련은 하나 혹은 2개의 세션이 될 수도 있다. 대상자가 가수 상태로 들어가면서 편안해할 때 **최면 암시**가 시작된다. 최면요법사는 사정 과정에 근거하여 대상자가 즐거워하고 바라는 결과와 관련 있는 이미지를 암시한다. 최면 의사소통은 신호와 관심에 집중하기 위한 명확한 설명과 암시의 목적과 같은 선상에 있는 심상을 포함하고 있다. 심상은 오감을 협동적으로 사용하면 강화된다. 대상자는 시각뿐 아니라 냄새, 환경에서의 촉감, 주변 소리를 듣는 것과 심지어 어떤 것을 맛보는 것까지 요구받을 수 있다. 대상자는 상황에 대해서 가능한 많은 세부 사항에 주의를 집중시키도록 요구받고, 바라는 사건에 초점을 두고 이 세션 동안 걷는다. 최면요법사의 암시는 대상자에 의해 생각으로 번역된다. 이런 생각들은 가수 상태가 아닌 상태에서 상응하는 행동을 유도한다.

가수 상태 제거는 대상자가 가수 상태가 아닌 상태로 돌아갈 것이라고 암시를 받았을 때 이루어진다. 예를 들어, 최면요법사는 10까지 세고, 대상자에게 5에서 눈을 뜨고, 10에 충분히 명료해질 것이라고 할 것이다. 대상자는 대부분 과정 동안 이완되어 있었음을 느꼈지만 최면요법사가 말하는 모든 말을 들었기 때문에 그들이 최면되었는지는 확실하지 않다고 보고한다. 많은 최면요법사들은 대상자들이 집에서 요법을 연습할 수 있도록 안내하는 오디오 녹음을 제공한다.

최면은 사람들이 그들의 의지에 반해서 어떤 것을 하도록 할 수 없다. 그들이 진정으로 변하기를 원하지 않는다면 최면은 시간과 돈을 낭비하는 것일 뿐이다. 예를 들어, 만약 어떤 사람이 배우자의 요구로 동기가 부족한 상태로 담배를 끊기 위해서 최면요법을 찾는다면 효과가 없을 것이다. 가끔 대상자들은 최면요법사가 주문을 행해서 몸무게를 13kg 정도를 감량하거나 다시는 담배를 피우지 않도록 해 주기를 요구하기도 한다. 이런 요구는 식이 변화를 거부하거나 권장한 약물을 따르지 않으면서도 의사가 고혈압을 치료해야 한다고 주장하는 것과 같다.

몇몇 의료시설에서 최면과 심상은 다양한 상황에서 사용되고 주로 내과적 · 외과적 · 정신과적 또는 심리학적 치료의 형태와 결합하여 사용된다. 사람들은 이런 중재를 사용해서 불안과 통증을 더 잘 관리하고 진통, 분만, 치과 영역에서 수술 전과 후의 요법으로 사용한다. 비의료적으로도 사용되는데 생활의 문제, 불안 상황과 나쁜 습관을 변화시키는 데 있어서 사용될 수 있다. 불만의 복잡성과 심각성에 따라 치료는 2~10세션까지 진행된다.

진 아처버Jeanne Achterber(2008)는 암 치료에서 심상유도요법을 사용한 것으로 잘 알려져 있는데, 아처버는 심상유도요법은 방사선 치료와 화학요법만큼 필수적이며 '마지막 대안'으로 생각해서는 안 된다고 믿고 있다. 또한 심상은 생화학적 치유 과정에서 중요한 역할을 한다고 믿고 있다. 아처버는 마음속에서 만들어진 이미지는 암세포를 파괴하고 기관세포를 재형성하는 길을 어느 정도 열어 생화학적 전달로 변환된다고 가정하였다. 아마도 이런 치유 과정은 신경과 내분비 체계에서 스트레스 호르몬을 분비시키는 것을 억제할 수도 있다. 물론 심상이 결코 유일한 치료 방법으로 사용되지 않기 때문에 이런 일이 일어날 때 심상이 치유의 직접적인 원인임을 분명하게 증명하기는 어렵다.

최면요법과 심상유도요법은 사람들이 자기조절감을 가질 수 있도록 도와주고, 자아존중감을 향상시키고 더 자율적이 되도록 한다. 부정적인 신념으로 교도소에 가게 된 사람들은 자신들을 절망스럽고 무기력한 희생양으로 바라본다. 심상유도요법을 통해 그들은 그 신념을 긍정적이고 동기를 부여하는 메시지로 대체하는 방법을 배울 수 있다. 최면과 심상은 시술, 치료 또는 수술, 정신수양을 위해서 사용될 수도 있다. 대상자는 치유 과정에 대한 자신만의 이미지를 어떻게 사용하는지를 보거나 또는 고통스러운 시술이나 불안이 발생되는 상황에서 그들을 벗어나게 하는 일련의 이미지를 통해서 안내된다. 요법사는 그들을 건강하거나 안녕 상태 또는 성공적으로 목적을 달성하는 상태에 두도록 상상하게 할 수도 있다.

가상의 실제 환경은 심상유도요법에서 최근 수정된 것이다. 영상 표시 장치를 사용해서 사람들은 가상 세계로 빠진다. 이 과정은 치료나 질병에서 통증과 불안을 줄이는 데 효과적이다. 상호작용하는 도구들은 그들이 치료 프로토콜에 더 효과적으로 대처하도록 하는 성공적인 주의력 분산을 제공하고 있다(Enea, Dafinoiu, Opris, &

David, 2014).

특히, 어린이들은 한 가지 또는 다른 방식으로 결점이 사라지는 것을 시각화함으로써 결점을 없앨 수 있다. 최면과 심상은 말초 모세혈관의 수축으로 손과 발이 차고 통증이 동반되는 레이노드 질환의 임상치료로 사용된다. 그들이 '따뜻하게 생각하는 것'을 배울 때 사람들은 손과 발의 혈액순환이 향상되고 통증이 경감되는 것을 느낀다. 비슷한 방법으로, 손을 따뜻하게 하는 것은 편두통의 발생과 심각성 모두를 감소시킨다. 만성 통증이 있는 사람들에게 심상을 통해서 편안함, 주의 분산, 해리감을 증진시키기 위해서 최면을 사용하는 것은 종종 이루어져 왔다. 대상자들은 종종 무감각, 압박감 또는 원하지 않는 통증에 대해 다른 감각으로 통증의 인지적 경험을 변화시킬 수 있다. 1995년, 미국국립보건원(National Institute Health: NIH) 위원단은 전통적인 치료에 유용한 협력치료로 최면을 지지하였다. 현재 미국국립보건원에서 시행하는 임상연구는 과활동성 방광, 궤양성 대장염, 열감, 외상후 스트레스장애(PTSD), 수면장애 치료에 최면을 포함시켰다.

최면과 심상에 대한 금기에는 "내 남편이 체중을 줄이라고 여기 보냈어요." 또는 극심한 두려움 또는 종교적인 목적을 강제하는 것 때문에 치료를 시도하는 것을 꺼리는 것과 같은 동기 부족이 포함된다. 활동적인 정신증이나 신체화된 섬망이 있는 사람들에게는 이 절차가 적합하지 않다. 이런 개인들은 종종 너무 많은 이미지로 이미 공격을 당했고, 따라서 자발적인 이미지와 비자발적인 이미지를 구별할 수 없게 된다.

05 연구 Research

최면요법에 관한 연구를 수행하기 어려운 이유 중 하나는 치료의 형태가 한 가지가 아니라는 것이다. 최면은 하나의 표준화된 제안 세트로 대표되지 않아서 통제되기보다는 일회성의 증거가 유리한 많은 연구들에 해당될 수 있다. 임상 환경에서 효과적인 최면 암시는 개인의 관심, 방식, 동기와 최면에 대한 수용성에 근거해야 가장 잘 만들어진다.

수많은 연구들은 정신적인 심상이 주요한 신체적 · 생물학적 변화를 일으킬 수 있다고 지적한다. 이런 결과들 중 몇몇은 잘 통제된 연구에서 나온 반면, 다른 결과들은 하나의 사례나 복제되지 않은 소규모 연구들이다. 그럼에도 불구하고, 결론을 뛰어넘는 것은 신체 변화에 대한 심상과 실제 신체 변화 사이의 관계에 대한 것이다.

다음은 심상과 최면요법에 관한 최근 연구의 예이다.

- 관절염과 다른 류마티스 질환이 있는 사람들을 위한 심상유도요법의 효과를 조사하는 체계적 문헌고찰에서 안녕감, 기동성, 통증관리가 개선되고 불안을 감소시키는 것으로 밝혀졌다(Giacobbi et al., 2015).
- 섬유근육통 환자를 위해 심상유도요법/최면요법의 사용에 대한 체계적 문헌고찰과 메타분석이 고려되었다. 통증과 장애 수준의 감소가 있었고 건강 관련 삶의 질에 있어서 개선이 있었다(Zech, Hansen, Bernardy, & Hauser, 2016).
- 광범위한 문헌고찰에서 최면요법은 과민성장증후군이 있는 어린이와 어른에게서 유의미한 향상을 보였다. 최면요법은 다른 위장장애에 도움이 될 수도 있다는 예비 자료가 있었다(Palsson, 2015).
- 신경근육통을 가진 사람들을 위한 심상유도요법에 관한 집단 간 유사실험연구가 진행되었고, 통증과 우울 모두에서 통계적으로 유의한 감소가 있었다(Onieva-Zafra, Garcia, & Del Valle, 2015).
- 입원한 노인의 통증을 감소시키기 위해 최면요법과 마사지를 비교하는 무작위 통제연구가 진행되었고 두 요법 모두 통증을 감소시켰지만, 최면요법은 마사지보다 진통 효과가 더 오래 갔다(Ardigio et al., 2016).
- 염증성 장 질환이 있는 환자들을 대상으로 한 무작위 실험연구에서는 이완훈련과 함께 심상유도요법을 받은 집단이 대조군에 비해 통계적으로 유의하게 증상이 향상되었다고 밝혔다(Mizrahi et al., 2012).

06 통합간호실무 *Integrated nursing practice*

간호사로서 당신은 개인과 전문직의 발전을 위해 심상유도요법을 사용할 수 있다. 당신이 되고 싶은 간호사를 생각해 보는 시간을 갖는다. 당신 자신을 임상 분야에서 건강하고 명료하고 균형 있고 열정적이고 유능한 사람으로 그려 본다. 당신은 새로운 시술이나 기술을 배우기 위해 이미지를 사용할 수 있다. 새로운 활동의 목적, 단계, 과정을 학습한 후에 당신은 심리 운동 기술로 지식을 통합하는 것과 같이 당신 자신이 여러 번 안전하고 기술적으로 능숙하게 절차를 수행하는 것을 마음속으로 그려 본다. 이런 '연습'은 당신의 기능적인 간호실무를 향상시키는 데 강력한 도구가 된다(Boehm & Tse, 2013).

어떤 사람들은 최면과 심상유도요법이 그들을 외부의 힘으로부터 정신을 통제하지 못하게 할까 봐 두려워한다. 이런 두려움은 대부분 무대 위에서 공연된 최면술의 시범 때문이다. 자발적으로 나서는 사람들은 무대에서 최면술사의 통제하에 있는 것처럼 보일 수 있다. 자원할 때 그들은 관중들 앞에서 우스운 행동을 하게 될 수도 있다는 것을 안다. 이것은 보여 주기 좋아하고, 재미있는 스타가 되고 싶어 하는 외향성의 사람들을 위한 기회이다. 자원하는 사람들은 종종 진짜로 최면에 빠지고 그들이 원하는 것을 정확하게 수행하여 그들 자신을 지나치게 허용한다. 그러나 그들은 도덕적 신념에 반하는 일을 하지 않는다(Lewis, 2013). BOX 15-3은 최면요법의 미신과 현실을 나열하고 있다.

최면요법의 현실은 개인이 항상 자기 통제하에 있기 때문에 완전히 정반대이다. 대상자가 심상과 같은 기술을 배울 때 그는 언제, 어떻게, 어디서 그가 원하는 것을 사용할지에 대해 완전히 자기 통제 안에 있다. 그들은 무슨 일이 일어나는 동안 숙달되는 감각을 가지게 될 때 더 좋게 느끼고 더 잘하기 때문에 동기부여의 방식은 그 자체가 치유되는 것이다.

최면은 많은 다른 임상 상황에서도 사용된다. 최면은 분만, 암, 스트레스, 체중 감량, 금연과 외상후 스트레스장애의 관리와 수술에서 효과적이다. 어떤 사람들은

BOX 15-3 최면요법: 미신과 현실

미신	현실
사람들은 최면 동안 잠에 빠진다.	사람들은 깨어 있고 전 과정 동안 의식이 있고 매우 까다롭게 그들의 관심에 집중한다.
최면에 빠진 사람들은 통제력을 잃고 다른 사람의 통제하에 있게 된다.	사람들이 그들의 의지에 반하여 최면에 빠질 수 없기 때문에 모든 최면은 자기 최면이다. 최면된 사람들은 언제든지 과정을 멈출 수 있다.
사람들은 비밀을 말하도록 영향받을 수 있다.	의식 아래의 정신에서는 적절하고 기여할 준비가 되었다고 여겨지는 정보만 제공하기 때문에 사람들은 충분히 명료한 상태에서 드러내지 않을 비밀을 억지로 드러낼 수 없다.
사람들은 최면 상태에서는 움직일 수 없을 것이다.	개인이 상황을 통제하기 때문에 그들은 언제든지 최면 상태를 종결할 수 있다.

최면을 자기-확신을 향상시키고 영적인 성장을 위해서 사용한다.

여러 종류의 심상은 대상자와 잘 작용한다. 감정 상태의 심상은 일반적인 방식으로 대상자가 그들의 기분을 변화시키도록 돕는다. 요법사는 대상자에게 그들의 심상을 좋아하는 현실 또는 상상한 장소로 가지고 오도록 제안할 수 있다. 예를 들어, 어떤 사람들은 그들 자신을 해변에 두고 평화롭게 이완되어 있음을 느끼면서 물 위에서 부드럽게 떠 있다고 상상할 수도 있다. 다른 사람들은 그들 자신을 소중한 조부모의 무릎에 앉은 어린아이로 상상할 수도 있다. 대상자들은 긴장과 두려움의 감정 상태에서 편안하고 차분한 상태로 이동시키기 위해 이런 종류의 심상을 사용할 수 있다.

대상자는 종결 상태의 심상으로 그들 자신이 달성하고 싶은 상황이나 환경에 이미 있는 것으로 상상한다. 이것은 그들 자신을 건강하고 강하며 질병에서 자유로운 것으로 보는 것일 수 있다. 다른 사람들은 성공적이고 행복하며 사랑받는 상태로 상상하기도 한다.

질병의 증상은 에너지의 단절에서 초래된다고 생각한다. 에너지와 관련된 상상은 에너지를 강화하는 삶 또는 기, 신체를 통해서 부드럽고 쉽게 불어오는 것을 상상하는 것을 포함하고 있다. 대상자들은 땅에서 그들의 발바닥을 거쳐 신체의 에너지를 보충하기 위한 에너지를 채우는 것을 상상하도록 교육받을 수 있다.

세포의 심상은 세포 수준에서의 사건을 심상하는 것과 관련이 있다. 예를 들어서 대상자들은 암세포 주변에서 공격하는 자연 살해 세포를 상상하도록 지시받기도 한다. 세포 수준의 심상은 주로 특수하고 정해져 있는 요구에 정확하게 초점이 맞추어져 있다. 심상이 눈에 보일 필요는 없다. 어떤 사람들은 그들의 심상을 '듣고', 다른 사람들은 '느끼며', 어떤 사람들은 '맛을 보고' 또는 '냄새를 맡는다'. 어떤 사람들은 손을 영향받은 부분에 두고 그 부분에 있는 세포에 치유 이미지를 보내도록 선택하기도 한다.

세포 심상과 유사하게, 신체적 심상은 전체 신체와 관련되어 있다. 따라서 대상자들은 혈압을 낮추기 위해 노력할 때 혈관이 이완되고 더 넓어지는 것을 상상하도록 지시받는다. 요통이 있는 사람들은 허리에 있는 모든 근육이 이완되고 부드러워지는 상상을 한다. 당뇨가 있는 사람은 손을 배 위에 두고 인슐린이 췌장에서 이동하여 신체 전체를 통해 기아 세포와 연결되도록 상상한다.

심리학적 상상은 그들 자신에 대한 지각과 연관되어 있다. 예를 들어, 과한 책임감을 가지고 있는 사람들은 그들 어깨 위에 세상의 무게를 지고 있는 것처럼 느낄 수도 있다. 버림받았다고 느끼는 사람들은 심장 통증과 같은 통증을 느낄 수도 있다.

심상을 안내할 때 요법사는 대상자에게 그들의 감각에 집중하도록 지시하고 상처받은 곳에 그들의 손을 두고 통증을 불어 버리도록 지시할 수도 있다. 심리학적 상상은 또한 쌍방향적일 수 있다. 갈등이 문제가 될 때, 사람들은 문제에 대한 신선한 관점과 새로운 해결책을 가져오기도 하는 상대와 함께 하는 대화를 상상하기도 한다.

영적인 심상의 목적은 신이나 신성한 것과 접촉하거나 더 큰 세상으로 들어가기 위해서이다. 대상자들은 인도되거나 또는 영감을 찾기 위해서 영적인 심상을 사용할 수 있다. 어떤 대상자들은 그들이 신의 손 안에 잡혀 있고 완전하게 안전하다고 상상하는 것이 편안하다는 것을 알게 된다.

암에 관한 치유 도구로서 심상이 효과적이기 위한 여덟 가지 특성은 다음과 같다.

- 이미지들은 개인적이어야 한다. 다른 사람들이 만든 이미지들은 치유 과정에서 덜 효과적으로 나타난다.
- 이미지들은 그 사람에게 맞게 느껴져야 하고 그들의 존재와 가치에 맞아야 한다. 예를 들어, 투쟁적이고 호전적인 심상은 그들 자신을 부드럽고 회유적으로 보고 있는 사람들에게는 적합하지 않다.
- 심상은 허용적이고 자발적인 분위기에서 가장 잘 작용한다. 상상이 일어나도록 허락하는 태도가 가장 효과적으로 영향을 준다.
- 이미지는 활기 넘치고 신체적이어야 한다. 사람들은 그들 자신이 이미지의 감각을 느끼도록 허용될 때 가장 잘한다.
- 이미지는 자율적으로 교정되고 정확해야 한다. 심상의 유형은 질병의 본질과 영향받은 신체 부분과 계통에 따라 선택되어야 한다.
- 심상을 사용하는 기술은 연습으로 증가되고 심상에 대한 반응은 사용하면서 강화된다. 대상자들은 하루에 한 번 또는 두 번, 한 세션에 5~20분간의 시간 동안 심상을 사용하도록 제안받는다.
- 심상은 종결 단계의 구성이 있어야 한다. 대상자들은 미션이 달성될 때 심상을 보도록 격려되어야 한다.
- 현재 의학적 치료를 받고 있는 환자는 심상에 그것을 포함시켜야 한다. 화학요법이나 방사선 치료에 협조하는 환자들은 그들의 심상에서 이런 의학적 절차를 무시하는 환자들보다 더 잘하게 된다(Achterberg, 2008; Davenport, 2016; Pinson, 2015).

심상유도요법을 시작하기에 앞서 당신은 대상자의 신념체계, 바라는 결과, 관련된 병태생리에 대한 기본적인 이해뿐만 아니라 약물, 치료, 수술의 효과에 대한 이해를 평가해야 한다. 이런 정보는 적절한 각본 내용을 구성하기 위해서 필요하다. 의도하지 않는 산만함으로부터 자유롭고 조용하고 안전한 환경을 구축해야 한다. 유도 단계 전에 자기 자신에게 집중할 수 있도록 약간의 시간을 갖는다. 당신의 마음과 몸을 긴장과 압박에서 풀려날 수 있도록 한다. 당신의 성대를 이완시켜서 차분한 높이, 크기, 톤으로 목소리를 높이도록 하는 데 초점을 맞춘다. 대상자는 편안한 자세로 가능하면 기대어서 눈을 감고 있도록 한다. 점진적인 이완이나 신체 스캔을 하면서 그들을 안내한다. 실제 장소이거나 심상 속에서 떠올리게 하는 안전하고 편안한 장소로 그들이 가도록 안내한다. 이 장소를 탐색(그들이 무엇을 보고, 듣고, 냄새 맡고, 맛보고, 느끼는지)하기 위해서 그들의 모든 감각을 이용하도록 요청한다. 예를 들어, 당신은 하루 중 또는 1년 중 시간, 그들이 냄새 맡는 꽃이나 나뭇가지, 주위에 있는 음식의 맛, 새들, 기차 소리 또는 그들이 듣는 어떤 소리들을 확인하도록 요구하는 것이다.

다음으로, 대상자가 가까이에 있는 문제에 집중하도록 한다(예: 암의 진단, HIV 양성, 상처나 뼈의 치유, 기관의 기능 향상). 이 지점에서 이전에 논의하였던 그들의 목표를 위한 당신의 각본을 시작한다. 당신은 다음과 같이 말할 수 있다. "당신의 부러진 뼈의 가장자리를 상상하세요. 이제, 추가적인 영양과 산소를 주기 위해 그 부위에 많은 적혈구들을 가져오세요. 새로운 세포들이 형성되고 뼈의 가장자리에 함께 성장하고 있는 것을 상상하세요." 이런 유형의 개별적인 각본 후에, 당신은 다음과 같은 종결 단계의 각본을 포함시켜야 한다. "당신의 부러진 다리가 이제 완전히 치유된 것을 상상하세요. 당신이 좋아하는 스키 언덕으로 돌아가서 슬로프에서 스키를 타고 내려오는 당신을 보세요. 당신의 다리는 강하고 건강하며 통증이 없습니다."

심상유도요법의 이런 단계 후에는 이 세션 동안 일어난 일의 의미에 대해서 대상자와 함께 이야기하고 경험의 긍정적인 측면을 강화시킨다. 어떤 간호사는 개별적인 세션을 녹화하고 매일 연습하기도 한다.

가웨인Gawain(2016)은 대부분의 사람에게 도움될 수 있는 운동을 개발했다.

이것은 '핑크 버블'이라는 기술인데 한 번 또는 정기적으로 일정 시간 동안 수행될 수 있다. 이것은 다음과 같이 아침에 일어났을 때 또는 잠들기 전에 연습하기 좋다.

- 편안한 자세를 취하고, 천천히 호흡하는 것을 가정하고 점진적으로 이완하거나 신체 스캔 절차를 경험한다.
- 당신이 가지고 싶은 것이나 일어났으면 하는 것들을 상상한다.
- 이미 일어났던 것을 상상한다. 당신 자신과 함께 가능하면 명확하게 물건이나

상황을 그림으로 그린다.
- 핑크 버블로 이 이미지를 둘러싼다.
- 버블을 날아가도록 하고 우주로 떠올라 가는 버블을 바라본다. 우주의 더 높은 힘과 하나가 되어 가는 것을 본다.

심상유도요법은 다음과 같은 성과를 위해서 여러 임상 상황에서 사용될 수 있다.

- 신체적인 이완 상태 유도
- 스트레스 감소
- 습관 조절: 흡연, 과식, 손톱 물기
- 통증 감소
- 불안 감소(시험 불안)
- 증상 이해
- 치유 반응 자극
- 간호학적이고 의학적인 시술의 내성 증가
- 동기화와 자가 간호 강화
- 질병의 의미 찾기
- 갈등의 해결
- 자아존중감과 자기 확신 강화
- 문제 해결 능력 증가
- 긍정적인 내적 자원의 접근

쉐임Shame(1996)은 간호사들이 간호 처치와 함께 심상 사용을 포함하는 많은 방법을 기술하였다. 쉐임은 정맥주사 수액을 투여받는 사람들에게 수액이 세포독소를 내보내고 동시에 세포에 영양을 주고 있다고 상상해 보도록 제안하였다. 항생제를 투여받는 사람들은 약물이 박테리아를 공격하고 파괴한다고 상상하도록 제안받을 수 있다. 질병이나 고통을 경험하는 사람들은 깊은 호흡을 해서 폐에 산소와 평화로운 마음을 보내도록 지시할 수 있다. 호흡을 내보낼 때, 그들은 모든 독소나 긴장을 몸에서 떠나 보내고 공기 속으로 사라지도록 상상할 수 있다. 특정한 기관이나 신체의 일부가 손상되었을 때 사람들은 그 부분으로 그들의 인식을 가져와서 영양분을 주고 기능을 지원하기 위해서 거기에 치유 자원을 이동시키는 것을 상상할 수 있다. 통증을 경험하는 사람들은 통증이 발과 손가락 끝을 통해 몸에서 나온다고 떠올릴 수 있다. 어떤 사람들은 통증을 옮기기 위한 큰 파이프가 되기 위해서 모세혈관과 정맥을 확장시킨다고 상상한다. 사람들은 비슷하게 해당하는 부위에 대한 통증 약물의 효과를 원활하게 한다고 상상하고, 통증을 완화함으로써 신체를 부드럽게 하고 이완되게 느낄 수 있다. 쉐임의 저서 『간호에서의 창의적인 심상(Creative Imagery in Nursing)』은 심상유도요법의 임상적용에 대한 많은 제안을 제공한다. 이 기술은 간호사들이 그들의 치유 활동을 하면서 다른 사람들을 지원하고 그들의 창의성, 직관, 심상을 사용하도록 허용하고 있다. 러스크Lusk의 책 『30 Script for Relaxation Imagery and Inner Healing』과 도모이Dormoy의 책 『Guided Imagery Work with Kids』는 심상유도요법을 전문적인 연습으로 통합하는 데 매우 도움이 된다.

Try this

당신의 하루를 재설계하기

이 운동은 시각화를 통해서 부정적인 생각과 사건을 변환시켜서 당신의 생각으로 동기 부여하도록 설계되었다. 일주일 동안 매일 잠자기 전에 마음속으로 당신의 하루를 검토하고 더 좋은 결과를 가져올 수 있도록 변화될 수 있는 것이 무엇인지를 결정한다. 그러고 나서 변화가 일어나는 것을 상상한다. 예를 들어, 어떤 사람이 당신에게 부정적인 말을 했다면 그들이 더 긍정적인 말을 했다고 상상한다. 만약 당신의 시험 점수가 마음에 들지 않았다면 더 잘한 것으로 등급을 시각화한다.

적대적인 힘을 줄이기

만약 당신이 화가 나거나 다른 사람에게 겁을 먹었다면 그 사람을 쪼그라들게 하고 짝 편 손바닥에 그를 놓아 둔다. 그 사람과 대화를 하지만 그 사람은 높고, 삐걱거리는 소리나 만화 목소리 같이 다른 목소리로 말하도록 한다. 그 사람이 사라지거나 당신이 그를 공기 중으로 불어버릴 때까지 그는 점점 더 작아지는 것을 본다.

출처: Harding, M. (2003년 10월 14일, 개인적 서신).

참고문헌

Achterberg, J. (2008). *Intentional Healing: Consciousness and Connection for Health and Well-Being* [CD]. Louisville, CO: Sounds True.

Ardigo, S., Herrmann, F. R., Moret, V., Derame, L., Giannelli, S., Gold, G., & Pautex, S. (2016). Hypnosis can reduce pain in hospitalized older patients: A randomized controlled study. *Geriatrics*. doi: 10.1186/s12877-016-0180-y

Boehm, L. B., & Tse, A. M. (2013). Application of guided imagery to facilitate the transition of new graduate registered nurses. *Journal of Continuing Education in Nursing*. doi: 10.3928/00220124-20130115-16

Davenport, L. (2016). *Transformative Imagery*. London: Jessica Kingsley Publishers.

Doidge, N. (2015). *The Brain's Way of Healing*. New York, NY: Penguin Books.

Dormoy, M. (2016). *Guided Imagery Work with Kids*. New York, NY: Shambala, LLC.

Enea, V., Dafinoiu, I., Opris, D., & David, D. (2014). Effects of hypnotic analgesia and virtual reality on the reduction of experimental pain among high and low hypnotizables. *International Journal of Clinical and Experimental Hypnosis*. doi: 10.1080.00207144.2014.901087

Gawain, S. (2016). *Creative Visualization* (2nd ed.). Novato, CA: New World Library.

Giacobbi, P. R., Stabler, M., Stewart, J., Jaeschke, A. M., Siebert, J. L., & Kelley, G. A. (2015). Guided imagery for arthritis and other rheumatic diseases: A systematic review of randomized controlled trials. *Pain Management Nursing*. doi: 10.1016/j.pmn.2015.01.003

Lewis, S. D. (2013). *The Hypnosis Treatment Option*. Chicago, IL: Copper Ridge Press.

Loupescou, A. (2014). *Hypnotherapy and Intuitive Hypnosis*. London: Akakia Publications.

Lusk, J. (2015). *30 Scripts for Relaxation Imagery and Inner Healing* (2nd ed.). Duluth, MN: Whole Person Associates, Inc.

Micozzi, M. S., & Jawer, M. A. (2015). Mind-body therapies, stress, and psychometrics. In M. S. Micozzi (Ed.), *Fundamentals of Complementary and Alternative Medicine* (5th ed., pp. 114-140). St. Louis, MO: Elsevier/Saunders.

Morgan, H. T., & Taylor, T. C. (1944). *Chinese Proverbs: Chinese Classics in Miniature*. Los Angeles, CA: Quon-Quon Company.

Nash, M., & Barnier, A. (2012). *The Oxford Handbook of Hypnosis*. Oxford, UK: Oxford University Press.

Onieva-Zafra, M. D., Garcia, L. H., & Del Valle, M. G. (2015). Effectiveness of guided imagery relaxation on levels of pain and depression in patients diagnosed with fibromyalgia. *Holistic Nursing Practice*. doi: 10.1097/HNP.0000000000000062

Palsson, O. S. (2015). Hypnosis treatment of gastrointestinal disorders: A comprehensive review of the empirical evidence. *American Journal of Clinical Hypnosis*. doi: 10.1080/00029157.2015.1039114

Pinson, R. D. (2015). *Visualization and Imagery*. Brooklyn, NY: Iyyun Publishing. Shames, K. H. (1996). *Creative Imagery in Nursing*. Albany, NY: Delmar.

Tzu, L. (1989). *Tao Te Ching*. Translated by Gia-Fu Feng & J. English. New York, NY: Vintage Books.

Zech, N., Hansen, E., Bernardy, K., & Hauser, W. (2016). Efficacy, acceptability and safety of guided imagery/hypnosis in fibromyalgia—A systematic review and meta-analysis of randomized controlled trials. *European Journal of Pain*. doi: 10.1002/ejp.933

참고자료

Academy for Guided Imagery
30765 Pacific Coast Hwy, #355
Malibu, CA 90265
424.242.6369
www.acadgi.com

American Council of Hypnotist Examiners
3435 Camino del Rio S. STE 316
San Diego, CA 92108
619.280.7200
www.hypnotistexaminers.org/

American Society of Clinical Hypnosis
140 N. Bloomingdale Rd.
Bloomingdale, IL 60108
630.980.4740
www.asch.net

Australian Hypnotherapists Association
www.ahahypnotherapy.org.au

IntegrativeImagery.com
www.integrativeimagery.com

Canadian Society of Clinical Hypnosis
604.688.1714
www.hypnosis.bc.ca

HypnoBirthing Programme
www.hypnobirthing.com

Simonton Cancer Center
P.O. Box 6607
Malibu, CA 90264
800.459.3424
www.simontoncenter.com

Chapter 16

단전호흡

Dan Jeon Breathing

우리나라는 현묘한 도가 있으니 이를 풍류라 한다.
실질적으로 유·불·선 삼교를 포함하고 있으니 살아 있는 뭇 생명을 교화한다.

– 최치원 〈난랑비 서문〉

단전호흡은 기(氣)의 단련을 통해 몸과 마음의 건강을 얻는 동양의 전통적인 양생법이다. 단전호흡은 조상들의 밝(태양) 숭배사상으로부터 흘러나왔기 때문에 밝 받는 법 또는 밝도라고 칭한다. 밝도는 돌단자리 숨쉬기를 기본으로 하여 이루어지는데 한자가 나오면서 이 돌단자리를 단전(丹田)으로 부르게 되었다. 단전은 기운의 흐름으로 볼 때 하늘의 기운과 땅의 기운이 모이는 곳, 기운의 바다(氣海)라고 하며 돌단자리 숨쉬기를 단전호흡(丹田呼吸)이라 표현하게 되었다.

마루야마 도시아키丸山敏秋는 『기란 무엇인가』에서 동양의학의 시작을 주술에 의한 환자 치료로부터 기의 평형능력을 회복시키는 것이라 하였다. 기의 불균형 상태를 해소하기 위해 만든 것이 현재 중국의 기공이고 도인술이며, 우리 식으로 말하면 곧 단전호흡이다. 또한 불로장수하여 신선이 되는 것을 궁극적인 목적으로 삼았던 도교에서도 몸을 단련하는 여러 가지 수련법과 정신의 수양을 위해 조식(調息), 태식(胎息), 도인(導引)법 등이 전해져 오는데, 이것은 오늘날 실천되고 있는 훈련법으로, 심신에 잠재해 있는 기를 창조적인 방향으로 변용하여 에너지로 바꾸는 활동인 단전호흡이다.

01 배경 *Background*

중국의 전국 말기에서 진 · 한대에 이르면 신선술을 추구하는 방사(方士)들이 등장한다. 이들은 한(漢)나라 마왕퇴(馬王堆) 무덤의 『도인도(導引圖)』에서 보는 바와 같이 동물의 모양을 본떠서 건강한 생활을 유지하고자 하였다.

『도인도』는 짧은 삽화로 된 일련의 체조법으로 구성된다. 이 동작들은 다양한 이름을 가지고 있다. 곰의 매달리기, 새의 날개 펴기, 원숭이의 도약하기(울기), 올빼미의 섬광(노려보기) 등이다. 그 동작들은 기혈의 막힘을 해소하고, 순환을 돕고, 기의 조화를 증가시키기 위해 자가 마사지와 함께 사용해 왔다(Kohn, 2005).

또한 중국 호남(湖南)성의 장가산(長家山)에서 발견된 『인서(引書)』에서도 도인술을 기술하고 있다. 『인서』는 모두 세 부분으로 구성된다. 구체적으로 "첫째 부분에서는 1년 사계절의 양생의 도를 밝히고, 둘째 부분에서는 35개 도인술의 명칭, 동작요령, 신체에 미치는 효과를 기술하며, 셋째 부분에서는 병의 원인과 예방 방법을 논하였다."고 한다. 이후 도교 수련자들에 의해 양생법이 체계화되어 오늘날 기공으로 발전하였다.

이능화의 『조선도교사』에 의하면 단군이 바로 단전호흡 수련을 한 사람이고, 단전호흡 수련의 본산이 우리나라이며, 황제를 거쳐 중국에 전해졌다고 한다.

단전호흡은 우리민족 고유의 정통 심신수련법으로 몸과 마음을 맑게 닦아 대자연의 생명력을 얻고자 하는 데서 시작하였다. 시대에 따라 선도, 밝도, 현묘지도, 풍류도, 화랑도 등으로 불리며 고조선, 삼국시대에는 국가적 인재 양성법으로 행해 왔고, 이후 산중에서 비전(秘傳)되었다. 1967년 청산선사에 의하여 국선도 단전호흡이라는 이름으로 현대 사회에 최초로 공개되었다. 국선도 단전호흡에서는 9,700여 년 전 하늘함 도인으로부터 단전호흡이 시작되었다고 한다(나우권, 2014).

02 준비 *Preparation*

단전호흡 지도자가 되기 위해서는 최소 6개월 이상 매일 꾸준히 단전호흡 수련을 하고, 단전호흡 단체에서 주관하는 지도자 양성 프로그램에서 자격증을 취득하여야 한다. 지도자 양성 프로그램은 생활강사, 수사, 사범과정으로 분류되며 자격증을 취득하기 위해서는 최소 6개월에서 5년 이상 단전호흡 단법에 따른 수련기간이 필요하다.

03 개념 *Concepts*

단전호흡은 행공(行功) 중심의 호흡 수련으로 500여 가지의 행공 동작을 통하여 몸의 모든 근육과 내장기관을 자극하고 기혈의 흐름을 원활하게 한다. 인간의 몸속에 내재되어 있는 생명력을 활성화시키므로 질병을 예방하고 건강을 증진하는 강력한 심신 건강 수련법으로, 남녀노소 누구나 몸의 조건에 맞추어 단계적으로 수련하여 수련한 만큼 효과를 얻을 수 있는 실리적인 수련법이다. 단전호흡 수련은 몸을 고르는 행공인 조신(調身), 숨을 고르는 호흡 수련인 조식(調息) 그리고 마음을 고르는 수련인 조심(調心)을 특징으로 하며, 단전호흡 수련의 궁극적 목적은 극치적 체력, 극치적 정신력과 극치적 도덕력을 기르는 것이다(고경민, 1967, 1974).

기(氣)

중국전통의학에서는 기(氣)를 생명의 근원으로서 인간의 오관으로 포착되는 존재 또는 에너지로 보았으며, 고대 서양에서는 대우주와 소우주가 서로 영향을 주고받는 현상인 프네우마로 설명하고 있다. 프네우마는 공기와 호흡을 의미함과 동시에 서로에게 흘러들어오는 어떤 것을 가리키는데 이것은 생명의 근원이기도 한 에너지적인 어떤 것으로 중국의 기(氣)와 매우 비슷하다.

기(氣) 개념은 다음의 다섯 가지로 분류한다. 첫째, 기는 만물의 본질이므로 모든 사물은 기로 구성되어 있고 어디에나 존재한다. 둘째, 기는 끊임없이 움직인다. 셋째, 기는 느낄 수 있다. 넷째, 기는 사람이 살아가는 힘으로 모였다 흩어졌다 한다. 다섯째, 우리의 감정이나 지혜도 모두 기이다. 이 가운데서 특히 단전호흡과 긴밀하게 관련된 것은 넷째와 다섯째이다. 이런 기가 모이면 건강이 증진되고, 기가 흩어지거나 평형을 상실하면 불건강해진다는 것이다. 또한 기를 모음으로써 육체적인 건강뿐 아니라, 정신적 · 정서적인 건강을 동시에 획득하게 된다는 것이다(김교빈, 2003).

단전(丹田)

단전은 해부학적으로 어느 한 지점을 가르키는 것이 아니고 배꼽 밑 3촌 지점에서 등쪽으로 향해 4촌이 되는 원 부분을 말한다. 백회와 용천 중간에 양 신장에 의지해 매달려 있으나 호흡을 할 때는 치골뼈 바로 위의 가장 말랑말랑한 곳에 의식을 집중하고 호흡을 이곳까지 깊이 들이마신다(**그림 16-1**).

단전호흡은 복식호흡과는 차이가 있다. 복식호흡은 배꼽 위 복부를 중심으로 호흡하기 때문에 배꼽 위까지 숨이 차오르고 힘이 들어가며, 그 결과 몸과 마음이 조화롭지 못하다. 그러나 단전호흡은 몸의 긴장이 풀린 상태에서 단전을 중심으로 기운이 드나들기 때문에 상체와 허리에 힘이 들어가지 않을 뿐 아니라, 엉덩이 밑 대퇴근쪽에 힘이 가면서 배 밑바닥까지 기운이 차올라 하단전의 기운이 충만해진다. 그리고 단전호흡을 통한 기의 축적은 단순히 육체적 건강 상태에 그치지 않고 몸과 마음의 조화를 얻는 데까지 나아간다(임경택, 1998).

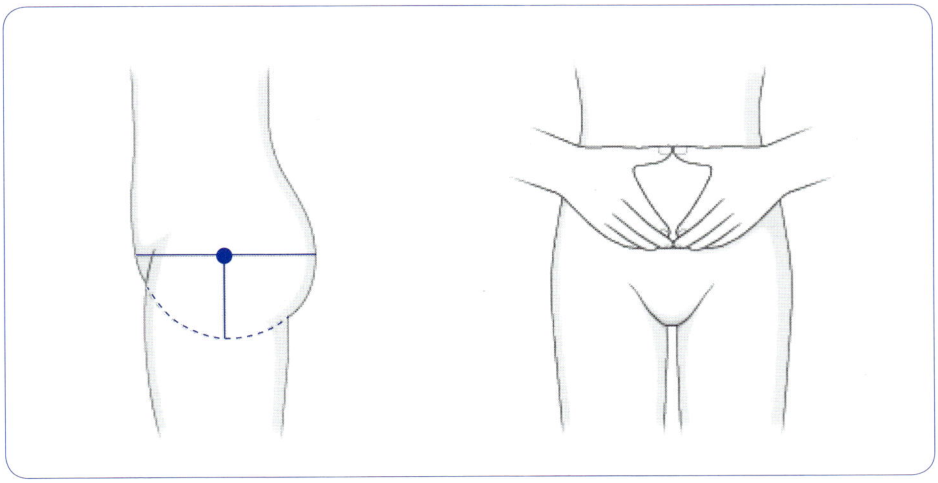

그림 16-1 ◆ 단전의 위치

출처: 임경택(1998). 숨쉬는 이야기-단침과 열기.

호흡수련의 원리

정기신(精氣神), 삼단전(三丹田), 이단호흡(二段呼吸)법을 기본 원리로 한다. 삼단전은 정(精)의 뿌리가 되는 하복부(하단전)와 가슴(중단전), 머리(상단전)로 단전호흡은 정기신, 상중하 삼단전을 함께 실천하여 정(精)과 기(氣)와 신(神)을 다 같이 밝고 충만하게 만드는 수련법이다. 상단전(上丹田)의 기(氣)와 중단전(中丹田)의 신(神)을 고요한 경지에서 하단전(下丹田)인 정(精)이 있는 곳으로 집중하여 통일시키면서 하단전으로 깊이 호흡을 하는 것이다. 이단호흡은 숨을 들이마시고 내쉬는 중간에 자연스럽게 숨을 멈추는 것이 잘 이루어지는 호흡을 의미한다.

호흡(행공)

우주적 원기와 인체의 기가 상통하는 길은 오직 호흡에 있다. 호흡을 할 때는 우리가 일상생활에서 하는 것처럼 자연스럽게 코를 통해서 숨을 쉬어야 하며(呼吸鼻用), 숨을 들이마실 때는 부드럽고 고르고 깊게 하며, 숨을 내쉴 때는 부드럽게 천천히 조용하며 길게 해야 한다(細細吸入 細細呼出). 의념(意念)이 단전에서 흩어지지 않게 고요하게 호흡을 하는 가운데 기(氣)의 흐름을 따라 동작해야 한다. 모든 동작은 의념과 호흡에 따라 자연스럽게 이루어지게 한다(調息呼吸). 호흡을 통해 기운이 쌓이게 되면 강한 기운의 흐름으로 신체 각 조직의 구석구석까지 손끝, 발끝의 모세혈관까지 기혈순환이 잘 되도록 하며 이물질이나 노폐물을 깨끗이 정화시킨다(**그림 16-2**).

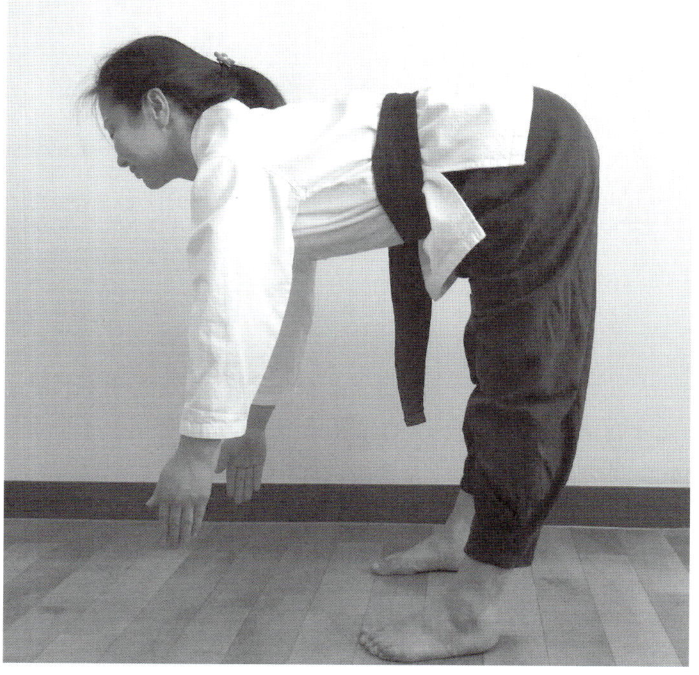

그림 16-2 ◆ 허리 수평으로 내려 호흡하기

기혈순환유통법

호흡 전 · 후에 실시하는 준비와 마무리 동작은 깊은 심호흡을 하고 움직이는 부위로 의념을 집중하면서 근육과 경락에 따라 기운을 유기(流氣)시키는 기혈순환유통법이다. 이 동작은 인체의 모든 근육과 골절을 유연하게 하며 자신의 체중을 부담스럽게 느끼지 않을 정도로 근육의 탄력성을 갖게 한다. 좌우를 고르게 굴신시켜 몸의 균형을 유지시키며 피로를 느끼지 않을 정도로 땀을 흘리게 하여 몸 안의 냉기나 허한 기운을 내보내는 효과를 가지고 있다.

기혈순환유통법은 일반적인 맨손체조와는 동작, 구성, 호흡방법, 마음자세 등에서 다른 점이 많다. 보통의 운동과 같이 생각하여 성의 없이 동작만을 따라하거나 순서를 바꾸는 등 원리를 제대로 모르면서 마음대로 변형하여 실천하게 되면 본래의 효과가 나오기 어렵다. 따라서 한 동작 한 동작을 성의껏 공을 들여 해야 한다(허경무, 2003)(**그림 16-3**).

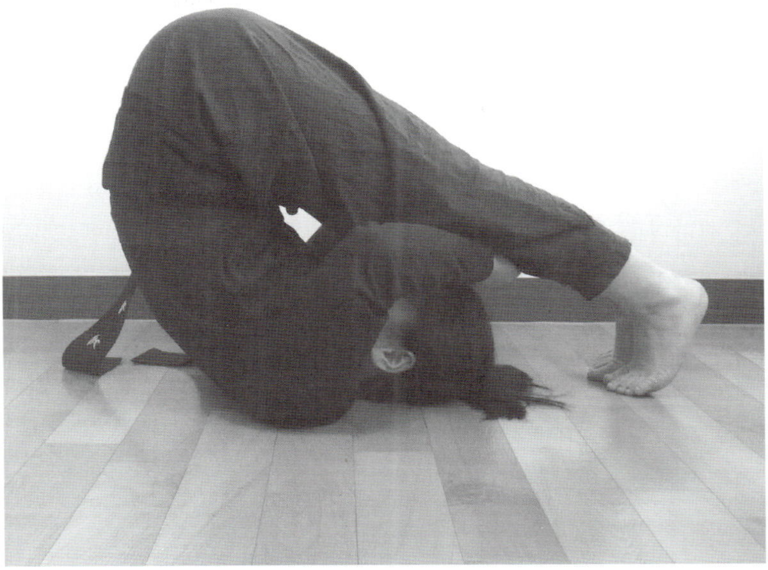

그림 16-3 ◆ 무릎 잡고 등구르기 준비동작

04 건강 및 질병을 보는 관점 *View of health and illness*

도교 수양은 우주와 생명의 유기적 결합을 중시하는 천지인합일(天地人合一) 이론과 이의 실현을 위한 양생(養生) 이론을 제시한다. 이때 강조되는 것이 기(氣)의 작용이다. 천지 만물의 생성 및 존립과 마찬가지로, 생명 또한 기(氣)로 이루어진 것이어서 '기(氣)을 잃으면 죽고, 기(氣)가 있으면 산다'고 보기 때문이다. 『태평경』은 원기, 정기, 음양, 중화, 오행 같은 기(氣)의 작용이 천지만물의 운동 변화와 사람의 생명 활동을 동시에 관통하는 보편적 원리이며, 정기신(精氣神)의 조화와 통일로 이루어진 사람의 생명이 천지인(天地人)의 조화로 이루어지는 대우주에 대한 소우주적 대응관계를 가지는 것으로 보고 있다(김성환, 2002).

사람은 누구나 몸의 머리, 가슴, 배에 일종의 활력센터를 갖고 있는데, 이를 단전(丹田)이라고 하며 각각 상단전(上丹田), 중단전(中丹田), 하단전(下丹田)이라 하였다. 여기서는 정(精), 기(氣), 신(神)을 관장하는데 이들의 활력은 피(血), 정액(精液),

숨(氣)으로 응축되어 나타난다. 이것은 일정하게 주어진 것이기 때문에 가능하면 다 써버리지 말고 보존해야 생존한다는 양생의 원리인 것이다.

마루야마 도시아키는 고대에 무당에서 의사로의 전환은 병을 기가 평형을 잃은 상태라고 해석하는 방식에서 시작되었다고 보았다. 『황제내경(黃帝內經)』 역시 그 기가 도는 통로가 경락이며 기 소통의 불균형 상태가 초래될 때 질병이 생기므로 이를 해소하기 위해 만든 것이 현재 중국의 기공이고 도인술이며, 우리의 단전호흡이다.

한마디로 요약하면 사람은 하늘의 한 부분이니 하늘 뜻에 맞도록 생활하면 병없이 건강하게 오래 살 수 있는데 사람이 그 뜻대로 따르지 않아서 병이 생기어 천수를 다하지 못한다. 병의 치료 방법으로 최고의 방법은 몸의 뿌리인 돌단자리(下丹田)로부터 몸 안과 밖을 튼튼히 하는 것이며, 그렇게 하면 그 속에 담겨 있는 정신은 자연스럽게 깨끗해져 모든 병이 물러가게 되는 것이다.

05 치료 *Treatment*

단전호흡은 편안하게 호흡을 받아들일 수 있도록 하는 준비 운동, 장부의 기능을 촉진시켜 인체의 대사기능을 원활하게 하는 행공인 호흡과 호흡이 끝난 후에는 순환의 촉진으로 생성된 기운이 각 장부로 가게 하는 마무리 운동으로 구성되어 있으며, 1회의 단전호흡을 하는 데 걸리는 시간은 1시간 20분이다.

단전호흡의 준비운동은 발목, 무릎, 골반, 허리, 몸통, 목, 팔, 어깨의 순으로 말단 부위에서 몸의 중심 부위로, 쉬운 동작에서 어려운 동작으로 나아가면서 몸을 신전시키고 낮은 운동 강도로 체온을 상승시켜 자세를 바로잡아 주는 정체 운동이다. 또한 준비동작은 관절가동범위를 넓혀 유연성을 증가시키는 스트레칭 효과를 갖는다. 한 동작은 좌우대칭으로 실시하며 약간의 통증을 느낄 정도의 강도로 3회씩 반복하는데, 20~30초 동안 천천히 관절과 근육을 신장시키기 때문에 근력이나 근지구력을 향상시킨다. 동작 실천으로 인한 체온 및 근육의 온도 증가는 혈관을 팽창시켜 골격근에 도달하는 혈액과 산소량의 증가를 가져오므로 골다공증에도 효과적이다.

마무리 운동의 경우 한 동작을 20~30초 동안 천천히 실시하는 스트레칭 운동이라는 점에서 준비운동 동작과 내용과 강도는 같지만 어깨에서부터 시작하여 발목으로, 몸 중심에서 말단 부위로 준비운동 동작과는 반대의 순서로 이완시키게 되어 있다. 이는 근육 속의 혈류량을 일정하게 유지하여 피로물질인 젖산을 제거하고 근육의 긴장을 점차적으로 감소하면서 혈액순환을 촉진하여 노폐물을 완전히 제거하는 효과를 가져온다. 단전호흡 전, 후에 실시하는 도인체조인 준비운동과 마무리 운동을 기혈순환유통법이라 하는 이유가 여기에 있다.

그러나 이런 기혈순환유통법은 서양 운동처럼 뼈를 중심으로 해서 근육을 바로잡는 것이 아닌 기혈순환을 원활하게 하여 체형을 바로잡는 정체 운동이다. 경근이 발달되어 기운의 흐름이 제대로 이루어지면 허약해진 근육이 강화되면서 뒤틀린 뼈들이 자연스럽게 바로잡히는 효과를 갖는다는 점에서 서양의 스트레칭과는 차 이가 있다.

단전호흡은 호흡을 통해 섭취한 산소를 근수축에 필요한 에너지 생성에 이용하는데, 단전 부위로 의념을 집중하면서 낮은 강도로 실시하기 때문에 피로물질이 축척되지 않으면서 대사작용이 이루어지게 하는 유산소 운동이다.

06 연구 *Research*

단전호흡 관련 연구는 건강 증진과 심신이완을 위한 중재법으로, 양적인 도구를 활용한 실험연구와 단전호흡을 통해 질병이 회복되고 건강이 증진된 사람들을 대상으로 하는 탐색연구가 진행되어 왔다. 최근에는 심신 수양과 호흡법에 단전호흡을 적용한 연구들이 있다.

다음은 현재 보고된 연구의 일부분이다.

- 무작위 대조군 실험연구에서 30명의 여중생을 대상으로 생리통 완화에 단전호흡 운동 프로그램을 적용하였다. 대상자는 무작위로 국선도 단전호흡군, 독서/음악감상군 그리고 대조군으로 할당하였으며, 단전호흡은 1회 60분간 일주일에 2번 5주간 적용하였다. 단전호흡 적용군이 다른 두 군에 비해 생리통증 완화와 정서적 안정 효과가 있는 것으로 나타났다(김정숙, 2015).
- 체계적인 문헌고찰과 메타분석 연구 결과, 단전호흡 중재가 정신/생활건강, 체력/건강 증진, 병증 개선, 폐기능/호흡 개선, 운동능력 증진의 효과가 있는 것으로 나타났다. 청소년층부터 노령층까지 전 연령을 대상으로 단전호흡의 효

과를 과학적으로 증명하는 연구가 더 필요하다(한상미, 임동호, 2019).

- 대조군 실험연구에서 단전호흡(20명)을 하는 대상자의 대정맥 상태의 변화를 대조군(20명)과 비교하였다. 단전호흡을 하는 실험군은 대조군과 비교하여 대정맥을 통한 정맥혈의 환류가 증가하며 혈액순환이 빨라져 인체 세포에 더 많은 산소와 영양분을 공급한다는 것이 증명되었다(Byeon et al., 2012).
- 무작위 대조군 실험연구에서 59명의 대상자를 무작위로 단전호흡군과 대조군으로 할당하여 체력과 인지기능 및 우울 증상의 변화를 비교하였다. 단전호흡군의 체력점수는 대조군과 비교하여 높았으나 인지기능은 차이가 없었다. 그러나 단전호흡군의 우울증상 점수는 대조군에 비해 낮아진 것으로 나타났다(김경원, 2012).
- 현상학적 탐색연구에서 단전호흡을 하는 10명의 노인 여성들과의 심층면담을 통해 단전호흡 경험은 다섯 가지 주제로 범주화되었다. 다섯 가지 주제는 노인에게 알맞은 심신 운동, 온전하고 건강한 몸으로 회춘, 주기가 있는 선순환적 건강 운동, 기대에 못 미침과 노화 지연이다. 이 연구에서 단전호흡이 노인여성에게 적합한 운동 중재임을 확인하였다(김경원, 2015).

07 통합간호실무 *Integrated nursing practice*

사람들은 규칙적인 단전호흡의 실천으로 기혈순환이 원활해지고 몸이 풀리면서 신체 · 정신 · 심리적으로 다양한 효과를 경험하게 된다. 그러나 자신의 몸 상태는 고려하지 않고 그 효과만 생각하여 몸이 풀리지 않은 상태에서 무리하게 단전호흡을 하게 되면 오히려 역효과가 날 수 있다. 따라서 단전호흡은 자신의 몸 상태를 고려하여 실천하며 절대 몸에 무리가 가게 해서는 안 된다.

간호사는 단전호흡은 실천하는 사람의 몸에 무리가 가지 않도록 다음의 내용을 잘 준수하도록 해야 한다. 모든 동작과 숨쉬기는 절대 무리하지 말고 자기 몸에 맞게 하도록 한다. 식사는 단전호흡을 하는 데 무리가 없는 시간에 하고 대소변도 단전호흡에 지장이 없도록 해야 한다. 술을 과하게 마셨을 때는 장기에 무리가 갈 수 있으므로 하지 않으며 몸은 항상 따뜻하게 한다. 수련복은 몸을 조이지 않고 여유 있는 것을 입고 단전호흡을 할 때 양말, 장갑, 안경, 손목시계, 반지, 목걸이, 팔찌 등은 벗어놓는다. 여성의 경우 생리 시에 호흡과 동작을 무리하게 하지 않도록 한다.

또한 호흡을 할 때는 숨을 5초 동안 천천히 들이마셨다가 5초 동안 천천히 내쉬면서 호흡이 끊어지지 않고 자연스럽게 배 안쪽에 포물선으로 이어지도록 한다. 특히, 단전호흡은 기운의 흐름이므로 배가 부풀려지고 들어가는 것도 배 안에서 이루어져야 한다. 배 모양을 만들기 위해서 무리하게 힘을 주면 가슴이 답답하거나 머리가 아플 수 있기 때문이다. 호흡을 하면서 천천히 동작을 바꾸는데, 동작보다는 호흡이 끊어지지 않게 해야 기의 흐름이 중단되지 않는다.

단전호흡은 관련 서적과 DVD를 통해 그 내용과 방법을 접할 수 있으며, 단전호흡 수련원과 문화센터에서 배울 수 있다. 그러나 단전호흡은 숨을 들이마시면서 동작하였다가 숨을 내쉬면서 이완하는 호흡조절이 어렵고 기운이 위로 뜨지 않고 단전으로 가라앉힌 상태에서 동작과 호흡이 이루어져야 한다는 점에서 반드시 단전호흡 전문 강사의 지도가 필요하다.

Try this 입문호흡

1. 배꼽에 의념을 집중하여, 배꼽이나 등 뒤에서 숨이 들어가고 나간다고 생각한다.
2. 숨을 자연스럽게 충분히 마시고 완전히 토해 낸다.
3. 숨이 편안해지면 양 손바닥으로 배를 눌러 배근육의 힘으로만 당겨지도록 한다.
4. 숨을 충분히 마시고 잠시 머금은 후 뱃가죽이 완전히 달라붙을 정도로 서서히 내쉰다.
5. 복식호흡이 순조롭고 의념이 아랫배 깊숙이 내려오면 단전 부위에 의념을 집중한다.

참고문헌

고경민(1967). 국선도 1, 2, 3. 서울: 국선도.

고경민(1974). 밝 받는 법. 서울: 국선도.

김경원(2012). 단전호흡 중재가 중년여성의 체력과 인지기능 및 우울 증상에 미치는 효과. 동서간호학연구지, 17(1): 24-30.

김경원(2015). 건강중재로 단전호흡을 실천하는 노인여성의 경험에 관한 현상학적 연구. 동서간호학연구지, 21(2): 1-10.

김경원(2005). 중년여성의 건강 증진을 위한 단전호흡 모형 개발. 대한간호학회지, 35(3), 563-574.

김교빈(2003). 동양철학과 한의학-기에 대한 철학적 이해. 서울: 대우학술 총서.

김성환(2002). 양생의 맥락에서 본 도가와 도교수양의 특징과 현대적 의의. 중국학보, 46, 373-397.

김의수, 김기홍, 이한경, 정동춘, 류병관, 김연수(2002). 운동과 건강 강의노트. 서울: 무지개사.

김정숙(2015). 국선도 단전호흡 수련이 여자중학생의 생리통에 미치는 효과. 통합심신연구, 2(3), 46-64.

나우권(2014). 청산선사 고경민의 생애와 사상-천인 합일에 이르는 양생법. 한국도교문화학회, 41, 67-93.

마루야마 도시아키, 박희준 역(1989). 기(氣)란 무엇인가?. 서울: 정신세계사.

유명종(1997). 기와 호흡. 계간 과학사상, 61-86.

이능화(1977). 조선도교사. 서울: 한국학연구소.

임경택(1998). 숨쉬는 이야기-단침과 열기. 서울: 명상.

한상미, 임동호 (2019). 관련 연구 분석을 통한 단전호흡의 실증적 가치. 예술인문사회 멀티미디어 논문지, 9(12), 791-804.

허경무(2000). 국선도 강해-들숨과 날숨 사이에 세상이 머무네. 서울: 밝문화 연구소.

Byeon, K., Choi, J., Yang, J., Sung, J., Park, S. W., Oh, J. K., & Hong, K. (2012). The response of the vena cavaro abdominal Breathing. *The journal of alternative and complementary medicine*, 18(2): 163-157.

Kohn, L. (2005). *Health and Long life. The Chinese Way*. Magdalena, NM: Three Pines Press.

Chapter 17

운동요법

Movement-Oriented Therapies

걷기는 인간에게 가장 좋은 약이다.

- 히포크라테스(HIPPOCRATES)

대부분 치료요법은 운동, 의식과 호흡에 초점을 맞추고 있고 그 목적은 건강을 유지하기 위한 것뿐만 아니라 특정 문제를 해결하는 것에 있다. 이 장에서는 동양 운동으로 기공과 타이치 운동, 서양 운동으로 알렉산더요법(Alexander technique)과 휄든크라이스요법(Feldenkrais method)® 그리고 트래거요법(Trager approach)®을 소개하고자 한다. 운동요법은 공통적으로 사람의 신체 조화와 균형을 개선하고, 잘못된 자세를 고치고, 구조적 및 기능적 스트레스를 해소한다. 중요한 것은 이론으로 배우는 것보다 실습이 우선되어야 하고 그럴 때 그 효과를 볼 수 있다.

기공(qigong)은 치컹(chi kung), 치공(chi gong) 또는 치겅(chi gung) 등으로 불린다. 기공은 적당한 팔의 움직임과 함께 호흡과 정신 운동으로 구성되어 있는 중국식 훈련 방법이다. 중국전통의학은 기공, 침술, 마사지요법, 약초로 분류되고 기공은 이 네 가지 기본적인 요소 중에 하나이다. 기는 '생명의 에너지' 그리고 '삶의 힘'이라는 의미이고, 공은 '일' 또는 '훈련'을 의미한다.

기공은 '기의 숙달', '에너지 함양', '호흡 운동' 그리고 '에너지 운동'으로 해석된다. 사람들은 더 많은 에너지를 만들어 내는 법을 찾고 건강을 유지하고 질병을 관리해야 한다는 생각을 한다(Cohen, 2015).

타이치(t'ai chi)는 'taiji'라고 쓰이고 '테이치(teye-chee)'라고 불리기도 한다. 타이치는 기공을 근간으로 신체적인 운동, 명상 그리고 자기 방어가 결합된 수련법이다. 타이치의 의미는 '최고의 주먹' 그리고 때때로 '최고의 복싱' 또는 '모든 동작의 근본'이라고 해석된다. 그것은 무술의 기술이라고 여겨지기도 하지만 타이치는 오늘날 건강을 위한 운동으로 주로 시행된다(Cohen, 2015).

세이코 주짓수는 'say-ko ju-jit-su'로 발음된다. 기원은 8세기 초 일본에서 시작되었다. 운동은 모든 생명체에 존재하는 기 또는 생명 에너지를 증가시키는 것으로 생각한다. 목표는 창의성을 높이고 질병을 예방하며 장수를 지원하는 것이다(Keeney & Keeney, 2014).

알렉산더요법은 통증과 질병을 발생시키는 자세와 운동장애를 줄이는 방법이다. 이 요법은 일상 활동에서 발생하는 머리, 목, 어깨의 통증을 줄이거나 없앨 수 있다. **휄든크라이스요법**은 움직임을 향상시키고 기능을 강화시키기 위해서 조심스럽고 가벼운 움직임을 한다. 신체 움직임을 연구하는 물리학은 사람들이 움직이고 행동하고 상호작용하는 방법을 알 수 있도록 결합한다. **트래거요법**은 빛, 율동적인 움직임 그리고 몸을 흔드는 움직임을 사용하는데 그것들은 관절을 느슨하게 하고 쉽게 움직이게 하며 만성적인 몸의 긴장 형태를 완화시켜 준다. 이 세 가지의 서양요법들은 의학적인 중재와는 다르게 사실상의 교육적인 요법으로 고려된다.

01 배경 Background

기공의 기록은 4000년 전으로 거슬러 돌아간다. 그 당시에 이런 요법은 상위계층만 사용할 수 있게 엄중히 비밀을 유지했다. 이 요법은 은밀하게 계승되었고 12세기 초반까지는 공개되지 않았다. 1970년대 후반, 중국 정부는 문화대혁명 동안 미신적 관례로써 금지되었던 기공에 관한 여러 가지 과학적인 연구에 자금을 지원했다. 과학적인 기반이 확립되었을 때, 중국 정부는 기공을 한방병원에 치료 방법으로 추가하였다. 타이치는 기공을 근간으로 14세기에 시작되었다. 어떤 유형은 건강을 증진시키는 목적으로 훈련되며 어떤 유형은 자기방어 또는 스포츠에서 경쟁하기 위해 훈련된다. 타이치는 1960년대 미국에서 기존의 의학에서 대안을 찾는 사람들에게 인기를 얻었다. 몇몇 전문가들은 국제적으로 거의 전 세계 인구의 20%나 되는 8억 명 이상의 인구가 기공이나 타이치 운동을 훈련한다고 추정한다. 유사한 요법으로 일본에서 개발된 세이코 주짓수도 있다(Cohen, 2015; Keeney & Keeney, 2014).

알렉산더요법은 공연 도중에 목소리를 잃은 호주인 연기자 알렉산더F. M. Alexander에 의해 한 세기 이전에 개발되었다. 그는 말할 때 그의 목소리가 문제되는 근 강직을 스스로 관찰하였다. 그는 발성문제를 해결하기 위해 머리, 목, 척추의 신경근 활동의 오용에 초점을 맞추어 기술을 찾았다. 건강과 창조적인 연구를 향상하기 위해서 전 세계적으로 음악학교, 영화학교 등 여러 대학교는 알렉산더요법을 가르쳤다. 또한 이 요법은 모든 개인의 잠재적인 움직임을 최대한 발휘하게 도와주는 유용한 도구이었다(Lynn, 2016).

휄든크라이스요법은 러시아 태생의 이스라엘 물리학자, 엔지니어이자 유도 유단자인 휄든크라이스M. Feldenkrais에 의해 발전되었다. 심한 무릎 부상을 겪고 난 뒤, 휄든크라이스는 자신의 몸을 연구도구로 사용하였고 다시 걷기 위하여 스스로 터득했다. 그 과정에서 그는 인체기능을 향상시키기 위해 중추신경계의 기능에 접근하는 시스템을 개발했다(Lynn, 2016).

1930년대 초반에 밀턴 트래거Milton Trager는 복싱 트레이너로서의 경험을 바탕으로 트래거요법을 향상시켰다. 그는 처음 50년을 일반개업의로 보냈고, 그 후에는 내과의사로서의 삶을 보냈다. 그는 마음과 근육 사이의 감각운동의 피드백 회로에 의한 조직의 변화를 넓히고 개선하면서 긍정적이고 유쾌한 감정을 만들어 냈다(Delany, 2015).

02 준비 *Preparation*

기공과 타이치는 개인적인 훈련이다. 대부분 하루에 30~60분을 운동한다. 몇 년간 집중적으로 훈련한 전문가들 중 일부는 마스터가 되었다. 타이치 마스터는 타이치를 하는 데 있어서 특별한 기술을 가지고 있거나 복싱과 일상생활에서의 원리를 사용하는 사람이다. 기공 마스터는 힐링 에너지를 방출하는 능력을 발전시키고 기와 치료에 입증된 성공을 한 사람이다. 또한 마스터들은 일반적으로 특별한 통찰력이 있고 정신력이 우수하다. 실제 마스터를 스스로 마스터라고 부르는 일은 드물다. 대신 그들은 "연습이 완전함을 만든다.", "기가 완전하게 한다."라고 말한다.

기공이나 타이치를 책, 라디오 녹음 또는 비디오로 배우는 것은 어렵다. 쉬운 형태는 파악되지만, 복잡한 형태는 선생님의 도움 없이 배우는 것이 불가능하다. 고도의 발전된 기술을 통해서 존경하는 스승과 제자 간의 관계가 확인된다. 스승으로서의 명예와 존경은 제자에게 자격을 부여한다.

NASTAT(The North American Society of Teachers of the Alexander Technique)는 전문가들을 위한 인증기관이다. NASTAT로부터 자격을 받으려면 최소 3년 동안 1,600시간의 트레이닝 프로그램을 이수해야 한다. 트레이닝의 핵심은 운동기능장애의 요소를 찾아 없애고, 인간의 움직임 패턴들에 대한 관찰과 개선을 하는 것이다.

모든 휄든크라이스 전문가들은 4년 동안 800시간을 이수해야 한다. 트레이닝의 주된 목적은 전문가들로 하여금 움직임에 대한 깊은 이해를 도모하고 스스로의 움직임을 인지하고 다른 사람들의 움직임을 능숙하게 관찰하는 데 있다. 또한 운동의 이해를 위하여 가르칠 수 있고 움직임의 기술을 향상시키는 데 있다. 트래거협회는 트레이닝을 제공하고 프로그램에 이수한 사람들에게 자격을 준다.

실무자 훈련 프로그램은 154시간의 수업과 180시간의 현장 활동으로 구성된다. 학생들은 자세와 움직임의 패턴을 만드는 신체 기관과 다양한 근육 간의 관계를 배운다. 핵심은 움직임의 역학, 운동 감각의 상호작용, 움직임에 기반을 둔 신경회로의 이해이다.

03 개념 Concepts

폭넓은 적용 가능성

많은 사람들은 운동을 기반으로 치료법에 참여할 수 있다. 이러한 치료법들은 젊은 사람이나 노인들에게 또는 신체적으로 도전하는 사람이나 피트니스가 필요한 사람들에게 또는 건강한 사람들에게나 혹은 오랜 기간의 부상이나 질병으로부터 회복된 사람들에게 적용된다. 80~90세 그리고 100세 이상의 중국 사람들은 심지어 한겨울에도 매일 동이 트기 전에 공원에서 기공과 타이치 운동을 연습한다. 이러한 동양적인 운동요법은 혼자서 또는 짝을 지어 또는 그룹으로 훈련한다(그림 17-1).

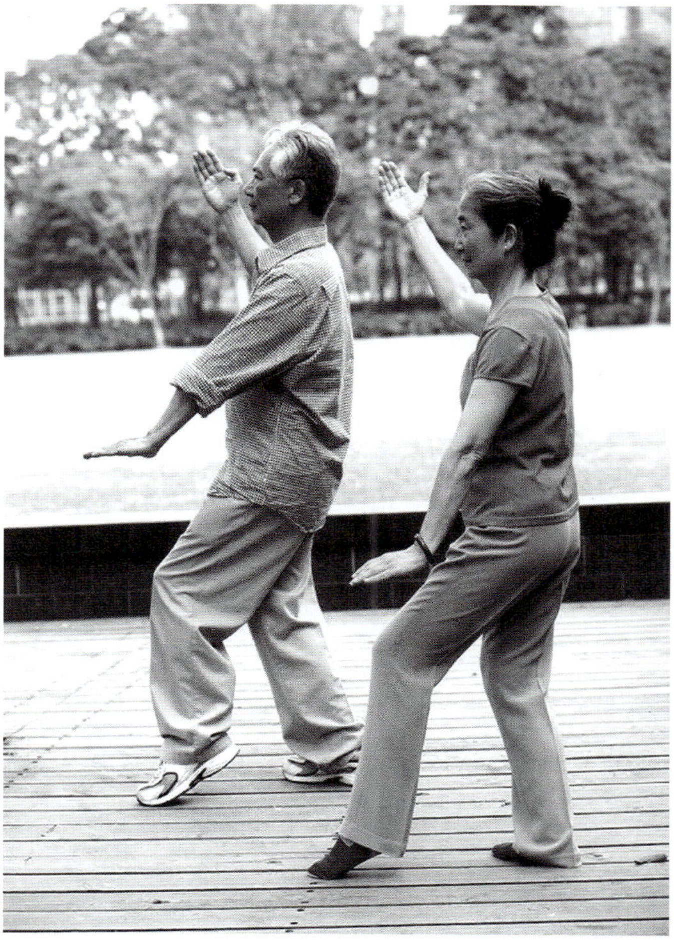

그림 17-1 ◆ 중국 낙산에서 타이치 운동을 하는 남녀

출처: Dorling Kindersley Media Library/Ken Robertson

기

기(Qi)는 생리적 기능과 건강 그리고 개개인의 행복을 유지하는 보이지 않는 에너지의 흐름이다. 에너지 흐름의 불균형은 기공과 타이치 훈련을 통해 다양한 방법으로 치료될 수 있다. 움직임에 맞춘 치료법을 기반으로 한 원리들은 침술의 원리와도 같다. 형식 또는 운동의 순서는 신체를 따라 압력점을 자극하고 살아 있는 기로 몸을 채워서 리듬 있는 호흡이 되도록 특별히 설계되었다.

궁극적인 목표는 건강과 웰빙을 촉진하기 위해 몸을 통해 기의 흐름을 강화하는 것이다. 기가 균형 있게 흐를 때 신체의 건강과 질병에 내성을 유지하고 스스로의 치유력을 활성화할 수 있다.

기공과 타이치 운동은 자연스럽게 순환하며 부드럽고 느리며 연속적인 움직임으로 구성되어 있다. 마스터의 움직임은 느리고 유연해서 사람들이 공중에서 수영하는 것처럼 보인다. 부드러운 동작은 별다른 긴장감 없이 에너지를 만들어 낸다. 느린 동작은 마음을 안정시키는 주위 통제력을 필요로 하고 인지능력과 집중력을 길러 준다. 동작의 끊임없는 순환은 힘과 인내력을 길러 주는 특성이 있다. 음과 양은 우주에서 힘의 균형을 말한다. 타이치의 움직임은 상반되는 것과 짝을 이루는 균형 잡힌 형태로 표현하도록 고안되었다. 예를 들어, 마지막에 오른쪽으로 몸을 돌리는 동작은 시작할 때 왼쪽에서 시작한다. 기공체조를 통해 기를 느끼고, 기가 몸 주위를 움직이면 이를 따라하도록 학습한다. 훈련이 잘 되면, 기가 더욱 강하게 되고, 아프거나 기가 약한 특정한 부위에 기를 바로 보내는 법을 배운다(Cohen, 2015).

세이코 주짓수는 기공 및 타이치 운동보다 즉흥적이거나 자발적 움직임을 사용한다. 움직임은 단순한 것(흔드는 정도, 팔을 돌리는 정도)에서 더 복잡한 춤 같은 움직임에 이르기까지 다양하다. 기공과 타이치 운동은 조용히 행해지지만, 세이코 주짓수는 움직이면서 어떤 단어를 말하거나 흥얼거리거나 노래를 하도록 격려한다(Keeney & Keeney, 2014).

동작 패턴

인간의 몸은 유연성과 회복력이 우수하다. 그러나 시간이 지나면서 사람들은 육체적 · 정신적 부담을 일으키는 습관적인 행동, 믿음, 동작 패턴을 가진다. 이런 습관들은 전형적으로 근육을 뭉치게 하고, 자세를 무너뜨리고 혹은 운동을 부족하게 한다. 근육을 과도하게 움직이면 몸이 뻣뻣해지고 긴장하고 몸이 무겁고 피곤함을 느낀다.

이런 문제의 원인들은 부상, 질병 혹은 스트레스 등 때문이다. 평생 동안 근육의 오용으로 바르지 않은 자세로 걷거나 앉고, 혹은 너무 오랫동안 앉아 있어, 보행하는 시간이 적기 때문에 발생한다. 예를 들어, 몇 년 동안 걸음걸이가 올바르지 않으면 등이나 무릎에 문제를 일으킬 수 있다. 슬관절 대치술은 일시적인 치유방법에 불과하다. 왜냐하면 문제는 무릎에 있는 것이 아니라 그 사람이 엉덩이에서부터 시작해 움직이는 방식에 문제가 있기 때문이다. 움직임이 중요하다고 생각하는 의사들의 유일한 치료는 무릎 손상을 피하기 위해 정확하게 걷는 법을 다시 가르치는 것이다. 이처럼, 허리 문제도 적절한 동작 방법을 배움으로써 해결할 수 있다(Brennan, 2012).

감각동작의 활동은 사람들이 올바른 자세를 유지하려는 의식을 높여 주고, 습관적인 패턴에서 벗어나 근육을 올바르게 사용하도록 한다. 강사들은 학생들이 좀 더 유연하게 움직일 수 있도록 완벽한 동작으로 이끈다. 새롭고 대체적인 방법으로 움직임을 발전시켜서, 긍정적인 감각을 경험하고 어떻게 하는 것이 좀 더 자유롭고 가벼운 것인지를 배운다. 목적은 신체를 움직이는 방법을 더 많이 알게 하여 최소한의 노력으로 최대한의 움직임이 되게 가르치는 것이다.

04 치료 Treatment

기공은 기를 모으도록 고안된 여러 동작들로, 힘들지 않은 쉬운 운동이다. 기본적으로 하루에 30분 운동하고 30분 명상을 한다. 몇몇 동작은 꽤 복잡한데 예를 들어, 야생 거위 기공 체조는 각 섹션에 64개의 동작을 두 섹션한다. 배우기는 어렵지만, 야생 거위 기공 체조는 아주 아름답다. 중국에서 거위는 구름 높이 날아 우주의 에너지와 정보를 모아 땅으로 가져오는 경이로운 생명체로 여겨진다. 걷는 형태의 기공 체조인 곽림공(Guo Lin Gong)은 중국에서 행해지는데, 특히 암 환자를 대상으로 행해진다. 효과는 뇌졸중, 고혈압, 척수 손상, 경화증, 관절질환, 뇌성마비, 두통 그리고 다양한 형태의 암과 같은 다양한 증상들에서 효과가 있다고 보고되고 있다(Zhang, 2008).

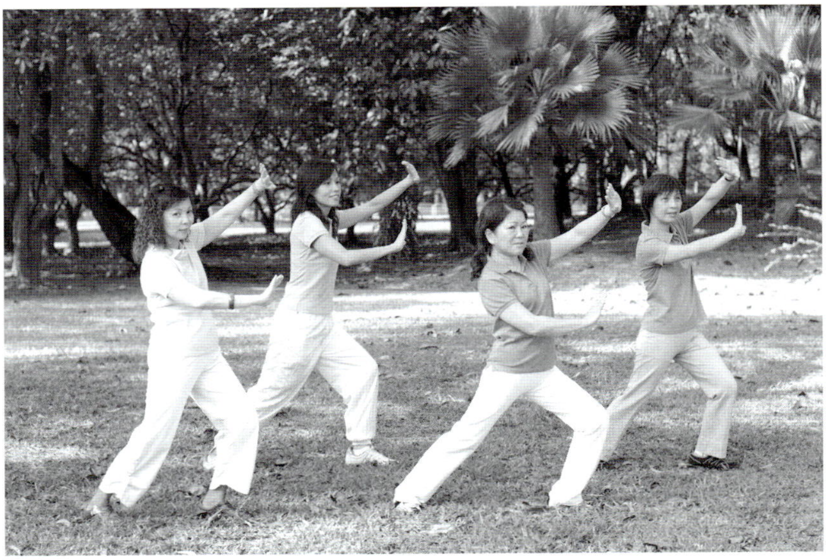

그림 17-2 ◆ 공원에서 기공 훈련을 하는 동양여인들

출처: Phil Date/Shutterstock.

타이치 운동에서 가장 보편적인 형태인 양(Yang)식은 양징보Yang Cheng Fu에 의해 20세기 초반에 발전되었다. 이것은 108개의 동작들로 이루어져 있는데, 동작을 배우는 데 6~12개월 정도 걸린다. 동작들이 같이 연결될 때는 느린 섀도복싱과 춤을 넘나드는 것 같다. 각각의 동작은 '원숭이 격퇴하기', '뱀이 살금살금 움직이기', '하얀 두루미가 날개 펼치기' 혹은 '말 갈기 가르기'와 같은 이름을 가지고 있다. 이 이름들은 동작이 어떤 형태인지나 어떤 목적을 가지고 있는지를 묘사한다. 집중하려 할 때, 다른 생각을 하는 것은 방해가 된다. 생각을 떨쳐내야 동작을 하는 도중에 집중력을 잃지 않는다. 타이치는 기의 흐름을 향상시키고 기를 강하게 하기 위한 호흡법을 포함한다. 어떤 형태는 호흡법을 반대로 하여 숨을 들이마실 때 배를 수축하고 숨을 내쉴 때 배를 나오게 한다. 타이치는 고혈압, 골다공증, 관절염에 효과가 있다. 타이치는 스트레스와 피로를 낮춰 주고 기분이 나아지게 만들고 에너지를 증가시킬 수 있다. 타이치는 심폐 기능, 균형감, 유연성에 도움이 된다(Liao, 2012).

수중 타이치는 타이치의 움직임을 사용해 수중 운동의 규칙들을 조합한 것이다. 수중 타이치는 똑바로 섰을 때 가슴 높이 정도의 물에서 행해지는데, 이는 팔이 완전히 잠기고, 몸은 적절하게 균형을 잡도록 해 준다. 물 저항은 공기 저항의 약 12배 정도이기 때문에 몸은 자연스럽게 물속에서 더 느리게 움직인다. 동작들은 힘, 유연성, 균형감, 조정력 그리고 자세를 향상시켜 준다.

알렉산더요법은 균형감, 자세, 조정력을 향상시키고 고통을 줄여 주는 간단한 동작을 포함한다. 운동을 하는 동안 일어났다 앉았다 하는 일련의 동작들을 거치는데, 이러는 동안 전문가는 몸의 통증 부위에 가벼운 압력을 준다. 그 기술들은 긴장을 덜어 주고 인지력이 더 높아진 상태에서 몸의 사용법을 가르친다. 30번을 추천하는 데 대상자의 참여와 초반 기술 숙련도가 중요하다(Lynn, 2016).

휄든크라이스요법은 인지에 중점을 둔 동작과 기능적 통합으로 이루어진다. 이 두 동작은 본질적으로는 같은 것을 다른 방식으로 접근한다. 인지에 중점을 둔 동작은 구성에서 좀 더 전통적인 동작인데, 강사가 개별적으로 지도하기보다는 구두로 그룹을 이끌어 가는 방식이다. 수업은 편안하고 쉬운 동작으로 구성되어 있고, 이 동작들은 모든 단계에서 움직이는 능력에 따라 구성되어 점차 범위와 복잡성이 증가한다. 기능적 통합은 보통 45분에서 1시간 정도인데, 손을 움직이는 수업이고 대상자가 완전히 옷을 갖춰 입은 상태거나 서 있고, 앉아 있거나 혹은 탁상에 누워 있는 상태로 행해진다. 강사는 부드럽고, 비침습적인 방식으로 대상자를 터치하고 움직인다. 이런 터치의 의도는 그 사람의 터치에 대한 반응과 움직임을 알아내고, 그 후 다른 방식의 움직임을 제안하기 위한 것이다.

휄든크라이스요법은 꼬리뼈에서 허리까지의 척추, 즉 골반이 기울어진 부분에서 한 번에 1개의 척추 뼈를 천천히 신중하게 들어 올리는 것과 같이 작고, 부드럽게 움직인다. 효과적으로 시행하기 위해 힘이 들어가는 동작은 없어야 한다. 만약 운동이 고통스럽다면, 학습의 효과는 없다. 왜냐하면 뇌가 고통스러운 활동을 멈추기 위해 과도하게 집중하기 때문이다. 휄든크라이스요법은 유연성, 자세, 일상생활 동작, 휴식, 동작의 수월성, 육체적 성과, 활력 그리고 웰빙을 향상시켜 준다. 또한 동작들은 관절 통증, 스트레스, 근육 긴장, 요통, 목과 어깨 통증, 턱 통증 그리고 두통을 완화시켜 준다고 보고된다(Lynn, 2016).

트래거요법은 특정 감각의 느낌을 만들기 위해 근육과 관절의 움직임을 사용하는 과정이다. 이러한 느낌은 중추신경계로 전달되고, 그다음에는 피드백 회로를 통해, 감각이 조직의 변화를 일으킨다. 트래거요법은 수영복을 입은 상태에서 푹신한 탁상에 누운 채로 60~90분이 걸린다. 강사는 아주 부드럽고 리듬 있는 방식으로 터치하여 사람들은 실제로 별다른 노력 없이 몸의 각 부분을 자유자재로 움직일 수 있을 것 같다는 느낌을 받는다. 대상자의 수동적인 자세가 오히려 새로운 동작을 자유롭게 배울 수 있게 하기 때문에 능동적인 참여를 요구하지는 않는다. 트래거 강사들은 '낚아채기(hook up)'라고 부르는 명상 상태에 들어간다. 이 상태는 강사들이 계속해서 가장 약한 반응으로 상태를 유지하고 효과를 높이기 위해 피로감이 없고, 압력이 없는 방식으로 대상자와 깊게 연결시켜 준다(Delany, 2015).

이 요법을 하다 보면 멘테스틱스(mentastics) 사용법을 알게 된다. 이는 치료하는 동안 주입되는 가벼운 느낌, 자유로움, 유연성을 유지시키고 향상시키도록 고안된 간단하고 힘이 들어가지 않는 동작으로 구성되어 있다. 트래거 박사가 '정신 체조'를 위해 만든 용어인 멘테스틱스는 긍정적인 변화를 강화하는 효과적인 수단이다. 트래거요법은 다양한 종류의 만성 질환, 두통, 턱관절 고통을 감소시키고, 근육 경련을 감소시키고, 뇌졸중과 척수 손상에 도움을 준다고 알려져 있다.

05 연구 Research

조안나 브릭스 연구소의 보고서에서는 타이치를 노인들의 수면 상태를 개선시키기 위하여 추천한다(Rathnayake, 2011). 반면 이 보고서는 휄든크라이스요법이 노인의 운동성과 균형감을 위해 사용할 만한 충분한 증거가 없기 때문에 의사의 진단과 고객의 선호가 결정 요소가 되어야 한다고 말한다(Kunde, 2012).

다음은 최근에 진행되었던 연구의 결과이다.

- 파킨슨병 환자에게 적용한 기공과 타이치 운동은 체계적인 검토와 메타분석에서 운동기능과 균형에 상당한 개선을 보여 주었다(Yang et al., 2015).
- 파킨슨병 환자에게 일반 약물과 함께 기공과 타이치 운동을 시행한 결과, 체계적인 검토와 메타분석에서 이동성과 균형이 크게 개선된 것을 볼 수 있다(Ni, Liu, Lu, Shi, & Guo, 2014).
- 심혈관 질환 환자에게 전통 중국 운동을 시행한 결과, 체계적인 검토 및 메타분석에서 혈압, 신체 기능, 삶의 질 및 우울증이 크게 개선된 것을 볼 수 있다(Wang et al., 2016).
- 무작위 통제 실험연구로 알렉산더요법을 만성적 비특이적 목 통증이 있는 사람들에게 통증과 삶의 질을 국소 열을 제공하는 군과 유도 이미지를 하는 군과 비교했다. 국소 열과 알렉산더요법은 통증에 대해 동일한 결과를 나타냈다. 그러나 알렉산더요법은 유도 이미지 그룹에 비해 삶의 질이 크게 향상되었음을 보여 주었다(Lauche et al., 2016).

- 무작위 통제 실험연구로 휠체어를 사용하는 노인들의 일반 활동군과 타이치 운동군을 비교했다. 타이치그룹은 일반적인 활동 그룹에 비해 삶의 질, 신체 건강, 정서적 건강 및 사회적 관계에서 상당히 높은 점수를 받았으며 우울증은 적었다(Hsu, Moyle, Cooke, & Jones, 2016).
- 무작위 통제 실험연구로 집에서 타이치 운동을 하는 군과 낙상사고가 있는 노인의 사지 운동군과 비교했다. 6개월 후에 타이치 운동군은 사지 운동군보다 낙상 가능성이 훨씬 낮았다(Hwang et al., 2016).
- 무작위 통제 실험연구에서 파킨슨병 환자는 휄든크라이스운동을 50회 참여했을 때 삶의 질과 우울증의 수준이 현저히 향상됨을 발견했다(Teixeira-Machado et al., 2015).

06 통합간호실무 *Integrated nursing practice*

타이치 운동과 기공체조는 일반적으로 시행되는 다른 운동의 신체활동처럼 균형감, 안정성, 민첩성, 유연성, 스태미나 그리고 근 긴장을 향상시킬 수 있다. 이 운동들은 건강한 사람에게도 좋은 운동이지만, 노인, 아이들 혹은 부상이나 질병이 있는 사람들에게도 적용될 수 있다. 동작들은 부드럽고 다른 운동보다 몸에 스트레스를 덜어준다. 호흡법은 마음을 고요하게 하고 스트레스의 부정적인 효과를 줄이는 일종의 명상이다.

만약 당신과 다른 사람들이 건강을 유지하고 싶다면 타이치 운동이나 기공체조를 배우는 것을 강력하게 추천한다. 숙련된 사람들은 하루에 최소 20~60분까지 운동을 한다. 간호사로서, 환자들에게 이 중 하나를 하도록 추천할 수 있다. 건강해지기 위해 환자들이 오랜 시간에 걸쳐 체력을 쌓는 것은 중요하다. 심각한 병에 걸린 환자들은 그 환경에서 치료에 도움이 되는 기를 흡수하도록 간단한 호흡법만이라도 시도할 수 있다. 환자들이 기 호흡이 가능할 때 간단한 손동작을 추가한다. 건강이 좋아지면 의자에 앉아서 손동작을 한다. 앉아서 할 수 있다고 느낄 때 서 있는 자세로 바꾸고 마지막으로 걷는 자세를 수행한다.

타이치 운동과 기공체조를 시작할 때 간단한 동작과 함께 시작하는 것이 가장 좋다. 사람들에게 서거나 움직이는 등의 몇 개의 간단한 규칙들을 가르쳐 주면, 사람들은 자신의 신체를 인식하고 사는 것이 어떤 것인지 느끼기 시작할 수도 있다. 몸을 가지런하게 하는 것은 이런 움직임 치료법에서 가장 중요한 부분이다. 당신의 환자들에게 발을 어깨 넓이만큼 벌리고, 엉덩이를 집어넣고, 척추를 곧게 세우고, 어깨의 긴장을 풀고, 어깨 넓이만큼 무릎을 벌리고, 고개는 똑바로 세우는데 마치 실이 머리 꼭대기에서 몸을 부드럽게 지탱하는 것처럼 척추를 바르고 가볍게 내려놓도록 설명한다. 환자들이 이 자세로 서 있을 때, 그들은 숨을 깊게 들이마시고 완전히 내뱉으면서 자신의 호흡에 주의를 기울이도록 만든다. 또한 이 자세로 환자들이 몸의 중력과 안정성의 중심인, 배꼽에서 1.3~2.5cm 아래 그리고 안쪽으로 위치한 몸을 향해 있는 단전의 위치를 잡도록 지시한다. 명상과 요가에서는 가만히 있으면서 중심을 찾지만 타이치 운동과 기공체조는 사람들이 움직임을 통해 중심을 찾고 유지하도록 가르쳐 준다. 단전은 에너지의 근원으로 여겨지고, 연습하면 할수록 대상자들이 단전에서부터 움직이는 법을 배우게 되기 때문에 모든 움직임이 훨씬 더 수월하게 이루어지기 시작한다는 것을 알게 될 것이다.

타이치의 다양한 일련의 동작에서 공통적인 두 가지 움직임은 타이치 주먹과 타이치 공 만들기이다. 주먹은 각각의 손바닥 중심에 로빈의 알(robin's egg)이 있다고 상상하고 알 주위에 한 번에 한 손가락씩 천천히 구부려 감싸는데 새끼손가락부터 시작해서 엄지손가락까지 살짝 접는다. 모든 동작 내내, 자주 나오는 설명은 양 손으로 '공을 들어라'이다. 환자들이 공기 중에 공의 형태를 만들고 이 공을 주워서, 공과 함께 움직이는 것을 마음속에 그려 보도록 한다. 공은 동작이 좀 더 쉽게 이루어지도록 고안되었다.

나무 혹은 말을 타는 자세는 몸의 고착감과 안정감을 길러 준다. 환자들이 이 자세를 잡기 위해서는 다리를 어깨넓이보다 더 넓게 벌리고 무릎을 굽혀 허벅지가 바닥과 평행이 되도록 만들게 한다. 그러면 중력의 중심이 땅 가까이 낮춰진다. 몸의 상부는 가볍게 느껴지는 반면, 하반부는 무겁게 느낀다. 처음에 자세는 힘이 많이 드는 것처럼 느껴질지도 모른다. 왜냐하면 다리의 근육이 이런 방식으로 사용된 적이 없기 때문이다. 연습을 통해 사람들은 이 동작이 주는 안정감을 즐기게 된다. 다음으로 환자들이 보이지 않는 사람을 포옹하는 것처럼 손가락으로 깍지를 끼면서 팔을 올리도록 만든다. 그 상태에서 몸을 좌우로 움직여, 허리가 동작을 느낄 수 있게 한다. 다리는 '부드럽다'는 것을 느껴야 하고, 다리는 허리에 의해 이루어지는 동작을 따라가야 한다. 시선은 상상하는 지평선을 따라 천천히 움직여야 한다.

타이치 운동과 기공체조 수업은 인기가 많아 대부분의 마을이나 도시나 어디서든지 이루어진다. 이 운동들은 헬스클럽, 학교, YMCA 단체들, 지역문화센터, 병원,

클리닉과 다른 시설에서 교육된다. 여러분의 환자에게 운동은 강사와 함께 시작하는 것이 유용하다는 것을 설명해야 한다. 좋아하는 강사를 찾기 위해 물어볼 수도 있고, 혹은 수업을 보거나 체험 수업에 참여할 수도 있다. 일부 사람들은 개인적인 선호를 만족시키는 수업을 찾기 전에 여러 강사를 만나거나 형태를 시도해 본다. 환자들이 선호하고 정기적으로 수업을 받을 수 있는 교육기관을 찾도록 하는데 만약 교육받는 장소가 멀면 지속적으로 배우기 어려울 수도 있다. 타이치 운동과 기공체조가 인기를 얻게 되면서 공원에서 운동하는 모습도 발견된다. 어떤 경우에는 사람들은 자연에서 혼자 시간을 보내는 것을 선호한다. 그러나 대부분은 다른 사람과 어울리고 격의 없이 어울리는 그룹 형태를 더 선호한다. 이런 그룹은 운동 후에 서로에 대해 알아가고 친해지면서 형성된다.

알렉산더요법, 휄든크라이스요법, 트래거요법은 질병을 치료하기보다는 웰빙을 향상시키는 데 초점이 맞춰져 있다. 이 방법들은 근육의 긴장을 완화하고, 마음을 안정시키고, 스트레스를 줄이고 건강할 때 좋지 못한 자세나 움직이는 습관을 바꾸도록 고안되었다. 환자들에게 이러한 운동을 추천하기 위해 자격 있는 강사를 찾을 수 있도록 적절한 기관을 알려 주어야 한다.

Try this 기(qi) 느끼기

- 발은 어깨 넓이만큼 벌리고, 무릎을 약간 벌리고, 척추를 곧게 하고, 어깨는 긴장을 풀고 숨은 편하게 쉰다.
- 무릎은 부드럽게 약간만 구부린다.
- 체중은 좌우로 앞뒤로 위아래로 이동한다.
- 호흡을 깊고 편안하게 쉰다.
- 엄지손가락은 벌리고 나머지 손가락을 모은다.
- 계속 무릎은 위아래로 이동하면서, 손가락은 모으고, 허리를 좌우로 돌린다.
- 모든 동작을 하는 동안 숨은 내쉰다. 천천히 5번을 한다.
- 모든 동작을 멈추고 눈을 감고 주위를 집중한다. 손, 발 그리고 몸이 찌릿하고 저릿한 기분이 든다. 이것이 기(qi)이다.

출처: Jahnke (2002).

Try this 손으로 구름 젓기(수중 타이치)

- 다리는 어깨 넓이만큼 벌리고 가슴 높이만큼 물에 잠기게 선다.
- 팔은 어깨 넓이만큼 올린다.
- 오른쪽 다리로 선다.
- 오른쪽 팔은 시계 방향으로 왼쪽 팔은 반시계 방향으로 물 위와 아래에서 돌린다.
- 위의 동작을 4번 반복한다.
- 왼쪽 다리로 선다.
- 팔은 연속적으로 4번 반복한다.

참고문헌

Brennan, R. (2012). *Change Your Posture, Change Your Life*. London, UK: Watkins.

Cohen, M. R. (2015). *The New Chinese Medicine Handbook*. Beverly, MA: Quarto Publishing.

Delany, J. (2015). Massage, bodywork, and touch therapies. In M. S. Micozzi (Ed.), *Fundamentals of Complementary and Alternative Medicine* (7th ed., pp. 247–274). St. Louis, MO: Elsevier, Saunders.

Hippocrates. (1983). *Hippocratic Writings* (Vol. 451). Edited by G. E. R. Lloyd, J. Chadwick, & W. N. Mann. Penguin Books Limited.

Hsu, C. Y., Moyle, W., Cooke, M., & Jones, C. (2016). Seated tai chi versus usual activities in older people using wheelchairs: A randomized controlled trial. *Complementary Therapies in Medicine*, 24: 1–6. doi: 10.1016/j.ctim.2015.11.006

Hwang, H. F., Chen, S. J., Lee-Hsieh, J., Chien, D. K., Chen, C. Y., & Lin, M. R. (2016). Effects of home-based tai chi and lower extremity training and selfpractice on falls and functional outcomes in older fallers from the emergency department: A randomized controlled trial. *Journal of the American Geriatric Society*, 3: 518–125. doi: 10.1111/jgs.13952

Jahnke, R. (2002). *The Healing Promise of Qi*. New York, NY: Contemporary Books.

Keeney, B., & Keeney, H. (2014). *Seiki Jutsu: The Practice of Non-Subtle Energy Medicine*. Rochester, VT: Healing Arts Press.

Kunde, L. (2012). Feldenkrais Method. Joanna Briggs Institute Evidence Summary. Retrieved from http://connect.jbiconnectplus.org/ViewDocument.aspx?0=6331

Lauche, R., Schuth, M., Schwickert, M., Ludtke, R., Musial, F., Michalsen, A., … Choi, K. E. (2016). Efficacy of the Alexander Technique in treating chronic non-specific neck pain: A randomized controlled trial. *Clinical Rehabilitation*, 3: 247–258. doi: 10.1177/0269215515578699

Liao, W. (2012). *Restoring Your Life Energy*. Boston, MA: Shambhala.

Lynn, G. (2016). *Awakening Somatic Intelligence: Understanding, Learning & Activating the Alexander Technique, Feldenkrais Method & Hatha Yoga*. London: Singing Dragon.

Ni, X., Liu, S., Lu, F., Shi, X., & Guo, X. (2014). Efficacy and safety of tai chi for Parkinson's disease: A systematic review and meta-analysis of randomized controlled trials. *PLoS One*, 9(6): e99377. doi: 10.1371/journal.pone.0099377

Rathnayake, T. (2011). Sleep problems (adults 60+): Physical exercise. Joanna Briggs Institute Evidence Summary. Retrieved from http://connect.jbiconnectplus.org/ViewDocument.aspx?0=5639

Teixeira-Machado, L., Araujo, F. M., Cunha, F. A., Menezes, M., Menezes, T., & Melo DeSantana, J. (2015). Feldenkrais method-based exercise improves quality of life in individuals with Parkinson's disease: A controlled, randomized clinical trial. *Alternative Therapies in Health and Medicine*, 21(1): 8-14.

Wang, X.-Q., Pi, Y.-L., Chen, P.-J., Liu, Y., Wang, R., Li, X., … Niu, Z.-B. (2016). Traditional Chinese exercise for cardiovascular diseases: A systematic review and meta-analysis of randomized controlled trials. *Journal of the American Heart Association*, 3: e002562. doi: 10.1161/JAHA.115.002562

Yang, Y., Qiu, W. Q., Hao, Y. L., Lv, Z. Y., Jiao, S. J., & Teng, J. F. (2015). The efficacy of traditional Chinese medical exercise for Parkinson's disease: A systematic review and meta-analysis. *PLoS One*, 10(4): e0122469. doi: 10.1371/journal.pone.0122469

Zhang, T. C. (2008). *Earth Qi Gong for Women*. Berkeley, CA: Blue Snake Books.

참고자료

American Society for the Alexander Technique
11 West Monument Ave., Suite 510
Dayton, OH 45402-0620
800.473.0620
www.amsatonline.org

East West Academy of Healing Arts
www.eastwestqi.com

Feldenkrais Method® of Somatic Education
401 Edgewater Place, Suite 600
Wakefield, MA 01880
781.645.8935
www.feldenkrais.com

Tai Chi Australia
www.taichiaustralia.com

International College of Medical Qigong
73145 Guadalupe Ave.
Palm Desert, CA 92260
www.medicalqigong.org

Qigong Institute
www.qigonginstitute.org

Chapter 18

웃음요법

Laughing Therapies

웃음은 마음의 치료제일 뿐만 아니라 몸의 미용제이다.
당신은 웃을 때 가장 아름답다.

- 칼 조지프 쿠쉘(CARL JOSEPH KUSHELL)

01 배경 Background

역사적으로 웃음에 관하여 살펴보면, 가장 오래된 것은 성경에서 그 기원을 찾을 수 있다. "마음의 즐거움은 양약이라(잠언)."라고 성경에서 웃음과 건강의 관계를 말하고 있다. 고대 그리스의 의학자 히포크라테스Hippocrates는 건강하다는 것을 몸과 마음의 균형으로 보고, 몸이 아프면 마음까지 함께 치료해야 한다고 주장했다. 그래서 웃음이야말로 몸과 마음을 함께 치료하는 최고의 치료 수단이라고 했고(이요셉, 2005), 철학자 플라톤Plato과 아리스토텔레스Aristoteles도 유머를 사용하였다는 기록이 있다(Bellert, 1989).

4세기의 의사 밀레투스Miletus는 『인간의 특성』이라는 자신의 의학서적에서 "웃음은 그리스어로 겔로스(Gelos)이며, 어원은 헬렌(Helen)인데 그 의미는 건강(health)이다."라고 하였다. 16세기에 이르러 의사와 철학자들은 "웃는 것은 신체적 운동과 같다."고 하였으며(Dean, 1997), 17세기 영국인 의사 시드넘Sydenham은 "마을에 웃기는 광대들이 오는 것이 당나귀 20필에 실려 있는 약보다 건강에는 더 유익하다."라고 하면서 웃음의 치료제 역할을 강조한 바 있다. 18세기에 이르러 칸트Kant는 웃음이 우리가 만족을 느낄 수 있는 건강한 정서를 만들어 준다고 하였고(Hassed, 2001), 웃음은 인간관계에 있어서 재미있고 혁신적인 중재방법이라 하였다(Mallett, 1995).

따라서 웃음요법 프로그램은 참가자들에게 신체적으로나 정신적으로 긍정적인 영향을 준다(Erdman, 1991). 일반인들에게 있어서 웃음은 다양한 자극과 호기심을 이끌어 내는 하나의 행동으로 간주되는데, 이는 웃음의 이면에 무의식적인 동기가 존재하기 때문이다(Freud, 1983).

그래서 웃음은 듣는 사람의 감정을 이용하며 그룹의 유대감을 촉진하기 위해 사용되는 사회적 도구로 간주된다(Bachorowski & Owren, 2003). 이러한 웃음의 사용은 일반적으로 긍정적 상황을 도출할 때 효과적인 것으로 여겨지고(Mallett, 1995), 이로 인해 웃음은 빈번하게 사용되는 보완 · 대체요법 중 하나이기도 하다.

02 개념 Concepts

사이먼Simon(1989)은 웃음을 유머 자극의 자연스러운 반응이며, 명랑하게 소리를 내어 웃는 행위로, 즐거움을 유도하는 마음 상태 및 기분과 연관이 있다고 하였다. 웃음(laughter)은 '웃다'라는 동사와 '숨'이라는 명사가 합쳐진 단어로 '웃'은 높은 곳을 말하며 우리 신체의 머리를 가리킨다. 결국 웃음이란 우리의 머리가 숨을 쉬는 것이며, 웃을 때 비로소 머리가 숨을 쉰다고 할 수 있다. 사전적 의미는 "기뻐서 소리를 내다, 얼굴에 기쁜 표정을 짓다, 꽃봉오리가 벌어져 꽃이 활짝 피다" 등으로 정의되고 있으며, 또한 웃는 일 또는 그런 소리나 표정 등으로 정의된다(이희승, 2003).

웃음요법의 구성 요소는 웃음소리, 웃음운동, 웃음명상, 자기표현이나 변화를 포함한다. 웃음요법은 웃음을 발생시킬 수 있는 다양한 유머기재와 웃음에 대한 다양한 정보를 제공하는 중재방법이다(이임선, 2010).

웃음과 유머는 무의식 속에 억압되어 있는 성적인 충동과 공격성을 사람들이 받아들일 정도로 표현하는 기법이며, 불쾌한 정서에 압도당하지 않고 어려운 상황을 극복하게 하는 일종의 방어기제이다(Freud, 1960). 로스Ross(1998)는 유머란 "남을 웃기거나 미소 짓게 만드는 어떤 것"이라고 정의하였으며, 롱Long과 그레서Graesser(1989)는 유머를 "의도적이든 실수든 관계없이 결과적으로 남을 웃기거나 즐겁게 해주는 것"이라고 다양하게 정의하였다(한강종, 2009).

따라서 웃음은 유머의 정서적인 표현이고 기분 좋은 감정의 전달방법이라 할 수 있고, 웃음요법은 신체와 정서 및 사회적 관계를 건강하게 한다.

03 이론 Theory

웃음에 관한 일반화된 이론은 없지만 학자들은 유머이론을 토대로 웃음이론을 각성(arousal), 불일치(incongruity), 우월성(superiority)의 세 가지로 분류하였다(Martin, 2006; Lefcourt, 1986). 각성이론에서는 유머가 부정적이고, 즐겁지 않은 정서반응과 긴장감을 저하시켜 스트레스를 감소시키는 것이라고 한다(Martin, 2001). 스트레스는 긴장과 각성을 일으키고 웃음은 이러한 긴장감을 저하시키므로 스트레스를 저하시킬 수 있다는 것이다. 불일치이론에서는 유머가 상식적인 것이나 논리적인 것으로부터 벗어나 두서없는 상황이나 생각으로 발생한다는 인지적 측면에 초점을 두고, 사고와 실제 대상자 사이의 불일치를 갑자기 지각할 때 생기는 것을 말한다(Keith, 1972). 우월성이론은 다른 사람을 얕보거나 평가절하하여 우월감을 갖게 될 때 웃게 된다는 것으로, 외적 환경을 통제하여 자신감을 증가시키는 것을 말한다(McGhee, 1979).

04 효과 *Effect*

웃음은 인간관계에 있어서 재미있고 혁신적인 중재방법이라 할 수 있다(Mallett, 1995). 따라서 웃음요법 프로그램은 참가자들에게 신체적으로나 정신적으로 긍정적인 영향을 준다(Erdman, 1991). 웃음은 고대부터 치료제가 될 수 있다고 여겨지기도 했는데, 현대에 와서 그러한 효과는 여러 연구를 통하여 과학적으로 확인되고 있다(Bennett & Lengacher, 2006a).

13세기 초, 일부 외과의사들은 수술의 고통을 경감시키기 위해 웃음을 이용했고, 16세기에 로버트 버튼Robert Burton은 멜랑콜리의 치료법으로, 리처드 멀캐스터Richard Mulcaster는 신체적 운동의 하나로 웃음을 이용했다고 한다. 17세기 허버트 스펜서Herbert Spencer는 과도한 긴장감을 완화시키는 방법으로 웃음을 사용하였고, 19세기 고트립 후펠란트Gottlieb Hufeland는 소화를 돕기 위해서 웃음을 사용하였다. 20세기에 제임스 월시James Walsh라는 미국의 의사는 내장 기관을 자극하는 방법으로 웃음을 사용하기도 하였다. 의학계에서 웃음은 꾸준히 연구의 대상이 되어 왔다.

웃음요법은 미국의 『새터데이 리뷰(Saturday Review)』지의 편집장이었던 노먼 커즌스Norman Cousins로부터 비롯되었다. 그는 강직성 척수염이라는 질병에 걸렸는데, 굳어져 가는 뼈와 근육 때문에 큰 고통을 받았다. 그런데 코미디 프로그램을 보고 난 후 통증이 줄어드는 것을 실감하였다. 15분 웃으면 2시간 동안 통증이 없어진다는 사실을 발견하게 된 것이다. 이후 적극적인 웃음치료로 병을 치료하는 데에 큰 도움을 받은 그는 캘리포니아 대학 부속병원에서 본격적으로 웃음의 의학적인 효과를 연구하였다. 그는 『질병의 해부(Anatomy of an Illness)』라는 책의 출간으로 웃음요법을 전근대적인 신체적 표현으로만 여기던 의학계에 큰 관심을 불러일으켰다. 이후 연구 사례로, 버크Berk와 탠Tan(1989)에 의하면 성인에게 60분의 유머 비디오를 보여 주었더

니 코르티솔 등 스트레스 호르몬이 감소되었고, 다이어트(장경수, 이동규, 2004)에도 탁월한 효과가 있었으며, 웃음요법이 군병사(송미림, 2007), 암환자(서문자, 김금순, 1994; 유은숙, 2009)와 요통환자(양미선, 2008; 유정아, 2009)의 불안을 감소시키고, 노인(고혜진, 2008; 유숙자 외, 2005; 정현욱, 2008), 중년 여성(김지선, 2007), 뇌졸중 편마비 환자(김향수, 2008)의 우울을 감소시키며, 기분의 상승과 수축기 혈압을 감소시킨다(김영선, 2006)는 웃음치료의 효과에 대한 선행연구들이 있었다. 또한 웃음치료로 노인들은 우울에서 벗어날 수 있다고 하였고(Quintero et al., 2015), 우울 외에도 스트레스가 줄었고, 삶의 질이 향상되어 노인들에게 우울을 극복하는 긍정적인 정신활동이 된다고 하였으며(이혜영 외, 2019), 웃음요법은 임상과 재활요법으로 노인의 건강을 증진시킬 수 있기 때문에(Bains et al., 2015), 심신의 보완 · 통합요법이라고 할 수 있다.

일반인들에게 있어서 웃음은 다양한 자극과 호기심을 이끌어 내는 하나의 행동으로 간주되는데, 이는 웃음의 이면에 무의식적인 동기가 존재하기 때문이다(Freud, 1983). 즉, 웃음이란 듣는 사람의 감정을 이용해서 그룹의 유대감을 촉진하기 위해 사용되는 사회적 도구로 간주된다. 또한 웃음요법은 웃음, 미소, 즐거운 감정을 유발시키고 상호작용을 가능하게 하는 의사소통의 일종으로 일상생활 속의 재미있는 경험, 표현들을 이용해 대상자의 건강과 안위를 증진시키며, 치유 과정을 지원한다(Kim, et al., 2010). 이로 인해 웃음은 혼자일 때보다 다른 사람들과의 유대적인 사회적 환경에서 더 자주 발생될 수 있으며, 그 효과도 더 크다고 할 수 있다(Goodman & Fry, 2004).

05 웃음요법 프로그램 *Laugh therapy program*

최근 국내외에서 웃음요법을 활용한 활동이 활발하다. 구조화된 웃음 프로그램에서 웃음치유의 경험을 토대로 웃음이 건강을 증진시킨다는 것을 생리적으로 확인하였기 때문이다(Cousins, 1992). 웃음이 인간들에게 유익한 효험이 있다는 생리학적 속성들에 대한 연구 결과가 미국에서는 한 세기 이상 계속적으로 발표되었고(노만택, 2002), 미국의 각 병원에서는 이미 암, 고혈압, 심장병, 정신적인 스트레스 등의 치료에 웃음을 이용하고 있다. 또한 기업에서는 경영을 위해 임직원들을 웃음요법 연수에 활발히 참석시키고 있고, 영국에서는 1991년 보건국에서 '웃음소리 클리닉'을 허가하였다. 국내에서도 현재 S대학에서 환자들을 위한 웃음교실과 웃음클리닉을 개설하여 웃음치료 전문 간호사에 의해 실시되고 있으며, W병원에서는 호스피스 웃음교실이 운영되고 있다.

웃음의 종류는 실로 다양해서 소리 없이 웃는 미소(微笑)에서부터 박수치며 크게 웃는 박장대소(拍掌大笑)에 이르기까지 그 정도가 다양하다.

웃음의 유형과 국내에서 운영되는 웃음 프로그램을 살펴보면 다음과 같다.

웃음의 유형(김용운, 1997)

- 미소(微笑): 소리를 내지 않고 방긋이 웃는 웃음
- 희소(喜笑): 기쁜 웃음
- 방소(放笑): 큰 소리로 웃음
- 교소(巧笑): 귀염성 있게 웃음
- 홍소(哄笑): 입을 크게 벌리고 떠들썩하게 웃음
- 대소(大笑): 소리 내어 크게 웃음
- 치소(痴笑): 바보 같은 웃음
- 폭소(爆笑): 갑자기 터져 나오는 웃음
- 파안대소(破顔大笑): 얼굴이 활짝 펴지면서 크게 웃는 웃음
- 포복절도(抱腹絕倒): 배를 움켜쥐고 숨이 끊어질 정도로 크게 웃는 것
- 박장대소(拍掌大笑): 박수를 치면서 화끈하게 웃는 웃음
- 요절복통(腰折腹痛): 배가 아프고 허리가 끊어질 정도로 미친 듯이 웃는 웃음
- 냉소(冷笑): 남을 업신여겨 비웃는 웃음으로 차고 쌀쌀한 태도를 수반함
- 비소(非笑): 코웃음
- 지소(指笑): 손가락질하며 비웃는 웃음

웃음요법 프로그램의 유형

- Lion 웃음요법 프로그램(Lion Laugh Therapy Program)
- 도리도리 웃음요법 프로그램(Do-Ri Do-Ri Laugh Therapy Program)
- 포인트 웃음요법 프로그램(Point Laugh Therapy Program)
- 하이파이브 웃음요법 프로그램(Hi-Five Laugh Therapy Program)

- 더블 치킨 웃음요법 프로그램(Double Chicken Laugh Therapy Program)
- 칵테일 웃음요법 프로그램(Cocktail Laugh Therapy Program)
- 정전기 웃음요법 프로그램(Static Electric Laugh Therapy Program)
- 포옹 웃음요법 프로그램(Hug Laugh Therapy Program)
- 세계평화 웃음요법 프로그램(The World Peace Laugh Therapy Program)
- 롤러코스트 웃음요법 프로그램(Roller Coaster Laugh Therapy Program)
- 펭귄 웃음요법 프로그램(Penguin Laugh Therapy Program)
- 제트기 이륙 웃음요법 프로그램(JetTake-Off Laugh Therapy Program)
- 제트기 착륙 웃음요법 프로그램(JetLanding Laugh Therapy Program)
- 토끼 웃음요법 프로그램(Rabbit Laugh Therapy Program)
- 봉산탈춤 웃음요법 프로그램(Bong-SanMask Laugh Therapy Program)
- 축복 웃음요법 프로그램(Blessing Laugh Therapy Program)
- 하이 웃음요법 프로그램(Hi Laugh Therapy Program)
- 간지럼 웃음요법 프로그램(Tickling Laugh Therapy Program)
- 맘보춤 웃음요법 프로그램(Mom-bo Dance Laugh Therapy Program)
- 오!-서프라이즈 웃음요법 프로그램(Oh-Surprise Laugh Therapy Program)
- 수상스키 웃음요법 프로그램(Water Ski Laugh Therapy Program)
- 스키 웃음요법 프로그램(Ski Laugh Therapy Program)
- 침묵 웃음요법 프로그램(Silent Laugh Therapy Program)
- 오-노 웃음요법 프로그램(Oh-No Laugh Therapy Program)

질환별 웃음요법 프로그램(이임선, 2014)

표 18-1 ◆ 내과 환자 웃음임상요법 4주 프로그램 개요

구분	개요	비고
주관 및 담당자	● CS팀–웃음요법 전담 간호사	웃음치료 전문 간호사
목적	● 우울 · 불안 감소 및 삶의 질 향상	
시기 및 주기	● 주 1회(금요일 오후 5~6시)	웃음 자원봉사자와 함께 총 50명 예약
장소	● 암 병원 암정보 교육실	
대상자	● 교육 참여자(가족 포함) ● 예약자	
프로그램	● 5분: 도입(웃음 스트레칭) ● 20분: 실제(맞춤형 웃음 운동) 1회기–입꼬리를 올려라 2회기–감탄사를 찾아라 3회기–어깨를 세워라 4회기–엉덩이를 흔들어라 ● 5분–마무리(자기표현 & 다음 과제 설명)	1. 웃음요법은 신체적 · 정서적 · 심리적 안정감을 제공한다. 2. 웃음기법을 통해 생각과 느낌을 표현하도록 한다. 3. 생활에 활력을 가져오게 하고 그들을 둘러싼 환경을 통합하도록 한다.
평가	불안 및 우울감 감소	전 · 후 모니터링(사진 또는 설문지)

표 18-2 ◆ 내과 환자 웃음임상요법 세부 프로그램

구분	1회기 (입꼬리를 올려라)	2회기 (감탄사를 찾아라)	3회기 (어깨를 세워라)	4회기 (엉덩이를 흔들어라)	소요 시간
도입 (웃음 스트레칭)	● 처음 만나서 반가워요 ● 오행 웃음인사 ● 자기 긍정 박수 ※ 표정 근육을 풀어라. 몸과 마음 사이를 알자.	● 미스코리아 웃음 인사 ● 자기 긍정 박수 ※ 웃음소리를 발견하라. (감동, 감탄사를 끌어낸다)	● 미스코리아 웃음 인사 ● 자기 긍정 박수 ● 웃음 구호 외치기 ● 암 예방 수칙 ● 3355 율동 ※ 심장박동수를 높여라(호흡근 강화 훈련).	● 미스코리아 웃음 인사 ● 자기 긍정 박수 ● 웃음 구호 외치기 ※ 자신감 회복–생기를 느끼자. 생활 속 의학은 웃음이다(self care).	5분
실제 맞춤형 (웃음 운동)	● 하회탈 웃음 ● 침샘 자극 웃음 ● 펜테크닉 웃음 ● 얼굴 근육 풀기 ● 수다 웃음 ● 웃음 성형 ● 백설공주 거울 웃음 ● 마술 거울 웃음 ● 맞춤형 웃음 율동 ※ 그대 없이는 못 살아 ※ 건강 박수	● 칭찬하기 웃음 1, 2, 3 ● 거울 보기 웃음 ● 현미경 웃음 ● 비비기 웃음 ● 치매 예방 웃음 1, 2, 3 ● 비비기 웃음 ● 야~원장 나오라고 해! ● 당신 몰랐지! ● 맞춤형 웃음 율동 ※ 닐리리 맘보 ※ 슈퍼맨	● 건강 박수 웃음 ● 웃음 총 발사 ● 웃음 폭탄 던지기 ● 천지인 떨기 웃음 ● 무릎 반사 웃음 ● 걷기~웃음댄스 ● 사자 웃음 1, 2, 3 ● 웃음 폭탄 ● 맞춤형 웃음 율동 ※ 동반자 ※ 무조건	● 사랑의 박 타기 웃음 ● 핸드폰 웃음 ● 황제펭귄 웃음 ● 지렁이 댄스 ● 사랑의 박 타기 웃음 ● 황제펭귄 웃음 1, 2, 3 ● 소원 성취 웃음 ● 도구를 이용한 웃음 ● 맞춤형 웃음 율동 ※ 지렁이 댄스 ※ 달팽이 댄스	20분
마무리	● EFT ● 나 대단한 사람이야! ● 박장대소	● EFT ● 나 대단한 사람이야! ● 박장대소	● EFT ● 나 대단한 사람이야! ● 박장대소	● EFT ● 나 대단한 사람이야! ● 박장대소	5분

표 18-3 ◈ 외과 환자 웃음임상요법 2주 프로그램 개요

구분	개요	비고
주관 및 담당자	● CS팀-웃음요법 전담 간호사	웃음치료 전문 간호사
목적	● 수술 전 · 후 불안감 감소, 수술 후 폐 합병증 최소화, 장운동 촉진, 가스 배출을 용이하게 한다.	
시기 및 주기	● 주 1회(화요일 오전 11시 10분~11시 40분)	
장소	● 본원 7321호	
대상자	● 병동 입원 환자 및 간병 가족	교육실과 병실을 찾아가는 웃음요법 고려
프로그램	● 5분: 도입(웃음 스트레칭) ● 20분: 실제(맞춤형 웃음 운동) 1회기-불안감 감소를 위한 웃음으로 보호자와 함께할 수 있는 웃음 기법 알려 주기 2회기-치료적 웃음 훈련으로 호흡근 강화 웃음(가래 및 가스 배출) ● 5분-마무리(자기 표현 및 다음 과제 설명)	
평가	● 불안 및 우울감 감소 ● 합병증 감소	

표 18-4 ◈ 외과 환자 웃음임상치료 세부 프로그램

구분	1회기	2회기	소요시간
도입 (웃음 스트레칭)	● 오행 웃음 인사/웃음 인사 1, 2, 3 ● 웃음 구호 외치기 ● 자기 긍정 박수 ● 미스코리아 웃음 인사	● 오행 웃음 인사/웃음 인사 1, 2, 3 ● 웃음 구호 외치기 ● 자기 긍정 박수 ● 미스코리아 웃음 인사	5분
실제 맞춤형 (웃음 운동)	● 우후~입꼬리 올리기 ● 침샘 자극 웃음 1, 2, 3 ● 15초 웃음 끌어올리기 ● 가위바위보 바보 웃음 ● 얼굴 근육 풀기 ● 수다 웃음 ● 웃음 성형 ● 백설공주 거울 웃음 ● 마술 거울 웃음 ● 맞춤형 웃음 율동 ※ 그대 없이는 ※ 건강박수 ※ 닐리리 맘보 ※ 슈퍼맨	● 침묵의 웃음 연습 ● 사자 웃음 1, 2, 3단계 ● 박장대소 ● 웃음 파도타기 ● 생활 속 웃음 찾아내기 ● 무릎 반사 웃음 ● 걷기~웃음 댄스 ● 사자 웃음 1, 2, 3 ● 웃음 폭탄 ● 웃음 총 ● 맞춤형 웃음 율동 ※ 동반자 ※ 무조건 ※ 지렁이 댄스 ※ 달팽이 댄스	20분
마무리	● EFT ● 나 대단한 사람이야! ● 박장대소	● EFT ● 나 대단한 사람이야! ● 박장대소	5분

06 웃음요법 시 고려 사항 *Laugh therapy consideration*

갑작스러운 웃음은 교감신경을 흥분시켜 혈관을 수축하기도 하여 뇌출혈 위험이 증가되기 때문에 중증고혈압 환자에게 적용 시에 유의해야 한다. 또한 웃을 때 자동적으로 배를 움직이게 되어 인슐린의 흡수가 빨라져서 저혈당의 위험이 있을 수 있기 때문에 당뇨병으로 복부에 인슐린 투여 시에는 유의해야 한다. 웃음으로 과호흡과 호흡곤란을 유발시킬 수 있어 천식이나 폐질환 환자는 유의해야 한다. 수술 후 상처 봉합이 유지되지 못할 수 있고, 방사선 치료 중인 경우는 골수 생성이 억제되어 혈소판과 백혈구가 저하되는 기간 동안에는 쉽게 뇌출혈이 일어날 수 있다. 그 외도 우울증 환자, 만삭인 산부, 녹내장 환자들에게는 주의 깊은 관찰이 필요하다.

참고문헌

고혜진(2008). 웃음치료가 지역사회 노인의 우울증과 인지기능에 미치는 영향. 대구대학교 대학원 석사학위논문.

김영선(2006). 노인에 대한 일회성 웃음치료요법이 스트레스반응에 미치는 영향. 부산대학교 대학원 미간행 박사학위논문.

김용운(1997). 웃음건강학. 서울: 예영 커뮤니케이션.

김지선(2007). 웃음요법을 적용한 강강술래프로그램이 중년여성의 갱년기 증상 및 우울에 미치는 영향. 한양대학교 대학원 석사학위논문.

김향수(2008). 웃음프로그램이 뇌졸중 편마비 환자의 인지된 스트레스 및 스트레스 반응에 미치는 영향. 명지대학교 대학원 석사학위논문.

노만택(2002). 웃음의 건강학. 서울: 푸른솔.

서문자, 김금순(1994). 유머간호중재가 항암화학요법을 받는 환자의 스트레스반응에 미치는 효과. 대한심신스트레스학회지, 2(2), 193-206.

송미림(2007). 웃음치료 프로그램이 군병사의 정신건강에 미치는 효과성 연구. 한국사회복지학회 학술대회 자료집, 207, 463-472.

양미선(2008). 웃음요법이 척추수술환자의 통증과 상태불안에 미치는 영향. 전북대학교 대학원 석사학위논문.

유숙자, 이종은, 이기령(2005). 유머프로그램이 양로원 노인의 활력증후 및 정서상태에 미치는 효과. 정신간호학회지, 14(1), 55-63.

유은숙(2009). 웃음요법이 유방절제술 후 환자의 통증과 상태불안에 미치는 영향. 경북대학교 대학원 석사학위논문.

유정아(2009). 웃음요법이 군병원 요통환자의 스트레스 반응과 통증에 미치는 영향. 서울대학교 대학원 석사학위논문.

이요셉(2005). 인생을 바꾸는 웃음전략. 서울: 뜨인돌 출판사.

이임선(2010). 몸과 마음을 치유하는 웃음치료. 서울: 하남출판사.

이임선(2014). 웃으러 오신 여러분, 환영합니다. 서울: 샨티출판사.

이혜영(2019). 웃음요법이 농촌노인의 우울, 스트레스와 삶의 질에 미치는 효과. 한국보완대체요법간호사회, 11(2), 44-50.

장경수, 이동규(2004). 웃음에 관한 특별 보고서. 서울: 랜덤하우스.

정현욱(2008). 일개지역 노인에서 웃음 치료가 수면에 미치는 영향. 경북대학교 대학원 석사학위논문.

한강종(2008). 직장인의 DiSC 행동유형 및 유머감각과 스트레스 대처방식에 관한 연구. 명지대학교 대학원 석사학위논문.

Berk, L., & Tan, S. (1989). Eustress of mirthful laughter modifies natural killer cell activity. *Clinical Research*, 37: 115.

Bennett, M. P., & Lengacher, C. A. (2006). Humorand laughtermay influence health. I. History and background. *Evidence-Based Complementary and Alternative Medicine*, 3(1): 61-63.

Dean, R. A. (1997) Humorand laughterin palliativecare. *Journal of Palliative Care*, 13(1): 34-39.

Erdman, L. (1991). Laughter therapy for patients with cancer. *Oncology Nursing Forum,* 18(8): 1359-1363.

Freud, S. (1960). *Jokes and their relation to the unconscious.* NY: Norton.

Goodman, J., & Fry, WF, Jr. (2004). Toward optimal health: The experts discuss therapeutic humor. Interview by Jodi R. Godfrey. *J Womens Health*, 13(5): 474-479.

Hassed, C. (2001). "How humor helps keep you well". Australian Family Physician.

Keith, S. P. (1972). Early conceptions of hunor: Varieties and issues. *The psychology of Humor.* New York Academic Press.

Kim, K. S., Yu, J. A., Kim, J. A., Lee, Y. S., & Lee, I. (2010). Effects of Tai-Chi Exercise and Self-help Management Program Applying Laughter Therapy in Patients with Osteoarthritis. *The Journal of Muscle and Joint Health,* 17(1): 68-78.

Lefcourt, H. (1986). *Humor and Life Stres.* NY: Springer Verlag.

Mallett, J. (1995). Humor and laughter therpy. Complement *Nurse Midsifery,* 1(3): 73-76.

Martin, R. A. (2001). Humor, laughter and physical health: Methodological issues and research findings. *Psychological Bulletin,* 127(4): 504-519.

Martin, R. A. (2006). *The Psycology of Humor: an Integrative approach.*

McGhee, P. (1979). *Humor it's origin and development*. San francisco: W. H. Freeman and company.

Quintero, Á., Henao, M. E., Villamil, M. M., & León, J. (2015). Changes in depression and loneliness after laughter therapy in institutionalized elders. *Biomedica,* 35(1): 90-100.

Simon, R. (1989). Reaching out to life: An interview with Viginia Satir. *The Family Therapy Networker,* 13(1): 36-43.

Chapter 19

바이오피드백

Biofeedback

만일 당신이 어떤 외부 요인으로 인해 괴로움을 느낀다면
그 고통은 외부 요인으로 인한 것이 아니라 당신 스스로 판단을 내렸기 때문이다.
그 고통을 없애는 힘은 당신에게 있다.

– 마르쿠스 아우렐리우스(MARCUS AURELIUS)

우리가 우리 몸에게 말하는 방법을 알고 있다면,
우리의 몸이 말하는 대로 하는 경향이 있다는 정보를 받지 못했다.

– 엘머 그린(ELMER GREEN)

바이오피드백은 신체의 생리적 반응에 관해 학습된 조절을 하는 방법이다. 이것은 신체 반응에 의해서 전기화학적인 에너지를 증폭하는 전기 장치를 사용하는 이완 기술이다. 정상적으로 의식적 인식의 밖에서, 바이오피드백은 개인들이 다양한 생리적 과정 이외의 수의적 제어를 하는 데 사용할 수 있는 지각 정보를 제공한다.

01 배경 *Background*

학습조절의 수행을 지지하기 위한 실험 자료가 1950년대에 처음 등장했다. 실험심리학자인 닐 밀러Neal Miller는 그 당시 인간심리학에 대한 믿음과는 반대로 자율신경계가 훈련할 수 있다고 제안했다. 심리학자와 생리학자들은 이 연구를 계속하였고, 놀라운 결과로 두통, 궤양, 고혈압 그리고 많은 다른 스트레스 관련 질병을 포함하는 특별한 질병을 가지고 살고 있는 사람들을 지지하는 데 바이오피드백 정보를 제공함으로써 성취될 수 있다는 것을 명백히 하였다.

이 연구의 결과는 바이오피드백 치료의 시작이었고, 오늘날 보수적이고 대안적인 전문가들에 의해 널리 사용되고 있다. 컴퓨터의 출현으로 기술은 보다 강력해졌다(Schwartz, Collura, Kamiya, & Schwartz, 2016).

02 준비 *Preparation*

바이오피드백은 건강 간호의 어떤 특별한 분야에만 속하는 것이 아니라 간호학, 심리학, 사회사업, 카이로프랙틱, 의학, 치의학, 물리치료, 재활, 정신분석학, 호흡기치료, 작업치료, 의료보조, 운동심리학, 스포츠의학을 포함하는 다양한 교육 분야에서 사용되고 있다. 1981년 이후 모든 바이오피드백 치료사는 바이오피드백 국제연맹(Biofeedback Certification International Alliance: BCIA)으로부터 자격증을 받아야 한다. 지원자는 승인된 전문 분야 한 곳에서 석사를 하거나 그 이상이어야 한다. 자격증은 48시간의 교양 바이오피드백 교육과 100시간의 임상실습을 요구한다. 바이오피드백 국제연명(BCIA)은 또한 뇌파검사(EEG) 바이오피드백(36시간의 교양 정보와 220시간의 임상훈련)의 전문가 자격증과 골반근육 기능부전 바이오피드백(28시간의 교양 정보와 100시간의 임상훈련) 자격증을 제공한다. 지원자가 요건에 충족할 때, 그들은 필기시험과 실습시험으로 구성된 자격시험이 허락된다. 바이오피드백 국제연맹(BCIA)은 국제적으로 공인된 전문가들의 명단을 제공한다.

03 개념 Concepts

신경계는 두 가지의 주요 구성 요소를 갖는다. 수의적 · 불수의적 혹은 자율신경의 정상 상황에서 수의적 구성요소는 인간의 통제 하에 있다. 만일 누군가가 일어서려고 결정한다면 뇌는 적절한 근육 군에 메시지를 보내고 인간은 일어선다. 반대로 자율신경계는 의식적 사고가 없다. 예를 들면, 개인이 그들의 호흡수를 변화시킬 수 있을지라도 그들은 막연하게 호흡을 의식적으로 멈출 수 없다.

사람들은 계속 그들의 신체로부터 바이오피드백을 받는다. 그들이 먹지 않을 때 그들은 배고픔을 느낀다. 그들이 뛸 때 그들은 숨이 차게 된다. 그들이 스트레스를 경험할 때 그들의 근육은 긴장한다. 다른 종류의 바이오피드백은 식별하는 것이 더욱 어렵다. 그러나 기술을 사용하면서 사람들은 혈압, 체온, 근육 긴장, 기관지 확장, 위장 기능, 뇌파 활동과 같은 신체적 과정을 조절하기 위해 그들의 사고과정이 적응하는 것을 배운다. 이 개념은 단순하다. 만일 개인이 불수의적 기능의 감각인식을 개발할 수 있다면 그들은 그것을 감지하는 것을 배울 수 있다. 예를 들면, 만일 손 안의 피부의 온도가 들리는 신호로 전환된다면, 발신음이 인간의 귀와 뇌에 피드백을 준다. 사람들이 그들의 손에 동맥을 확장하는 것을 배운다면, 피부의 온도는 올라가고, 발신음은 속도를 내고 몸 안에서 무슨 일이 발생하는지 즉각적인 피드백을 제공한다. 바이오피드백은 사람들에게 무엇인가 의도적으로 이완되는 것 같다는 느낌을 주고 그 결과 그들이 선택할 때마다 감정을 재창조할 수 있다(Anselmo,2015).

04 치료 *Treatment*

바이오피드백 도구는 생리적인 과정을 확인하는 몹시 예민한 전기 장치이다. 몸으로부터 오는 신호는 도구에 의해 증폭되고 사용 가능한 정보로 전환된다. 이 도구는 미터와 음을 가질 수도 있고 혹은 컴퓨터가 훈련받은 사람에게 정보를 제공하는 것을 보여 준다. 멀리 떨어진 곳에서 생리학적 신호를 읽을 수 있는 센서가 개발되었고, 이것으로 바이오피드백의 사용이 확장되었다.

온도 혹은 **열 피드백(thermal feedback)**은 일반적인 이완훈련과 특별한 맥관질환의 치료를 위한 일차 도구이다. 손으로 흐르는 혈액은 스트레스와 이완에 반응하고 대상자는 손가락의 온도가 오르고 내리는 것을 지켜봄으로써 이완하게 된다. 열 피드백은 측두하악관절 증후군(temporomandibular joint syndrome: TMJ)을 가진 사람의 보편적인 근육긴장을 감소시키는 데 사용될 수 있다. 편두통은 손 안의 단순한 체온 상승에 의해 경감될 수 있다.

전기피부반응 혹은 충격피부반응 피드백[electrodermal response(EDR) galvanic skin response(GSR) feedback]은 손가락 끝이나 바닥의 한선 활동을 측정한다. 이 반응은 정서와 사고에 매우 예민하고, 사람들에게 의미 있는 스트레스 인자와 불안의 영향을 줄이고 과잉 배출되는 땀을 치료하는 데 도움을 주기 위해 일반적인 이완훈련에 사용한다.

근전도 피드백(electromyography(EMG) feedback]은 적절한 근육 위의 피부에 감지기를 대고 근육긴장을 측정한다. EMG 피드백은 일반적인 이완 훈련과 자율신경계의 과잉 활동으로 인한 불면증에 사용한다. 깨무는 근육의 바이오피드백의 판독은 측두하악관절(TMJ)장애를 치료하는 데 사용하고 EMG 바이오피드백은 근육의 불균형을 탐지할 수 있다. 사람들이 근육을 포함하여 재교육하는 것을 하면서 근육의 경련과 요통을 경험하는 몇몇 사람들은 EMG 바이오피드백으로부터 도움을 받는다. 척수가 손상된 사람은 근육의 힘을 강화하고 운동 감각을 제공하기 위해 바이오피드백을 사용할 수 있다. EMG 장치는 척추가 굽은 척추후만증 치료에 사용하기 위해 개발되었다. 덧붙여, 이런 종류의 바이오피드백은 긴장성 두통의 치료와 통증 감소를 위한 원천적인 도구이다.

호흡저항성 바이오피드백[respiratory resistance(Ros) biofeedback]은 호흡의 횟수, 양, 리듬을 측정하고 천식과 과호흡성 불안과 공황장애의 치료에 유용하다. **위장관계 바이오피드백(gastrointestinal biofeedback)**은 과민성 대장 증후군, 장염, 속쓰림,

기능성 소화불량과 크론병을 치료하는 데 유용하다. **심맥관계 바이오피드백(cardio-vascular(EKG) biofeedback)**은 인간의 심박수 조절 능력을 증대하기 위해 이동식 심박동 모니터기를 통하여 가능하다. 심장질환이 있는 사람에게 사용하는 것과 더불어, 많은 전문 운동선수들이 그들의 훈련을 돕기 위해 이 기계를 사용한다. **골반근육 기능부전 바이오피드백(pelvic muscle dysfunctional biofeedback)**은 골반 기능부전과 관련한 만성 변비인 사람에게 사용하였다. 이것은 실금을 성공적으로 치료할 수 있다. 감지기는 변실금의 치료를 위한 항문의 내외 괄약근의 활동과 요실금의 치료를 위한 배뇨근의 활동을 측정하고 보고한다. 골반바닥의 바이오피드백은 질경련, 음문통증 혹은 산후 골반 변화 같은 성적인 문제를 치료하는 데 사용되었다.

신경피드백(neurofeedback)은 공식적으로 뇌파검사 바이오피드백[electroencephalograph(EEG) biofeedback]으로 불리며, 두피에 위치한 감지기로부터 뇌파 활동에 관한 정보를 기록한다. 뇌파의 변화는 수면에서부터 기민하게 깨어 있는 각성의 상태뿐 아니라 주의의 변화를 반영한다. 이런 종류의 바이오피드백은 마음을 고요히 하고, 주의 조절, 단기기억 개선, 기분 동요, 외상후 스트레스장애와 알코올과 약물 중독에 사용된다. 신경 바이오피드백은 정신과 정서 문제와 관련하여 불면증의 경우에 유용하다. 뇌 손상이 있는 사람은 이런 종류의 바이오피드백으로 증상의 개선을 경험할 수 있다. EEG 바이오피드백으로 치료되는 다른 장애로는 자폐증, ADHD, 알츠하이머병, 불안, 우울증 및 급속 순환 양극성장애가 있다.

특별한 질환을 위해 계획된 치료의 형태가 결정된 후에는 전극을 사람 몸의 식별할 수 있는 부분에 부착한다. 이 전극들은 높낮이와 속도가 다양한 사운드 톤 혹은 시각적 감지기상에서 결과를 등록하는 컴퓨터에 정보를 준다. EEG 척도는 일종의 뇌파의 비디오 게임을 생산한다. 인간의 뇌는 다양한 의식 상태에 있는 동안 다른 뇌파들을 생산한다. 베타파는 정상 혹은 깨어 있는 의식과 관련이 있고, 알파파는 의식이 각성적 혹은 이완적 상태에서 생산되고, 세타파와 델타파는 무의식과 수면 상태와 연관이 된다. 대상자가 집중과 관련하여 뇌파를 생산할 때, 게임은 속도가 높아진다. 게임은 공상에 잠긴 것과 연관된 뇌파가 생성될 때 느려진다. 이런 종류의 컴퓨터 체계는 특히 어린이들에게 더욱 밀접하고 재미있는 신체 조절 과정을 학습하게 만들 수 있다. 건강지식과 신체적 과정 추적의 증가는 건강과 건강 증진에 중요한 구성 요소이다.

스마트폰의 기능은 바이오피드백 기술과 통합되고 있다. 여기에는 심박수, 뇌파, 피부 신경 전달, 혈압, 근수축, 수면 형태, 혈액 내 산소관류지수를 추적하는 앱이 있다. 한 가지 예는 개선을 위한 다중 모드 바이오피드백 시스템이다. 스마트폰을 대상자의 허리에 있는 벨트에 부착하고, 몸의 흔들림을 측정하고 PC로 데이터를 전송한다. PC는 자세 안정성을 향상시키기 위해 시각, 진동 및 촉각 피드백을 대상자에게 제공한다(Afzal, Oh, Choi, & Yoon, 2016).

경험과 실습을 통해 대상자는 호흡 개선, 통증 또는 경련 감소, 심박수 개선, 균형 개선, 우울증 또는 불안 개선, 마음의 고요함 또는 장 기능 개선과 같은 바람직한 결과를 얻게 된다. 훈련은 보통 20~30분을 한 세션으로, 하루 8~10회의 세션의 필요하지만 일부 사람들은 더 적거나 더 많은 세션이 필요할 수 있다. 사람들은 결국 컴퓨터 모니터를 사용하지 않고 반응을 제어하는 방법을 배운다.

바이오피드백의 금기증은 신호에 의해 압도당함을 느끼고 자신의 신호가 원하는 효과로 변화될 수 없는 사람들에게 스트레스를 증가시킬 수도 있다. 기계의 빈번한 연결과 집중은 뇌를 과자극할 수 있다. 뇌는 태만 형태의 연결망 자극이 자아의 개념 개발을 위해 학습과 기억 병합을 하는 동안 '전원차단 시간'을 필요로 한다. 이처럼 비구조적인 정신적 시간은 정신의 건강을 위한 주요 구성 요소이다.

05 연구 Research

다음은 다양한 상태에서 바이오피드백에 관한 연구의 예이다.

- 무작위 대조군 실험연구에서 바이오피드백이 슬관절 전 치환술을 받은 사람들의 수술 후 통증이 감소된 것으로 나타났다(Wang et al., 2015).
- 스트레스와 불안을 경험하는 간호 학생들을 무작위로 바이오피드백군, 마음 챙김 명상군 또는 대조군의 세 그룹 중 하나에 할당하였다. 바이오피드백군과 마음챙김 명상군 모두 불안과 스트레스 수준이 의미 있게 감소하였다(Ratanasiripong, Park, Ratanasiripong, & Kathalae, 2015).
- 신경병증이 없는 비활동성 방광 상태인 5~16세 아동을 무작위로 바이오피드백군, 골반근육 운동 및 표준 요로 치료를 받는 군과 표준 요로 치료만을 받은 대조군에 할당하였다. 대조군과 비교하여 바이오피드백/골반 근육 운동군에서 방광 충만감과 수축성이 의미 있게 개선되었다(Ladi-Seyedian, Kajbafzadeh, Sharifi-Rad, Shadgan, & Fan, 2015).

06 통합간호실무 *Integrated nursing practice*

자격을 갖춘 바이오피드백 치료사들 중 많은 수가 간호사인데 그들은 대상자가 신체적 · 정신적 운동을 통해 신체 기능에서의 바람직한 변화를 성취하도록 이끄는 한편 감시 장치로부터 신호의 판독을 돕는다. 특별한 훈련을 받지 않은 간호사로서, 당신의 일차적인 중재는 적절한 대상자에게 바이오피드백에 대한 정보를 제공하는 것이다. 당신은 감시 장치의 형태와 그들에게 전형적으로 효과적인 상태를 설명할 수 있다. 덧붙여, 당신은 개인들이 자격증 있는 치료사를 찾도록 도울 수 있다. 바이오피드백은 특정한 신체 부분과 그것들의 기능에 대한 인식을 증대한다는 것을 설명해야 한다. 대상자는 훈련을 하는 동안 이 기능들을 조절할 수 있다. 바이오피드백은 사람들의 증상을 경감하고 제거하는 것을 돕고, 통제의 내적 전도력을 제공하고 그들이 그들 자신의 건강 간호 비용을 줄이는 것을 돕는다.

Try this 근육강화의 마음조절

- 당신의 파트너와 마주 본다. 당신의 오른손을 파트너의 어깨에 두고 손바닥을 위로 가게 한다.
- 당신의 오른손 주먹을 꽉 쥐고 당신의 팔을 바로 뻗는다.
- 당신의 파트너가 당신의 두 손과 두 팔꿈치를 잡고 당신이 저항하는 동안 아래로 당긴다. 당기는 것은 당신이 당신의 팔을 구부리는 데 얼마나 많은 집중력이 필요한지를 감지할 때까지 점진적으로 필요하다.
- 당신은 소방차 혹은 펌프라고 상상한다. 당신은 지구에 뿌리를 두고 있고 이것은 당신의 팔 전체를 미는 것이고, 거대한 힘을 가진 당신의 손가락은 빠른 속도로 밖으로 향하게 한다. 그리고 어떤 힘도 당신의 팔을 구부릴 수 없다.
- 그다음 당신의 팔을 파트너의 어깨 위에 다시 얹고, 이때 손가락을 밖으로 뻗으며 감정을 잡고 큰 힘을 가진 당신의 팔을 통해 펌프로 물을 밀어낸다고 상상한다.
- 파트너에게 일단 당신의 팔을 구부리기 위해 점진적인 힘을 적용할 것을 요구한다. 당신은 근육의 힘이 조금 필요할 것이나, 이전보다 훨씬 작은 노력으로 이완되고 상태를 유지할 수 있음을 알 것이다.

출처: Rutherford (1996).

근거자료 검토

Sielski, R., Rief, W., & Glombiewski, J. A. (2016). Efficacy of biofeedback in chronic back pain: A meta-analysis. *International Society of Behavioral Medicine*, 24(1): 25–41. doi: 10.1007/s12529-016-9572-9

어떤 연구방법인가?

메타분석을 사용한 체계적 문헌고찰

보완통합요법과 관련하여 연구의 목적은 무엇인가?

이 메타분석의 목적은 만성 요통 환자의 통증 결과(통증 강도, 장애, 우울증, 인지 대처 및 근육 긴장 감소)에 대한 바이오피드백의 단기 및 장기 효과와 관련된 연구를 검토하는 것이다.

연구는 어떻게 수행되었는가?

관련 연구를 도서관에서 검색한 후, 이 메타분석에 적합한 21개의 연구가 확인되었다.

적합한 연구에는 23개의 치료 조건과 요통이 있는 1,062명의 환자가 포함되었다. 체계적인 문헌고찰 프로토콜과 일치하여 PubMed, PsycINFO 및 Cochrane Library를 사용한 문헌 검색이 실행되었다. 관련 연구 및 검토 논문의 관련 참고 목록을 포함하여 기준에 맞는 추가 연구를 수동으로 검색하였다. 21개 연구 중 18개가 EMG 기반 바이오피드백으로 수행되었다. 포함된 모든 연구에는 최소 중재 시간의 25%가 바이오피드백 훈련이 포함되었다.

연구의 의미 있는 결과는 무엇인가?

바이오피드백은 다양한 통증과 관련한 결과(통증 강도, 근육 긴장 감소, 우울증 및 인지 대처)에서 만성 요통이 있는 사람에게 단기 및 장기로, 자체 치료 또는 보조 중재법으로서 개선을 가져왔다.

부가적으로, 바이오피드백이 강화된 인지행동 치료와 신체적 치료는 표준 프로그램에 비해 안녕감이 향상될 수 있을 것이다. 그러나 연구자들은 이 메타분석의 결과는 이 주제에 대한 제한된 수의 연구와 방법론적 질이 높은 추가 연구의 필요성 때문에 주의해서 해석해야 한다고 제안하였다.

추가 질문이 있다면 무엇인가?

바이오피드백 기간이 통증 결과 개선에 영향을 미쳤는가? 바이오피드백과 결합된 다른 추가 요법이 통증 결과에 영향을 미치는가? 요통의 위치 또는 유형이 바이오피드백으로 통증을 완화시키는데 중요한 요인이었는가? 만성 요통이 있는 사람들의 장애와 관련하여 어떤 중재가 시행될 수 있는가?

이 연구의 임상적 의미는 무엇인가?

이 연구는 만성 요통을 앓고 있는 수많은 사람들을 돌보는 간호사들에게 임상적 가치가 있다. 간호사는 만성 요통이 있는 사람을 위한 중재로 바이오피드백을 독자적 요법으로 혹은 다른 치료와 연결하여 장점을 인식하여야 한다. 간호사는 근거기반 간호실무에 대한 신뢰를 높이기 위해 바이오피드백의 효능과 관련된 근거를 강화하기 위해 추가 연구가 필요하다는 것을 알고 있어야 한다.

참고문헌

Afzal, M. R., Oh, M.-K., Choi, H. Y., & Yoon, J. (2016). A novel balance training system using multimodal biofeedback. *BioMedical Engineering OnLine*. doi: 10.1186/s12938-016-0160-7

Anselmo, J. (2015). Relaxation. In B. M. Dossey & L. Keegan (Eds.), *Holistic Nursing: A Handbook for Practice* (7th ed., pp. 239-268). Burlington, MA: Jones & Bartlett Learning.

Aurelius, M. (1887). *The Meditations of Marcus Aurelius*. In J. Collier (Trans.) & A. Zimmern (Ed.), *Sir John Lubbock's Hundred Books* (Vol. 3). Routledge.

Green, E., & Green, A. (1977). *Beyond Biofeedback*. A Merloyd Lawrence Book. Random House Publishing Group.

Ladi-Seyedian S., Kajbafzadeh, A. M., Sharifi-Rad, L., Shadgan, B., & Fan, E. (2015). Management of non-neuropathic underactive bladder in children with voiding dysfunction by animated biofeedback: A randomized clinical trial. *Urology*. doi: 10.1016/j.urology.2014.09.025

Ratanasiripong, P., Park, J. F., Ratanasiripong, N., & Kathalae, D. (2015). Stress and anxiety management in nursing students: Biofeedback and mindfulness meditation. *Journal of Nursing Education*. doi: 10.3928/01484834-20150814-07

Rutherford, L. (1996). *Principles of Shamanism*. San Francisco, CA: Thorsons.

Schwartz, M. S., Collura, T. F., Kamiya, J., & Schwartz, N. M. (2016). The history and definitions of biofeedback and applied psychophysiology. In M. S. Schwartz & F. Andrasik (Eds.), *Biofeedback: A Practitioners Guide* (4th ed., pp. 3-23). New York, NY: Guilford Press.

Wang, T. J., Chang, C. F., Lou, M. F., Ao, M. K., Liu, C. C., Liang, S. Y., … Tung, H. H. (2015). Biofeedback relaxation for pain associated with continuous passive motion in Taiwanese patients after total knee arthroplasty. *Research in Nursing & Health*. doi: 10.1002/nur.21633

참고자료

Association for Applied Psychophysiology and Biofeedback
10200 West 44th Ave., Suite 304
Wheat Ridge, CO 80033-2840
303.422.8436
www.aapb.org

Biofeedback Certification International Alliance
5310 Ward Rd. Suite 201
Arvada, CO 80002
702.502.5829
www.bcia.org

Biofeedback Foundation of Europe
10 John St.
London WC1N 2EB
44 (0) 1753.56.1111
www.bfe.org

EEG Spectrum International
18017 Chatsworth St., Suite 254
Granada Hills, CA 91344
800.789.3456
www.eegspectrum.com

Chapter 20

음악요법

Music as a Therapeutic Tool

음악은 영혼으로부터 일상생활의 먼지를 씻어낸다.

- 베르톨트 아우어바흐(BERTHOLD AUERBACH)

음악은 우주에 혼을 주고, 마음에 날개를 주고 상상력에 비행을, 슬픔에 매력을,
그리고 모든 것에 생명을 준다.

- 플라톤(PLATO)

01 도입 Introduction

이 장에서는 임상 실무를 보완하는 치료적 도구로서 음악의 사용에 초점을 두고 있다. **음악치료(music therapy)**라는 학문적인 분야는 공인된 음악치료 프로그램(미국음악치료협회)을 수료한 검증된 전문가의 치료적인 관계하에서 개별적인 목표를 달성하기 위해 임상적인 근거에 기반하여 음악 중재를 사용하는 것이다. 음악은 장애나 질병을 가진 사람들을 위해 안녕감이나 삶의 질을 증진시키곤 한다. 음악치료에 관한 더 많은 정보를 위해 케니 브루시아Kenneth Bruscia의 『음악치료학의 정의(Defining Music Therapy』(3판)를 참조한다.

02 배경 Background

일반적으로 치유를 위한 음악의 사용은 고대시대로 거슬러 올라간다. 중국 문화에서 가장 오래된 책들 중 하나인 『I Ching, Chinese Book of Wisdom』에서는 음악을 강력한 치유력으로 언급하고 있다. 수천 년 전에 인간은 원시적인 악기로 연주하고 있었고 우리에게 알려진 대부분의 원시 사회에는 음악의 형태가 있었다. 그리스의 철학자 피타고라스Pythagoras는 음악이 건강에 기여한다고 믿고, 조화를 회복시키기 위해서 음악을 처방했다(White, 2001). 1800년대 중반 플로렌스 나이팅게일Florence Nightingale(1859/1992)은 크림 전쟁 동안 부상당한 군인들의 치유를 위해 음악이 유익하다는 것을 확인하였다. 그녀는 지속적인 소리가 나는 바람 악기가 유익한 효과를 갖는 반면에 지속적인 소리가 나지 않는 악기들은 반대 효과를 보이는 것을 관찰했다. 제1차, 제2차 세계 대전 동안 음악은 외상성 전쟁 상처를 치유하는 방식으로 퇴역군인 관리 병원에서 사용되었다. 의사와 간호사는 퇴역군인의 심리적 · 신체적 · 인지적 · 감정적 상태에 음악이 주는 효과에 주목하기 시작했다. 1990년대 초반 건강관리 실무자들은 처음으로 음악을 마취, 진통과 결합하여 사용하였다. 많은 강제수용소 생존자들 또한 생존 도구로서 음악을 사용했다(Frankl, 1963).

03 개념 *Concepts*

음악과 뇌

특히 뇌과학 분야에서는 뇌의 음악처리 방식과 뇌에서의 음악의 효과에 대해 관심이 많았다. 프랑스의 연구자 토마티스Tomatis에 의해 출판된 『왜 모차르트일까?(Pourquoi Mozart)』(1991)는 모차르트 효과라고 불리는 것에 대한 관심을 불러일으켰다. 토마티스는 특히 치유에 관한 음악의 생리적 효과에 관심을 가졌고 모차르트Mozart의 음악이 가장 큰 효과가 있다고 믿었다. 로셔Rauscher, 쇼Shaw, 카이Ky(1993)에 의해 진행된 영향력 있는 연구 결과는 모차르트 소나타를 10분간 들으면 시공간의 지능, 즉 3차원 공간에서 물체를 다루는 지적인 능력이 향상된다고 설명하였다. 이 결과는 또한 대학생의 지능지수를 8~9점 향상시켰음을 보여 주어, 음악을 듣는 것이 사람들을 더 똑똑하게 만든다는 생각이 시작되었다. 그러나 불행하게도, 이러한 향상은 영구적인 것은 아니며(연구자도 그렇게 주장하지 않는다), 사실 약 10~15분 정도만 지속된다. 이와 같은 이론을 둘러싼 논쟁에도 불구하고, 일반적으로 '모차르트 효과'라는 용어는 음악의 치유력을 보여 주는 것으로 알려져 왔다.

뇌에 의한 음악의 인식이 충분하게 이해되지는 않지만, '음악 중추'라고 부를 수 있는 뇌의 단일 영역이 있는 것은 아닌 것 같다. 그것보다는 음악을 듣고 인식하는 것은 포괄적인 경험이다. 삭스Sacks(2007)는 뇌가 다른 목적을 위해서 이미 개발된 체계를 사용하기 때문에 음악적 힘을 만들 수 있다고 생각하였다. 그는 "이것은 인간의 뇌에 단일한 음악 중추는 없지만 뇌를 통해서 여러 개의 흩어진 관계망과 관련이 있다는 사실에 부합된다."라고 말했다(Sacks, 2007). 어떤 과학자들은 뇌는 음악에 대해 고정화되었다고 믿고 있고 다른 과학자들은 그렇지 않다고 믿고 있다. 핀커Pinker(1997)는 음악이나 다른 예술은 뇌 안에서 적응 가능하고 내재되어 있다는 것에 대한 발전적인 근거가 없다고 믿는 신경과학자들 중 한 사람이다. 본질적으로 그는 적응적인 관점에서 음악이 내일 사라진다 해도 생물학적으로 아무것도 변하지 않을 것이라는 신념에 근거하고 있다. 레빈틴Levintin(2006)과 같은 다른 과학자들은 이에 동의하지 않고 문화에서 음악의 일반성과 음악을 일찍이 인식하는 신생아의 분명한 능력을 지적한다.

뇌의 역할을 고려할 때, 레빈틴(2006)은 음악을 인식하는 축적된 경험을 밝히고 있다. 운동피질은 발 박자, 춤과 악기 연주와 같은 움직임을 하도록 하고, 감각피질은 촉지할 수 있는 피드백을 허용한다. 청각피질은 인지하고 톤과 소리를 분석하도록 한다. 전두엽 전부의 피질은 기대 생성과 만족을 가능하게 하며, 시각피질은 음악을 읽고 다른 사람과 자신의 움직임을 볼 수 있도록 한다. 해마는 음악과 음악적 경험에 대한 기억을 가능하게 하고 소뇌편도는 음악에 대한 감정적 반응을 하도록 하고, 마지막으로 소뇌는 음악에 대한 감동과 감정적 반응을 하도록 한다. 음악이 정확히 어떻게 뇌에 영향을 주고 치유를 하는지는 명확하지 않지만 과학적인 근거와 입증되지 않은 것 둘 다에 의해 뒷받침되어서 치유한다는 것은 확실하다(Sacks, 2007).

삶의 질

뇌에 영향을 미치는 것과 더불어, 음악요법은 개인 삶의 질에 영향을 줄 수 있다. 삶의 질은 맥락적으로 정의되어야 하는 넓은 개념이다. 즉, 암으로 죽어가는 사람의 삶의 질은 불안장애를 다루는 사람의 삶의 질과 다르게 정의될 수 있을 것이다. 극심한 만성 통증을 경험하는 사람은 이혼으로 인한 상처에서 극복하는 사람과 다르게 정의될 것이다. 빅토르 프랑클Victor Frankl(1963)은 삶의 질은 의미에 대한 인간의 인식과 연결되어 있다고 주장하였다. 의미에 대한 추구는 인간의 상황에 기본을 이루고, 개인은 그들이 만들고, 사랑하고, 믿고 또는 유산으로 남긴 것들을 반영할 때 의미의 감각과 접촉하게 된다. 리처드슨Richardson, 바비악-바즈퀘즈Babiak-Vazquez와 프랑클Frankel(2008)은 신체적 통증과 불편감을 완화시키는 동안에 슬픔, 두려움과 다른 감정과 소통하기 위해서 더 나은 능력을 키우는 치료적 중재로서 음악의 사용을 제안하면서 삶의 질과 음악 사이의 관계를 밝혀냈다.

04 연구 Research

치료적 방식으로서 음악의 사용에 대한 근거는 증가하고 있으며, 중요하게도 중재로서의 음악과 관련된 주제에 관한 체계적 문헌고찰이 많이 있다. 제3장을 참조하면서 체계적 문헌고찰 과정과 신뢰할 만한 근거를 제공하는 것에 대한 중요성을 설명하고 있다. 다음의 목록은 모든 것을 포함하고 있지는 않지만 이용 가능한 문헌들의 사례를 제공한다. 구글 스칼러(Google Scholar)에서 검색하면 좋은 시작점이 될 것이다.

- 음악 중재에 관한 무작위 통제실험에 근거한 체계적 문헌고찰의 요약에서는 중재를 통해 조현병이나 정신장애, 파킨슨병에서의 걸음걸이와 관련된 움직임, 우울 관련 증상과 수면의 질에서 전체적이고 사회적인 기능이 개선되었음을 알려 주었다. 음악요법은 다른 질환의 향상에 대한 가능성이 있지만 현재로서는 근거가 충분하지 않다. 가장 중요한 것은 어떤 연구에서도 특별한 이상작용이나 해로운 현상이 나타나지 않았고 중재로서 음악은 거의 모든 환자에게 잘 적용되었다(Kamioka et al., 2014).
- 치매 환자에게 적용한 음악요법의 체계적 문헌고찰에서 음악요법의 효과 평가는 제한이 있었다. 그러나 음악요법의 가능한 작용 기전에 통찰력을 제공하는 문헌에 대한 비판적 평가가 필요하다는 것을 밝혀냈다. 이러한 체계적 문헌고찰은 효과에 대한 근거를 판단하고 작용모델에 대한 통찰력을 제공하기 위하여 서술적인 합성 양식을 사용한다(McDermott, Crellin, Ridder, & Orrell, 2012).
- 암환자에게 음악요법과 음악 의학 중재를 적용한 체계적 문헌고찰에서는 불안, 통증, 피로, 삶의 질에서 유익한 효과가 있음을 확인하였다(Brat, Dileo, Magill, & Teague, 2016).
- 치매가 있는 환자를 위한 음악요법의 체계적 문헌고찰에서는 지장을 주는 행동과 불안 정도와 우울 수준과 인지기능에 맞는 더 적당한 반응에서 유의미한 개선이 있음을 확인하였다(Chang et al., 2015).
- 완화 의료에 관한 음악요법의 체계적인 문헌고찰에서는 환자의 전체적인 삶의 질은 향상되었고 통증과 증상은 감소되었으며, 기분과 사회적 상호작용도 향상되었다는 것을 알아냈다(Leow, 2011).
- 신생아 중환자실에서 음악치료의 메타분석은 라이브 음악이 미숙아에게 가장 큰 유익을 준다는 것을 밝혔다(Standley, 2012).
- 암을 진단받고 살아가는 사람들이 음악치료에 적극적으로 참여하는 영향을 탐색하는 질적 연구가 수행되었다. 이완, 행복감, 다른 사람과의 유대감, 특히 기억의 유발을 포함해서 몇 가지 이점을 기술하였다(McClean, Bunt, & Daykin, 2012).
- 에번스Evans가 진행한 체계적 문헌고찰(2002)에 따르면 조안나 브릭스 연구소(Joanna Briggs Institute, 2009)에서 만든 최선의 실행 안내서는 다음의 사항을 권고하였다.
  - 시술 전에 음악을 사용하는 것은 불안을 줄이고 진정 약물의 요구량을 감

소시킨다(등급 A).

- 음악의 사용은 수술이나 시술로 인한 통증을 줄일 수 있지만 일차적인 통증 중재로 사용되지는 않는다(등급 A).

  음악은 생리적으로 나타난 불안 관리에서 부수적인 중재가 될 수 있다(등급 B).
- 안녕감의 인식에 대한 음악 사용을 권장하는 충분한 근거는 없으며, 진통 약물의 부작용과 불안의 생리적인 지표를 감소시킨다는 충분한 근거도 없다.

05 통합간호실무 *Integrated nursing practice*

중재로서 음악을 사용하는 것은 대상자의 선택이다. 음악요법은 특별한 자격을 갖추고 실행해야 하지만, 음악은 보완적인 간호중재로서 일반적으로 사용될 수 있다. 예를 들어, 스트레스를 줄이는 방법을 교육하는 것은 일반적인 건강 증진 활동이고 음악은 스트레스를 줄이기 위한 가장 효과적인 도구이다. 대상자가 좋아하는 음악으로 점진적으로 이완하는 방법을 교육하면 이완작용이 쉽게 강화된다. 어떤 대상자들은 명상하는 것을 좋아하고 음악과 함께 명상하는 것은 효과적이다. 음악과 함께하는 이완은 교감신경계가 스트레스에 의해 자극받거나, 사람들이 불안이나 분노에 대한 경험으로 생기는 것들을 감소시킬 수 있도록 도와준다. 따라서 음악은 스트레스나 불안을 발생시키는 상황의 유해한 효과를 감소시키기 위해 사용될 수 있다.

음악은 또한 통증 관리를 위한 비약물적 중재로서 사용될 수 있다. 근육 긴장이 통증 반응을 증가시킨다고 알려져서, 대상자가 음악으로 이완하도록 돕는 것은 근육 긴장을 감소시킬 수 있고 따라서 통증을 줄일 수 있다. 같은 원리를 분만 중인 여성에게 적용시킬 수 있다. 깊은 심호흡, 점진적인 이완, 음악으로 강화된 이미지는 긍정적인 출산 경험을 만드는 데 매우 효과적일 수 있다.

음악은 또한 노인을 돌보는 동안 사용될 수 있다. 음악은 사람들이 그들의 인생에 대해서 긍정적인 것들을 기억해 내는 데 도움을 준다. 회상은 건강하고 발전적인 운동이며 음악을 사용하면 매우 진정되고 침착하게 된다. 음악에 의해 강화된 부드러운 운동을 하는 것은 운동성과 힘이 증가되도록 한다.

노래하는 그릇은 지속적으로 '노래하는' 소리를 내는 그릇의 가장자리 주위에 나무, 플라스틱 또는 가죽으로 둘러싸인 나무망치에 의해서 연주되는 서 있는 종이다. 따뜻한 느낌의 종의 음조는 부드러운 나무망치와 함께 그릇을 때리면서 소리가 만들어진다. 노래하는 그릇은 명상, 이완과 통증 감소를 위해서 전 세계적으로 사용된다. 진동은 심박동수와 호흡수를 낮추고 뇌파 형태를 이완시킨다.

1973년에 테레사 슈뢰더-쉐커Theresa Schroeder-Sheker는 음악-사망론이라고 부르는 음악 중재를 만드는 데 있어서 중요한 역할을 하였다(Cox & Roberts, 2013). 사망론은 죽음에 대한 과학적인 연구로 죽음의 본능, 그리스 신화에서 평화로운 죽음의 의인화에서 나온다. 음악-사망론은 완화 의학의 하위 전문 분야로, 오락이나 머리를 식히기 위한 것이 아니다. 오히려, 이것은 말기 진단을 받았거나 죽어가는 사람의 신체적 · 영적 간호에 초점을 두는 하프와 목소리로 처방된 음악이다. 이것의 목적은 삶에서 죽음으로 진행하는 사람을 위한 신성한 공간을 제공하는 것이다(Black, 2012).

자격이 있는 한 하프 연주자는 병원, 호스피스 병동, 요양원 또는 환자의 집에서 대상자(가족)와 함께 밤샘 간호(세심한 상호작용의 기간)를 수행한다. 밤샘 간호는 개인의 요구와 증상에 대해 현재 나타나는 사정 내용에 따라 각 환자를 위해 설계되고 음악과 침묵 사이를 대체한다. 그 목적은 환자를 진정시킴으로써 편안함과 지지를 제공하는 것과 함께 통증을 감소시키는 것이다(Cox & Roberts, 2013). 블랙Black(2012)은 다음과 같이 기술하였다.

> 음악-사망론은 죽음이 신체적 몸을 치료하지 않고 내적인 생명의 성장과 치유를 위한 기회를 줄 여유가 있는 더 큰 영적인 과정의 부분이며 이와 같이 살아 있는 생명의 아름다움과 존경을 축하하고 반영할 수 있는 생의 주기의 일부라는 것에 근거를 두고 있다(p. 123).

음악-사망론 훈련은 2년간의 비학위 과정(Chalice of Repose Project)으로 교육과정은 해부학과 생리학, 인생 말기의 신체적 변화와 신체적 · 감정적 · 영적 사정에 대한 과정을 포함하고 있다. 학생들은 또한 자유 예술과 영성을 학습한다. 그들은 목소리와 하프로 된 집중적인 음악교육을 받는다. 교육적인 코스에 따라서 학생들은 인턴 과정을 거치고, 논문을 쓰고, 종합 시험을 성공적으로 완수해야 한다. 음악-사망론에서 석사학위는 원거리 학습으로 미니애폴리스에 있는 성캐서린 대학교와 성폴대학에서 제공되는 새로운 프로그램이다.

Try this 스트레스 감소를 위한 음악

- 당신의 가방에 있는 것은 당신의 직업에 따라 다르겠지만 스트레스 감소와 이완을 위해 진열된 CD와 함께 작은 CD 플레이어를 항상 가지고 다니자. 그리하면, 당신은 음악 사용이 필요한 임상 상황에 직면했을 때 준비되어 있을 것이다. 음악이 다른 사람들을 방해하는 상황에서는 이어폰을 가지고 다닌다.
- 이완 음악 듣기를 좋아하는지, 불안해 보이는 대상자들에게 물어본다. 음악을 듣고 있는 동안 천천히 깊게 숨을 쉬는 방법을 그들에게 가르친다. 음악과 깊은 심호흡은 교감신경계 자극을 감소시켜서 불안 상태에서 생리적인 흥분을 감소시킨다.
- 스트레스를 방해하는 음악을 사용한다. 당신을 편안하게 하거나 차분하게 하는 좋아하는 음악을 선택해서 듣는다. 호흡에 집중하고 이완된 상태로 음악에 몸을 맡기면서 앉거나 누워 있는 편안한 자세를 취한다. 당신이 얼마나 평화롭고 차분하게 느끼는지에 집중한다.
- 다양한 유형의 음악으로 실험한다. 당신은 서점에서 구입할 수 있는 앤드루 웨일Andrew Weil의 Mindbody 도구 일체의 구매를 원할 수 있다. 음악의 통증과 불안 감소 효과에 관한 체계적인 문헌고찰에서 닐슨Nilsson(2008)은 임상 실무에서의 음악 중재를 위한 다음과 같은 권고사항을 만들었다.
  - 대략 분당 60~80박자의 느리고 흐르는 듯한 음악
  - 서정적
  - 최대 음량 60db 수준
  - 지침에 따른 대상자 자신의 선택
  - 특정한 상황을 위해 선택된 적절한 장비
  - 최소 30분
  - 측정, 추후 확인, 기록

참고문헌

American Music Therapy Association. (n.d.). Official definition and description of music therapy. Retrieved from www.musictherapy.org

Black, B. P. (2012). Music as a therapeutic resource in end-of-life care. *Journal of Hospice and Palliative Nursing,* 14(2): 118-125. doi: 10.1097/NJH.0b013e31824765a2

Bradt, J., Dileo, C., Magill, L., & Teague, A. (2016). Music interventions for improving psychological and physical outcomes in cancer patients. *Cochrane Database of Systematic Reviews*, Art No. CD006911. doi: 1002/14651858.CD006911.pub3

Chang, Y. S., Chu, H., Yang, C. Y., Tsai, J. C., Chung, M. H., Liao, Y. M., … Chou, K. R. (2015). The efficacy of music therapy for people with dementia: A metaanalysis of randomized controlled trials. *Journal of Clinical Nursing*, 24(23-24): 3425-3440. doi: 10.1111/jocn.12976

Cox, H., & Roberts, P. (2013). *The Harp and the Ferryman.* Melbourne, Australia: Michelle Anderson.

Day, E. P. (1884). *Day's Collacon: An Encyclopaedia of Prose Quotations, Consisting of Beautiful Thoughts, Choice Extracts and Sayings, of the Most Eminent Writers of All Nations, from the Earliest Ages to the Present Time, Together with a Comprehensive Biographical Index of Authors, and an Alphabetical List of Subjects Quoted*. International Printing and Publishing Office. Originally from the University of Michigan.

Estcourt, M. J. (1857). *Music: The Voice of Harmony in Creation*. Selected and arranged by M. J. E. Longmans. Originally from the British Library.

Evans, D. (2002). The effectiveness of music as an intervention for hospital patients: A systematic review. *Journal of Advance Nursing*, 37(1): 8-18.

Frankl, V. E. (1963). *Man's Search for Meaning*. New York, NY: Pocket Books.

Joanna Briggs Institute. (2009). Music as an intervention in hospitals. *Best Practice,* 13(3): 13-16.

Kamioka, H., Tsutani, K., Yamada, M., Park, H., Okuizumi, H., Tsuruoka, K., … Mutoh, Y. (2014). Effectiveness of music therapy: A summary of systematic reviews based on randomized controlled trials of music interventions. *Patient Preference and Adherence*, 8, 727-754. http://doi.org/10.2147/PPA.S61340

Leow, M. Q.-H. (2011). Music therapy in the palliative setting: A systematic review. *Singapore Nursing Journal,* 38(4): 14-21.

Levitin, D. J. (2006). *This Is Your Brain on Music*. New York, NY: Dutton.

McClean, S., Bunt, L., & Daykin, N. (2012). The healing and spiritual properties of music therapy at a cancer care center. *Journal of Alternative and Complementary Medicine,* 18(4): 402-407. doi: 10.1089/acm.2010.0715

McDermott, O., Crellin, N., Ridder, H., & Orrell, M. (2012). Music therapy in dementia: A narrative systematic review. *International Journal of Geriatric Psychiatry*, 28(8): 781-794. doi: 10.1002/gps.3895

Nightingale, F. (1992). *Notes on Nursing: What It Is and What It Is Not* (commemorative ed.). Philadelphia, PA: Lippincott. (Original work published in 1859.)

Nilsson, U. (2008). The anxiety-and painreducing effects of music interventions: A systematic review. *AORN Journal*, 87(4): 780-807.

Pinker, S. (1997). *How the Mind Works*. New York, NY: W.W. Norton.

Rauscher, F. H., Shaw, G. L., & Ky, K. N. (1993). Music and spatial task performance. *Nature*, 365: 611.

Richardson, M. M., Babiak-Vazquez, A. E., & Frankel, M. A. (2008). Music therapy in a comprehensive cancer center. *Journal of the Society for Integrative Oncology*, 6(2): 76-81.

Sacks, O. (2007). *Musicophilia: Tales of Music and the Brain*. New York, NY: Vintage Books, Random House.

Standley, J. (2012). Music therapy research in the NICU: An updated meta-analysis. *Neonatal Network,* 31(5): 311-316. doi: 10.1891/0730-0832.31.5.311

Tomatis, A. A. (1991). *Pourquoi Mozart*. Paris, France: Editions Fixot.

White, J. M. (2001). Music as intervention: A notable endeavor to improve patient outcomes. *Nursing Clinics of North America,* 36(1): 83-92.

참고자료

American Music Therapy Association
8455 Colesville Rd., Suite 1000
Silver Spring, MD 20910
301.589.3300
www.musictherapy.org

Brain Music Therapy Center
330 West 58th St., Suite 202
New York, NY 10019
212.581.0821
www.brainmusictreatment.com

Chalice of Repose Project
P.O. Box 169
Mt. Angel, OR 97362
503.845.6089
info@chaliceofrepose.org

Institute of Music in Medicine
(Australia)
P.O. Box 1480
Geelong, VIC 3220
61 3 5224 1227
www.imim.com.au

Lane Community College
Music-Thanatology Training Program
4000 E. 30th Ave.
Eugene, OR 97405
541.463.3000

Music-Thanatology Association
International
www.MTAI.org

Sacred Flight, Marylhurst University
Box 6866
Portland, OR 97228
503.241.3344

Society for the Arts in Healthcare
2647 Connecticut Ave. NW, Suite 200
Washington, DC 20008
202.299.9770
www.thesah.org

UNIT 6

에너지요법

Energy Therapies

Chapter 21

생체전자기요법

Bioelectromagnetics

당신 자신은 우주 전체에 있는 어떤 사람만큼 사랑과 애정을 받을 자격이 있다.

- 석가모니(BUDDHA)

생체전자기학은 살아 있는 유기체가 전자기학 분야와 어떻게 상호작용하는지를 연구하는 분야이다. 에너지의 한 형태인 전자기는 모든 생화학의 기초가 된다. 양자물리학은 사람들이 고체 물질(사람 또는 물체)로 보는 것이 실제로 99.9999% 에너지로 채워진 비어 있는 공간이라는 것을 설명했다. 사실, 모든 것은 다른 속도로 진동하는 에너지이다.

01 배경 *Background*

18세기에 이탈리아 의사 루이지 갈바니Luigi Galvani는 생물전기가 살아 있는 조직 안에 존재한다는 것을 설명하기 위해서 개구리 근육에 대한 실험을 하였다. 그 직후, 물리학자 알레산드로 볼타Alessandro Volta는 동물 조직은 전류를 생성할 필요가 없다는 것을 발견하였고 1800년에 전기 건전지를 발명하였다. 영국의 화학자 마이클 패러데이Michael Faraday는 19세기에 전기와 자기에서 가장 위대한 실험가가 되었다. 그는 처음으로 전기 운동을 만들었고, 자석이 전기를 유발할 수 있다는 것을 보여 주는 데 성공하였다. 이런 초기 업적은 오늘날 사용하는 많은 것들을 포함해 질병의 진단과 치료를 위한 여러 기구들로 연결되었다.

1950년대 후반 일본의 의사들은 낮은 에너지, 불면증과 전신 고통과 통증을 호소하는 새로운 증후군을 발견하기 시작했다. 광범위한 연구가 이루어진 후 이런 문제들은 금속으로 지어진 건물에서 많은 시간을 보내면서 지구의 자연적인 자기장이 차단되는 사람들에게서 나온다는 것을 발견하였다. 이 장애는 '자기장 부족 증후군'이라고 이름 붙여졌는데, 환자의 신체에 외부 자기장을 적용하면 증상은 완화된다. 오늘날, 자기장의 치유는 일본의 주류 의학의 중요한 부분으로 계속 이어지고 있다. 비슷한 것으로, 1년 이상을 우주에서 보낸 러시아의 우주비행사는 그들의 골밀도가 거의 80%가 소실된 것을 알고 놀랐다. 결국 우주선은 이런 문제를 피하기 위해 판에 강력한 인공 자기장을 포함시켜서 설계해야 했다. 이런 예시들은 자기장이 좋은 건강과 안녕 상태에 필수적이라는 것을 설명한다(Micozzi, Weintraub, & Gehl, 2015).

02 개념 Concepts

지구자기장

신체의 모든 원자와 세포는 공간으로 방사하는 작은 자기장이며 멀어지면 힘이 약해지고 다른 자기장과 섞여 있을 때 힘을 잃는다. 인체와 같이 지구는 에너지장을 방사하는데 그것을 **지구자기장(geomagnetic field)**이라고 부른다. 이것은 지구의 액체 상태의 외핵에 있는 전류에서 대류로 생겨나고, 지구상에서 전 생애 동안 자극하고 보호하면서 대기를 넘어서까지 방사한다. 이동하는 새나 산란 장소로 돌아가는 물고기들은 뇌에 있는 자기장 수용체의 도움으로 멀리까지 길을 찾는다. 그들은 위치와 방향을 결정하기 위해서 지구의 자기장에 귀를 기울인다. 동물들은 자기장에 적응되어 미묘한 변화를 감지할 수 있다. 예를 들어 개, 말과 소들은 종종 지진 직전에 불안해한다(Oschman, 2016).

자기력의 선은 공기 중에 있는 것처럼 신체를 투과할 수 있다. 손으로 잡고 있는 강한 자석은 같은 손의 다른 쪽에 있는 자침을 쉽게 빗나가게 할 수 있다. 자기장이 신체를 투과하기 때문에, 전기와 신체 내에 있는 전자기장은 상호작용할 수 있다.

내생적 자기장

내생적 자기장(endogenous magnetic fields)은 신체 내에서 생성된다. 이런 전기적 활동은 의학적으로 유용한 정보를 제공하는 유형들을 설명한다. 예를 들어, 심전도(ECG, EKG)와 뇌파검사(EEG)는 살아 있는 조직의 표면에서 전기적 전위를 각각 측정해서 심장과 뇌의 활동을 측정한다. 고도로 민감하게 개발된 도구를 통한 새로운 기술은 연구의 새로운 길을 열었다.

다른 종류의 자기장과 같이 인체 에너지장은 가장 강력하고 멀어지면 사라진다. 이런 에너지장의 다른 이름은 기운, **아우라**이며 이것은 팔을 밖으로 뻗은 만큼과 그리고 머리에서 발끝까지 둘러싼 부분이다. 아우라에 관한 더 자세한 정보는 제2장에 있다. 인체 에너지장은 사람들이 환경과 상호작용할 때 메시지를 전달하고 받는 매우 민감한 인식체계이며 정보체계이다. 인체 내의 에너지의 순환 유형은 경락과 급소를 포함하고 있다. 사실상, 모든 보완치유요법은 이런 미묘한 에너지장을 해석하는 방식을 가지고 있다(Oschman, 2016; Shields & Wilson, 2016).

최근 연구는 내생적인 방사선의 형태와 **생체광자 방출**로 알려진 매우 낮은 수준의 빛을 밝혀냈다. 생체광자 방출은 유전자 발현, 막을 통한 이동, 생체 조절에서 중요하게 여겨졌다. 외부적으로 적용된 에너지장은 유기체에 유익하거나 손상을 주는 생체광자 방출로 변화시킬 수 있다. 이뿐만 아니라 다른 인체의 내생적 자기장 치료적 터치와 같은 에너지 치료와 관련이 있다고 증명되기도 하였다(Oschman, 2016).

외생적 자기장

외생적 자기장(exgenous magnetic fields)은 신체 밖에서 만들어진 인공적이거나 천연적인 것으로 분류될 수 있다. **인공적인 외생적 자기장**은 전선, 변환기, 가전제품, 라디오, 의료 장비 등에 의해 만들어진다. 이런 외생적 자기장의 자기장 주파수는 사람들에게 문제를 만들 수도 있다. 예를 들어, 미국에서 가정의 전류 주파수는 초당 60회 또는 60Hz인데 이는 깨어 있는 동안 초당 8~22회, 자는 동안 초당 2회만큼 낮은 빈도의 뇌의 진동과 비교해 볼 수 있다. 침실에 전자기기가 많을수록 뇌의 자연 파동은 방해받기 쉬워 결과적으로 수면을 방해하고 피곤해진다. 텔레비전과 컴퓨터가 켜져 있는 시간이 긴 만큼 전자기장을 생산하고, 심지어 꺼져 있을 때도 나온다. 따라서, 수면에 들기 전에는 모든 전자기기의 전원을 끄는 것이 최선이다(Oschman, 2016).

지구자기장은 **자연적인 외생적 자기장**의 한 예이다. 또 다른 예는 물이 움직이면서 발생하는 자기장이다. 사람들이 해변에, 강둑 위에, 폭포 옆에 심지어는 강력한 폭우 속을 걷고 있을 때, 종종 이완되고 평화로운 느낌을 경험한다. 이런 느낌들은 이런 환경들에서 나오는 심리적인 신호에 영향을 주는 반면, 에너지적인 토대를 가지고 있다. 물이 움직이거나 흐를 때, 공기 중으로 음이온이 방출된다. 사람들이 음이온으로 둘러싸이면 에너지장 균형을 이루기가 쉽다. 콜린지Collinge(1998)가 언급했듯이 "이것은 마치 물을 움직이는 것과 관련 있는 '청소'와 '쓸어버리는 것'의 비유인 것처럼 우리의 몸을 둘러싸고 관통하는 감정적인 에너지장에 영향을 미치는 것에 실제적인 근거를 가지고 있다는 것이다."(p. 93)

이온화 영역과 비이온화 영역

전자기장은 이온화 또는 비이온화로 구분될 수 있다. 그 에너지가 원자나 분자로부터 전자를 분리하기에 충분할 정도로 높으면 **이온화된 자기장**이다. 감마선과 엑스

선은 인체를 관통하므로 지속적으로 노출되면 인체를 손상시킬 수 있는 이온화된 방사선 유형이다. **비이온화된 자기장**은 생체 조직에 해롭지 않고 심지어 유익한 효과를 가지고 있기도 하다. 이런 효과는 생체자기장의 적용과 연구에 근거를 이룬다.

생체자기장이 생물학적 효과를 낳는다는 실제적인 기전은 여전히 연구 중에 있다. 생체자기장은 신경전달물질과 신경호르몬이 결합하는 수용체가 있는 세포막에 영향을 주는 것과 같다. 결합 과정에서의 변화는 내적인 세포화 과정을 변화시킨다. 흥미롭게도 어떤 특정한 생체자기장의 진동은 특정한 목표 조직에 영향을 주어 마치 약물이 특정한 조직에 영향을 주는 것과 같다. 자기장이 세포대사와 조직을 산소화시켜서 염증을 완화시키고 세포 복구를 촉진시킨다고 믿는다.

03 치료 *Treatment*

자기장 치료는 모든 동물, 식물과 광물이 유기체와 비유기체가 소통하고, 단일 통합된 에너지 체계의 부분으로 상호작용하도록 하는 전자기장을 가지고 있다는 원칙에 의한다. **고정된 자기장**은 자연 또는 인공의 자석에서 생성되고, **변동하는 자기장**은 전자기기에 의해 생성된다. 이런 자기장은 인체를 관통하고 세포, 조직, 기관과 계통의 기능에 영향을 줄 수 있다(그림 21-1). 이러한 자기장 치료는 다른 치유 방식과 결합될 때 최대로 작용하고 전통적인 의학에 부가적인 치료로 고려된다. 어떤 주요 질환이나 의학적 상태에 대해서 그것 자체로만 사용되어서는 안 된다(Micozzi et al., 2015).

비이온화된 생체자기장의 의학 적용은 열성과 비열성으로 구분된다. 열성의 적용은 방사주파 발열요법, 레이저와 방사주파 수술과 방사주파 고주파요법을 포함하고 있다. 보완 · 통합의학에서 가장 중요한 생체자기장 양식은 비열성 적용방법이다. 비열성 적용방법은 조직에 의미 있는 열을 일으키지 않는 것이다. 극초단파 공명요법이 한 예인데, 활동 기전은 세포막의 변형으로 생각된다. 비열성, 비이온화 전자기장의 주요한 대체 치유 적용은 뼈의 회복, 신경 자극, 상처 치유, 골관절염의 치료, 전기침, 조직 재생, 면역체계의 자극과 신경내분비의 조절이다(Oschman, 2016). BOX 21-1은 이를 응용한 적용을 기술하고 있다.

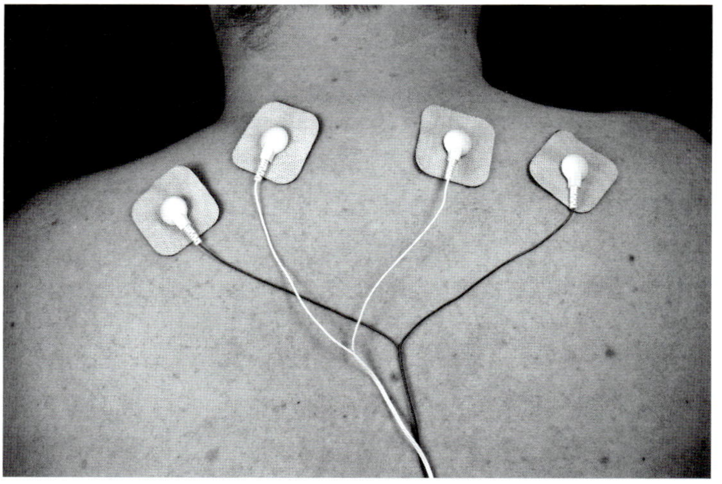

그림 21-1 ◆ 경피 전기신경자극(TENS)은 목의 통증이 있는 남성의 통증을 완화시킴-경피 전기신경자극(TENS)에 연결된 전극

출처: UTBP/Shutterstock

BOX 21-1 비열성, 비이온화 전자기장의 적용

경피 전기신경자극(Transcutaneous electrical nerve stimulation: TENS)	통증 경감을 위해서 사용됨
경두개 전기자극(Transcranial electrostimulation: TCES)	우울이나 불안과 불면증의 증상 감소에 사용; 약물 의존에 따라 효과적일 수도 있음
반복적 경두개 전기자극(Repititive transcranial magnetic stimulation: rTMS)	몇몇 유형의 정서장애에서 전기경련요법을 할 때 사용됨; 진단적 신경전도 검사에 사용됨
박동성 전자기장(Pulsed electromagnetic fields: PEMFs)	골 성장을 자극하기 위해 사용; 골절
근전도검사(Electromyography)	수근관 증후군과 다른 운동장애를 진단하고 치료하기 위해 사용함
자기뇌파검사(Magnetoencephalography: MEG)	정신의학과 새로운 약물의 개발에 사용됨; 뇌파검사보다 더 정확함
망막전위도검사(Electroretinography)	급속안구운동 수면을 비침습적으로 감시하기 위해 사용됨
자기 공명 촬영(Magnetic resonance imaging: MRI)	삼차원적으로 구조적인 비정상을 확인하기 위해 사용됨
핵자기 공명 분광법(Magnetic resonance spectroscopy: MRS)	조직에서 생화학적 정보를 확인하기 위해 사용됨; 좌상 후에 신경생리학적 변화를 감지하기 위해 사용됨

BOX 21-1 비열성, 비이온화 전자기장의 적용(계속)

자기 분자 에너지(Magnetic molecular energizing: MME)	산소운반 수용력을 향상시키고 영양소의 흡수, 효소의 제조, 대사산물의 제거와 자유기의 감소를 향상시키기 위해 사용됨
미주신경자극기(Vagus nerve stimulation: VNS)	치료하기 어려운 발작장애에 사용됨; 우울
파워 스펙트럼 분석(Power spectral analysis: PSA)	뇌의 전기적 방출의 진폭과 잠복을 감시하기 위해 사용됨
저용량 레이저요법(Low-level laser therapy: LLLT)	치유, 통증, 뼈 성장과 면역 반응을 개선하기 위해 사용됨
Radio shock waves(rESW)	뇌졸증 환자에게서 손목과 손가락의 굴곡근 마비를 개선하는 데 사용됨
종양 치료 전자기장 기구(Optune® tumor-treating field device)	신경종을 위한 지속적인 치료로 사용됨

MRI는 조직의 자세한 영상과 생물학적인 과정을 제공한다. MRI는 연구자들이 질병의 예방, 감지, 치료를 더 잘 이해할 수 있도록 돕는다. MRI를 지속적으로 촬영하면 더 개별적인 치료를 선택하도록 유도할 수 있다(Shields & Wilson, 2016).

MRS는 대사 과정 아래에 있는 화학물질을 감지하며 종양의 공격성에 관한 정보를 제공하고 MRI는 종양의 위치에 관한 정보를 준다. 두 가지를 함께 사용 시 병태생리와 잠재적인 치료 선택에 관한 자세한 정보를 제공한다(Hone-Blanchet et al., 2015).

저용량 레이저요법(LLLT)은 냉레이저요법으로 불리는데 적외선을 사용해서 미토콘드리아에 영향을 주는 것으로 분자단위, 세포단위, 조직 수준에 치유반응을 자극시킨다. 이것은 통증과 염증을 감소시키고, 신경과 조직 재생을 증진시키고 신체의 기능을 회복시키기 위해서 사용된다. 참여자의 망막을 보호하기 위해서 적용하는 동안에는 반드시 보안경을 써야 한다. 저용량 레이저요법(LLLT)은 광감성 피부나 광감성 약물을 복용하는 사람들에게는 금기이다. 최근에 스테로이드를 투여받는 사람들에게도 금기이다(Avci et al., 2013; Oschman, 2016).

종양 치료용 전자기장 기구는 신경종(뇌종양)의 치료를 위해 개발되었다. 미국식품의약국(FDA)에서 승인한 Optune®은 EF-14 3상시험 중이며 급속히 분리시킨 암세포의 부분을 차단시키는 저강도, 중간 주파수의 전자기장을 방출한다. 이것은 비침습적이고 두피에 36개의 전극을 붙여서 사용하는 지속적인 치료 형태로 두피 자극이나 두통과 같은 최소한의 부작용이 있다(Mehta, Wen, Nishikawa, Reardon, & Peters, 2017; Murphy, Bowers, & Barron, 2016; Schwartz & Onuselogu, 2016).

저에너지 신경회환체계(low-energy neurofeedback system: LENS)는 자폐증 범위의 장애에서 외상성 뇌 손상으로 오는 두통까지 구분되는 여러 상태에서 치료되도록 개발되었다. 이 시스템의 목적은 신체적 또는 감정적인 외상에 의해 발생한 불균형에 뇌가 적응하도록 돕는 것이다. 피드백을 제공하고 뇌파의 활동을 자극하기 위해서 낮은 강도의 전자기장이 사용된다(Oschman, 2016).

음이온의 에너지장에 담겨 있는 것은 사람의 에너지를 균형 있게 하고 통증을 완화시킨다. 1993년 이후 정형외과와 스포츠의학 전문 의사들은 자석 사용을 권고해 왔다. 근육과 관절을 풀어 주기 위해 자석을 사용하면 운동 기록이 향상되고, 심각한 손상 위험이 감소된다. 사람들은 관절 통증을 위해서 발목, 손목, 팔꿈치와 무릎에 자석을 대거나 두통을 위해서 머리에 자석을 댄다. 자석은 상처의 빠른 치유를 위해 사용되곤 한다. 미국의 FDA에 의해 의료 기구로 인식되지는 않았지만 아시아에서는 자석이 수년 동안 널리 사용되었다. 사용된 자석은 냉장고 문에 붙이는 자석보다 5~10배 강하고 크기에 따라 한 쌍에 17,000~40,000원 정도의 가격이다.

자기장요법에 대한 몇몇 금기는 지켜볼 필요가 있다. 더 많은 연구가 이루어질 때까지 임신한 여성은 복부 근처에 자석을 사용하면 안 된다. 자석은 인공심박동기, 제세동기, 뇌에 있는 동맥류 클립, 인공와우, 인슐린 펌프나 다른 삽입된 전자기기를 가지고 있는 사람들에게는 사용되어서는 안 된다. 자석은 혈소판의 점도를 감소시켜서 출혈을 증가시킨다. 이런 이유로 항응고제를 복용하는 사람들이나 적극적인 출혈이 있거나 개방상처를 가지고 있는 사람들에게도 사용되면 안 된다. 자석은 내적으로 출혈이 지속되는 근육 파열에도 사용되면 안 된다. 이런 상태에서는 손상 후 3~5일 후에 사용하거나 심하게 찢어졌다면 치유 과정을 보조하기 위해 자석을 사용하기 전 10~14일을 기다린 후에 사용하는 것이 최선이다.

04 연구 *Research*

미국에는 자석의 임상적 효과에 관한 연구가 거의 없는 실정이다. 그러나 자기장이 잘 알려진 유럽, 러시아에서는 수백 편의 과학적인 연구가 기록되었다. 그러나 생체전자기요법은 미국에서 연구되었고 몇몇 연구 샘플을 제시하였다.

- 다음의 전기요법 방식은 회전근개 질환의 치료를 위해 연구되었는데, 물리치료요법의 구성으로 치료적 초음파, LLLT, 경피적 전기신경자극(TENS), 박동성 전자기장 요법(PEMFT)이 있다. 코크란 체계적 문헌고찰에서는 치료적 초음파와 LLLT는 위약군에 비해서 통증과 기능 면에서 단기간의 효과가 있음을 보여 주었고 근거가 부족하기 때문에 추가적인 연구가 필요하다(Page et al., 2016).
- 외상후 스트레스장애(PTSD)에 대한 신경피드백의 효과에 대한 체계적 문헌고찰에서는 프로토콜과 방법이 광범위하고 다양하다는 것이 밝혀졌다. 다섯 연구 중에서 세 연구는 주요한 효과가 있었지만 더 지속적이고 고품질의 연구가 필요하다(Reiter, Andersen, & Carlsson, 2016).
- 어깨 힘줄병이 있는 사람의 치료에서 LLLT의 사용에 대한 17개의 연구를 체계적인 문헌고찰로 평가하였는데, LLLT는 대조군에 비해서 통증 완화에 의미 있었고, 더 빠른 속도로 회복되었다고 설명하고 있다(Haslerud, Mahnussen, Joensen, Lopes-Martins, & Bjordal, 2015).
- 무작위 이중맹검 병렬그룹으로 다발성 경화증 환자에게서 나타나는 이상감각에 대한 자기장 박동의 효과에 대해 연구하였다. 35명이 8주 동안 주 2회 자기장 치료를 받았고, 28명은 같은 기간 동안 자기장이 활성화되지 않는 치료를 받았다. 자기장 치료를 받은 사람들은 대조군에 비해 감각이상에 대한 심각성이 의미 있게 개선되었다(Afshari et al., 2016).
- 신경종이 있는 사람들을 위한 종양 치료 분야에 관한 여러 예비연구와 임상 시험에 대한 체계적인 문헌고찰에서는 잠재적인 유익함에 대해 설명하였다. 비용 효과와 삶의 질에 미치는 영향을 결정하기 위한 추가적인 연구가 필요하다(Mittal et al., 2017).

05 통합간호실무 *Integrated nursing practice*

박동성 전자기장은 골관절염과 근골격계 통증에서뿐만 아니라 골다공증과 골절에서도 골아세포를 자극시키는 데 사용된다. 중재하기에 더 편리하고 적합한 기구 중에서 저용량 레이저 요법은 상치 치유, 통증 완화, 엔도르핀 방출 자극, 뼈 재생과 면역

체계의 조정 속도를 증가시키는 데 사용된다. 전문간호사, 물리치료사, 지압사, 통합적 건강관리 의사와 같이 다양한 건강관리 전문가가 저용량 레이저요법을 제공하고 있다.

생체전자기요법의 인식은 미국에서 신뢰성을 얻어 가고 있고, 부가적인 요법으로 대체 건강관리 실무자뿐만 아니라 수많은 전통적인 건강관리자에 의해서 적용되고 있다. 점점 많은 사람들이 통증 경감, 에너지 증가와 치유를 위해서 하루 동안 작은 자석을 착용하고 있다. 생체전자기요법은 단지 몇 분에서 밤새도록 지속될 수도 있고 상황과 심각성에 따라서 수일 동안 또는 몇 주 동안 하루에 여러 번 또는 한 번에 적용될 수도 있다.

생체전자기요법의 효과는 사용된 자석의 개수, 강도, 두께, 공간에 따라 다르다는 것을 대상자에게 설명해야 한다. 자석은 강도가 다양하고, 자기 흐름의 밀도나 치유 목적을 위해 사용된 자석의 강도는 일반적으로 1,000~5,000게이지(G) 사이이다(테슬라는 국제적인 측정 단위이고, 1테슬라는 10,000게이지이다). 비교하자면, 지구 표면의 자기장 강도는 대략 0.5게이지이다. 더 두꺼운 자석일수록 침투의 깊이가 더 크지만, 두께가 증가하면 자석을 착용하기가 더 불편하다. 대부분의 사람들은 0.6~0.9cm 정도 두께의 자석을 착용한다. 일반적으로 자석은 치료되는 영역의 크기보다 더 커야 한다. 관절염으로 손가락관절을 치료하는 대상자는 작은 자석을 사용하는 반면에 허리를 치료하는 사람들은 훨씬 더 큰 자석을 착용할 것이다.

생체전자기요법은 통증의 치유, 관절염, 류마티즘, 섬유근육통, 요통, 두통, 근육염좌와 좌상, 관절통, 건염, 어깨 통증, 수근관 증후군, 인대 파열에 성공적으로 사용된다고 대상자에게 알려 준다.

생체전자기요법은 관절염의 완화를 위해 가장 효과적인 방법 중 하나일 수 있으며 특히, 손과 발에서 효과적이다. 수근관 증후군이 있는 사람은 증상을 조절하기 위해서 자석을 손목의 앞뒤에 착용할 수 있다. 섬유근육통을 진단받은 사람은 자석 매트리스 패드에서 잠을 자고 자석 베개를 사용하고 하루 동안 통증이 있는 부위에 자석을 사용할 수도 있다. 자석 깔창은 무감각, 타는 감각, 통증, 불안감과 다리에 쥐가 나는 것과 같은 상태를 도와주고 혈액순환을 증가시킨다. 절단 후에 환상통이 있는 대상자는 절단 부위에 혈류를 개선시키고 환상통을 사라지게 하기 위해서 자석을 사용할 수도 있다. 천식과 기관지염이 있는 사람들이 강력한 네오디뮴 자석을 흉부와 등에 사용할 경우, 정상 상태의 호흡으로 돌아갈 수 있도록 도울 수 있다. 약간의 화상을 입은 사람들은 치유 속도와 통증 감소를 위해서 화상 부위에 자석을 대어 둘 수 있다(Micozzi et al., 2015).

대상자가 하루 종일 또는 간헐적으로 자석을 착용하도록 권해야 하는지에 대해서는 현재 불명확하다. 이런 권고는 더 많은 연구를 통해서 결정될 필요가 있을 것이다. 가장 효과적일 수 있는 시기에 실험에 응하도록 대상자를 격려할 수 있다. 과학적이고 임상적인 이해가 증가하면서 최선의 효과를 위한 자석 사용 방법에 대한 더 많은 정보를 제공할 수 있을 것이다.

Try this 지구 에너지를 흡수하는 것

상대적으로 자연 상태에서 풀로 덮여 있고 개방된 지역을 찾는다. 당신은 담요를 사용할 수도 있고 아닐 수도 있다. 당신은 팔과 다리를 쭉 뻗은 독수리형으로 뻗은 채로 눕는다. 당신의 모든 급소는 지구와 직접적으로 접촉되어 있다는 것을 염두에 둔다. 각각의 날숨, 스트레스나 당신이 가져오는 부정성을 지구로 방출하는 것처럼 에너지의 변환을 시각화한다. 매번의 들숨과 함께 당신의 급소가 지구로부터 신선하고 균형 잡힌 치유력 있는 에너지를 받고 있다고 상상한다. 적어도 20분 동안 이런 이완 호흡을 한다. 즐겁고 상쾌한 상태에서 자신을 느껴야 한다.

Try this 산에 오르기

당신이 언덕이나 산 가까이에 산다면 당신이 오를 수 있는 가장 높은 지점까지 간다. 높은 곳은 에너지를 집중시키고 정상적으로 충돌하는 에너지 위로 하나가 되어 끌어 올리도록 한다. 아래를 내려다보는 것은 2개의 에너지 환경에서 차이의 감각을 얻는다. 당신은 아래 지역에서 많은 다른 에너지들의 호흡을 느끼는 반면에 더 높은 지점에서 명확하고 집중된 에너지를 느낄 수 있다. 잠시 후에 당신은 더 명확한 사고와 영감을 경험해야 한다.

출처: Collinge (1998).

참고문헌

Afshari, D., Moradian, N., Khalili, M., Razazian, N., Bostani, S., Hoseini, J., … Ghiasian, M. (2016). Evaluation of pulsing magnetic field effects on paresthesia in multiple sclerosis patients: A randomized, double-blind, parallelgroup clinical trial. *Clinical Neurology and Neurosurgery*. doi: 10.1016/j.clineuro.2016.08.015

Avci, P., Gupta, A., Sadasivam, M., Vecchio, D., Pam, Z., Pam, N., & Hamblin, M. R. (2013). Low- level laser (light) therapy (LLLT) in skin: Stimulating, healing, restoring. ***Seminars in Cutaneous Medicine and Surgery***, 32(1): 41-52.

Bukkyo Dendo Kyokai. (1900). *The Teachings of Buddha*. Sterling Publishers.

Collinge, W. (1998). ***Subtle Energy***. New York, NY: Warner Books.

Haslerud, S., Magnussen, L. H., Joensen, J., Lopes-Martins, R. A., & Bjordal, J. M. (2015). The efficacy of low-level laser therapy for shoulder tendinopathy: A systematic review and meta- analysis of randomized controlled trials. *Physiotherapy Research International*. doi: 10.1002/pri.1606

Hone-Blanchet, A., Salas, R. E., Celnik, P., Kalloo, A., Schar, M., Puts, N. A. J., … Edden, R. A. (2015). Co-registration of magnetic resonance spectroscopy and transcranial magnetic stimulation. *Journal of Neuroscience Methods*. doi: 10.1016/j.jneumeth.2014.12.018

Mehta, M., Wen, P., Nishikawa, R., Reardon, D., & Peters, K. (2017). Critical review of the addition of tumor treating fields (TTFields) to the existing standard of care for newly diagnosed glioblastoma patients. *Critical Reviews in Oncology Hematology*. doi: 10.1016/j.critrevonc.2017.01.005

Micozzi, M. S., Weintraub, M. I., & Gehl, J. (2015). Biophysics: Electricity, light, magnetism, and sound. In M. S. Micozzi (Ed.), *Fundamentals of Complementary and Alternative Medicine* (5th ed., pp. 213-239). St. Louis, MO: Elsevier/Saunders.

Mittal, S., Klinger, N. V., Michelhaugh, S. K., Barger, G. R., Pannullo, S. C., & Juhasz, C. (2017). Alternating electric tumor treating fields for treatment of glioblastoma: Rationale, preclinical, and clinical studies. *Journal of Neurosurgery*. doi: 10.3171/2016.9.JNS16452

Murphy, J., Bowers, M. E., & Barron, L. (2016). Optune®: Practical nursing applications. *Clinical Journal of Oncology Nursing*. doi: 10.1188/16.CJON./S1.14-19

Oschman, J. I. (2016). *Energy Medicine: The Scientific Basis* (2nd ed.). St. Louis, MO: Elsevier/Saunders.

Page, M. J., Green, S., Mrocki, M. A., Surace, S. J., Deitch, J., McBain, B., … Buchbinder, R. (2016). Electrotherapy modalities for rotator cuff disease. *Cochrane Database of Systematic*

Reviews. doi: 10.1002/14651858.CD012225

Reiter, K., Andersen, S. B., & Carlsson, J. (2016). Neurofeedback treatment and posttraumatic stress disorder: Effectiveness of neurofeedback on posttraumatic stress disorder and the optimal choice of protocol. *Journal of Nervous and Mental Disease*. doi: 10.1097/NMD.0000000000000418

Schwartz, M. A., & Onuselogu, L. (2016). Rationale and background on tumortreating fields for glioblastoma. *Clinical Journal of Oncology Nursing*, doi: 10.1188/16.CJON.S1.20-24

Shields, D. A., & Wilson, D. R. (2016). Energy healing. In B. M. Dossey & L. Keegan (Eds.), *Holistic Nursing: A Handbook for Practice* (7th ed., pp. 187-220). Burlington, MA: Jones & Bartlett Learning.

Twin Light Trail. (1999). *American Indian Review*, Issues 19-29. Originally from the University of Wisconsin—Madison.

참고자료

Advanced Magnetic Research Institute International
6230 E. Tropical Pkwy
Las Vegas, NV 89115
1.800.265.1119
www.amri-intl.com

The Magnetic Resonance Imaging
Institute for Biomedical Research
440 East Ferry St.
Detroit, MI 48202
313.758.0065

Chapter 22

응용 운동요법

Combined Physical and Biofield Therapy

의학은 자연이 질병을 치유하는 동안 환자를 즐겁게 하는 데 있다.

- 볼테르(VOLTAIRE)

이 장에서 기술하는 **응용 운동요법**은 육체적 중재와 생체장(바이오필드) 중재의 조합이다. 응용 운동요법은 에너지, 침술, 경락뿐만 아니라 림프, 신경혈관과 근육 계통을 이용하여 이루어지는 진단적인 방법과 치료양식 모두를 의미한다.

01 배경 *Background*

1960년대에 미국의 척추지압 의사인 조지 굿하트George Goodheart와 앨런 베어달Alan G. Beardall은 **응용 운동요법**을 개발하였다. 1970년대 척추지압사였던 존 티에John Thie는 일반 대중을 위해서 단순화하는 작업을 하였고, '건강을 위한 접촉'이라는 수정된 접근으로 불렀다.

02 준비 *Preparation*

건강관리 전문가들은 기본적인 전문교육을 완수한 후에야 응용 운동요법을 공부할 수 있다. 척추지압사, 간호사, 접골사, 자연요법사, 치과의사와 의사들은 응용 운동요법을 연습한다. 관심이 있는 전문가들은 대학원 과정의 주말 수업에서 훈련을 받는다. 선행 이수과목은 해부학과 생리학, 상호 의사소통과 영양이 포함된다. 학생들은 100시간 이상의 이론 수업과 임상 환경에서 많은 시간의 실습을 하고 나서 시험을 볼 수 있다. 다음 단계에 도달하기 위해서는 멘토의 지도하에 임상에서 또 다른 200시간을 수행하고 자격 취득을 위한 지필 시험과 구두 시험을 치른다. 응용 운동요법의 과정은 유럽, 캐나다, 미국, 호주에서 교육받을 수 있다. 그들 각자의 전문면허에 더하는 응용 운동요법 제공자 자체에 대한 면허는 없다.

03 개념 Concepts

많은 대체요법에서처럼 응용 운동요법의 중심에 에너지의 개념이 있다. 모든 생물을 둘러싸고 침투하는 미묘한 에너지의 힘이 생명 안에 있다는 믿음이 바이오필드로 언급되곤 한다. 바이오필드가 전자기장이나 이미 알려진 하나 이상의 다른 물리학에서의 분야인지는 현재 명확하지 않다. 현재의 가설은 바이오필드는 생체전기, 생체자기장, 생체전자기장의 한 형태라는 것이다. 정확한 본질은 아직 수립되지 않았다 (Glass, Hatzel, & Albrecht, 2014).

경락

응용 운동의 요법사는 경락과 압통점을 밀접하게 적용시킨다. 경락은 인체를 통해서 수직으로 나가는 에너지 순환의 관계망이다. 각각의 경락은 압통점이라고 불리는 지점에서 피부의 표면에 가깝게 지나간다. 각각의 경락이 내부 장기와 관련이 있기 때문에 그 지점은 내부기관 계통을 표면에서 접근할 수 있도록 해 준다. 14개의 경락은 특정한 신경혈관 지점과 신경림프 지점과 관련이 있다(Frost, 2013).

신경혈관점

신경혈관점은 주로 머리에 위치하고 있다. 이런 지점들을 손가락으로 누른 후에 몇 초가 지나면 약한 맥박이 분당 70~74회의 속도로 지속됨을 느낄 수 있다. 이런 맥박은 심박동과 직접적인 관련은 없지만 피부에서 미세 모세혈관상의 원시적인 박동으로 여겨진다.

신경림프점

인체의 림프계통은 한 방향으로만 흐르고 인체를 위한 배액체계로 작용한다. 이것은 항체를 생성하고 백혈구를 만들고 지방, 단백질과 다른 물질들을 혈액계로 이동시킨다. 신경림프 반사는 주로 가슴과 등에 위치하고 있으며, 림프계통의 에너지를 조절한다. 이런 반사점은 계통이 과부하되면 꺼지는 스위치와 같이 작용한다. 주로 반사점에서 통증을 느끼는데 가장 아픈 곳은 마사지가 가장 많이 필요한 곳이다.

04 건강 및 질병을 보는 관점 View of health and illness

안녕과 건강은 인체 내부와 외부의 에너지 흐름의 본질에 의해 결정된다. 에너지가 심하게 막히거나 고정되지 않고 부드럽게 흐를 때, 그 사람은 지속적이고 역동적인 방식으로 건강을 경험한다. 에너지 흐름이 막히고, 고정되거나 균형이 맞지 않으면 질병과 통증이 발생한다. 어떤 사람의 신체, 생각, 감정이 인생의 도전을 충족하기에 필요한 에너지에서 벗어나 있을 때 에너지 불균형이 초래된다. 응용 운동요법의 틀 내에서 불균형 신호 중 하나는 근육이 약해지고 자세에서의 변화가 나타나는 것이다. 이런 작은 문제들이 교정되지 않는다면, 불균형은 육체적 · 정신적 · 감정적 불편함이나 통증으로 발전될 수도 있다. 통증과 불편함은 그들의 삶을 배우고, 변화시키고, 재편성하는 사람들에게 보내는 몸의 신호로 보여진다.

진단 방법

응용 운동요법 검사는 기능적인 신경학, 해부학, 생리학, 생체역학과 생화학의 지식에 의존한다. 이것은 표준적인 절차, 검사 결과, X선 검사, 과거력과 결합되어 있다. 일반적으로 문제는 화학적 불균형, 구조적 불균형, 정신적 스트레스 또는 이런 상태의 결합과 관련이 있을 수 있다. 일반적인 검사 절차는 대상자의 건강을 사정하고 반사 검사나 균형 사정과 같은 특정한 검사 절차에 의해서 이루어진다(Baumgartner, Jackson, Mahar, & Rowe, 2016).

인체의 모든 근육은 림프관이나 경락 지점, 특정 장기나 내분비샘과 관련이 있다. 기관과 내분비샘은 통증과 감각신경을 거의 가지고 있지 않기 때문에 사람들은 이런 부분에서 에너지 불균형을 인식하지 못한다. 그러나 불균형이 있는 기관이나 내분비샘은 문제의 원인을 가리키는 표면 경락과 근육에 상응하여 외부적으로 통증을 나타낸다. 예를 들어, 어깨에 있는 삼각근은 폐의 관계를 공유한다. 기관지염, 폐렴, 울혈이나 독감과 같은 비정상적인 폐기능 문제가 있는 사람이 있다면, 그 문제는 한쪽이나 양쪽의 삼각근이 약화될 수도 있다. 폐기능 문제가 해결되면 삼각근은 정상 상태로 돌아온다(Frost, 2013).

수동근육 검사는 다른 검사 절차를 확대시킨다. 굿하트Goodheart와 베어달Beardall은 인체의 576개의 근육 기능을 검사하기 위한 특수한 방법을 설계했다. 근육의 약화는 미묘해서 종종 물리치료사는 근육 강도를 정상 범위 내에 있다고 생각한다. 오직 15%의 차이로 오른쪽과 왼쪽으로 구별될 수 있어야 한다. 검사 자세는 일반적인 방식으로 사용되었던 것보다 덜 강하게 만들어서 정상적으로 작용하는 집단의 근육을 격리시키게 된다. 어린이들, 노인들과 약자들은 건강한 성인만큼 강하지 않을 것이다. 쇠약함은 검사자에 의해서 구별될 수 없기 때문에 운동선수와 같은 강한 힘을 가진 사람을 검사하는 것이 더 어렵다(Baumgartner et al., 2016).

부동, 운동 부족, 좋지 않은 자세, 내분비샘과 기관의 기능 부전, 신경 공급의 부전, 림프 배액의 손상, 혈액 공급의 부족, 경락의 폐쇄와 화학 불균형을 포함한 많은 원인이 근육 약화를 초래한다. 인체의 기본 역학과 신체적인 기능의 지식을 조합하여 개인의 근육을 검사하는 것은 요법사에게 진단을 내리기 위해 필요한 정보를 제공하는 것이다.

05 치료 *Treatment*

응용 운동요법사는 신체, 정신, 감정과 신념이 상호 의존적이다. 사람은 자신의 건강에 책임을 지고, 그들의 안녕 수준을 향상시키고 유지시키기 위해서 간단한 단계를 취할 수 있다고 믿고 있다. 요법사의 역할은 대상자의 자기 치유능력을 촉진시키고 지지하는 것이다.

응용 운동요법은 진단 기간 동안 약하다고 밝혀진 근육과 관련된 장기를 강화하는 다양한 방법들을 사용한다. 에너지 흐름에서의 향상은 근육 강화를 증가시킴으로써 측정 가능하고 상응하는 기관에 에너지의 증가를 이끈다는 것을 가정하였다.

신경혈관점은 주로 머리에 위치하고 있다. 요법사는 문제의 심각성에 따라 20초~10분 동안 손가락으로 마사지한다. 이 방법은 근육 관련 기관의 혈액순환을 향상시켜서 약한 근육은 재검사할 때 근력이 향상될 것이다.

신경림프점은 주로 가슴과 등에 위치하고 있다. 요법사는 20~30초 동안 이 지점을 마사지함으로써 특정한 약화된 근육과 관련된 지점을 작용시킨다. 이런 마사지는 막혀 있던 반사점을 회복시키고 림프 흐름을 정상으로 돌아오게 한다. 약한 근육은 재검사 시에 근력이 향상될 것이다. **그림 22-1**은 폐에 대한 신경림프점을 도식화한 것이다.

경락은 인체의 양면에 지정된 방향에서 찾을 수 있다. 요법사는 손의 평평한 부분을 사용하여 더 나은 커버력을 제공한다. 경락은 대상자를 실제적으로 접촉하지 않고 옷 위에서 찾을 수 있다. 경락을 찾는 것은 막혀 있는 경락에 있는 대상자의 에너지에 요법사의 에너지 흐름을 더해 주어서 대상자의 에너지가 정상적으로 흐를 수 있게 하는 것이다. **그림 22-1**은 폐경맥을 그린 것이다.

지압점은 약한 근육처럼 인체의 같은 면에 존재한다. 첫 번째 팔과 다리의 경락 지점을 양손으로 하나씩 잡는다. 압력을 약 30초 동안 다리에서 약하게 맥박을 느낄 때까지 유지하고, 손을 두 번째 지압점으로 움직여 다시 다리에서 맥박이 느껴질 때까지 잡는다. **그림 22-2**는 폐의 압통점을 나타낸 것이다.

응용 운동요법의 지지자는 영양이 건강과 안녕 상태에 주요한 역할을 한다고 믿는다. 응용 운동요법은 음식 과민증, 비타민과 미네랄 부족과 다른 화학 민감성을 포함하여 사람의 영양 상태를 사정한다. 운동은 이 요법의 중요한 부분이다. 응용 운동요법사는 대상자가 운동을 위해 걷도록 격려한다. 걷는 것은 인체의 모든 부분을 유익하게 하는 운동 중의 하나이다. 사람이 팔을 흔들면서 걸을 때에는 모든 근육이 사용된다.

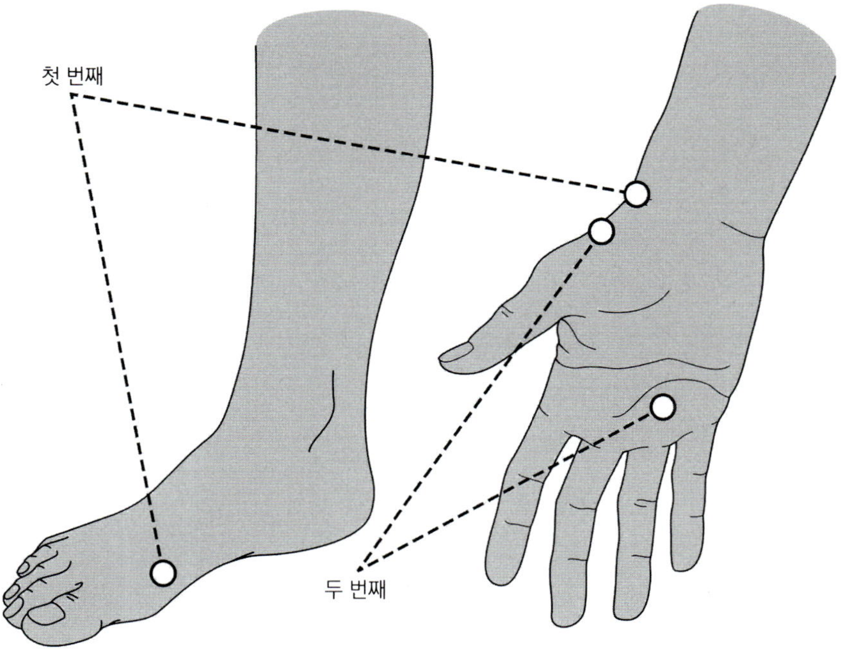

그림 22-1 ◆ 근폐경맥과 신경림프점

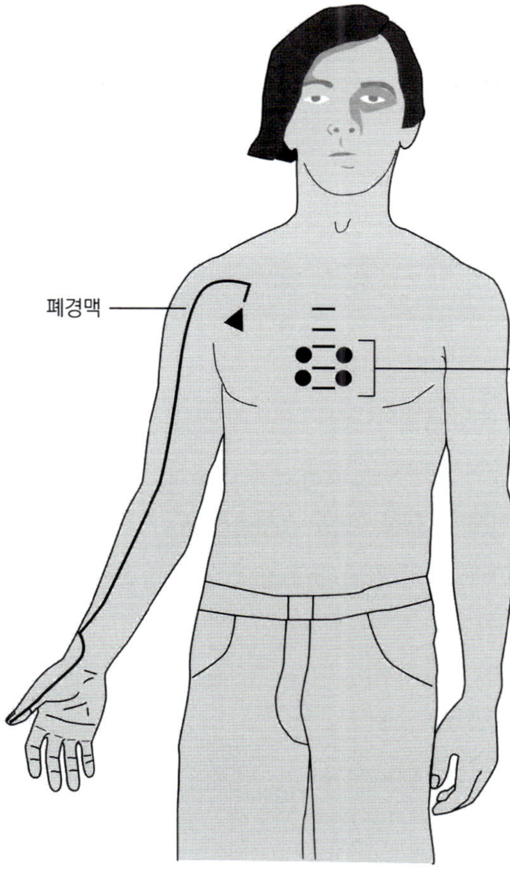

그림 22-2 ◆ 폐의 압통점

응용 운동요법은 통증, 스트레스, 근육장애를 완화시킬 수 있다. 이것은 알레르기, 영양 결핍, 등과 목의 통증, 피로, 두통, 긴장과 감기를 감지하는 데 사용되고 학습장애가 있는 사람들을 위해 어느 정도 이점이 있다고 여겨진다.

06 연구 *Research*

응용 운동요법의 효능은 아직 출판되지 않았고, 동료평가로 연구되었다. 근육 검사는 검사 기간과 요법사에 의해 사용되는 힘의 양이 다양하기 때문에 복제하는 것이 어렵다. 국제 응용 근신경학부(International College of Applied Kinesiology)는 그들의 동료 구성원들이 새로운 연구를 발표하길 기대하고 있다. 안타깝게도 그들의 연구보고서는 조직 구성원들만 이용 가능하다.

07 통합간호실무 *Integrated nursing practice*

간호사가 응용 운동요법의 특정한 기술을 적용하기 위해서는 심화된 연구가 필요하다. 응용 운동요법의 요법사는 활발하게 중재하거나 임상적인 평가에 의해 판단되는 음식 알레르기, 화학 불균형, 영양 결핍을 다루기 위해 변화를 제안할 수도 있다. 적절하다면 그들은 대상자가 걷기나 수영과 같은 적절한 운동과 좋은 영양으로 그들의 몸을 보살피도록 격려할 수 있다.

Try this 감정 다스리기

기분이 상한 후에는 스트레스를 감소시키기 위해 다음과 같이 한다.

- 당신의 손-동시에 오른쪽과 왼쪽-의 첫 두 손가락으로 이마 앞쪽에 튀어나온 부분을 잡거나 당신의 이마 위에 손의 편평한 쪽의 바닥을 둔다.
- 가볍게 누르는 동안 당신의 마음에서 당신이 정확하게 무엇을 생각하고 있는지와 그 문제에 대해서 당신이 어떻게 느끼고 있는지를 살펴본다. 이런 지점들을 계속 잡고 몇 분 동안 또는 감정이 덜 강해질 때까지 당신을 괴롭히는 것이 무엇인지에 대해 계속 검토한다.
- 당신의 손을 내리고 주위를 둘러본다. 정신적으로 문제를 다시 살펴본다. 스트레스 감정이 여전하거나 다른 스트레스 감정이 변화되었다면(예: 두려움이 화로 변화), 돌아가서 다시 그 과정을 시작한다. 몇 분 뒤에 압력을 풀고 다시 상황에 대한 당신의 감정을 점검한다.
- 당신의 마음이 더 깨끗하게 느끼기를 바라고 같은 감정이 더 이상 같은 스트레스로 인한 영향을 주지 않기를 희망한다.

Try this 흐름의 전달

상대방과 마주하고 앉아 공기 중에 두 손을 두고 손이 상대방의 손에 닿지 않게 하고 가까이 움직인다. 당신의 손과 손 사이에서 에너지가 박동하는 것을 느낄 수 있을 때까지 거리를 두고 실험한다. 상대방의 에너지가 상대방의 오른손에서 당신의 왼쪽 손으로 오고 당신의 에너지가 당신의 오른손에서 상대방의 왼손으로 흐른다고 상상한다. 에너지가 심장을 지나 왼쪽 팔로 올라가서 오른쪽 팔로 내려가는 것처럼 당신의 두 손 사이에 순환을 상상한다. 이렇게 주어진 순간에 당신이 느끼는 것이 어떻게 연결되는지 상상한다.

참고문헌

Baumgartner, T. A., Jackson, A. S., Mahar, M. T., & Rowe, D. A. (2016). *Measurement for Evaluation in Kinesiology*. Burlington, MA: Jones & Bartlett Learning.

Frost, R. (2013). *Applied Kinesiology* (revised ed.). Berkeley, CA: North Atlantic Books.

Glass, S., Hatzel, B. H., & Albrecht, R. (2014). *Kinesiology for Dummies*. Hoboken, NJ: John Wiley & Sons, Inc.

Voltaire. (1824). *A Philosophical Dictionary: From the French* (Vol. 3). J. and H. L. Hunt. Originally from the New York Public Library.

참고자료

International College of Applied Kinesiology
www.icak.com

International Kinesiology College
www.ikc-info.org

The Kinesiology Federation (UK)
P.O. Box 10426
Newark NG24 9NF
0845.260.1094
www.kinesiologyfederation.org

Touch for Health Kinesiology Association
P.O. Box 754
Carrboro, NC 27510
919.637.4938
www.tfhka.org

Chapter 23

바이오필드요법

Hand-Mediated Biofield Therapies

에너지는 살아 있고, 당신의 존재를 흔들어 움직이는 기반이며
그것은 당신의 몸을 자연적으로 스스로 치유하는 특효약, 즉 자연 약물이다.

- *이든 (EDEN* 2008, pp. 1-2)

대체 · 통합 치유요법들은 광범위하고 대중적으로 다양하게 알려져 있고, 이는 인체의 **바이오필드** 또는 에너지장의 균형을 맞추고 에너지의 흐름이 증가되도록 설계되고 있다. 미국국립보완통합건강센터(National Center for Complementary and Integrative Health: NCCIH, 2016)는 바이오필드요법 또는 에너지 치유요법을 "요법사의 손을 통해서 치유 에너지의 채널을 포함하는 기술로 대상자의 신체를 정상 에너지 균형으로 회복시켜서 건강에 이른다."고 정의하고 "에너지 치유요법은 다양한 질병과 건강문제를 치료하는 데 사용되고 종종 다른 대체요법과 전통적인 의학 요법과 결합하여 사용된다."고 설명한다(p. 1).

전 세계의 사람들과 문화는 BOX 23-1에서 보는 것처럼 바이오필드의 개념에 따라 다양하게 이름을 붙였다. 바이오필드요법과 관련된 실무는 수천 년 동안 여러 문화가 섞여 이용되었지만 관련된 연구의 프로그램이 서반구에서 나타났던 것은 최근에서이다. 1980년대에 정신신경면역학(PNI) 또는 마음-신체 의학 분야의 과학자들은 에너지 의학을 공부하기 시작하였다.

그들 중 허버트 벤슨Herbert Benson과 조안 보리센코Joan Borysenko는 자기 치유와 관련된 것으로 인체의 타고난 '이완 반응'을 알아내고 연구하였다. 많은 정신신경면역학의 연구자들은 마음, 몸, 신념과 건강을 하나로 보고 사람들이 그들 자신 안에서 신중하게 키울 수 있는 어떤 것으로서 에너지를 바라보는 동양 전통에 의해 영향을 받았다. 오늘날, 정신-신체 의학 분야는 정규적으로 과학적인 발견을 찾으면서 수립되고 인식되었다.

손을 이용해서 바이오필드를 균형 맞추고 지지하며 치유 과정에 영향을 주는 3개의 주요한 요법은 치료적 터치(Therapeutic Touch), 힐링터치(Healing Touch), 레이키(Reiki)이다. 세 가지 접근 모두 심장을 중심으로 자기 치유를 지지하고 촉진시키기 위해서 에너지 장의 균형을 맞추고, 지지하기 위해서 의도된 방식으로 신체 위에 또는 가까이에서 손을 사용하는 것으로 정의된다. 요법사가 치유 과정 동안 원하는 효과를 이루기 위해서 대상자를 접촉할 필요가 없기 때문에 실제로 터치(touch)라는 단어는 특히 치료적 터치와 힐링터치에서 부적절하다. 이런 모든 요법은 대상자에게 동의서를 받고 터치를 하게 될 때 대상자는 항상 옷을 갖춰 입게 된다. 요법사들은 부드럽고 가볍게 그들의 손을 사용하거나 신체 가까이에 다른 사람의 에너지 시스템을 명확히 하고, 균형을 이루고, 에너지를 주고, 지지하기 위해서 접촉한다. 이런 요법들은 전통적으로 '손 위에 두는 것(laying on of hands)'으로 알려진 여러 고대 치유 실무에 대한 현대적 해석이다.

BOX 23-1 지역(인증)에 따른 바이오필드의 다른 표현(이름)

샘(Ankh)	고대 이집트(Ancient Egypt)
동물 자기(Animal Magnetism)	최면술의 창시자(Mesmer)
Arunquiltha	호주 원주민(Aborigine)
바이오에너지(Bioenergy)	미국/영국(United States/United Kingdom)
생체자기(Biomagnetism)	미국/영국(United States/United Kingdom)
Gana	남아프리카(South America)
Ki	일본(Japan)
Life Force	일반적 용법(General Usage)
마나(Mana e)	태평양 중남부의 많은 섬들(Polynesia)
영(Manitou)	북미 원주민[알곤컨 족(Algonquian)]
M'gbe	피그미족(Hiru Pygmy)
물룽구(Mulungu)	가나(Ghana)
미이라(Mumia)	파라켈수스(Paracelsus)
Ntoro	아샨티족(Ashanti)
Ntu	반투족(Bantu)
음악가(Oki)	휴런족(Huron)
신비의 힘[오렌다(Orenda)]	이로쿼이족(Iroquois)
영(Pneuma)	고대 그리스(Ancient Greece)
프라나(Prana)	인도(India)
기[Qi (ch'i)]	중국(China)
미묘한 에너지(Subtle Energy)	미국/영국(United States/United Kingdom)
라오스 북부[실라족(Sila)]	이누이트족(Inuit)
라오스 북부[타네이(Tane)]	하와이(Hawaii)
Ton	미국 중부[다코타(Dakota)]
깨다(Wakan)	미국 도시[라코타(Lakota)]

출처: Adapted from National Institutes of Health. (n.d.), p. 2.

그러나 치료적 터치와 힐링터치, 레이키가 실행된 문맥이 종교적이지 않고 과학적이기 때문에 치유하는 신념과 혼동되어서는 안 되고 어떤 대상자들은 영적으로 이런 것들을 경험하기도 한다.

이와 같이 손을 이용한 요법의 목적은 자가 치유와 안녕 상태를 촉진시키는 것이다. 이완과 스트레스 감소 역시 나타날 수 있다(Henneghan & Schnyer, 2015; Midilli & Eser, 2015; Thrane & Cohen, 2014). 세 가지 요법은 신체적인 상태를 진단하기 위해 설계되지 않았지만 다른 요법과 결합하여 사용할 수 있다. 이것은 질병을 치료하기 위해 전통적인 수술, 약물요법을 대체할 수 없다는 것을 의미한다.

01 배경 Background

힐링터치(Healing Touch)는 국제적으로 다양한 수준의 교육 프로그램이 있는데 Healing Beyond Borders나 치료적 터치 프로그램이라는 두 가지 다른 프로그램을 통해서 교육한다. 힐링터치는 1980년대 에너지요법에 근거하여 의학적으로 훈련하고 교육하기 시작한 콜로라도 주의 간호사인 재닛 멘트겐Janet Mentgen에 의해 개발되었다. 1989년에 힐링터치에 관한 5개의 연속 과정이 미국전인간호사협회(AHNA)에 의해 제공된 첫 인증 프로그램이 되었다. "힐링터치는 편안하고 양육적이고 심장 중심의 에너지 치유요법이다. 부드러운 접촉은 신체적 · 정신적 · 감정적 · 영적 안녕 상태를 균형 있게 유지하는 데 도움이 된다(Healing Beyond Borders, 2017, p. 1)." 힐링터치의 목적은 "인간의 고유한 치유능력을 뒷받침하면서 일관적이고 균형 잡힌 에너지장을 생성하도록 보조하는 것이다. 이것은 모든 연령에 안전하고 표준적인 의료와 함께 협력하여 조화롭게 작용한다"(Healing Beyond Borders, 2017, p. 1).

치료적 터치(Therapeutic Touch: TT)는 간호사 돌로레스 크리거Dolores Krieger와 뉴욕대학교의 에메리터스Emeritus 교수에 의해 개발되었는데, 이 교수는 도라 쿤즈Dora Kunz와 연구한 후에 1970년에 접촉요법을 시작하였고, 미국신지학협회의 의장이었고 자연치유가였다. 치료적 터치는 원래 간호사와 대상자 간의 에너지 상호작용으로 개발된 크리거 쿤츠Krieger-Kunz의 접촉요법 방법(Krieger, 1979; Kunz, 1991)을 참조하고 있다. 치료적 터치 교육프로그램은 세 가지 수준으로 구성된 기본 프로그램과 다양한 교사와 함께 배우는 심화된 교육이 있다(Therapeutic Touch International Association, n.d.). "치료적 터치는 인간이 하나의 장의 형태로 있는 에너지라는 생각에 근거하고 있다. 당신이 건강할 때, 에너지는 자유롭게 흐르고 균형이 잡혀 있다. 반대로 질병은 에너지의 불균형이나 장애가 있는 상태이다. 인간 에너지장은 피부 수준을 넘어서 확장하기 때문에 치료적 터치 전문가는 감지기로서 손을 사용해서 그 에너지에 맞춘다(Therapeutic Touch International Association, n.d., para 1). 카페니토-모예Carpenito-Moyet(2006)와 같은 간호학자는 "인간의 존재를 둘러싼 에너지 흐름의 붕괴로 인간의 몸과 마음, 정신의 부조화를 일으키는 상태"로서 '에너지장 방해'라는 간호진단을 통해서 인간 에너지장 이론을 정의하고 발전시켰다(p. 289).

레이키(Reiki)는 일본에서 유래되었다. "2개의 음절로 구성되어 있다. rei는 우주의 에너지로, 에너지는 전체 우주를 투과한다. ki는 모든 생명체의 생명에너지이다" (Birocco et al., 2012, p. 290). 기치료의 기원은 일본의 의사이며 수도자인 미카오 우수이Mikao Usui에 의해 재발견된 것으로 고대 티베트/불교에서 찾을 수 있다. 그는 처음에 레이키를 그 자신과 가족에게 사용하였고 그러고 나서 대중과 그의 지식을 공유하기 시작하였다. 우수이의 학생이었던 추지로 하야시Chujiro Hayashi는 이런 치유 기술을 더 발전시켰고, 하야시의 일본계 미국인 학생이었던 하와요 타카타Hawayo Takata는 1930년과 1940년 사이에 레이키를 서구 문화에 소개하였다(Thrane & Cohen, 2014). 레이키는 미국의 800개 이상의 병원에서 사용되었다. 게다가 간호학사 학생들을 위한 레이키 교육 프로그램은 아우구스타에 있는 메인(Maine) 대학에서 성공적으로 통합되었다(Clark, 2013).

모든 손을 이용하는 바이오필드요법은 일관된 변형적인 관점을 반영하여서 각각의 사람이 다른 사람과 우주의 '모든 차원에서' 일원화된 인간으로서 인간과 관련되도록 격려한다(Newman, 1997; Rogers, 1992; Watson, 1999). 이런 세계관 내에서 단일 인간(인간장)은 "더 이상 줄일 수 없고, 더 이상 쪼갤 수 없는 범차원적인 에너지장이며, 패턴과 전체에 비해 특수하고 부분의 지식에서 예측될 수 없는 특성을 분명히 하며 확인될 수 있다"(Rogers, 1992, p. 29). 이런 관점 안에서 간호의 변화무쌍한 역할은 대상자 고유의 치유 과정에 촉진자나 산파라는 치료자로의 역할인 전문가로서 대상자를 지켜보는 것이다. 돌봄과 치유의 관계는 돌보는 의식의 윤리, 존재, 상호 과정, 패턴의 인식과 이해 그리고 의미의 탐구에 기반을 두고 있다(Newman, Smith, Dexheimer-Pharris, & John, 2008). 힐링터치, 치료적 터치, 레이키는 이런 일관된 변형적인 관점을 반영하는데, 레이키는 "인체 자체의 치유능력을 지지하는 우주의 에너지가 있다는 생각에 근거한 것이다." 이런 각각의 요법은 인간의 윤리와 도덕인 책무가 따른다.

02 준비 *Preparation*

손을 이용한 바이오필드요법을 실천하려고 준비하는 간호사는 사정하는 데 시간 을 들여야 하고 다른 사람과 함께 되는 것-속하는 것-과 돌봄과 치유 방식을 더 발전시키는 데 시간을 들여야 한다. 간호실무로서의 학습은 마음챙김 명상, 중점작업과 기초작업, 더 깊은 수준에서 다른 사람들을 이해하기 위한 의도로 듣고 의사소통하는 것, 성스러운 공간을 만들기 위해 고려하는 방식과 치유자로서 자연과 연결하는 것과 같은 공부와 사색적인 실무를 포함한다. 두 개의 확립된 힐링터치 실습기관에서 힐링터치요법사로 인증을 원하는 간호사는 대상자가 스스로 치유하도록 보조하기 위해서 다양한 바이오필드기술을 실습한다. 그들은 기술, 치유 전통, 자가 치유와 가능한 이론적인 설명에 대한 글쓰기와 독서와 같은 반성적인 훈련과 활동을 통해서 그들 자신의 발전을 되돌아본다. 요법사로서 다섯 가지 수준을 위한 요구사항을 충족시키기 위한 공부는 준비에서 이수까지 2년 이상 걸릴 수도 있다. 대부분의 프로그램은 간호사가 대상자들과 그들 자신과의 관계를 고려하면서 치유자로서 간호사의 개발에 대해 "환자의 신체, 마음, 정신과 감정적인 안녕을 위해 최선의 간호를 전달하려는 마음을 품고 있고 돌보고 있는 간호사가 침착하고 수용적인지를 돌아보고 언어적 비언어적 의사소통을 사용하는지"에 초점을 두고 치유자로서 간호사의 개발을 강조한다(Mentgen, 2001, p. 148).

검증된 치료적 터치요법사는(QTTP) 6개월 기간에 걸쳐서 각각의 수준에서 최소 8시간의 기본적인 치료적 터치 프로그램을 완수하고, 중급의 치료적 터치 프로그램은 최소 14시간을 완수해야 한다. 프로그램은 1년 동안 멘토의 지도를 따른다. 치료적 터치는 연민과 다른 사람을 돕는다는 헌신으로 동기유발된 사람이 학습할 수 있다. 가족구성원은 그들이 사랑하는 사람과 함께 이것이 얼마나 효과적으로 사용되는지를 배울 수 있다.

간호사가 개발한 힐링터치와 치료적 터치는 임상적 전문 분야와 관계없이 어느 환경에서나 사용할 수 있다. 이는 독자적인 간호중재이며 의사의 처방이 필요 없지만 대상자의 동의는 필요하다. 다른 많은 간호실무와 같이 이런 중재들은 또한 간호국, 각 기관의 프로그램 내에서 정책과 실무 승인을 필요로 한다.

레이키는 숙련자로부터 학습되며 영적인 실무이다. 레이키는 2개의 학위가 있는데, 치유 학위와 다른 사람을 교육할 수 있는 사람을 준비시키는 석사 학위 과정이다. 대부분의 사람들은 주말 과정인 처음 과정을 완수할 수 있다. 내용은 역사적인 정보, 에너지 치유의 개념, 사람 안에서 레이키 에너지의 흐름을 심화시키는 조율, 레이키 과정의 이해와 요법사와 대상자의 관계, 치유에서 사용되는 손의 자세, 요법을 위한 윤리적 고려를 포함하고 있다. 한 주 이상에 걸쳐 완수하는 두 번째 과정은 멀리 떨어진 곳의 치유를 어떻게 하는지와 사람의 신체적 · 정신적 · 감정적 · 영적인 치유능력을 심화시키는 방법을 배우는 것을 포함하고 있다. 석사학위는 기치료 전문 요법사와 함께 레이키 공유 집단과 레이키 실무 집단을 통해서 멘토 훈련을 하도록 되어 있다. 미국전인간호협회는 지속적인 교육을 위한 레이키 프로그램을 승인하고 이런 훈련을 모든 요법사에게 권장하고 있다.

03 개념 Concepts

기, 프라나, 미묘한 에너지와 같은 어떤 이름으로든 생명의 힘인 에너지는 바이오필드요법에서 생명의 핵심이며 치유에서 추동하는 힘으로 인식되고 있다. 이런 믿음은 모든 생명체가 에너지장(아우라), 에너지 중심(차크라)과 에너지 길(경락)로 구성된 에너지 체계의 복잡한 관계망이고 에너지 중심은 신체의 안과 밖으로 에너지의 흐름을 조절한다는 것이다. 이것은 건강과 질병이 기인하는 미묘한 에너지 체계의 수준이다. 진단과 치료를 위해 전통적인 의학에서 널리 사용된 대부분의 정교한 기구는 에너지 의학 장치이다. 심전도(ECG), 뇌전도(EEG), 근전도(EMG) 모두 살아 있는 조직의 표면에서 전위를 측정함으로써 심장, 뇌, 근육의 활동을 측정하는 반면, 초음파 기구는 인간의 청력의 범위를 벗어난 고주파 음파를 사용하고, MRI는 신체의 다양한 측면을 영상화하기 위해서 자기장과 방사주파를 사용한다. 사람들은 과학적으로 측정되는 장치가 할 수 있는 것보다 훨씬 더 많은 범위의 에너지를 감지할 수 있다.

에너지장 이론은 양자물리 법칙의 한 부분을 기초로 하고 있다. 맥코맥McCormack (2009)에 의해 표현된 것처럼 "양자물리와 에너지장 이론에서 나오는 그림은 모든 생명체는 진동의 장에서 생성되고 그것은 수학적인 법칙에 의해 상호 연결되어 있다" (p. 45).

바이오필드요법의 연구자들과 지지자들은 의식적인 돌봄과 치유 의도는 필요하며, 우주의 생명 에너지와 다른 개인들 간의 연결로서 자신을 의식적으로 사용하는 것이 필요하다고 믿는다. 실제적인 중재 전에 요법사는 무조건적인 사랑과 열정의 행동으로 상대방의 안녕 상태에 대해 완전하게 초점을 맞춘다. 모든 간호중재에 근거하여 열정은 모든 의도와 행동을 포함한다. 바이오필드요법사는 항상 다른 사람의 에너지장으로 들어가고 중개하기 전에 처음 마음에 있는 그들의 의도를 정한다 (Shealy, 2011).

사람은 개방체계여서 에너지의 이동은 자연적이고 지속적으로 일어난다. 두 사람이 치유하려는 의도로 서로 가깝게 있을 때, 에너지장은 중첩될 수 있고 다시 패턴이 만들어지는 과정이 될 수도 있다. 그것들이 섞일 때 각각의 에너지장은 공명과 공동분배의 과정을 통해서 다른 에너지장에 영향을 준다. 목표하는 치유 상황에서 몇몇 요법사는 그들 자신의 내적인 에너지 진동을 조절해서 치유자의 자원과 에너지 양식에 대해 그들이 그림을 그리면서 대상자를 지원한다고 믿는다. 많은 다른 요법사는 (이 저자를 포함해서) 요법사와 대상자의 환경은 대상자가 자기 자신의 치유 과정에 접근하면서 일반적인 생명-힘 에너지와 연결되는 상호적인 과정에 있다고 믿는다. 이런 관점은 각각의 대상자가 스스로 치유할 수 있고 균형과 조화의 상태로 회복할 수 있는 타고난 힘이 있다는 가정에 근거하고 있다. 이것은 의도적인 치유 상황에서 신체적 접촉이 있든지 없든지 간에 일관성과 동조 상태는 치유자의 뇌파와 대상자의 뇌파 사이에서 발전되고 그들은 문자 그대로 하나의 에너지장으로 통합된다. 따라서 대상자와 요법사는 바이오필드의 공명과 변화를 포함하는 상호적인 양식을 형성하는 과정을 경험한다(Shealy, 2011).

04 건강과 질병에 대한 관점 *View of health and illness*

인체 내에서 에너지는 강물처럼 흐른다. 그것은 방해받지 않는 한 부드럽고, 미끄러지듯 흘러서 거의 감지할 수 없다. 에너지가 부드럽게 흐르는 사람들은 대부분 건강하고 그들 자신과 다른 사람들과 함께 평화감을 느낀다. 건강은 기가 풍부하고 신체, 마음, 정신의 균형과 조화로 정의된다. 게다가 건강한 사람들은 그들의 에너지 체계와 환경의 에너지 체계와의 평형을 경험한다. 에너지에 있어서 방해와 불균형이 일어나면, 외상, 통증, 분노, 슬픔이나 신체적 · 정신적 · 감정적 문제 또는 영적 문제와 같이 에너지의 균형된 흐름이 파괴되고 질병이 발생하게 된다.

치유 장소는 각각의 사람의 내면이고 바이오필드요법사가 대상자에게 줄 수 없다. 치유 환경은 간호사와 대상자가 치료적 관계로 만날 때 만들어진다. 간호사라는 돌보는 존재는 각각의 대상자의 내부에 항상 존재하는 전체성을 육성하기 위해서 간호사가 자원이 되는 영적인 연결을 위한 기회를 제공한다. 대상자가 치유 과정에 관여하게 되면서 그들은 새로운 시각이나 의미를 발전시키고 간호사는 이런 형식과 관련이 있는 과정에 산파로 행동한다.

05 치료 Treatment

다음은 바이오필드요법 치료 실무의 이용 방법이다.

1. 돌봄과 치유 환경의 조성(예: 적절한 자세로 대상자의 편안함을 증진시키고 냄새, 아름다움, 평화감을 위한 특정한 요구에 주의를 기울이도록 보온, 환기, 조명, 깔끔함과 청결을 고려하여 조용하고, 안전하고, 사적이고 품위 있는 환경을 조성한다).
2. 바이오필드요법 시작 전에 중심을 잡는다. 중심을 잡는 것은 사람들이 신체적 · 정신적 · 감정적으로 그들 자신을 조용하게 하는 방법을 위한 일반적인 방법이다. 중심화는 깊은 심호흡, 시각화, 초점을 맞추는 것과 같은 많은 방법으로 달성될 수 있고, 요법사는 이완하도록 하고 치유 과정에 초점을 두게 된다. 중심을 잡기 위해 치유자는 직관적으로, 의식적으로 움직이고 그들의 신체를 통해서 에너지를 보낸다. BOX 23-2는 중심화하는 방법을 기술하고 있다.
3. 힐링터치, 치료적 터치, 레이키의 돌봄-치유요법 전에 대상자와의 면담이 필요하다.
4. 대상자는 앉거나 누워 있을 수 있고 항상 옷을 갖춰 입는다.
5. 사정: 바이오필드 돌봄-치유 과정의 각 단계에서는 에너지 장에 대한 초기 사정과 지속적인 사정을 포함하고 있다. 일단 중심화가 되면, 간호사는 대상자의 에너지 장을 사정하기 위해서 손을 사용한다. 어떤 간호사는 처음 바이오필드요법을 배웠을 때 에너지장을 느낄 수 있었던 반면에 다른 간호사는 이런 감각을 경험하는 데 수개월이 걸리기도 하였다. 사람들은 열, 추위, 저린감, 윙윙거림, 공허감이나 압박감으로 특징지어지는 다른 감각들을 기술한다. 에너지장은 에너지의 흐름에서 양측의 유사성이나 차이에 대해 사정된다. 건강한 에너지장은 부드럽고 흘러가는 촉감으로 대칭적이다. 요법사들은 요법의 과정 동안 종종 신체적인 접촉과 신체적이지 않은 접촉을 결합한다. 대상자는 유익함을 수용하기 위해서 바이오필드요법의 효능을 믿을 필요는 없다. 이런 바이오필드요법 각각에서의 필수적인 요소는 요법사의 의지와 열정이다(그림 23-1).
6. 요법사는 면담 결과, 에너지장의 사정과 대상자의 특정한 요구에 근거해서 특정한 치유 중재를 선택한다. 이런 특수한 기술은 돌봄-치유 존재와 적극적인 경청 과정으로 수행된다.

BOX 23-2 중심화하는 방법

- 편안하게 앉거나 서서 눈을 감거나 바닥의 한 지점에 초점을 맞춘다.
- 들어오고 나가는 것처럼 호흡을 어떻게 느끼는지에 집중하면서 호흡을 천천히, 깊게 들이마시고 내쉰다.
- 이완된 상태에서 호흡하고 호흡을 내뱉는 동안 스트레스와 긴장을 밖으로 보낸다.
- 꽤 큰 나무를 상상한다. 계절에 따라 그것이 소리 나고, 냄새 나는 대로 느껴 본다.
- 나무에 가까이 가서 나무 위에 손을 놓는다. 나무에 기대고 당신의 체중을 내려놓는다.
- 나뭇가지를 통해서 보고 햇빛이 비치는 것을 느낀다. 햇빛이 나무를 통해 이리저리 다니면서 당신의 머리를 통해 들어와서 몸을 통해 다리로 나가는 것을 느낀다.
- 당신의 호흡에 다시 집중하고 언제든지 이런 장소로 돌아올 수 있다는 것을 알고 있는다.
- 훈련과 경험으로 한두 번의 깊은 호흡을 통해 당신 자신을 중심화할 수 있을 것이다.

출처: Therapeutic Touch video courses by Janet Quinn, PhD, RN.

7. 완성과 기초공사: 요법사는 '기초공사' 전에 대상자의 바이오필드를 재사정하거나 대상자를 돕는다. 종종 간호사는 양발과 어깨의 끝을 1, 2분 동안 부드럽게 잡고 한다. 또 다른 방법은 대상자가 그들의 손과 발을 움직이기 시작하고 그들의 몸과 완전하게 재연결될 때까지 땅을 향해서 팔과 다리를 쓸어준다. "당신의 손가락과 발가락을 느끼고 부드럽게 움직이세요."와 같은 언어적 신호가 도움이 될 수 있다.
8. 피드백, 기록과 계획: 귀가 계획은 처음 방문과 함께 시작된다. 요법사는 대상자가 공유하기를 바라는 것이 무엇인지를 경청하고 대상자가 궁금해 하는 질문에 대답한다. 상담과 교육 또는 둘 다 대상자의 목적과 간호사의 지식과 기술에 기반하는 상호 과정으로 제공된다. 대화를 위한 영역의 예는 포함될 수 있지만 스트레스 관리, 생활방식, 영양, 삶의 질과 글쓰기, 명상, 운동과 요가 같은 자가간호 과정과 대상자가 도움이 된다고 확인된 다른 자원(예: 정신치료사, 마사지 요법사나 의사와 같은 다른 요법사에게 의뢰가 필요할 수도 있다)도 제한하지 않는다. 계획은 간호사와 함께 다음 방문을 위한 시간을 정하거나 또는 대상자와 가족이나 이들 모두에게 특정한 바이오필드 기술을 교육하는 것이 포함된다. 총 방문 횟수는 바이오필드요법에 대한 대상자의 반응에 근거한다. 기록은 처음 대상자와의 면담부터 모든 방문 동안 지속되어야 한다.

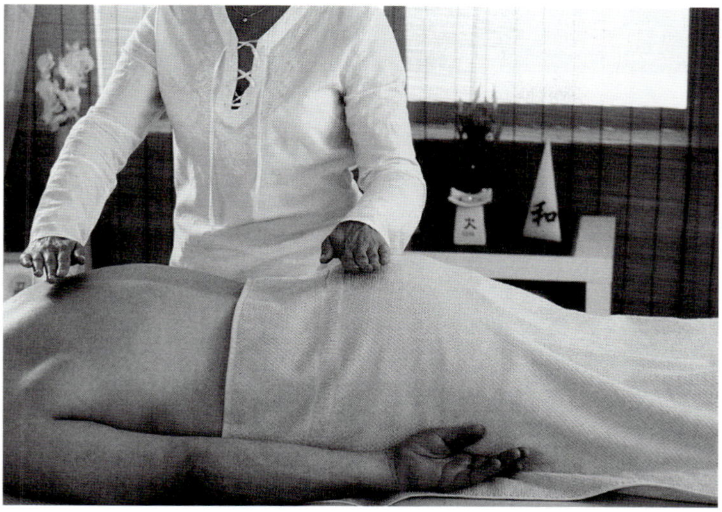

그림 23-1 ◆ 터치하지 않고 에너지를 전한다.

출처: StockLike/Shutterstock

힐링터치, 치료적 터치와 레이키는 치료의 형태로만 사용되며 신체적 상태를 진단하는 데는 사용되지 않는다. 이는 치유를 증진시키고 전통적 치료의 부작용을 완화하기 위해 다른 의료적이거나 치료적 기술과 결합하여 사용한다. 적응증은 과민성과 불안, 기면, 피로와 우울, 월경전 증후군, 오심과 구토, 항암화학요법과 방사선요법 구역질, 상처와 골치유, 염좌와 근육 경련과 같은 급성 골격근의 문제를 포함하고 있다. 이런 치유요법은 다양한 통증의 유형에서 효과적이다. 바이오필드요법의 부작용은 일시적인 변덕과 열감이다. 영아, 노인과 중증 질환이 있는 사람들에게는 아주 부드럽게 사용되어야 한다. 힐링터치, 치료적 터치와 레이키에 대한 일차적인 금기는 그 사람이 이것을 원하지 않는 경우이다(Oschman, 2016).

요법사들은 개인의 에너지장과 함께 작동할 때 그들이 전체로서의 사람을 다루고 있고 많은 경우 치유된다고 믿는다. 대상자들은 감정적이고 영적인 성장뿐만 아니라 신체적인 향상을 경험하기도 하지만, 어떤 경우에는 이 요법이 전혀 작용하지 않기도 한다. 심지어 이런 방법이 특정한 문제를 해결하는 데 도움이 되지 않을 때에도 그 세션은 위로가 되고, 이완이 된다.

06 연구 Research

바이오필드요법의 실행은 수천 년 동안 존재해 왔다. 그러나 이런 요법들의 효과에 관한 연구는 비교적 최근에 진행되었다.

조안나 브릭스 연구소(Joanna Briggs Institute)의 근거 요약은 레이키가 안녕 상태에서 긍정적인 효과를 보인다는 것을 알아냈다(등급 B). 임상적인 판단은 연습이 되어야 하고 레이키와 접촉요법을 결정할 때 환자의 선호도가 고려되어야 한다(등급 B; Charlton, 2012). NCCIH(National Center for Complementary and Health, 2015)는 레이키가 "일반적으로 안전해 보이고, 레이키의 연구에서 레이키를 받지 않은 사람들보다 레이키를 받은 사람들에게서 부작용이 더 많지 않았다."는 것에 주목하고 있다. 또한 저자는 레이키가 "전통적인 치료를 대신해서 사용되거나 건강문제에 관한 건강관리 제공자를 찾는 것을 지연시키는 데 사용되어서는 안 된다."는 것을 주목하고 있다. 이런 주의사항은 모든 바이오필드요법에 적용되는 것이다.

다음은 최근 연구의 몇몇 예이다.

- 미딜리Midilli와 에서Eser(2015)는 제왕절개술로 분만한 90명의 환자에 대해서 수술 후에 통증, 불안 및 혈역학적 지표와 관련하여 레이키의 효과에 대해 연구하였다. 수술 후 처음과 두 번째 날, 30분 동안 레이키를 적용하였다. 연구자는 통증 강도, 호흡수, 불안 정도와 진통제 요구도에 있어서 통계적으로 유의미한 차이를 발견했다. 그러나 혈압과 맥박수에는 영향을 미치지 않았다.
- 헤네간Henneghan과 쉬너Schnyer(2015)는 삶의 말기에 있는 대상자의 증상을 관리하는 것과 관련하여 바이오필드요법(치료적 터치와 레이키)의 사용을 평가하기 위해 문헌고찰을 했다. 여기서 이런 요법들이 '통증을 완화하고, 삶의 질과 안녕을 개선하고, 스트레스와 관련된 심리적인 증상을 감소시키는 데' 긍정적인 역할하고 있음을 밝혔다.
- 암환자에게 적용한 치료적 터치와 관련된 체계적 문헌고찰은 17개의 연구에서 연구의 목적을 충족시켰다. 통증, 피로와 오심을 평가하기 위해서 다양한 도구가 사용되었고, 치료적 터치가 암환자의 건강상태를 개선시키는 것을 알아냈다(Tabatabarr et al., 2016).

07 통합간호실무 *Integrated nursing practice*

손을 이용한 바이오필드요법인 치료적 터치와 힐링터치, 레이키는 간호사에 의해 개척되었고 수년간 이것을 인식해 왔던 간호사에 의해 쉽게 학습되었으며, 이는 에너지장의 장애라는 간호진단으로 인정됨으로써 그 근거를 보여 주었다. 현재 많은 간호 교육과정이 바이오필드요법의 몇몇 구성요소를 포함하고 있지만, 대부분의 간호사는 이 전의 간호학교에서 손을 이용하는 바이오필드요법의 사용법을 배우지 않았다. 이런 요법을 배우지 않았던 간호사들은 힐링터치, 치료적 터치, 레이키를 위한 웹 사이트 과정에 참여하기를 원하기도 한다.

힐링터치, 치료적 터치와 레이키는 병원, 요양원, 가정관리, 호스피스와 사적인 요법을 포함하여 거의 모든 임상 상황에서 사용될 수 있다. 이와 같은 손을 이용한 요법들은 라마즈 수업, 분만실, 신생아실, 중환아실, 소아과 병동, 내외과 병동, 회복실, 완화 관리와 행동 의학에서 사용된다. 힐링터치, 치료적 터치와 레이키는 건강에 대한 요구가 다양한 사람에게 도움이 될 수 있다. 현재의 건강관리 환경에서 급성장애, 만성장애를 가진 사람은 빨리 지역사회로 돌아가기 때문에 가족과 친구들은 돌보는 사람의 책임감을 느끼게 된다. 그들은 사랑하는 사람의 고통이나 통증에 직면했을 때 무력감을 느낀다. 돌보는 사람에게 하나 이상의 바이오필드 방식을 교육하는 것은 종종 이런 무력감에 대응하는 강력한 간호중재가 될 수 있다. 돌보는 사람이 바이오필드요법이 통증 경험을 최소화시키고 이완감을 증진시킬 수 있다는 것을 발견할 때, 그들은 흔히 제공할 만한 '가치가 있는' 어떤 것을 느낀다. 또한, 바이오필드요법의 사용은 정상적인 일상생활을 수행하는 사람뿐 아니라 아프거나 상처받은 사람을 돌보면서 지치게 되는 사람에게 도움이 될 수 있다. 바이오필드요법의 단계 중의 하나가 중심화이기 때문에 이 과정은 돌보는 사람이 그들 자신이 안녕과 평화감에 집중할 수 있도록 한다. 돌보는 사람은 자기 인식이 증가하기 때문에 그들은 신체에서 긴장과 스트레스를 빨리 인식하고 스트레스 관리 기술을 개발하도록 격려해야 한다. 힐링터치, 치료적 터치와 레이키는 간호사와 대상자 모두에게 안녕감과 이완을 만들어 준다. 몇몇 간호사들에게 있어서 처음 시간은 조용하게 숨을 쉬고 작업 시간 동안 중심화를 하도록 한다. 간호사가 평화로운 마음의 상태로 대상자의 방이나 집으로 향할 때, 그런 상냥함과 친절함은 환경을 침투한다. 대상자는 요법에 긍정적으로 반응하며 또한 간호사가 대상자와 관계를 형성하고, 비침습적인 양육적 접촉을 제공하고 대상자의 스트레스와 불안을 감소시키면서 개인적인 관심에도 긍정적으로 반응한다(Watson, 2011). 하나 이상의 바이오필드요법을 실행하는 것은 간호사가 돌봄의 관계와 돌봄-치유 환경을 만드는 방법 중 하나이다.

Try this 당신의 에너지장을 경험하시오.

- 20~30초 동안 두 손을 힘차게 문지른다.
- 손바닥은 서로 닿지 않게 하면서 평행으로 한다.
- 천천히 몇 cm 정도로 서로 떨어뜨린다.
- 다시 천천히 서로 가까이 가져온다.
- 이런 과정을 여러 번 반복하고, 각각 20cm 정도 떨어질 때까지 매번 추가로 5cm씩 손바닥을 떨어뜨린다.
- 손바닥을 서로 가까이 가져갈 때 당신의 에너지장을 감지할 수 있어야 한다. 즉, 쾌활한 탄력감, 스펀지 같은 질감 혹은 탄성을 느낄 수도 있다. 어떤 사람은 2개의 자석이 서로 밀어내는 느낌과 같다고 설명한다.

참고문헌

Birocco, N., Guillame, C., Storto, S., Ritorto, G., Catino, C., Gir, N., …, Ciuffreda, L. (2012). The effects of Reiki therapy on pain and anxiety in patients attending a day oncology and infusion services unit. *American Journal of Hospice and Palliative Medicines,* 29(4): 290-294.

Carpenito-Moyet, L. J. (Ed.). (2006). *Nursing Diagnosis: Application to Clinical Practice* (11th ed.). Philadelphia, PA: Lippincott Williams & Wilkins.

Charlton, K. (2012). Reiki and Therapeutic Touch: Dementia and older adults. Joanna Briggs Institute Evidence Summary. Retrieved from http://connect.jbiconnectplus.org/ViewDocument.aspx?0=6296s

Clark, C. (2013). An integral nursing education experience: Outcomes from a BSN Reiki course. *Holistic Nursing Practice,* 27(1): 13-21.

Eden, D. (2008). *Energy Medicine for Women: Aligning Your Body's Energies to Boost Your Health and Vitality.* New York, NY: Penguin Group.

Healing Beyond Borders. (2017). The next harmonic alignment and paradigm shifts. *Perspectives in Healing: A Publication of Healing Beyond Borders*, 1st quarter. Retrieved from https://view.publitas.com/healing-beyond-borders/healing-beyondborders-1st-quarter-2017-newsletter/page/2-3

Henneghan, A. M., & Schnyer, R. N. (2015). Biofield therapies for symptom management in palliative and end-oflife care. *American Journal of Hospice and Palliative Medicine*, 32(1): 90-100. Retrieved from http://journals2.scholarsportal.info.ezproxy.library.yorku.ca/pdf/10499091/v32i0001/90_btfsmipaec.xml

Kreiger, D. (1979). *The Therapeutic Touch: How to Use Your Hands to Help or to Heal*. New York, NY: Prentice Hall.

Kunz, D. (1991). *The Personal Aura*. Wheaton, IL: Quest.

McCormack, G. L. (2009). Using a noncontact therapeutic touch to manage post-surgical pain in the elderly. *Occupational Therapy International,* 16(1): 44-56.

Mentgen, J. (2001). Healing touch. *Nursing Clinics of North America*, 36(1): 143-157.

Midilli, T. S., & Eser, I. (2015). Effects of Reiki on post-cesarean delivery pain, anxiety, and hemodynamic parameters: A randomized, controlled clinical trial. *Pain Management Nursing,* 16(3), 388-399. doi: 10.1016/j.pmn.2014.09.005.Retrieved from http://journals2.scholarsportal.info.ezproxy.library.yorku.ca/pdf/15249042/v16i0003/388_eoropdparcct.xml

National Center for Complementary and Integrative Health. (2015, October). *Reiki: In Depth.*

NCCIH Publication No. D315. Retrieved from https://nccih.nih.gov/health/reiki/introduction.htm#hed2

National Center for Complementary and Integrative Health. (2016, February). *Terms Related to Complementary and Integrative Health.* Retrieved from https://nccih.nih.gov/health/providers/camterms.htm. *Note*: Terms and definitions excerpted from: Clarke, T. C., Black, L. I., Stussman, B. J., Barnes, P. M., & Nahin, R. L. (2015). *Trends in the Use of Complementary Health Approaches Among Adults: United States, 2002-2012*.

National Health Statistics Report No. 79. Hyattsville, MD: National Center for Health Statistics.

National Institutes of Health. (n.d.). *Biofield therapeutics. A subsection from Alternative Medicine: Expanding Medical Horizons. A Report to the National Institutes of Health on Alternative Medical Systems and Practices in the United States* (pp. 1-20). Ad Hoc Advisory Committee to the Office of Alternative Medicine. Retrieved from http://www.shentherapy.info/images/biofield%20therapeutics.pdf

Newman, M. A. (1997). Evolution of theory of health as expanding consciousness. *Nursing Science Quarterly*, 7: 153-157.

Newman, M. A., Smith, M. C., Dexheimer-Pharris, M., & Jones, D. (2008). The focus of the discipline revisited. *Advances in Nursing Science,* 31(1): E16-E27.

O'Mathuna, D. P., & Ashford, R. L. (2012). Therapeutic Touch for healing acute wounds. *Cochrane Database of Systematic Reviews,* (6): CD002766. doi: 10.1002/14651858.CD002766.pub2

Oschman, J. L. (2016). *Energy Medicine: The Scientific Basis* (2nd ed.). St. Louis, MO: Elsevier.

Rogers, M. E. (1992). Nursing science and the space age. *Nursing Science Quarterly*, 5(1): 27-34.

Shealy, C. N. (2011). *Energy Medicine: Practical Application and Scientific Proof.* Virginia Beach, VA: A.R.E. Press.

Tabatabaee, A., Tafreshi, M. Z., Rassouli, M., Aledavood, S. A., AlaviMajd, H., & Farahmand, S. K. (2016). Effect of Therapeutic Touch in patients with cancer: A literature review. *Medical Archives*, 70(2): 142-147. doi: 10.5455/medarh.2016.70.142-147

Therapeutic Touch International Association. (n.d). The process of Therapeutic Touch. Retrieved from http://therapeutictouch.org/what-is-tt/historyof-tt/

Thrane, S., & Cohen, S. M. (2014). Effect of Reiki therapy on pain and anxiety in adults: An in-depth literature review of randomized trials with effect size calculations. *Pain Management Nursing*, 15(4), 897-908. doi: 10.1016/j.pmn.2013.07.008.

Watson, J. (1999). *Postmodern Nursing and Beyond*. Edinburgh, UK: Churchill Livingstone.

Watson, J. (2011). *Human Caring Science: A Theory of Nursing* (2nd ed.). Sudbury, MA: Jones & Bartlett.

참고자료

American Holistic Nurses Association
100 SE 9th St., Suite 31
Topeka, KS 66612
800.278.2462
www.ahna.org

Canadian Holistic Nurses Association
www.chna.ca

Canadian Reiki Association
P.O. Box 54570, 7155 Kingsway
Burnaby, BC V5E 4J6
www.reiki.ca

Healing Touch Canada
RR2 Warsaw, ON K0L 3A0
705.652.0506
www.healingtouchcanada.net

Healing Beyond Borders
445 Union Blvd, Suite 105
Lakewood, CO 80228
www.healingbeyondborders.org

Healing Touch Program
20822 Cactus Loop, Suite 300
San Antonio, TX 78258
210.497.5529
www.healingtouchprogram.com

International Center for Reiki Training
21421 Hilltop St., Suite 28
Southfield, MI 48033
800.332.8112
www.reiki.org

Therapeutic Touch International Association
P.O. Box 130
Delmar, NY 12054
518.325.1185
www.therapeutictouch.org

부록
APPENDIX

건강문제를 위한 보완요법

이 부록은 심각하지 않은 건강문제의 관리에 관한 정보를 제공한다. 이러한 종류의 건강문제는 보완요법을 적용하고 생활방식을 바꾸기만 해도 나아질 수 있다. 그러나 증상이 심각하다면 주치의를 찾아가야 한다. 다양한 건강문제에 대해 수많은 방안들이 있으며, 그중에서 당신에게 가장 적합해 보이는 것을 한 가지 선택하여, 어떤 방법이 효과적인지 계속해서 주시하여야 한다. 이러한 방안들을 개인적인 필요에 따라 조정하면서 적용한다.

찰과상(ABRASION, SCRAPES)

- 아로마세러피: 비누와 물로 씻은 후 라벤더나 티트리오일 1~3방울을 상처 부위에 떨어뜨린다.
- 소독을 위해 3% 과산화수소를 상처 부위에 부어 준 후, 거품이 일도록 놔둔다.
- 신선한 바나나 껍질이나 생감자를 얇게 썰어 상처 부위에 붙여 둔다.
- 허브: 골든실파우더(goldenseal powder)를 상처에 뿌려 준다. 상처 부위에 깨끗한 거즈를 덮고 그 위에 다진 마늘을 꿀에 섞어 발라 준다.
- 보충제: 비타민 A, 비타민 B_6, 아연 혹은 달맞이꽃 오일

여드름(ACNE)

- 아로마세러피: 베르가모트(bergamot), 시더우드(cedarwood), 캐모마일(chamomile), 클라리세이지(clary sage), 레몬그라스(lemon grass), 멜리사(melisa), 패출리(patchouli), 로즈메리(rosemary), 샌들우드(sandalwood), 티트리(tea tree), 타임(thyme), 일랑일랑(ylang-ylang)을 사용하여 얼굴 마스크, 습포 또는 국소용 크림을 만들 수 있다. 티트리

오일과 라벤더 오일은 여드름 부위에 직접 적용할 수 있다.

- 허브: 아르니카(arnica), 보리지(borage), 칼렌둘라(calendula) 피부 제품, 티트리 오일
- 보충제: 비타민 A, 비타민 B_6, 아연 혹은 달맞이꽃 오일

알코올중독(ALCOHOL ABUSE)

- 이압요법: 신문, 간, 담 반응구역
- 요가, 명상
- 산화방지제: 셀레늄, 아연, 비타민 C, 비타민 E
- 허브: 밀크시슬(milk thistle), 칡, 귀리짚, 황금; 금단현상을 위해 달맞이꽃 오일
- 다량의 비타민요법: 비타민 B
- 치료적 터치(therpeutic touch), 힐링터치(healing touch)

알레르기(ALLERGIES)

- 이압요법: 풍계, 부신, 비, 폐 반응구역
- 허브: 콧물 및 재채기 완화를 위한 쐐기풀
- 캐모마일, 딱총나무, 서양톱풀로 만든 차는 증상을 경감시킨다.
- 동종요법: 알리움세파(allium cepa, 양파); 바람꽃; 얼굴이 부어오르면 아피스(APIS)를 15분마다 1정씩 복용(최대 6회)
- 보충제: 히스타민 분비를 줄이기 위한 비타민 C
- 물: 수분 함량을 유지하는 것이 중요하므로 하루에 1,800~2,700ml 섭취

알츠하이머(치매) [ALZHEIMER'S DISEASE (DEMENTIA)]

- 이압요법: 신문, 심장, 근이완점, 뒷머리, 피질하 반응구역
- 반사요법: 발가락(손가락) 부위 반사마사지
- 아로마세러피: 로즈메리, 레몬, 오렌지, 카모마일, 라벤더, 클라리세이지
- 보충제: 아연, 셀레늄, 달맞이꽃 오일, 피시 오일, 코엔자임 Q10, 비타민 B_6, 비타민 C, 비타민 E
- 음악요법

신체절단: 환지통(AMPUTATION: PHANTOM PAIN)

- 자석: 절단 부위에 혈액 흐름을 향상시켜 환지통을 사라지게 한다.
- 마사지

불안(ANXIETY)

- 이압요법: 신문, 심장, 뒷머리, 수전 반응구역
- 지압: 손목 안쪽의 주름 중앙 부위에서 2.5cm 정도 위쪽의 지점을 팔꿈치 쪽으로 눌러준다.
- 아로마세러피: 바질(basil), 베르가모트, 캐모마일; 평온함을 위해 프랑킨센스(frankincense)를 깊게 흡인; 공황 발작을 위한 풋사과(green apple), 주니퍼(juniper), 레몬밤(lemon balm), 오렌지(orange), 네롤리(neroli)
- 바이오피드백(biofeedback)
- 동종요법: 세인트 이그나티우스 콩(St. Ignatius bean), 비소, 신경진정제
- 마사지
- 명상, 단전호흡
- 이완 테크닉(relaxation techniques)
- 치료적 터치, 힐링터치, 레이키
- 와츠(Watsu)
- 요가
- 행동불안장애: 최면, 심상유도요법, 알렉산더 테크닉(Alexander technique)

관절염(ARTHRITIS)

- 이압요법: 신문, 통증관절 반응구역
- 아로마세러피: 시더우드, 코리안더(coriander), 사이프러스(cypress)로 마사지, 부은 관절 부위에는 로즈메리로 차가운 습포, 생강과 오렌지 오일 마사지
- 심상유도요법
- 알렉산더 테크닉: 근육긴장과 고르지 못한 체중지지의 완화
- 생체전자기요법(Bioelectromagnetics)
- 물속에서 운동(무게 저항 없이) 또는 가능한 범위 내에서 적절한 운동
- 휄든크라이스요법(Feldenkrais method)®
- 허브: 악마의 발톱, 유향, 달맞이꽃 오일; 생강; 관절의 완전성 회복을 위해 휘버퓨(feverfew), 캡사이신(capsaicin)크림의 국부 도포, 글루코사민(1,500mg), 콘드로이친(1,200mg); 버드나무 껍질, 울금 그리고 생강 같은 천연 소염제
- 관절을 차게 하고 진통제 오일로 문지른다.
- 저출력 레이저요법(low-level laser therapy)
- 자석: 염증 부위에 규칙적으로 붙인다.

- 반사요법: 통증 완화와 상응하는 신체관절의 가동범위 유동성을 위해 손과 발의 모든 관절에 적용한다.
- 롤핑(rolfing), 치료적 터치
- 보충제: 티아민, 비타민 B_6, 비타민 B_{12}, 칼슘, 마그네슘, 글루코사민, 콘드로이친, 녹차, 아보카도-대두 불검화물
- 와츠
- 요가, 타이치: 관절염에 영향받는 관절들이 통증 없이 얼마나 멀리 이동할 수 있는지 관찰하면서 천천히 연습한다. 염증이 있으면 관절운동은 하지 않는다.
- 테이핑요법

천식(ATHMA)

- 이압요법: 신문, 풍계, 부신, 평천 반응구역
- 알렉산더 테크닉: 좀 더 이완된 방식의 호흡법과 개인이 천식을 조절할 수 있도록 교육한다.
- 아로마세러피: 몇 방울의 사이프러스를 손수건에 떨어뜨리고 깊게 흡입한다. 느리고 깊은 호흡을 위해 밤에는 프랑킨센스 몇 방울을 베개에 떨어뜨린다.
- 바이오피드백
- 호흡운동
- 최면, 명상
- 동종요법: 알세니쿰 알붐(arsenicum album) 1정을 하루 3회, 최대 일주일간 복용한다.
- 반사요법: 천식발작이 있는 동안 횡격막과 폐의 반사구인 발가락 아래 도톰한 부분에 적용한다.
- 물: 호흡기도 분비를 계속 적셔 주기 위해 많은 양의 물을 섭취한다.
- 요가: 숨을 크게 들이쉬어 폐를 최대한 팽창시킨 후, 최대한 길게 천천히 내쉬는 호흡법에 초점을 둔다.

무좀(ATHLETE'S FOOT)

- 지압: 면역계, 내분비계를 활성화시키기 위해 주 2회 손과 발을 지압마사지한다. 손상되거나 상처 있는 부위는 누르지 않는다.
- 아로마세러피: 시더우드, 레몬밤, 로즈메리. 라벤더 오일 2방울과 티트리 오일 1방울을 섞어서 무좀 부위에 바른다.
- 허브: 탱자나무. 신체 모든 부위에 있는 균을 제거하기 위해 검은 호두나무 팅처를 곰

팡이균 부분에 직접 바르고, 전신의 곰팡이균을 위해 호두껍질을 부수어 만든 그린티를 마신다.

- 보충제: 복합 비타민 B 50~100mg을 음식과 함께 1일 3회 섭취, 감염 부위에 직접 비타민 C 가루를 뿌려 준다. 아연은 깨끗한 피부와 면역체계에 도움이 된다.

주의력결핍 과잉행동장애(ATTENTION DEFICIT HYPERACTIVITY DISORDER)

- 이압요법: 신문, 교감, 피질하, 심장 반응구역
- 아로마세러피: 라벤더, 로즈메리, 길초
- 인공감미료, 방부제 그리고 자당이 많이 함유된 정크푸드(junk foods)보다는 영양이 많은 음식으로 식습관을 변화시킨다.
- 허브: 캐모마일
- 동종요법
- 마사지
- 명상, 단전호흡, 요가
- 뉴로피드백(neurofeedback)
- 보충제: 비타민 B, 철, 마그네슘, 오메가-3 지방산

허리 통증(BACK PAIN)

- 이압요법: 신문, 고관절, 요추, 신장 반응구역
- 테이핑요법
- 알렉산더 테크닉: 근육의 불균형이 허리 통증을 유발하기 때문에 좀 더 균형 잡힌 신체의 사용을 가르친다.
- 아유르베딕 마사지
- 바이오피드백
- 승마요법
- 허브: 길초, 육두구, 호랑이풀. 국소 부위 통증 완화를 위해서는 캠프(camp) 껍질 1t.과 계피 팅쳐 1t.을 넣은 1/2컵의 뜨거운 물에 흠뻑 적셔 습포한다.
- 동종요법: 상해를 입은 후, 아르니카를 최대한 빨리 4정, 1일째에는 깨어 있는 시간 동안 매 시간마다 반복 복용하고, 2일째에는 2시간마다 4정 복용하고 3일째에는 4시간마다 4정 복용한다.
- 수요법: 얼음팩을 급성 허리 통증 부위에 1~2시간마다 20분씩 적용한다.
- 자석: 조그만 자석을 등 근육의 경련 부위에 올린다.

- 마사지: 따뜻한 오일로 한다.
- 반사요법: 발의 내측인 특히 부드러운 부분, 아치의 세로 방향(신체 골격 내 뼈대)의 척추 반사구에 적용한다.
- 잘 때 무릎 아래에 베개를 놓고 자거나, 옆으로 누워 잘 때는 굽힌 무릎 사이에 베개를 넣고 잔다.
- 와츠
- 요가: 무릎을 구부린 채로 눕고, 발은 바닥에 평평히 놓은 상태에서 적어도 숨을 12번의 호흡으로 깊게 들이마신다. 장기간의 요가 수행은 허리 근육을 강화시켜 준다.

골절(BONES BROKEN)

- 아로마세러피: 엘레미(elemi) 오일로 깁스 전 마사지한다.
- 생체전자기요법: 자석을 골절 부위 위 드레싱한 곳 내부에 놓는다.
- 힐링터치, 치료적 터치, 레이키
- 저출력 레이저요법

멍(BRUISES)

- 아로마세러피: 사이프레스 2t.을 차가운 얼음물과 캐모마일 1방울을 섞는다. 면패드에 혼합물을 부어 환부에 덮어 준다.
- 허브: 풍년화(열대지방), 아르니카 정제 또는 아르니카 팅처로 환부를 마사지한다. 200~400mg의 브로멜라이(bromelai)를 1일 3회 공복에 섭취한다.
- 동종요법: 부자를 1~2정 복용(상해 부위에 충격이 있고 15분 정도 지났을 때)한다.
- 수요법: 지나친 오한 예방을 위해 가끔 쉬면서 처음 12시간 동안 차갑게 압박한다.
- 보충제: 쉽게 멍드는 사람은 2,000mg의 비타민 C를 1일 3회 복용한다. 파인애플 속의 소화효소가 멍을 유발하는 피의 재흡수되는 속도를 가속시키므로 파인애플 주스를 마신다.

화상(경증) [BURNS (MINOR)]

- 아로마세러피: 통증 완화를 위해서는 캐모마일, 유칼립투스(eucalyptus), 제라늄(geranium), 라벤더가 사용된다. 감염을 줄이기 위해서는 캐모마일, 클라리세이지, 제라늄, 라벤더, 미르(myrrh), 티트리; 피부 재생을 위해서는 캐모마일, 클라리세이지, 유칼립투스, 제라늄, 미르, 장미, 티트리가 사용된다.
- 허브: 알로에베라 수액, 칼렌둘라 로션 혹은 생꿀

- 수요법: 상해를 입은 후 처음 20분간 휴식을 취하면서 5~10분간 찬물에 환부를 즉시 담근다.
- 자석요법: 통증 경감과 회복 속도를 빠르게 하기 위해 상해 부위 위에 올려놓는다.

암(CANCER)

- 항산화제: 비타민 A, 비타민 C, 비타민 E, 코엔자임 Q10
- 신앙과 기도
- 허브: 자작나무에서 나온 베툴린산, 측백나무 팅처, 브로멜라인, 호랑이풀, 에시악(es-siac), 녹차 혹은 홍차, 잎새버섯, 셀레늄
- 마사지
- 명상, 기공, 단전호흡, 요가
- 웃음요법
- 상어연골: 고형 종양, 특히 난소와 전립선 종양에 가장 효과적이다.
- 보충제: 영지버섯

구내염(CANKER SORES)

- 허브: 감초뿌리 젤, 에키네시아 팅쳐, 버터넛(butternut), 컴프리; 소금 1/4t.과 골든실 가루 1/2t.을 섞은 따뜻한 물 한 컵으로 가글한다.
- 보충제: 비타민 A(매일 25,000~50,000IU)는 구내염이 퍼지는 것을 예방한다. 비타민 B 복합(3회/1일 50~100IU); 비타민 E(매일 400~800IU); 셀레늄(매일 200mcg); 엑시도필러스(acidophilus), 4캡슐, 4~6회/1일
- 이압요법: 입, 비장, 부신 반응구역

수근관 증후군(CARPAL TUNNEL SYNDROME)

- 지압: 팔뚝이 접히는 곳에서 2.5cm 위, 전완(前腕)의 내측 지점을 2분간 강하게 눌러 준다. 또한 전완 바깥쪽 부분, 손목이 접히는 곳과 팔꿈치 사이 3분의 1 지점 위로 지압한다.
- 저출력 레이저요법
- 허브: 생강 습포
- 수요법: 대조 적용
- 자석: 손목의 앞면과 뒷면에 자석을 두어 증상 조절
- 마사지, 지압요법
- 테이핑요법

가슴 울혈(CHEST CONGESTION)

- 아로마세러피: 시더우드, 유칼립투스 증기 흡입, 프랑킨센스, 라벤더로 가슴을 마사지한다. 마저럼(marjoram), 페퍼민트(peppermint), 유칼립투스 또는 로즈메리를 흡입한다. 티트리 오일을 손수건에 몇 방울 떨어뜨린다.
- 허브: 페퍼민트와 서양톱풀(각각 1/2t)로 만든 차. 머리 위에 타월을 걸친 채로 세이지와 유칼립투스 잎을 증기가 올라오는 물이 담긴 볼에 함께 섞어 흡입한다.

콜레스테롤[고(高)] [CHOLESTEROL (HIGH)]

- 허브: 마늘, 생강, 녹차, 인도 구스베리(Indian gooseberry), 콩, 아티초크(artichoke)잎 추출물
- 명상, 요가
- 보충제: 프로파이버[profibe(자몽섬유소)], 오트밀, 아마씨, 홍국(임신 중, 수유 중엔 피한다)
- 요가

만성피로증후군(CHRONIC FATIGUE SYNDROME)

- 이압요법: 입, 간, 이륜결절 반응구역
- 허브: 급성 단계 – 에키네시아, 골든실, 감초; 만성 단계 – 골든실, 황기, 시베리아 인삼
- 보충제: 베타카로틴, 비타민 C, 아연
- 단전호흡

혈액순환[부족] [CIRCULATION(POOR)]

- 아로마세러피: 로즈메리(피부순환 증가), 베티베르(vertiver)
- 바이오피드백: 몸의 특정 부분의 순환을 증가
- 운동, 마사지, 요가
- 허브: 은행나무, 마늘, 고추, 산사나무, 빌베리(bilberry)
- 최면, 심상
- 자석
- 치료적 터치

입술 발진(COLD SORES)

- 아로마세러피: 티트리 오일을 발진 시작부터 없어질 때까지 계속 바른다.

- 허브: 에키네시아 또는 골든실, L-라이신(L-lysine). 레몬밤차는 단순포진에 중요한 항바이러스 작용을 한다.
- 수요법: 초기 단계에 얼음을 환부에 10분간 적용했다가 5분간 내려놓는다.
- 보충제: 비타민 C, 비타민 B 복합, 비타민 E

산통(COLIC)

- 아로마세러피: 캐모마일(복부 마사지), 고수, 오렌지, 페퍼민트
- 마사지: 복부 마사지 또는 따뜻한 참기름으로 발바닥을 마사지한다.
- 단전호흡

감기(COMMON COLD)

- 이압요법: 풍계, 부신, 폐, 인후, 내비 반응구역
- 아로마세러피: 빠른 회복과 막힘을 뚫어 주기 위해 라벤더, 유칼립투스나 페퍼민트 오일을 증기발생장치에 넣고 흡입한다. 레몬 오일 3방울, 타임과 티트리 오일 각각 2방울, 유칼립투스 오일 1방울을 뜨거운 욕조에 떨어뜨린다.
- 허브: 신선한 생강과 황색설탕 차; 에키네시아를 감기 초기 증상에 이용; 황기, 마늘, 골든실, 아이브 라이트(eyebright), 목향
- 동종요법: 알리움세파(양파), 투구꽃무리 또는 부자 혹은 나트륨 뮤리아티쿰(natrum muriaticum)
- 반사요법: 손바닥 및 발바닥과 폐, 기관지 반사구와 손등, 발등의 흉부 림프절 반사구에 적용한다.
- 보충제: 비타민 A와 비타민 C, 아연 캔디; 셀레늄을 3일 동안 섭취하여 감기에 대한 저항력을 높인다.

변비(CONSTIPATION)

- 이압요법: 대장, 직장 반응구역
- 아로마세러피: 오렌지, 블랙페퍼(black pepper), 생강 또는 마저럼을 캐리어 오일에 희석해 시계 방향으로 복부를 마사지한다.
- 운동, 특히 복부 근육을 사용하는 수영, 걷기 또는 윗몸 일으키기
- 허브: 민들레 뿌리, 치커리 뿌리, 당귀 뿌리, 카스카라의 나무껍질(cascara sagrada), 차풀; 차전자는 며칠간만 사용해야 한다; 장기간 사용은 위험하다.
- 동종요법: 브리오니아(야생 홉, bryonia) 또는 마전자

- 반사요법: 두 손바닥, 발바닥 결장 반사구와 발목(아킬레스건) 내측의 직장 · 항문 반사구에 적용한다.
- 보충제: 프로바이오틱스
- 물: 매일 6~8컵을 마신다.
- 요가: 몸을 비틀고 앞으로 구부리는 자세가 도움이 된다.
- 단전호흡: 양손으로 양발목을 잡고 몸 전체를 들어 반동주기 자세는 복압의 증가로 변비를 완화시킨다.

티눈(CORNS)

- 아로마세러피: 오렌지, 레몬, 라벤더 오일 2방울을 혼합하여 따뜻한 물을 담아 매일 최소 15분간 족욕을 한다.
- 수요법: 더운 엡섬(Epsom) 소금 족욕 후에 신선한 레몬주스로 티눈을 문지른다.
- 반사요법: 티눈 주위 혹은 티눈 부위를 직접 반사한다.

기침(COUGH)

- 이압요법: 폐, 기관, 인후, 풍계 반응구역
- 아로마세러피: 시더우드, 사이프러스 몇 방울 또는 티트리 오일을 손수건에 떨어뜨린 뒤 깊게 흡입한다. 유칼립투스 3방울과 타임 2방울을 식물성 오일에 희석한다. 목과 가슴을 마사지한다. 샌들우드, 벤조인, 유칼립투스, 프랑킨센스 또는 페퍼민트를 이용하여 증기를 흡입한다.
- 허브: 감초, 야생 체리나무 껍질, 쓴박하, 타임; 따뜻한 물에서 하루에 3번 뮤레인(mullein) 팅처
- 동종요법: 브리오니아, 투구꽃무리, 수영, 주석
- 반사요법: 횡격막과 폐, 흉부 림프절, 인후, 기관 반사구에 적용

우울증(DEPRESSION)

- 이압요법: 신문, 심장, 뒷머리 반응구역
- 아로마세러피: 베르가모트, 제라늄, 재스민, 레몬밤, 로즈, 일랑일랑. 목욕할 때 제라늄 15방울, 베르가모트 10방울, 라벤더 5방울을 욕조에 떨어뜨린다.
- 운동, 타이치, 요가
- 플라워 에센스: 용담, 서어나무, 겨자, 가시금작화, 밤나무
- 허브: 물레나물, SAMe, 쥐오줌풀

- 동종요법: 신경진정제
- 최면요법
- 명상, 단전호흡
- 음악요법
- 뉴로피드백
- 레이키, 치료적 터치
- 보충제: 비타민 B, 오메가-3
- 경두개 자기자극(transcranial magnetic stimulation)
- 웃음요법

당뇨(DIABETES)

- 이압요법: 췌장(왼쪽 귀), 연중, 내분비 반응구역
- 아로마세러피: 캐리어 오일에 주니퍼 또는 시더우드 오일을 블랜딩하여 비장과 췌장 부위를 문지른다.
- 바이오피드백
- 운동, 요가
- 허브: 블루베리 잎차를 하루에 두 컵씩 정기적으로 마신다. 혈당 안정화를 위해 100~200mg의 코엔자임 Q10을 최소 3개월간 매일 섭취한다. 짐니스리(gymnesly), 녹차, 생강, 홍삼, 골든실
- 보충제: 비타민 B_6, 비타민 C, 비타민 E, 크롬, 마그네슘, 필수지방산, 아마씨유
- 단전호흡

설사(DIARRHEA)

- 이압요법: 소장, 대장, 정중, 이중 반응구역
- 아로마세러피: 코리안더, 캐모마일, 레놀리, 라벤더 또는 페퍼민트를 캐리어 오일에 블랜딩하여 복부를 마사지한다.
- 허브: 블랙페퍼, 캐모마일, 코리안더, 로즈메리, 샌들우드 또는 타임 중 하나를 선택하여 뜨거운 물 한 컵당 2t.의 허브를 넣어 차를 만든다.
- 동종요법: 포도필룸(podophyllum) 1정을 매 시간마다 호전될 때까지 복용하며, 호전된 후에는 4시간마다 1정씩 최대 5일 동안 복용한다.
- 보충제: 아연, 프로바이오틱스
- 수분 손실 보충

귀의 염증(EAR INFECTIONS)

- 이압요법: 신장, 내이, 부신 반응구역
- 아로마세러피: 라벤더 한 방울을 면에 묻혀 귀속에 넣는다. 몇 분 동안 우려낸 캐모마일 티백이 따뜻함을 유지할 동안 얼굴 옆이나 귀 위쪽에 둔다.
- 두개천골 도수치료(Craniosacral manipulation)
- 이어캔들
- 허브: 따뜻한 뮤레인 오일을 귀에 몇 방울 넣는다.
- 동종요법: 할미꽃, 벨라도나(belladonna) 또는 부자
- 반사요법: 네 번째, 다섯 번째 손가락, 발가락 아랫부분인 귀반사구와 손등, 발등의 내이반사구에 적용한다.

습진(ECZEMA)

- 아로마세러피: 베르가모트, 캐모마일, 라벤더, 멜리사, 네롤리, 유칼립투스, 제라늄, 주니퍼
- 플라워 에센스: 레스큐 레미디(Rescue Remedy), 꽃사과(crab apple)
- 허브: 달맞이꽃 오일을 직접 바른다.
- 수요법: 뜨거운 습포를 1회/1일 적용한다.

정서적 고통(EMOTIONAL DISTRESS)

- 이압요법: 신문, 심, 뒷머리, 수전 반응구역
- 아로마세러피: 캐모마일, 프랑킨센스(호흡을 깊게 하여 평안함 증진), 마저럼
- 호흡요법
- 감사하기
- 긍정적 자기확신(positive affirmation)
- 웃음요법
- 와츠

에너지 불균형(ENERGY IMBALANCE)

- 운동요법
- 자석요법, 지압요법
- 레이키, 치료적 터치
- 시아추마사지, 타이마사지

피로(FATIGUE)

- 이압요법: 간, 이륜결절, 눈 반응구역
- 아로마세러피: 페퍼민트, 로즈, 로즈메리, 바질은 뇌를 자극한다. 레몬그라스와 로즈메리는 육체적 피로에 가장 효과적이다. 이 오일들은 목욕, 마사지, 기화 또는 손수건에 떨어뜨려 흡입하는 방법으로 사용한다. 페퍼민트와 로즈메리 오일은 자극적이기 때문에 밤에는 사용하지 않는다. 로즈메리는 고혈압이나 간질이 있는 사람에게는 사용하지 않는다.
- 기공, 단전호흡
- 반사요법: 더 많은 에너지를 얻기 위한 발 전체의 빠른 마사지, 수면 유도를 위해서는 발 전체를 느리게 마사지한다.
- 보충제: 아연, 코엔자임 Q10
- 요가: 이완과 부드러운 움직임으로 등에서 시작하며, 차츰 무릎 꿇기, 서 있기 또는 앉아 있는 자세를 취한다.

발(피곤한)[FEET (TIRED)]

- 아로마세러피: 로즈메리, 세이지, 페퍼민트 오일을 각각 2방울씩 따뜻한 물에 떨어뜨려 최소 15분간 족욕을 한다. 로즈메리(20방울), 세이지(15방울), 페퍼민트(10방울)를 블렌딩한 오일은 바로 발에 도포할 수 있다.
- 마사지
- 반사요법: 발 전체 반사 마사지

열(FEVER)

- 이압요법: 이첨, 편도 반응점
- 아로마세러피: 티트리와 주니퍼는 몸에 땀이 나는걸 도와준다. 라벤더와 페퍼민트는 체온을 낮춰 준다. 캐모마일은 욕조 안에서 또는 시원한 물로 몸을 닦아낼 때 사용하며, 진정 작용을 한다.
- 허브: 서양 흰 버들. 끓는 물이 담긴 큰 머그잔에 레몬 1개의 즙, 꿀 2t., 간 생강 1t., 계피 1/2t., 넛맥 1/2t., 브랜디 또는 위스키 1t.에 용해시켜 섭취한다.
- 동종요법: 벨라도나, 부자, 페럼 포스포리쿰(ferrum phosphoricum), 노란 재스민(gelsemium)

섬유근육통(FIBROMYALGIA)

- 이압요법: 신문, 통증 부위, 간 반응구역

- 바이오피드백
- 허브: 토피컬 캡사이신; 1t. 3회/1일. 에키네시아, 검은 노루삼, 악마의 발톱, 감초, 민들레, 샐러리를 1일 3회, 1t.을 적용한다.
- 최면요법
- 테이핑요법
- 자석: 자석은 하루 종일 통증 부위 위에 올려놓을 수 있다.
- 마사지
- 타이치
- 와츠
- 보충제: 마그네슘, 사과 산, 비타민 E, 비타민 C, 피시오일, 셀레늄, 아연, SAMe

체액저류(부종)[FLUID RETENTION (EDEMA)]

- 허브: 민들레 잎(이뇨제 그리고 칼륨 대체)
- 발과 발목 마사지, 발목 펌프운동
- 반사요법: 발에 있는 림프계통, 신장, 부신 반사구
- 다리를 올려 준다.

두통(긴장성) [HEADACHE (TENSION)]

- 이압요법: 신문, 피질하, 교감 반응구역
- 지압요법: 눈썹 사이 혹은 엄지와 검지 사이 아래 부분의 반사구를 눌러 준다.
- 알렉산더 테크닉: 목과 어깨 긴장이 더해지지 않도록 하는 자세를 갖는다.
- 아로마세러피: 바질, 캐모마일; 라벤더, 페퍼민트 또는 유칼립투스로 관자놀이 주변을 마사지한다. 눈은 장미로 누른다.
- 허브: 인삼, 캐모마일, 울금, 쥐오줌풀, 버드나무 껍질; 베토니(betony)와 황금을 각각 1/2t.씩 넣어 차로 만든다.
- 동종요법: 브리오니아(야생 홉), 바람꽃, 노란 재스민, 마전자
- 뉴로피드백
- 이완테크닉
- 치료적 터치
- 요가

심장병(HEART DISEASE)

- 이압요법: 심, 신문, 심장점, 피질하 반응구역
- 아로마세러피: 심근강화를 위해 마늘, 라벤더, 페퍼민트, 마저럼, 로즈, 로즈메리를 사용한다.
- 바이오피드백
- 운동, 타이치, 기공
- 허브: 마늘, 생강; 협심증에는 산사나무 1~2캡슐을 1일 4회 복용한다.
- 명상
- 보충제: 비타민 E, 비타민 C, 비타민 B_6, 비타민 B_{12}; L-카르니틴(L-carnitine); 세포의 산소 사용량을 향상시키기 위한 코엔자임 Q10 사용, 베타카로틴, 셀레늄, 마그네슘, 칼슘, 피시 오일, 식물 스테롤/스타놀(sterols/stanols), 홍차, 녹차, 우롱차, 백차

열 발진(HEAT RASH)

- 허브: 칡 파우더를 발진 부위에 뿌려 준다. 약 1L의 끓는 물에 신선한 생강을 갈아서 1/2컵을 넣고, 5분 동안 담가둔다. 그다음 차갑게 식힌 생강물을 발진 부위에 발라 준다.

치질(HEMORRHOIDS)

- 이압요법: 직장, 항문 반응구역(출혈이 있으면 비, 이중, 부신 반응점 추가)
- 아로마세러피: 제라늄, 캐모마일 또는 라벤더 오일을 캐리어 오일에 희석하여 필요할 경우 직장 부위에 마사지한다.
- 허브: 가려울 때는 알로에베라 젤을 바른다. 풍년화 습포로 배변운동 후 해당 부위를 깨끗하게 한다.
- 동종요법: 칠엽수, 알로에, 금루매
- 수요법: 따뜻한 욕조에 하루에 수차례 15분간씩 좌욕한다.

딸꾹질(HICCUPS)

- 이압요법: 신문, 이중 반응구역
- 지압요법: 중지와 검지를 각각의 귓볼 뒤에 둔다. 가볍게 누르기 시작하여 강하게 2분간 목을 눌러 준다. 이때 호흡은 천천히 깊게 집중한다.
- 반사요법: 횡격막에 해당하는 발 반사구

고혈압(HYPERTENSION)

- 이압요법: 각와상, 신문, 뒷머리, 심 반응구역
- 아로마세러피: 일랑일랑, 클라리세이지, 라벤더, 마저럼
- 바이오피드백
- 운동, 타이치, 단전호흡, 요가, 기공
- 허브: 마늘, 산사나무, 올리브잎 추출물, 잎새버섯, 영지버섯, 달맞이꽃 오일, 생강, 골든실
- 최면요법, 명상
- 마사지
- 보충제: 비타민 C, 마그네슘, 아마씨유; 임신성 고혈압을 위한 칼슘

면역 강화(IMMUNE ENHANCEMENT)

- 이압요법: 풍계, 부신, 비 반응구역
- 아로마세러피: 엘리미, 유칼립투스
- 허브: 에키네시아, 골든실, 황기
- 마사지
- 기공, 단전호흡
- 보충제: 비타민 E, 비타민 C, 베타카로틴, 마늘

소화불량(INDIGESTION)

- 이압요법: 신문, 교감, 이중, 위 반응구역
- 아로마세러피: 바질, 캐모마일, 고수, 생강 또는 페퍼민트를 차로 마시거나, 마사지 오일로 또는 위 부위에 따뜻한 습포로 사용한다.
- 허브: 캐모마일, 페퍼민트, 생강을 차로 마신다. 식사 후 답답함이 느껴지면 카다멈(cardamom) 또는 회향 씨앗을 씹는다.
- 동종요법: 아네모네, 마전자 1정을 매 시간마다 6회 복용하고, 그 후 1일 3회, 최대 일주일간 복용한다.

감염(세균성) [INFECTION (BACTERIAL)]

- 아로마세러피: 칼렌둘라, 제라늄, 로즈메리, 티트리, 라벤더, 유칼립투스, 타임, 니아울리(niaouli), 베르가모트. 이러한 오일은 유기체 자체를 공격하고, 공기 전염성 세균을 죽이고, 면역체계를 강화함으로써 작용한다.

- 허브: 에키네시아(감염 초기에 사용, 에키네시아는 골든실과 결합할 수도 있음), 캡슐로 된 마늘
- 보충제: 약용 꿀

감염(곰팡이에 의한) [INFECTION (FUNGAL)]

- 아로마세러피: 칼렌둘라, 레몬밤, 로즈메리
- 허브: 마늘, 티트리 오일(국소)

감염(바이러스성) [INFECTION (VIRAL)]

- 아로마세러피: 유칼립투스, 레몬밤
- 허브: 골든실, 에키네시아, 마늘, 티트리 오일(국소)
- 보충제: 아연, 셀레늄

염증(INFLAMMATION)

- 아로마세러피: 벤조인, 자작나무, 캐모마일, 클라리세이지, 엘리미, 회향(fennel), 제라늄, 헬리크리섬(helichrysum), 재스민, 미르, 패출리, 로즈, 샌들우드
- 동종요법: 벨라도나
- 수요법: 뜨겁거나 차갑게 적용한다.
- 자석

불면증(INSOMNIA)

- 이압요법: 신문, 심장, 간, 뒷머리 반응구역
- 아로마세러피: 아동에게도 적용 가능한 캐모마일; 클라리세이지, 라벤더, 마저럼, 네롤리, 베티베르를 목욕이나 베개에 넣어 또는 방향제로 사용한다.
- 아유르베딕 오일드리핑요법
- 바이오피드백
- 심호흡
- 심상유도요법
- 운동: 이른 저녁 이전에 한다.
- 허브: 길초, 레몬밤, 개박하(catnip), 홉, 시계초, 황금 차(맛이 없을 경우, 설탕, 꿀 또는 레몬 추가)
- 동종요법: 아네모네, 마전자, 알세니쿰 알붐

- 수요법: 따뜻한 물로 목욕한다.
- 광선요법: 풀 스펙트럼(full-spectrum) 조명을 하루에 30분 동안 실시한다.
- 자석요법: 진정 효과를 위해 자석 베개 또는 패드를 사용한다.
- 명상, 단전호흡
- 뉴로피드백
- 보충제: 멜라토닌
- 와츠

과민성 대장 증후군(IRRITABLE BOWEL SYNDROME)

- 이압요법: 신문, 이중, 대장 반응구역
- 바이오피드백
- 운동, 요가, 단전호흡
- 허브: 장 코팅된 페퍼민트 오일, 생강, 캐모마일, 길초, 로즈메리, 레몬밤
- 최면요법, 명상
- 보충제: 프로바이오틱스

분만(LABOR)

- 아로마세러피: 클라리세이지, 로즈, 일랑일랑을 블랜딩하여 마사지한다. 산통과 산통 사이에는 허리 및 둔부를 강하게 마사지하고, 어깨, 등, 손과 발을 마사지한다. 산통이 지연될 경우에 가슴을 부드럽게 마사지하면 분만이 촉진될 수 있다.
- 허브: 붉은 라즈베리 차, 검은 노루삼 차, 푸른 노루삼 차, 베스루트 차
- 수요법: 수중 분만
- 최면요법

간질환(LIVER DISEASE)

- 이압요법: 간, 이륜결절, 담, 눈 반응구역
- 허브: 밀크시슬, 민들레 뿌리차
- 수요법: 스팀 목욕 또는 사우나를 자주하여 독성을 제거한다.

시력 감퇴(MACULAR DEGENERATION)

- 이압요법: 눈, 간, 이륜결절 반응구역
- 허브: 은행나무, 빌베리, 블랙베리(blackberry), 크랜베리(cranberry), 라즈베리(raspberry)

- 보충제: 산화방지제, 아연, 피시 오일
- 비타민 C, 비타민 E, 구리

기억력 감퇴(MEMORY PROBLEMS)

- 아로마세러피: 바질, 블랙페퍼, 고수, 생강, 페퍼민트, 로즈메리, 타임
- 운동
- 보충제: 비타민 B_6, 녹차

폐경기(MENOPAUSE)

- 이압요법: 내분비, 연중, 내생식기, 신문 반응구역
- 아로마세러피: 제라늄, 로즈, 캐모마일, 유자, 샌들우드, 라벤더, 베르가모트, 펜넬(회향)로 목욕하거나 보디크림으로 사용한다.
- 허브: 검은 노루삼(에스트로겐 증강, 안면 홍조), 차스트베리[chasteberry(호르몬 균형)], 고추나물(조울증), 익모초(심계항진과 안면 홍조), 황금(불안), 당귀(에스트로겐 촉진제), 야생 참마는 차로 이용한다. 하수오, 붉은 토끼풀, 감초
- 동종요법: 할미꽃(기분 전환), 황(안면 홍조)
- 보충제: 비타민 E, 대두 단백질, 칼슘, 마그네슘, 아마씨, 달맞이꽃 오일
- 수요법
- 명상, 단전호흡
- 웃음요법

월경불편감(MENSTRUAL DISCOMFORT)

- 이압요법: 신문, 내생식기, 연중, 내분비 반응구역
- 아로마세러피: 바질, 라벤더, 클라리세이지, 로즈 등을 캐리어 오일에 혼합하여 복부 또는 허리를 마사지한다.
- 허브: 월경 전 수분 유지를 위하여 로즈메리와 함께 정조수 차와 혼합한다. 월경통에는 블랙 허(black haw) 4t.을 따뜻한 물 한 컵에 넣어 마신다. 필요하면 4시간 후 반복하고 당귀와 민들레잎으로 수분을 유지한다.
- 동종요법: 가막살나무 껍질, 인산 마그네슘, 세피아, 라케시스(lachesis)
- 수요법: 따뜻한 습포를 적용한다.
- 반사요법: 발 안쪽 거골 아래 자궁 반사구, 발 바깥쪽 거골 아래 난소 반사구와 엄지발가락의 뇌하수체 반사구에 적용한다.

- 보충제: 칼슘, 망간 복용; 피시 오일, 파슬리, 샐러리, 민들레잎은 모두 약한 이뇨제이다.
- 요가: 더 많은 이완과 호흡운동을 한다.

편두통(MIGRAINE HEADACHES)

- 이압요법: 신문, 옆머리, 담낭, 이섭신경 반응구역
- 아로마세러피: 풋사과(흡입), 라벤더, 멜리사 또는 페퍼민트 등을 찬물에 섞어 수건에 적신 후 얼굴을 덮어 주고, 사용한 수건으로 이마나 뒷목도 습포해 준다.
- 허브: 피버퓨(예방), 은행나무, 버터바(butter bar)
- 동종요법: 붓꽃, 혈근초, 글로노인(glonoine)
- 최면요법
- 뉴로피드백
- 지압요법
- 파동 전자기장
- 명상

입덧(MORNING SICKNESS)

- 지압: 손목밴드를 이용해 손목의 특별한 지압점에 작은 압력을 가한다.
- 허브: 페퍼민트, 개박하, 생강, 캐모마일, 계피, 붉은 라즈베리잎 차

근육통(MUSCLE SORENESS)

- 아로마세러피: 캐모마일, 주니퍼
- 허브: 노루발풀 오일이나 고추 크림으로 문지른다.
- 수요법: 스파
- 마사지, 요가
- 운동요법: 타이치, 기공, 휄든크라이스
- 테이핑요법
- 와츠

오심(NAUSEA)

- 지압: 손목밴드 – 사용: 손목 주름에서 세 손가락 넓이로 2개의 힘줄 사이를 탄력 손목 밴드로 지압한다.
- 아로마세러피: 생강, 라벤더, 페퍼민트로 습포나 차로 사용한다.

- 힐링터치, 치료적 터치, 레이키
- 허브: 생강
- 동종요법: 토근, 세피아, 클로시피움(clossypium)
- 심상

골다공증(OSTEOPOROSIS)

- 운동: 질병이 악화되지 않는 수준에서의 체중 조절
- 허브: 쐐기풀, 알팔파(alfalfa) 또는 세이지, 쇠뜨기, 민들레 뿌리 등을 차로 마신다.
- 보충제: 칼슘, 비타민 D, 비타민 C, 마그네슘, 천연 호르몬 치료, 콩

통증(PAIN)

- 이압요법: 신문, 통증 부위 반응구역
- 자석, 지압요법
- 알렉산더 테크닉
- 바이오피드백
- 허브: 휘버퓨, 악마의 발톱
- 수요법: 더운물, 찬물 주머니
- 최면요법
- 심상유도
- 저출력 레이저요법
- 자석
- 스포츠 마사지, 압통점 마사지
- 치료적 터치, 레이키
- 와츠

산후(POSTPARTUM)

- 허브: 회음부 불편감에는 라벤더 오일, 알로에를 사용한다. 양배추 잎이나 모유, 알팔파로 젖의 분비를 촉진한다.
- 반사요법: 젖의 분비 촉진

월경전 증후군(PREMENSTRUAL SYNDROME)

- 아로마세러피: 로즈, 클라리세이지, 일랑일랑, 라벤더, 레몬그라스, 샌들우드, 재스민,

베르가모트 등으로 마사지 또는 따뜻하게 목욕한다.

- 깊은 호흡운동: 적어도 하루에 20분 정도 호흡운동을 한다.
- 운동요법, 마사지
- 허브: 바이텍스(vitex), 검은 노루삼 추출물, 정조수, 차스트베리, 헬로니아스(helonias), 달맞이 꽃 오일, 당귀
- 동종요법: 아네모네, 할미꽃, 라케시스
- 마사지, 명상, 단전호흡
- 반사요법: 발 안쪽 거골 아래 자궁반사구와 거골의 바깥쪽 아래 부위인 난소반사구에 적용한다.
- 보충제: 비타민 A, 비타민 E, 비타민 B_1, 비타민 B_2, 비타민 B_6; 피시 오일, 달맞이꽃 오일, 마그네슘, 아연, 칼슘을 혼합한 2~3g의 캡슐

건선(PSORIASIS)

- 아로마세러피: 베르가모트(피부반점 치유), 라벤더(가려움 완화), 멜리사 혹은 제라늄(따끔거리는 피부), 재스민(건조한 피부)
- 식이요법: 아연, 베타카로틴, 비타민 D, 오메가-3 지방산이 들어간 음식을 포함한다. 간이나 다른 장기를 포함한 음식은 건선을 악화시키므로 피한다.
- 플라워 에센스: 레스큐 레미디 크림, 크랩 애플
- 허브: 달맞이꽃 오일, 에키네시아, 감초, 밀크시슬. 알로에베라 추출물을 1일 3회 국부에 적용한다. 덮으면 안 된다.
- 동종요법: 세피아(sepia), 알세니쿰 아이오다튬(arsenicum iodatum), 페트로럼(petroleum)
- 칼렌둘라 오일 2방울과 라벤더 오일 1방울을 아몬드 오일 2t.과 섞어 마사지한다.
- 일광욕도 효과적이다.

방사선 피부염(RADIATION DERMATITIS)

- 칼렌둘라 연고

하지 불안증후군(RESTLESS LEG SYNDROME)

- 라벤더 오일 마사지

백선(RINGWORM)

- 아로마세러피: 로즈메리, 티트리 오일, 라벤더, 제라늄, 페퍼민트, 타임
- 허브: 동량의 미르와 골든실 가루를 소량의 물과 섞은 반죽을 바른다. 얇게 저민 마늘을 증상 부위에 붕대로 감아 며칠간 올려놓으면 강력한 항진균 효과가 있다.
- 동종요법: 세피아, 알세니쿰 알붐, 그라피티스(graphites)

좌골신경통(SCIATICA)

- 이압요법: 신문, 좌골신경 반응구역
- 테이핑요법
- 운동요법
- 허브: 버드나무 껍질, 승마, 캐모마일, 호로파, 주니퍼베리, 파슬리, 로즈메리, 황금
- 동종요법: 독수박, 비스쿰 알붐(viscum album), 라케시스, 옻 독, 부자, 벨라도나
- 수요법: 따뜻한 물 분사요법
- 저출력 레이저요법
- 반사요법: 엉덩이, 좌골, 무릎, 척추 아래 부분, 어깨에 해당하는 발 반사구

대상포진(SHINGLES)

- 이압요법: 이첨, 풍계, 부신, 비 반응구역
- 아로마세러피: 유칼립투스, 티트리 오일, 라벤더, 캐모마일, 베르가모트. 부드럽게 환부에 오일을 바르고 척추를 중심으로 양쪽 면을 마사지한다. 몸이 너무 아파 만지기 힘들 정도라면 오일을 물과 섞어 뿌려 주거나 목욕 시 사용한다.
- 플라워 에센스: 레스큐 레미디, 꽃사과
- 허브: 에키네시아, 고추나물 차. 알로에베라 젤을 물집 부위에 바른다.
- 수요법: 체온과 같은 온도로 30분간 입욕한다.

부비강 문제(SINUS PROBLEMS)

- 이압요법: 내비, 폐 반응구역
- 아로마세러피: 바질, 마저럼 또는 유칼립투스를 손수건에 뿌리거나 증기발생장치(확산)를 사용한다.
- 허브: 마황, 골든실, 서양톱풀, 머위. 1컵당 2t.의 허브를 사용하여 차를 만든다. 크림이나 오일에 허브를 사용하고, 부비강 부위를 마사지한다.
- 동종요법: 히드라스티스근(hydrastis), 칼리 비크로미쿰(kali bichromicum), 알세니쿰 알

붐, 실리시아(silicea)

- 수요법: 온 및 냉습포, 증기 흡입, 비강 세척을 한다.
- 반사요법: 손가락과 발가락 끝부분인 전두동 반사구와 코 반사구를 마사지한다.

피부(건조) [SKIN (DRY)]

- 아로마세러피: 샌들우드, 로즈, 제라늄 오일 각각 2방울을 아몬드 오일 1t.과 섞는다. 저녁에 보습을 위해 국소적으로 사용한다. 재스민, 오렌지, 일랑일랑과 같은 오일도 보습제로 또는 목욕 시 사용하면 좋다.

인후염(SORE THROAT)

- 아로마세러피: 샌들우드 몇 방울을 손수건에 떨어뜨리거나, 캐리어 오일과 블렌딩하여 목 부분을 마사지해 준다. 그다음 따뜻한 것으로 목 주변을 감싸준다.
- 허브: 따뜻한 물 한 컵에 소금 1/4t.과 골든실 가루 1/2t.을 섞어 가글한다.
- 동종요법: 투구꽃무리, 덩굴 옻나무, 벨라도나
- 수요법: 목과 목구멍에 온습포한다.
- 반사요법: 엄지발가락과 손가락의 경부 반사구와 발등, 손등의 인후 반사구에 적용한다.

염좌와 좌상(SPRAIN AND STRAINS)

- 아로마세러피: 캐모마일, 생강, 라벤더로 해당 부위 마사지
- 허브: 1/4컵의 겨자가루와 밀가루를 따뜻한 물에 섞어 두툼한 반죽을 만들고 치즈클로스(cheesecloth)나 거즈에 바른 후 좌상 부위에 붙인다.
- 동종요법: 덩굴 옻나무
- 수요법: 처음 24시간 동안 붓기를 줄이기 위해 차가운 습포를 하고, 그 후 혈액순환 촉진을 위해 따뜻한 습포를 한다.
- 저출력 레이저요법
- 자석: 환부를 자기패드로 덮고 에이스붕대로 12시간 동안 감아 둔다. 그 후 12시간 동안 벗겨 둔다.
- 근막 이완
- 지압요법
- 치료적 터치, 레이키
- 테이핑요법

스트레스(STRESS)

- 이압요법: 신문, 심, 간, 교감 반응구역
- 아로마세러피: 주니퍼, 라벤더, 일랑일랑, 재스민을 마사지 오일이나 입욕제로 사용한다.
- 호흡운동: 선호흡
- 운동, 마사지
- 허브: 캐모마일 차, 시계초, 길초, 인삼
- 명상, 기공, 단전호흡, 타이치
- 음악요법
- 점진적 이완
- 요가: 느린 동작과 길게 내쉬는 호흡에 초점을 맞춘다.
- 웃음요법
- 와츠

햇볕화상(SUNBURN)

- 아로마세러피: 라벤더와 캐모마일을 뿌려 주거나 문질러 준다.
- 허브: 차가운 홍차나 녹차를 부드러운 천에 적셔서 화상을 입은 부위에 15~30분 정도 덮어둔다. 알로에베라 수액을 바른다.
- 수요법: 차가운 습포를 한다. 베이킹소다(450g)를 넣은 미지근한 물에 20~30분 동안 입욕한다. 그 후 아니면 다음날 우유 1~2컵을 넣은 미지근한 물에 입욕한다.
- 통증 완화와 물집을 예방하기 위해 강판에 간 감자를 피부에 직접 붙인다. 깨끗한 헝겊으로 감싸 준다.

수술(SURGERY)

- 수술 전 수요법
- 자석: 수술 전 자석을 수술 시 절개할 부분에 24~48시간 동안 둔다. 이는 수술 후 회복을 돕는다. 수술 후에 자석을 상처 부위에 둔다.
- 명상: 수술 전과 후에 실시한다.

긴장(TENSION)

- 이압요법: 신문, 심, 뒷머리, 수전 반응구역
- 아로마세러피: 뜨거운 입욕 또는 마사지할 때 다음의 오일 중 한 가지를 사용한다. 베

르가모트, 로즈, 시더우드, 캐모마일, 제라늄, 라벤더, 멜리사, 오렌지 또는 샌들우드

- 휄든크라이스요법®
- 허브: 쥐오줌풀, 시계초, 캐모마일, 인삼을 차로 마신다.
- 마사지, 치료적 터치, 레이키
- 명상, 단전호흡

이명(TINNITUS)

- 이압요법: 내이, 신, 간 반응구역
- 허브: 은행나무
- 동종요법: 살리실(salicylicum)산, 버들잎 명아주, 약용의 기나나무
- 보충제: 비타민 B_{12}

요로감염증(URINARY TRACT INFECTION)

- 아로마세러피: 베르가모트, 샌들우드, 라벤더 또는 주니퍼를 입욕제로 사용한다.
- 허브: 우바우르시(uva ursi), 골든실을 사용하고, 남성은 톱야자를 사용한다.
- 동종요법: 할미꽃, 세피아, 마전자
- 수요법: 찬물과 더운물을 번갈아 가며 좌욕한다.
- 보충제: 무설탕 크랜베리 주스(1일 300ml); 비타민 A, 비타민 C
- 성관계 후 소변을 볼 것
- 많은 양의 물 섭취

체중조절(WEIGHT CONTROL)

- 이압요법: 신문, 상병, 하병, 내분비, 연중 반응구역
- 아로마세러피: 풋사과, 펜넬(회향), 주니퍼, 로즈메리, 탱자
- 운동
- 허브: 달맞이꽃 오일
- 보충제: 비타민 B_5(1일 4회 2.5g 복용), 칼슘, 크롬, 복합리놀렌산(CLA)
- 요가, 단전호흡

상처(WOUNDS)

- 아로마세러피: 살균을 위해 베르가모트, 캐모마일, 클라리세이지, 재스민, 주니퍼, 라벤더, 로즈, 티트리를 사용한다. 통증 완화를 위해 베르가모트, 캐모마일, 제라늄, 재스민, 라벤더, 로즈메리를 사용한다. 지혈을 위해 사이프러스, 제라늄, 로즈를, 감염을 줄이기 위해 캐모마일, 제라늄, 헬리크리섬, 재스민, 패출리를 사용한다. 상처 조직의 재생을 위해 베르가모트, 캐모마일, 헬리크리섬, 재스민을 사용한다.
- 생체전자기요법
- 허브: 에키네시아, 골든실
- 동종요법: 칼렌둘라, 하이페리쿰, 레듐
- 수요법: 따뜻한 물로 씻는다.
- 저출력 레이저요법

찾아보기

ㄱ

ㅇ

ㅊ

ㅋ

ㅌ

ㅍ

ㅎ